高级卫生专业技术资格考试用书

骨外科学习题集
（含解析）（第2版）

（副主任医师/主任医师）

主　编　姜　虹　高春林
编　者　（按姓氏笔画排序）
于　涛　刘艳君　齐丽娜　李　瑾　张　彤
侯燕妮　姜　虹　高春林

中国协和医科大学出版社
北　京

图书在版编目（CIP）数据

骨外科学习题集：含解析／姜虹，高春林主编．—2 版．—北京：中国协和医科大学出版社，2023.7

（高级卫生专业技术资格考试用书）

ISBN 978－7－5679－1753－8

Ⅰ.①骨…　Ⅱ.①姜…②高…　Ⅲ.①骨疾病－外科手术－资格考试－习题集　Ⅳ.①R687.3－44

中国版本图书馆 CIP 数据核字（2021）第 109409 号

高级卫生专业技术资格考试用书

骨外科学习题集（含解析）（第 2 版）

主　　编： 姜　虹　高春林

责任编辑： 刘　婷　涂　敏

封面设计： 邱晓俐

责任校对： 张　麓

责任印制： 张　岱

出版发行： **中国协和医科大学出版社**

（北京市东城区东单三条 9 号　邮编 100730　电话 010－65260431）

网　　址： www.pumcp.com

经　　销： 新华书店总店北京发行所

印　　刷： 三河市龙大印装有限公司

开　　本： 787mm×1092mm　1/16

印　　张： 33

字　　数： 710 千字

版　　次： 2023 年 7 月第 2 版

印　　次： 2023 年 7 月第 1 次印刷

定　　价： 148.00 元

ISBN 978－7－5679－1753－8

前言

为进一步深化卫生专业技术职称改革工作，不断完善卫生专业技术职务聘任制，根据中共中央组织部、人事部、卫生部《关于深化卫生事业单位人事制度改革的实施意见》（人发〔2000〕31号）文件精神和国家有关职称改革的规定，人事部下发《关于加强卫生专业技术职务评聘工作的通知》（人发〔2000〕114号），高级卫生专业技术资格采取考试和评审结合的办法取得。为了更好地帮助广大考生复习备考，编者根据多年的临床实践，结合考试的实际情况，编写了这本《骨外科学习题集（含解析）》（第2版）。

本书涵盖高级卫生专业技术资格考试的所有相关内容及考试题型。全书共四篇十八章，内容包括骨科基础知识、骨外科专业诊治技术、骨外科专业疾病、骨科康复等。题型包括A1型题、A2型题、A3/A4型题、B型题、X型题、案例分析题。

本书第1版出版后，受到广大读者的一致好评，也帮助众多考生顺利通过高级卫生专业技术资格考试。为了更好地服务读者，提升图书品质，出版了第2版图书。本书在第1版的基础上，补充了详尽的解析，以帮助考生理解及记忆。同时对上一版中存在的不足与疏漏之处进行了修订与补充。

本书实用性强，可用于考前复习和自测，以便考生顺利通过考试。

尽管力臻完善，但书中难免存在疏漏和不足之处，敬请广大读者批评指正，以便进一步修正。

编　者

2023年5月

目录

第一篇　骨科基础知识

第二篇　骨外科专业诊治技术

第三篇　骨外科专业疾病

第四篇　骨科康复

第一篇

骨科基础知识

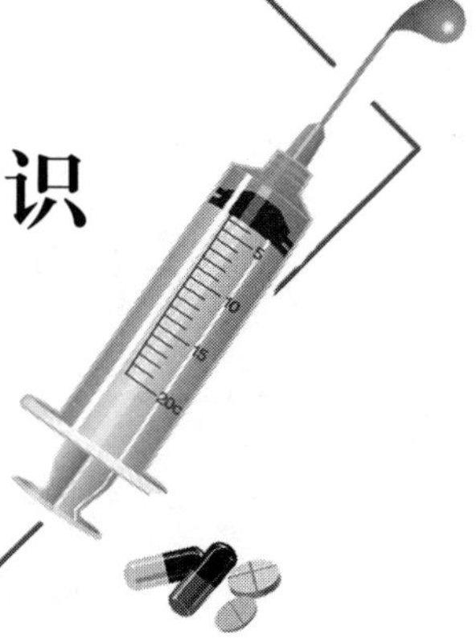

第一章　骨科临床解剖概要

一 A1 型题

1. 骨盆环由哪些结构构成
   A. 耻骨、骶骨与尾骨　　B. 髋骨、骶骨与尾骨
   C. 髂骨、骶骨与尾骨　　D. 髋骨与尾骨
   E. 耻骨、坐骨与骶骨
2. 以下哪种融合对颈椎旋转功能的影响最大
   A. 寰枢　　B. 第 2 ~3 颈椎
   C. 寰枕　　D. 第 3 ~5 颈椎
   E. 第 5 ~7 颈椎
3. 下列对胫骨的描述中，不正确的是
   A. 位于腓骨内侧，为主要承重骨　　B. 外侧髁前部下面有一腓关节面
   C. 上端有上关节面与股骨下端相关节　　D. 胫骨粗隆在皮下可触及
   E. 胫骨体呈三棱柱状，前缘锐利
4. 女性肘关节提携角为
   A. 1°~5°　　B. 5°~10°
   C. 7°~12°　　D. 10°~15°
   E. 15°~20°
5. 下列对腓总神经的描述，正确的是
   A. 绕腓骨颈穿腓骨长肌分支
   B. 分出的腓深神经分布于腓骨长、短肌
   C. 分出的支腓浅神经分布于小腿的皮肤
   D. 分布范围为小腿前面的肌肉和皮肤
   E. 损伤后仅小腿前面皮肤感觉障碍，其他部位正常
6. 维持足弓的韧带不包括
   A. 跟舟跖侧韧带　　B. 跖侧长短韧带
   C. 三角韧带　　D. 外侧副韧带
   E. 跖腱膜

7. 在正常情况下，肱骨头与肱骨干之间有(　　)的内倾角

A. 30°~70°

B. 80°~120°

C. 100°~140°

D. 120°~160°

E. 140°~180°

8. 臂丛神经的组成是

A. 第 1~4 颈神经

B. 第 3~7 颈神经

C. 第 5~8 颈神经和第 1 胸神经

D. 第 7~8 颈神经和第 1~3 胸神经

E. 第 1~4 胸神经

9. 关于肩关节的描述，正确的是

A. 典型的球窝关节

B. 关节盂容纳肱骨头的 2/3

C. 关节盂由透明软骨构成

D. 肱骨头韧带与关节盂连接

E. 关节囊厚且坚韧，保持肩关节的稳定性

10. 肱骨干上 1/3 骨折，近端移位方向是

A. 向外向上

B. 向前向外

C. 向前向内

D. 向后向外

E. 没有明显移位

11. 关于胫神经的描述，正确的是

A. 在比目鱼肌和腓肠肌之间下行

B. 在比目鱼肌深面下行

C. 在屈肌支持带浅面分为足底内、外侧神经

D. 至足底后只分布于足底皮肤

E. 损伤后足不能背伸

12. 股骨上 1/3 骨折，骨折近端的移位方向为

A. 后伸、外展、外旋位

B. 后伸、外展、内旋位

C. 后伸、内收、内旋位

D. 屈曲、外展、外旋位

E. 屈曲、内收、内旋位

13. 关于下段胸髓位置的描述，正确的是

A. 第 10~12 胸椎

B. 第 12 胸椎与第 1 腰椎

C. 与同序数的椎骨平面相差 1 个椎体

D. 与同序数的椎骨平面相差 2 个椎体

E. 与同序数的椎骨平面相差 3 个椎体

14. 钩椎关节（Luschka 关节）所在部位是

A. 颈椎

B. 胸椎

C. 腰椎　　D. 骶椎

E. 尾椎

15. 股骨头血液供给的主要来源是

A. 腹壁浅动脉的分支　　B. 股骨头圆韧带的小凹动脉

C. 股骨干的滋养动脉升支　　D. 腹壁下动脉的分支

E. 旋股内、外侧动脉的分支

16. 关于半膜肌和半腱肌的描述，正确的是

A. 为髋关节的展肌　　B. 为胫骨的内旋肌

C. 均止于腓骨头　　D. 位于股骨后面外侧

E. 半膜肌在半腱肌的浅面

17. 最常用的可供游离移植的神经是

A. 腓肠神经　　B. 桡神经浅支

C. 前臂外侧皮神经　　D. 股外侧皮神经

E. 前臂内侧皮神经

18. 正常成年人股骨颈前倾角是

A. 8°~10°　　B. 10°~12°

C. 12°~15°　　D. 15°~18°

E. 20°~25°

19. 关于小隐静脉的描述，正确的是

A. 在腘窝中点穿深筋膜注入腘静脉　　B. 全程均与腓肠内侧皮神经伴行

C. 在腘窝内与胫神经伴行　　D. 经外踝后方向上与腓肠神经伴行

E. 经外踝前方向上与腓深神经伴行

20. 小圆肌起于肩胛骨的外侧缘中(　　)处，位于冈下肌下，止于肱骨大结节下方

A. 1/4　　B. 1/3

C. 2/3　　D. 1/5

E. 1/2

21. 冈上肌起于冈上窝内侧(　　)处，向外行经肩峰下，移行为短而扁平的肌腱，止于肱骨大结节

A. 1/4　　B. 1/3

C. 2/3　　D. 1/5

E. 1/2

22. 前臂肌肉共(　　)块，分为前、后两群

A. 9　　B. 11

C. 12　　D. 15

E. 20

23. 大腿内侧主要由内收肌群构成，由浅入深的正确的顺序是

A. 股薄肌、耻骨肌、长收肌、短收肌、大收肌

B. 股薄肌、长收肌、耻骨肌、短收肌、大收肌

C. 股薄肌、长收肌、短收肌、耻骨肌、大收肌

D. 长收肌、股薄肌、耻骨肌、短收肌、大收肌

E. 耻骨肌、股薄肌、长收肌、短收肌、大收肌

二 A2 型题

1. 患儿，男，2 岁。髋臼指数的正常值为

A. 20°以内　　B. 25°~30°

C. 35°~40°　　D. 40°~45°

E. 45°~50°

2. 患者，女性，72 岁。行走时不慎滑倒，即感右髋部疼痛，2 小时后来院。查体：右髋部有皮下淤血、局部压痛、右下肢较左下肢短缩 3cm，右下肢外旋 80°畸形。最可能的诊断是

A. 骨盆骨折　　B. 髋臼骨折

C. 髋关节脱位　　D. 股骨大转子骨折

E. 股骨转子间骨折

3. 患者，女性，45 岁。半年多反复出现腰腿痛，行走时出现双小腿间歇性跛行。双小腿背外侧及足部麻、痛，下蹲片刻缓解，卧床不痛。双足及小腿外侧，马鞍区痛觉稍减弱，双跟腱反射正常，足背动脉搏动存在，近 2~3 年糖尿病史。最可能的诊断是

A. 风湿性关节炎　　B. 末梢神经炎

C. 神经根管狭窄症　　D. 血栓闭塞性脉管炎

E. 中央型腰椎管狭窄症

4. 患者，女性，48 岁。左腕部玻璃切割伤，表现为左腕部掌侧斜行切口，深达肌层，左手呈爪形手畸形，拇指对掌功能丧失，手指浅感觉丧失。该患者损伤的神经可能是

A. 正中神经　　B. 桡神经

C. 尺神经及正中神经　　D. 尺神经及桡神经

E. 桡神经及正中神经

5. 患者，男性，20 岁。车祸伤及右髋部，右髋痛，不敢活动右下肢，右下肢呈屈曲、内收、内旋和短缩畸形。最可能的诊断是

A. 股骨颈骨折　　B. 股骨转子骨折

C. 髋关节后脱位　　D. 髋关节前脱位

E. 股内收肌扭伤

6. 患儿，男，8 岁。右侧斜颈，右侧胸锁乳突肌内可扪及一肿块。颈椎 X 线检查正常。治疗方法宜采取

A. 石膏矫形　　B. 在锁骨上方切断胸锁乳突肌 + 石膏矫形

C. 物理疗法　　D. 肿块切除

E. 胸锁乳突肌全切除

7. 患者，男性，22 岁。外伤致肘关节脱位，现已手法复位成功，准备行石膏托固定肘关节，应将肘关节

A. 伸直位　　B. 屈曲 30°

C. 屈曲 60°　　D. 屈曲 90°

E. 屈曲 120°

8. 患者，女性，65 岁。因膝关节骨关节炎继发较严重的膝内翻，拟行膝关节置换术。根据患者情况，选择哪种假体为好

A. 铰链式人工膝关节　　B. 球臼式人工膝关节

C. 单髁型人工膝关节　　D. 髁型人工膝关节

E. 铰链旋转式人工膝关节

9. 患儿，女，10 岁。被车撞倒，右膝剧痛。体格检查：浮髌试验（+）。查膝关节 X 线片结果正常，侧方应力下 X 线片显示膝关节内侧间隙张开达 3cm。对这种损伤的处理是

A. 屈膝 20°，长腿石膏固定　　B. 行内侧副韧带修补术

C. 抽出积血 + 物理治疗　　D. 用半腱肌重建内侧副韧带

E. 抽出积血，加压包扎

10. 患者，男性，30 岁。右足部扭伤后疼痛剧烈，尚坚持步行出门。次日发现右踝肿胀，踝关节前外侧足背青紫。外踝前下方压痛，被动内翻时疼痛。最可能的损伤是

A. 第 5 跖骨基底部骨折　　B. 踝关节外侧副韧带损伤

C. 胫骨前唇骨折　　D. 外踝骨折

E. 跗骨骨折

11. 患者，女性，18 岁。腰痛 2 个月，近日发现左股内侧肿物，并间断发热。查体：体瘦，腰部叩痛明显，左股内侧肿物 2cm × 3cm，有张力。该患者的病变原发部位很可能在

A. 腰椎附件　　B. 腰椎体中心

C. 腰大肌　　D. 腰椎体边缘

E. 股管内

三 A3/A4 型题

（1~2 题共用题干）

患者，男性，36 岁。3 年前诊断为腰椎间盘突出症，腰腿痛反复发作，行卧床、牵引等保守治疗可缓解。查体：外踝及足外侧痛觉、触觉减退，趾及足跖屈肌力减弱，跟腱反射减弱。

1. 该患者最可能受累的神经根是
   A. 第 3 腰神经根
   B. 第 4 腰神经根
   C. 第 5 腰神经根
   D. 第 1 骶神经根
   E. 第 2 骶神经根
2. 患者搬重物后突发疼痛加重，伴大小便障碍，应立即进行的检查是
   A. 腰椎正侧位 X 线检查
   B. 腰椎过伸过屈位 X 线检查
   C. 腰椎双斜位 X 线检查
   D. 腰椎椎管造影
   E. 腰椎 MRI

（3~5 题共用题干）

患者，女性，73 岁。1 小时前不慎摔伤右髋部。查体：右下肢短缩，外旋 50°畸形，右髋肿胀不明显，但有叩痛。

3. 患者最可能的诊断是
   A. 股骨颈骨折
   B. 股骨转子间骨折
   C. 髋关节后脱位
   D. 髋关节前脱位
   E. 髋周围软组织损伤
4. 为明确诊断，检查意义最大的是
   A. MRI
   B. CT
   C. X 线检查
   D. 关节造影
   E. 放射性核素骨显像
5. 该患者最容易出现的并发症是
   A. 脂肪栓塞
   B. 髋内翻畸形
   C. 坐骨神经损伤
   D. 股骨头缺血性坏死
   E. 髋关节周围创伤性骨化

（6~9 题共用题干）

患者，男性，25 岁。跑步时摔倒，左膝部着地，伤后感到左膝部剧烈疼痛，但仍然能够行走。被送往医院检查，到达医院时膝部肿胀，查体：膝关节肿胀，浮髌试验（+），髌

骨前方有空虚感。

6. 该患者可能的诊断是

A. 侧副韧带损伤
B. 半月板损伤
C. 髌骨骨折
D. 交叉韧带损伤
E. 胫骨结节骨软骨病

7. 患者首先应做的检查是

A. 关节造影
B. X 线检查
C. MRI
D. CT
E. 超声检查

8. 该患者的治疗方案应首选

A. 休息观察
B. 手术治疗
C. 手法整复，石膏外固定
D. 骨牵引
E. 手法整复，小夹板固定

9. 手术方法首选

A. 螺钉固定
B. 接骨板固定
C. 钢丝固定
D. 丝线荷包缝合
E. 张力带固定

（10~12 题共用题干）

患者，男性，29 岁。坐位乘车时，急刹车，右膝前方受到撞击，出现右髋剧痛，髋关节运动障碍，处于屈曲、内收、内旋畸形状态。

10. 该患者应诊断为

A. 股骨颈骨折
B. 髋关节后脱位
C. 髋关节前脱位
D. 股骨转子间骨折
E. 股骨转子下骨折

11. 患者可能出现的合并损伤是

A. 坐骨神经损伤
B. 股神经损伤
C. 闭孔神经损伤
D. 胫神经损伤
E. 腓总神经损伤

12. 应选择的治疗方法是

A. Allis 法
B. 牵引回旋复位法（Kocher 法）
C. 皮牵引
D. 骨牵引
E. Hippocrates 法

四 B 型题

（1~3 题共用备选答案）

A. 爪形手畸形
B. 垂腕畸形
C. 猿手畸形
D. 内翻垂足畸形
E. 仰趾畸形

1. 腓总神经损伤会造成
2. 尺神经损伤会造成
3. 正中神经损伤会造成

（4~5 题共用备选答案）

A. 第 3 腰神经根
B. 第 4 腰神经根
C. 第 5 腰神经根
D. 第 1 骶神经根
E. 第 2 骶神经根

4. 第 4~5 腰椎间盘突出通常压迫的神经根是
5. 从第 4~5 腰椎间孔经过的神经根是

（6~7 题共用备选答案）

A. 两个指间关节都不能屈曲
B. 远指间关节不能屈曲
C. 掌指关节不能屈曲
D. 近指间关节不能屈曲
E. 两个指间关节和掌指关节都不能屈曲

6. 指浅屈肌腱断裂出现
7. 指深屈肌腱断裂出现

五 X 型题

1. 关于手的功能位的描述，正确的是
A. 腕关节背伸 10°~15°
B. 轻度尺偏
C. 拇指处于对掌位
D. 掌指关节和指间关节微屈
E. 其他手指略微分开

2. 对桡骨的描述中，正确的是
A. 位于前臂的内侧部，为一长骨
B. 桡骨头周围有环状关节面
C. 上端膨大称桡骨头
D. 桡骨头上面无关节面
E. 下端内面有尺切迹

3. 下列属于腓总神经损伤的临床表现的是

A. 马蹄内翻足
B. 踝背伸功能障碍
C. 小腿前外侧区感觉障碍
D. 小腿前外侧伸肌麻痹
E. 足不能背屈、外翻、伸趾

4. 股骨颈骨折后，可能出现的体征是

A. 髋部叩击痛
B. Bryant 三角底边短缩
C. 患肢外旋
D. 患肢略长于健侧
E. 大转子在 Nelaton 线上方

5. 关于脊柱的描述，下列正确的是

A. 脊柱由 32 块脊椎骨及椎间盘构成，其中颈椎 12 块、胸椎 7 块、腰椎 5 块、骶椎 4 块和尾椎 4 块，后两者分别融合成骶骨和尾骨
B. 脊柱的曲度从前后看呈一条直线，而从侧面看有 4 个曲度
C. 直立并两手下垂时，两侧肩胛冈连线应通过第 3 胸椎棘突
D. 每块椎骨可分为椎体和椎弓两部分
E. 椎骨间的椎间盘则可以吸收震荡能量，在剧烈运动和跳跃时，防止颅脑损伤

6. 下列属于臂丛神经终末支的是

A. 桡神经
B. 正中神经
C. 副神经
D. 肌皮神经
E. 尺神经

7. 锁骨的功能是

A. 提供肌肉附着的骨架
B. 维持正常的肩部外观
C. 协助维持身体的直立
D. 提供上肢需要的稳定性
E. 保护血管、神经结构

8. 参与颈椎椎管构成的韧带有

A. 项韧带
B. 后纵韧带
C. 棘上韧带
D. 前纵韧带
E. 黄韧带

9. 下列描述正确的是

A. 肱骨近端骨折绝大部分需要手术治疗
B. 肱骨近端真正四部分骨折中肱骨头的坏死率较高
C. 肱骨近端骨折中三部分骨折应首选关节置换术
D. 年轻患者肱骨近端骨折手术首选切开复位内固定
E. 肱骨近端骨折绝大部分可行保守治疗

10. 肱骨干骨折的手术指征包括

A. 肱骨干向前20°成角畸形
B. 肱骨干骨折合并桡神经损伤
C. 开放性肱骨干骨折
D. 肱骨干2cm短缩畸形
E. 肱骨干骨折不愈合

11. 关于胸椎解剖结构特点，下列哪项是正确的

A. 椎体切面呈心形，两侧有肋凹，与肋骨头形成肋椎关节
B. 椎孔大致呈方形，较大
C. 椎弓根长而宽
D. 关节突的关节面呈冠状位，有利于旋转
E. 棘突细长，伸向后下方，彼此呈叠瓦状

12. 颈椎的共性有

A. 椎体侧方有钩突
B. 椎孔较大，呈三角形
C. 关节突方向近似水平位
D. 横突有孔，椎动脉从中通过
E. 棘突分叉

13. 鹅足腱是哪些结构的联合腱

A. 缝匠肌
B. 半腱肌
C. 股薄肌
D. 长收肌
E. 半膜肌

14. 使足外翻的肌有

A. 胫骨后肌
B. 腓骨短肌
C. 腓骨长肌
D. 比目鱼肌
E. 第3腓骨肌

15. 肩关节是由下列哪些关节组成的

A. 盂肱关节
B. 胸锁关节
C. 肩锁关节
D. 喙锁关节
E. 肩峰下关节

16. 下列骨折中容易并发骨坏死的是

A. 股骨颈
B. 髌骨
C. 桡骨远端
D. 距骨
E. 手舟骨

17. 关于脊髓圆锥损伤的临床表现，正确的是

A. 多见于第1腰椎骨折
B. 性功能障碍
C. 括约肌功能丧失
D. 会阴部（鞍区）皮肤感觉缺失
E. 双下肢感觉和运动功能丧失

18. 下列属于长骨的是

A. 尺骨
B. 桡骨
C. 股骨
D. 腓骨
E. 跗骨

19. 下列属于关节基本结构的是

A. 关节面
B. 关节盘
C. 韧带
D. 关节囊
E. 关节腔

20. 腕部尺神经切割伤，会引起下列哪些症状

A. 尺侧屈腕肌力减弱
B. 小鱼际肌萎缩
C. 手部尺侧一个半手指感觉障碍
D. 环、小指夹指力减弱
E. 手背侧二个半手指感觉障碍

21. 下列造成膝关节半月板损伤的必要因素，正确的是

A. 膝关节挤压
B. 膝关节半屈
C. 膝关节旋转
D. 膝关节前后移动
E. 膝关节内收和外展

22. 半月板的功能有

A. 保护软骨
B. 增加关节稳定性
C. 减少关节活动时直接撞击
D. 传导、传递、分散应力
E. 作为关节填充物匹配关节关系

23. 关于股骨头血供情况，下列哪些是正确的

A. 部分来自圆韧带
B. 来自小凹动脉的血供量随着年龄的增加而增加
C. 来自关节囊返折部的血运
D. 部分来自股骨干髓内滋养动脉
E. 在小儿，小凹动脉在骺板不与其他血供交通

24. 对桡动脉的描述中，正确的有

A. 上 1/3 位于肱桡肌与旋前圆肌之间
B. 行于肱桡肌的桡侧缘
C. 下 2/3 位于肱桡肌与桡侧腕屈肌之间
D. 是最常用于触摸脉搏的部位
E. 其远侧 1/3 位置最表浅

25. 膝部前交叉韧带的功能是

A. 限制胫骨后移及过度伸直，以及旋转和侧方运动

B. 与后交叉韧带一同限制过度屈曲

C. 与后交叉韧带、两侧副韧带、关节囊后部一同限制过度伸直

D. 膝关节伸直时，与关节囊、两侧副韧带及后交叉韧带一同限制侧方及旋转运动

E. 膝关节屈曲时，与关节囊、内侧副韧带及后交叉韧带一同限制侧方及旋转运动

26. 骨盆环周围的主要韧带包括

A. 骶髂前韧带

B. 骶髂后韧带

C. 骶结节韧带

D. 骶棘韧带

E. 喙锁韧带

27. 关于骨盆的构成，下列说法正确的是

A. 骨盆的后正中部为骶尾椎，两侧为髂骨内侧面，前面为耻骨联合及耻骨的升降支

B. 骶椎共有5块椎骨，成年后互相愈合成一块，呈三角形，底宽大朝上，向前突出的部位称为骶岬，尖部与尾骨相连

C. 尾骨呈三角形，由尾椎互相融合形成，在人类为退化遗迹

D. 髂骨呈扇形，扇柄朝下，与坐、耻骨相接，扇面即髂骨翼，翼的上缘为髂嵴，呈S形

E. 耻骨上缘是腹直肌的止点与锥状肌的起点

28. 躯干骨包括

A. 锁骨

B. 跗骨

C. 椎骨

D. 胸骨

E. 肋骨

29. 对于骨盆的功能，下列描述正确的是

A. 后弓是直立位或坐位的负重部分，比较坚固，不易骨折

B. 承重弓包括股骶弓和坐骶弓，前者起于髋臼，上行经髂骨至骶骨，站立时承受体重；后者起自坐骨结节，经坐骨支和髂骨后部至骶骨，坐位时承受体重

C. 联结弓在骨盆前部，一方面借耻骨体及其上支与股骶弓相连，另一方面借耻骨及坐骨下支与坐骶弓相连，这两种连接都可以稳定及加强承重弓

D. 骨盆具有保护盆腔脏器的功能，盆腔内的器官因受到骨盆壁的保护，得以保持安全并有一定的活动余地

E. 骨盆各骨主要为骨松质构成，有丰富的肌肉保护，血供良好，骨折后易愈合

30. 对于踝部骨骼的组成，下列描述正确的是

A. 踝部骨骼由胫骨、腓骨下端及距骨构成

B. 胫骨下端扩大，内侧面形成内踝，大隐静脉在其前侧，外侧为腓切迹，是胫腓韧带附着处

C. 腓骨下端形成外踝，是构成踝关节不可缺少的部分，其平面低于内踝，外踝位于内

踝之后

D. 距骨分为头、颈、体三部，体的上部为滑车，与胫骨下端的关节面相接，内侧的半月形关节面与内踝相关节，外侧的三角形关节面与外踝相关节

E. 在踝关节的前、内、外侧，深筋膜均加厚形成支持带，以保护其下经过的肌腱、血管、神经，并起到滑车作用

31. 在前臂前群肌中，起点在肱骨内上髁的肌包括

A. 肱桡肌
B. 尺侧腕伸肌
C. 旋前圆肌
D. 桡侧腕屈肌
E. 尺侧腕屈肌

六 案例分析题

（1~3 题共用题干）

患者，男性，26 岁。从 3 楼跌落，臀部着地，双下肢完全不能活动，双侧腹股沟平面以下感觉丧失，尿潴留。

1. 患者最可能的诊断是

A. 尾骨骨折
B. 第 5 腰椎骨折
C. 第 4 胸椎骨折
D. 骨盆骨折
E. 第 10 胸椎骨折

2. 应立即采取的检查项目是

A. 心电图检查
B. 血气分析检查
C. MRI 检查
D. X 线检查
E. 下肢肌电图检查

3. 患者应采取的最佳治疗措施是

A. 平卧硬板床
B. 减压、内固定手术治疗
C. 高压氧治疗
D. 牵引外固定
E. 给予维生素 B 及激素等药物治疗

参考答案与解析

一、A1 型题

1. B【解析】髋骨的髂骨、坐骨、耻骨，以及骶骨、尾骨共同构成了骨盆环。因此，正确答案为 B。

2. A【解析】正常颈椎由7块椎骨组成，其中寰椎与枢椎直接连接，中间无椎间盘。寰枢关节属于车轴关节，这样的关节结构决定了它的活动方向。所以，它在颈椎旋转功能中起的作用最大，正常颈椎单侧旋转可以达到90°，而寰枢关节旋转就占了一半（45°），其余5块椎骨共同承担剩下的45°。而寰枕关节可旋转角度为0°。因此，正确答案为A。

3. B【解析】下肢小腿由胫骨与腓骨组成，胫骨在内侧，腓骨在外侧。胫骨为主要承重骨，选项A正确；胫骨可分为一体和两端，上端膨大，形成内侧髁和外侧髁，与股骨下端的内、外侧髁及髌骨共同构成膝关节（C正确）；胫骨上端的前面有一粗糙的隆起，称为胫骨粗隆，皮下可触及（D正确）；胫骨体横切面呈三菱形（E正确）；外侧髁的后下面有一关节面，接腓骨头，称为腓关节面（B错误）。

4. D【解析】肘关节提携角即肘关节完全伸展旋后时，肱尺关节形成的外翻角，男性5°~10°，女性10°~15°。

5. A【解析】腓总神经沿腘窝上外缘经股二头肌内缘下行，至腓骨头后方并绕过腓骨颈，向前穿腓骨长肌起始部（A正确），即分为腓浅神经及腓深神经两终支。腓浅神经行于腓骨长肌与腓骨短肌之间，发出肌支支配上述两肌（B错误），至小腿中、下1/3交界处穿深筋膜至皮下，分布于足背及趾背的大部分皮肤（C错误）；腓深神经穿过腓骨长肌起端，进入前肌群，伴随胫前血管下降，沿途发出肌支支配小腿前肌群和足背肌，皮支分布于第1、2趾相邻的皮肤（D、E错误）。

6. D【解析】足弓是由跗骨与跖骨借韧带和关节连结而成。足弓可分为内、外侧纵弓和一个横弓。跟舟跖侧韧带，起自跟骨载距突，止于足舟骨底部，坚强而具有弹性，是防止距骨头下塌或内倾的重要结构；三角韧带是稳定踝关节内侧的主要韧带结构；跖长韧带连接跟骨和骰骨，跖短韧带连接跟骨和跖骨，它们与腓骨长肌腱、胫骨后肌腱共同维系足外侧纵弓；三角韧带是稳定踝关节内侧的主要韧带结构，功能是维持距骨的正常解剖位置，阻止距骨外翻脱位；跖腱膜起自跟骨结节，向前分为五束，每束又分为两支骑跨于趾屈肌腱，与籽骨、跖横深筋膜融合附着于近节趾骨。

7. E【解析】肱骨头的关节面呈半圆形，朝上、内、后。正常肱骨头与肱骨干之间有140°~180°的内倾角和15°的后倾角。

8. C【解析】上臂丛包括$C_{5\sim7}$神经，下臂丛为C_8、T_1神经。因此，正确答案为C。

9. A【解析】肩关节由肱骨头与肩胛骨的关节盂构成，是典型的球窝关节（A正确）；肱骨头的关节面较大，关节盂的面积仅为肱骨头的1/3或1/4（B错误）；关节盂由纤维软骨构成（C错误）；肱骨头无韧带结构（D错误）；肩关节关节囊薄而松弛，下壁尤甚（E错误）。

10. C【解析】肱骨干上1/3骨折，骨折断端在三角肌止点以上，骨折近端受胸大肌、背阔肌、大圆肌的牵拉而向内、向前移位。因此，正确答案为C。

11. B【解析】胫神经于腘窝中间最浅，伴行腘动、静脉，经比目鱼肌腱弓深面至小腿

（A 错误、B 正确），经内踝后方穿屈肌支持的深面的踝管处分为足底内侧神经和足底外侧神经（C、D 错误）。胫神经损伤引起小腿后侧屈肌群及足底内在肌麻木。出现足背屈、外翻畸形，称为“仰趾足”（E 错误）。

12. D【解析】髂腰肌、臀中肌、臀小肌和外旋肌的牵拉，使近折端向前、外及外旋方向移位，即近折端的移位方向是屈曲外展外旋位。

13. E【解析】上颈髓节段（$C_{1\sim4}$）与同序数的颈椎节段相对应；下颈髓（$C_{5\sim8}$）和上胸髓节段（$T_{1\sim4}$）高出同序数椎体约 1 个椎体；中段胸髓（$T_{5\sim8}$）高出同序数椎体约 2 个椎体；下段胸髓（$T_{9\sim12}$）高出同序数椎体约 3 个椎体；腰髓与第 11～12 胸椎椎体相对应；骶髓相当于脊髓圆锥处与第 1 腰椎椎体相对应。

14. A【解析】钩椎关节在第 2～7 颈椎椎体之间，由椎体上面两侧缘的椎体钩与上位椎体下面两侧缘的凹陷构成。

15. E【解析】旋股内、外侧动脉的分支互相吻合，在股骨颈基底部形成动脉环，并发出分支营养股骨颈。旋股内侧动脉供应股骨头 2/3～4/5 区域的血液循环，是股骨头最主要的供血来源。旋股内侧动脉损伤是导致股骨头缺血性坏死的主要原因。

16. B【解析】半膜肌、半腱肌均是伸髋关节肌（A 错误）；半膜肌、半腱肌均能屈膝关节并具有微旋内作用（B 正确）；半膜肌止于胫骨内侧髁后面，半腱肌止于胫骨上端内侧面（C 错误）；半膜肌、半腱肌均位于大腿后内侧（D 错误）；半膜肌位于大腿后内侧、半腱肌的深面（E 错误）。

17. A【解析】神经移植时，常用功能次要的神经作为供体来修复功能重要的神经，临床上常用腓肠神经作为神经移植的供体。

18. C【解析】股骨颈前倾角是股骨颈轴线与股骨髁冠状面所成的夹角。正常范围为 12°～15°。

19. D【解析】小隐静脉经外踝后方，沿小腿后面上行，至腘窝下角处穿深筋膜再经腓肠肌两个头之间上行，注入腘静脉（A 错误）；小隐静脉上段与腓肠内侧皮神经伴行，下段与腓肠神经伴行，足背与足背外侧皮神经伴行（B、C、E 错误，D 正确）。

20. B【解析】小圆肌起于肩胛骨的外侧缘中 1/3 处，位于冈下肌下，止于肱骨大结节下方。小圆肌收缩能外旋及内收上臂。

21. C【解析】冈上肌起于冈上窝内侧 2/3 处，向外行经肩峰下，移行为短而扁平的肌腱，止于肱骨大结节。冈上肌的主要功能：在上臂整个外展及屈曲动作中，协助三角肌发挥作用，将肱骨头稳定于关节盂内，使外展时的上臂外旋。

22. E【解析】前臂肌肉共 20 块，分为前、后两群。前群起于肱骨内上髁及髁上嵴，主要包括屈腕、屈指及使前臂旋前的肌肉，共 9 块。后群大都起自肱骨外上髁，主要包括伸腕、伸指及使前臂旋后的肌肉，共 11 块。

23. B【解析】大腿内侧的内收肌群，由浅入深分别为股薄肌、长收肌、耻骨肌、短收肌、大收肌。除耻骨肌受股神经支配、大收肌坐骨部受坐骨神经支配外，其余均由闭孔神经支配，其功能为使大腿内收。耻骨肌、长收肌、短收肌、大收肌能屈曲及外旋髋，股薄肌能使小腿屈曲及内旋。

二、A2 型题

1. A【解析】髋臼指数为髋臼外缘至髋臼中心连线与 Y 线相交的锐角。出生时髋臼指数为 25. 8°~29. 4°；6 个月婴儿为 19. 4°~23. 4°；2 岁以上者在 20°以内。多数认为超过 25°即为不正常，半脱位可达 25°~30°，全脱位达 30°以上。

2. E【解析】老年女性摔伤后髋部疼痛大多为股骨转子间骨折和股骨颈骨折，股骨转子间骨折为关节外骨折，下肢外旋畸形更明显，股骨颈骨折外旋不超过 60°；骨盆骨折、髋臼骨折和髋关节脱位为高能量创伤，应有受强大暴力的外伤史，好发于年轻患者；股骨大转子骨折不会产生肢体缩短。因此，正确答案为 E。

3. E【解析】马鞍区感觉障碍为马尾神经损伤的表现，此表现只出现在中央型腰椎管狭窄症中。因此，正确答案为 E。

4. C【解析】“爪形手畸形”提示尺神经损伤；“拇指对掌功能丧失”提示正中神经损伤，故选 C。桡神经损伤时，表现为垂腕，伸指障碍。

5. C【解析】股骨颈骨折和股骨转子骨折的畸形是患肢屈曲、内收、外旋、短缩，股骨颈骨折外旋很少超过 60°，股骨转子骨折可达 90°；患肢屈曲、内收、内旋、短缩畸形是髋关节后脱位的典型症状；髋关节前脱位的典型畸形是患肢屈曲、外展、外旋；股内收肌扭伤可有局部压痛、肌紧张和外展受限，一般无特殊畸形。

6. B【解析】手术治疗适用于 1 岁以上的患儿，手术方法：切断胸锁乳突肌，头颈胸石膏固定 3~4 周。

7. D【解析】肘关节脱位手法复位成功后应将肘关节屈曲 90°，并用三角巾悬吊于胸前 2~3 周。因此，正确答案为 D。

8. D【解析】膝关节骨关节炎继发较严重膝内翻时，膝部稳定结构正常，故行髁型人工膝关节置换为好。

9. B【解析】患者侧方应力下 X 线片示膝关节内侧间隙张开达 3cm，提示内侧副韧带完全断裂，故急性期需行内侧副韧带修补术。

10. B【解析】患者伤后仍然能够行走，骨折的可能性较小，而踝关节外侧副韧带损伤常见，表现为外踝前外下方肿胀，压痛，局部淤血。

11. D【解析】患者腰痛 2 个月，间断发热，体瘦，提示脊柱结核可能性大；左股内侧肿物为冷脓肿流注形成，成人脊柱结核多为边缘型椎体结核，病变局限于腰椎的上下缘，侵犯椎间盘及相邻椎体。

三、A3/A4 型题

1. D【解析】根据“外踝及足外侧痛觉、触觉减退，趾及足跖屈肌力减弱”，可以推断该患者最可能受累的神经根是第1骶神经根。

2. E【解析】X线检查不能直接反映是否存在椎间盘突出；腰椎椎管造影存在较重的不良反应，且技术较为复杂，现已很少采用；腰椎MRI可全面地观察各腰椎间盘是否病变，也可在矢状面上了解髓核突出的程度和位置，并鉴别是否存在椎管内其他占位性病变。

3. A【解析】患者为老年女性，摔倒致髋部受伤，最可能是髋部骨折。右下肢外旋50°畸形，考虑股骨颈骨折。股骨颈骨折属于关节囊内骨折，所以下肢外旋角度一般较转子间骨折（关节囊外骨折）小，即小于90°。

4. C【解析】患者首先应该进行X线检查，判定骨折部位。故选C。

5. D【解析】股骨颈骨折，尤其是头下型，容易引起旋股内侧动脉损伤（供应股骨头2/3的血运），所以最容易发生股骨头缺血性坏死。

6. C【解析】摔倒后膝部着地，加上股四头肌牵拉，容易发生髌骨骨折。髌骨骨折后仍然可以行走，骨折后断面出血，膝关节肿胀，移位骨折部位时局部触摸有空虚感。因此，患者首先应当考虑髌骨骨折。

7. B【解析】对骨科创伤患者，首先应行X线检查。X线检查是一项常规检查，即使患者能够行走，似乎肢体骨骼支撑作用正常，也应当首先行X线检查。

8. B【解析】该患者为移位骨折，首选手术治疗。保守治疗效果较差。

9. E【解析】与其他四种方法相比，张力带固定是固定髌骨骨折的常用方法，操作简单，效果理想，节约医疗费用。

10. B【解析】坐位、膝前受较大外力，髋剧痛，功能受限，出现屈曲、内收、内旋畸形，应诊断为髋关节后脱位。股骨颈骨折和股骨转子间骨折多为摔倒后髋部痛、功能障碍，患肢呈内收、外旋畸形。髋关节前脱位患肢呈屈曲、外展、外旋畸形。股骨转子下骨折的典型临床表现是局部的疼痛、肿胀、患肢内收、短缩畸形，骨折长期未处理会并发髋内翻、骨折不愈合等。

11. A【解析】髋关节后脱位时，向后脱出的股骨头可挫伤或压迫坐骨神经，出现相应的临床表现。因此，正确答案为A。

12. A【解析】髋关节后脱位绝大多数用手法复位治疗，为保持肌肉松弛，复位常在全身麻醉或椎管内麻醉下进行，常用Allis法。应尽早、尽可能在24小时内进行。若超过48小时复位将非常困难。

四、B型题

1. D【解析】腓总神经损伤导致小腿前外侧伸肌麻痹，出现足背屈、外翻功能障碍，足内翻下垂。

2. A【解析】在指深屈肌神经供给远侧损伤，因指深屈肌失去手内在肌的对抗作用，爪形手畸形明显，即环、小指掌指关节过伸、指间关节屈曲。

3. C【解析】拇对掌肌、拇短展肌及拇短屈肌浅头这三个鱼际肌瘫痪，因此拇指不能对掌，不能向前与手掌平面形成90°，不能用指腹接触其他指端，大鱼际肌萎缩、拇指内收形成猿手畸形。

4. C【解析】第4~5腰椎间盘突出通常压迫第5腰神经根。

5. B【解析】从第4~5腰椎间孔经过的是第4腰神经根。

6. D【解析】指浅屈肌腱断裂，除患指外，将其他三个手指固定于伸直位，患者患指近指间关节不能自主屈曲。

7. B【解析】当指深屈肌腱断裂固定患指中节时，远指间关节不能主动屈曲；当指深、浅屈肌腱同时断裂时，患指各关节均不能做自主屈曲运动。

五、X型题

1. BCDE【解析】手的功能位是手可以随时发挥最大功能的位置，表现为腕关节背伸20°~25°，轻度尺偏，拇指处于对掌位，掌指关节和指间关节微屈，其他手指略微分开，掌指关节及近指间关节半屈位。

2. BCE【解析】桡骨上端稍膨大，形成扁圆形的桡骨头（C正确），为前臂双长骨之一，位于前臂外侧（A错误）。桡骨头的上面有凹陷的关节凹，与肱骨小头相关节（D错误）。桡骨头周缘有环状关节面，与尺骨的桡切迹相关节（B正确）。桡骨下端内侧面有尺切迹，与尺骨头相关节（E正确）。

3. ABCD【解析】腓总神经损伤的表现：小腿前外侧伸肌麻痹，出现踝背伸、外翻功能障碍（E错误），呈足内翻下垂畸形（马蹄内翻足）。伸趾功能丧失，小腿前外侧和足背前、内侧感觉障碍。

4. ABCE【解析】股骨颈骨折后，髋痛，有压痛及轴心叩痛，患肢出现外旋短缩畸形，大转子上移超过Nelaton线，Bryant三角底边短缩，患肢应略短于健肢。

5. BCDE【解析】脊柱由33块椎骨及椎间盘构成，其中颈椎7块，胸椎12块，腰椎5块，骶椎5块和尾椎4块，后两者分别融合成骶骨和尾骨（A错误）；脊柱的曲度从前后看成一条直线，而从侧面看有4个曲度（B正确）；直立并两手下垂时，两侧肩胛冈连线应通过第3胸椎棘突（C正确）；每块椎骨可分为椎体和椎弓两部分，椎体为负重的部分，其内有纵横交错的骨小梁，椎弓形成椎管的侧壁，为椎体最坚强的部分，椎弓向后与椎板相连（D正确）；椎骨间的椎间盘可以吸收震荡能量，在剧烈运动和跳跃时，防止颅脑损伤（E正确）。

6. ABDE【解析】副神经为第XI对脑神经，不属于臂丛神经。

7. ABCDE【解析】锁骨起着很重要的支持作用，能调节上肢的运动，保证上肢做旋转运动，它如同肱骨的挂架，使得肱骨远离胸壁，方便手部的活动。锁骨与肩胛骨相连，使上肢骨骼间接附着于躯干上，在上肢悬垂时协助维持身体的直立。锁骨还能起到保护其下由颈部至腋窝的大血管神经束的作用。同时，锁骨上还附着有许多肌肉，对于维持正常的肩部外观起到了一定的作用。

8. BE【解析】颈椎椎管呈三角形，是由骨性椎管、椎间盘、后纵韧带、黄韧带及血管等组织构成的有一定弹性的管状结构，其管径随着颈椎运动或位置改变而变化。

9. BDE【解析】肱骨近端骨折，其中80%~85%为无移位或轻微移位骨折，保守治疗即可取得良好效果；肱骨近端真正四部分骨折中肱骨头的坏死率较高，需要行关节置换术；年轻患者需要尽早手术以免影响功能；肱骨近端骨折大部分可以保守治疗，三部分骨折可以手术，没有必要做关节置换术。

10. BCE【解析】肱骨干骨折手术指征：①手法复位失败，骨折端对线不良，估计愈合后影响功能。②骨折有分离移位，或骨折端有软组织嵌入。③合并神经血管损伤。④陈旧骨折不愈合。⑤影响功能的畸形愈合。⑥同一肢体有多发性骨折。⑦8~12小时的污染不重的开放性骨折。

11. ADE【解析】胸椎解剖结构的特点：①椎体切面呈心形，两侧有肋凹，与肋骨头形成肋椎关节。②椎孔大致呈圆形，较小。③椎弓根短而细。④关节突的关节面呈冠状位，有利于旋转。⑤棘突细长，伸向后下方，彼此呈叠瓦状。⑥横突呈圆柱状，伸向后外方，前面有一横突肋凹，与肋骨结节相关节。

12. ABCDE【解析】颈椎的共性：①椎体侧方有钩突。②椎孔较大，呈三角形。③关节突方向近似水平位。④横突有孔，椎动脉通过。⑤棘突分叉。

13. ABC【解析】鹅足腱是半腱肌、股薄肌和缝匠肌的联合腱。

14. BCE【解析】腓骨长肌是小腿外侧浅层的长羽状肌，从外踝后方下行，延伸跨过足底止于胫骨前肌腱附近。腓骨长肌和胫骨前肌腱一起构成“解剖学U形马镫”状结构，主要功能是动态稳定足横弓和内侧纵弓，以使足部减震和适应不平坦地面。腓骨短肌是短羽状肌，位于小腿外侧腓骨长肌远端深面。腓骨短肌腱绕外踝后方止于第5跖骨底。跟骨腓结节分隔腓骨长肌腱和腓骨短肌腱。腓骨短肌没有腓骨长肌那样长的肌腱，因此对足跖屈的杠杆作用较小。第3腓骨肌是短羽状肌，位于腓骨长短肌深面的前部。第3腓骨肌腹位于腓骨长肌和趾长伸肌之间，其肌腱在外踝前方下行，止于第5跖骨底背面。第3腓骨肌背侧止点使它成为踝背屈的唯一腓骨肌。腓骨长肌、腓骨短肌和第3腓骨肌一起使足外翻（B、C、E正确）。胫骨后肌位于趾长屈肌和踇长屈肌之间，起自胫骨、腓骨和小腿骨间膜的后面，长腱经内踝之后，到足底内侧，止于足舟骨粗隆和内侧、中间及外侧楔骨。作用是屈踝关节（跖屈）和使足内翻。比目鱼肌起点在膝关节胫骨后端与腓骨头，下方汇入跟腱止于足底，作用是旋转脚面，提足。

15. ABCDE【解析】肩关节的组成：①盂肱关节，即狭义的肩关节。②胸锁关节，是肩带与躯干相连的唯一关节，形态上基本呈鞍状，可进行前后、上下和旋转活动。③肩锁关节，属于非典型球窝关节，主要靠关节囊及其加厚的肩锁韧带和喙锁韧带维持其稳定性。④喙锁关节，正常的肩胛骨喙突与锁骨之间只存在喙锁韧带，偶尔会形成喙锁关节，通常情况下运动幅度不大，与肩锁关节和胸锁关节共同组成联合关节。⑤肩峰下关节。喙肩弓由肩峰与喙突和喙肩韧带组成，可防止盂肱关节在前屈或外展上举的初始阶段由于肩部肌肉收缩而使肱骨头向后上脱位，并且避免肩峰下撞击。

16. ADE【解析】由于解剖结构的特殊性，距骨、手舟骨及股骨颈骨折后容易并发骨坏死，桡骨远端及髌骨都是骨松质较多的地方，只要骨折复位良好一般都容易愈合。

17. ABCD【解析】正常人脊髓终止于第 1 腰椎下缘，因此第 1 腰椎骨折可发生脊髓圆锥损伤。脊髓圆锥含有交感神经和副交感神经，主要负责膀胱和直肠的反射及生殖器的功能，即支配膀胱及肛门括约肌和邻近皮肤、阴唇、阴囊、阴茎海绵体、阴茎的勃起和射精。脊髓圆锥损伤表现为会阴部（鞍区）皮肤感觉缺失，括约肌功能丧失，性功能障碍。运动障碍因位于 S_3 以下，故双下肢感觉，肌力和反射都正常。

18. ABCD【解析】长骨的基本结构是骨膜、骨质和骨髓。长骨主要存在于四肢，呈长管状，可分为一体两端，体又叫骨干。上肢骨：前臂有尺骨和桡骨，上臂有肱骨；下肢骨：小腿有胫骨和腓骨，大腿有股骨。跗骨有 7 块，属短骨。

19. ADE【解析】关节的基本结构包括关节面、关节囊和关节腔。关节面为两骨互相接触的骨面，覆盖有关节软骨，多为一凹一凸相互支配的面，凸者为关节头，凹者为关节窝。关节囊呈袋状，附着于关节面周缘的骨面，并与滑膜相连续，关节囊分为内外两层，外层为纤维层，内层为滑膜层。关节腔是由关节软骨和关节囊滑膜共同围成的密闭的腔，在正常情况下腔内含少量的滑液，关节腔内为负压，对维持关节的稳固性有一定的作用。

20. BCD【解析】尺神经主要支配手掌尺侧及尺侧一个半手指掌侧感觉，小鱼际肌及骨间肌损伤后出现手掌尺侧及尺侧一个半手指感觉障碍，小鱼际肌萎缩，环、小指内收、外展功能障碍及环、小指爪形手畸形。手背尺侧感觉由尺神经背支支配，由腕关节上发出，因此腕部掌侧尺神经损伤不会出现手背感觉障碍。

21. ABCE【解析】研磨力是产生半月板破裂的主要原因。半蹲或蹲位工作最容易发生半月板损伤。当膝关节半屈曲时，股骨髁与半月板的接触面缩小，由于重力的影响，半月板的下面与胫骨平台的接触比较固定，这时膝关节猛烈旋转所产生的研磨力会使半月板发生破裂。因此产生半月板损伤必须有四个因素：膝半屈、内收或外展、重力挤压和旋转力量。

22. ABCDE【解析】半月板为半月形纤维软骨盘，仅外表覆以薄层纤维软骨，其内部为混有大量弹性纤维的致密胶原纤维。作为关节填充物匹配关节关系，增加关节稳定性，减少关节活动时直接撞击，传导、传递、分散应力，保护软骨均为半月板的功能。

23. ACDE【解析】成人股骨头主要滋养动脉包括股骨头圆韧带内的小凹动脉、股骨滋养动脉、关节囊动脉（A、C、D 正确）；儿童时期小凹动脉滋养骺板，不与其他血供交通，供血量极其有限（B 错误、E 正确）。

24. ACDE【解析】桡动脉有两条伴行静脉，行于肱桡肌尺侧缘，此缘是暴露桡动脉的标志。该动脉上 1/3 位于肱桡肌与旋前圆肌之间，下 2/3 位于肱桡肌与桡侧腕屈肌之间，其远侧 1/3 位置表浅，为触摸脉搏处。

25. BCDE【解析】前交叉韧带具有以下功能：①限制胫骨在股骨上向前滑动。②膝关节伸直时，与关节囊、两侧副韧带及后交叉韧带一同限制侧方及旋转运动。③膝关节屈曲时，与关节囊、内侧副韧带及后交叉韧带一同限制侧方及旋转运动。④与后交叉韧带一同限制过度屈曲。⑤与后交叉韧带、两侧副韧带、关节囊后部一同限制过度伸直。⑥借助于股四头肌的间接作用，能在膝关节伸直最后阶段限制胫骨的旋转。

26. ABCD【解析】骨盆环周围的主要韧带包括骶髂前韧带、骶髂后韧带、骶结节韧带和骶棘韧带等。骶髂关节及周围韧带，以及骨盆底的肌肉和筋膜共同组成骶髂复合体。骶髂韧带非常强韧，能维持骶骨在骨盆环上的正常位置，骶棘韧带能防止一侧骨盆的外旋，而骶结节韧带能防止在矢状面上的旋转。喙锁韧带为联系锁骨与肩胛骨喙突的韧带，起于喙突，向后上部伸展，止于锁骨外端下缘。喙锁韧带能保证肩锁关节在垂直方向上的稳定性。

27. ABCDE【解析】骨盆上与腰椎相连，下通过髋臼与下肢骨骼相连，身体的力量由躯干向下经骨盆传达至下肢。骨盆的后正中部为骶尾椎，两侧为髂骨内侧面，前为耻骨联合及耻骨的升降支。骶椎共有 5 节，成年后互相愈合成 1 块，呈三角形，底宽大朝上，向前突出称为骶岬，尖部与尾骨相连。骶骨两侧上部的耳状面与髂骨相应的关节面形成骶髂关节。尾骨呈三角形，由尾椎互相融合形成，在人类为退化遗迹。髂骨呈扇形，扇柄朝下，与坐骨、耻骨相接，扇面即髂骨翼，翼的上缘为髂嵴，呈 S 形。耻骨上缘是腹直肌的止点与锥状肌的起点。耻骨体及耻骨支附近为股内收肌的起点。

28. CDE【解析】躯干骨包括 24 块椎骨、1 块骶骨、1 块尾骨、1 块胸骨和 12 对肋骨，共 51 块。它们分别参与脊柱、骨性胸廓和骨盆的构成。

29. ABCDE【解析】骨盆的功能：①从结构的角度。骨盆可看作一个完整的环，并可分为前后两弓。后弓由骶骨上部、骶髂关节及骶髂关节至髋臼的髂骨部分构成，是直立位或坐位的负重部分，比较坚固，不易骨折；前弓由髂骨至耻骨的部分构成，连接两侧后弓，比较脆弱，易发生骨折。②从性质的角度。骨盆包括了承重弓与联结弓两种。承重弓包括股骶弓和坐骶弓，前者起于髋臼，上行经髂骨至骶骨，站立时承受体重；后者起自坐骨结节，经坐骨支和髂骨后部至骶骨，坐位时承受体重。联结弓在骨盆前部，一方面借耻骨体及其上支与股骶弓相连，另一方面借耻骨及坐骨下支与坐骶弓相连，这两种连接都可稳定及加强承重弓。③其他功能。骨盆前、后弓有两个骶髂关节和一个耻骨联合，这些关节有相当的弹性，在运动中可减少震荡，又因均有韧带连接，因而在剧烈的运动中也能维持稳定。骨盆的另一功能为保护盆腔脏器，盆腔内的泌尿生殖和消化器官因有骨盆壁的坚强保护，得以保持安全并有相当活动余地。骨盆除前上部腹壁和下部会阴较薄弱外，两侧均极其坚固。另外，骨盆还是骨盆肌肉及一些下肢肌肉的起止处。骨盆各骨主要为海绵骨，有丰富的肌肉保护，血供良好，骨折后易愈合。

30. ABCDE【解析】踝部骨骼由胫、腓骨下端及距骨构成。胫骨下端扩大，内侧面形成内踝，大隐静脉在其前侧，外侧为腓切迹，是胫腓韧带附着处。腓骨下端形成外踝，是构成踝关节不可缺少的部分，其平面低于内踝，外踝位于内踝之后。距骨分为头、颈、体三部，体的上部为滑车，与胫骨下端的关节面相接，内侧的半月形关节面与内踝相关节，外侧的三角形关节面与外踝相关节。在踝关节的前、内、外侧，深筋膜均加厚形成支持带，以保护其下经过的肌腱、血管、神经，并起到滑车作用。

31. CDE【解析】前臂肌分化程度较高，多为具有长腱的长肌，分为前后两群，每群又分为浅深两层。前群肌位于前臂前面及内侧，后群肌位于前臂后面及外侧。前群肌的浅层主要有肱桡肌、旋前圆肌、桡侧腕屈肌、尺侧腕屈肌等。后群肌的浅层主要有桡侧腕长伸肌、桡侧腕短伸肌、尺侧腕伸肌等。肱桡肌的起点在肱骨外上髁上方，止点在桡骨茎突。桡侧腕屈肌的起点在肱骨内上髁及前臂筋膜，止点在第2掌骨底。尺侧腕屈肌的起点在肱骨内上髁、前臂筋膜和尺骨鹰嘴，止点在豌豆骨、第2掌骨底。旋前圆肌的起点在肱骨内上髁和尺骨冠突，止点在桡骨外侧面中部。尺侧腕伸肌的起点在肱骨外上髁、前臂筋膜及肘关节囊，止点在第5掌骨底。桡侧腕长伸肌的起点在肱骨外上髁，止点在第2掌骨底。桡侧腕短伸肌的起点在肱骨外上髁，止点在第3掌骨底。

六、案例分析题

1. E【解析】根据“高处坠落史，臀部着地，下肢完全不能活动”，应考虑到脊柱骨折合并脊髓损伤。再根据脊神经在体表的节段分布规律，“双侧腹股沟平面以下感觉丧失”提示脊髓损伤平面在第12胸髓节段（对应的椎体为第10胸椎）。

2. ABCD【解析】对于胸椎骨折合并脊髓损伤，心电图及血气分析为一般检查项目，可用于了解患者的身体基本功能情况，X线检查为常规影像学检查手段，MRI不仅可用于明确骨折情况，还可用于了解脊髓损害情况。但伤后早期无须检查下肢肌电图，该检查一般用于恢复期。

3. B【解析】胸椎骨折合并脊髓损伤，说明骨折导致了脊髓受压，应尽早手术探查，解除对脊髓的压迫，恢复脊柱的稳定性，故应采取的最佳治疗措施是减压、内固定手术治疗。

第二章　骨科生物力学基础

一 A1 型题

1. 对颈干角的描述，错误的是
   A. 成人平均为 127°
   B. 股骨颈骨折时，颈干角一般无改变
   C. 此角小于正常值者，为髋内翻
   D. 是股骨颈与股骨干之间的夹角
   E. 此角大于正常值者，为髋外翻
2. 正常的下肢负重力线，由下列哪 3 点连成的直线构成
   A. 股骨大转子、髌骨中点、内踝下缘
   B. 髂前上棘、髌骨中点、内踝下缘
   C. 髂前上棘、髌骨中点、第 1 趾蹼
   D. 髂前上棘、髌骨中点、踝关节中点
   E. 股骨大转子、髌骨中点、第 1 趾蹼
3. 肌力检查发现有轻度肌肉收缩，但不产生关节运动，则该肌力测定分级为
   A. 0 级
   B. 1 级
   C. 3 级
   D. 4 级
   E. 5 级
4. 骨皮质由板层骨构成，骨松质的构成是
   A. 间骨板
   B. 编织骨
   C. 板层骨
   D. 骨单位（哈弗斯系统）
   E. 外环骨板
5. 判断肌肉活力的标准中最可靠的是
   A. 肌肉颜色
   B. 张力
   C. 钳夹收缩
   D. 切面出血
   E. 完整性
6. 骨折整复时缓解肌肉紧张的最好办法是
   A. 麻醉
   B. 嘱患者自我放松
   C. 逐渐加力的牵引
   D. 快速有力的牵引
   E. 将肢体放在适中位置

7. 上肢周径测量通常是测量

A. 肱二头肌肌腹周径
B. 肱三头肌肌腹周径
C. 旋前圆肌肌腹周径
D. 大圆肌肌腹周径
E. 腓肠肌肌腹

8. 骨构型与骨重建有区别，下列叙述错误的是

A. 骨构型遵循沃尔夫（Wolff）定律
B. 骨构型过程需要“激活”阶段
C. 骨重建过程中，骨的平衡是“净丢失”
D. 骨重建时的骨吸收与骨形成发生在同一个表面上
E. 骨重建依次为静止期、激活期、吸收期、反转期、形成期

9. 以下叙述正确的是

A. 骨是由液体相和固体相组成的双相介质
B. 透明软骨基质中的胶原为Ⅱ型胶原
C. 关节软骨主要是纤维软骨
D. 关节软骨辐射层的胶原纤维与潮线呈平行排列
E. 关节软骨是矿物质和有机质构成的二相复合材料

10. 可用哪种方法测定大转子上移

A. Pauwels 角
B. Nelaton 线
C. Codman 三角
D. 施莫尔（Schmorl）结节
E. Chamberlain 线

11. 手外伤严重的患者，可能会发生关节强直，手部应固定在

A. 保护位
B. 休息位
C. 功能位
D. 手指伸直位
E. 半握拳位

12. 下列肢体测量方法中，错误的是

A. 上肢的长度为肩峰到桡骨茎突尖（或中指指尖）
B. 下肢的长度为髂前上棘至内踝尖
C. 必须在肢体的中部来测量肢体周径
D. 下肢的轴线为膝伸直位时髂前上棘和第1、2趾间的连线，通过髌骨中心前方
E. 必须先将两侧肢体放置于对称的位置上再测量长度

13. 脊椎麻醉时，最先被阻断的神经功能是

A. 随意运动
B. 温度觉
C. 自主神经功能
D. 触觉和压觉
E. 深感觉和位置觉

14. 浮髌征阳性，提示膝关节
A. 关节积液
B. 髌腱损伤
C. 髌骨骨折
D. 关节内粘连
E. 滑膜增生

15. 颈、腰段活动范围中，下列说法不正确的是
A. 腰椎后伸 30°
B. 颈椎左右侧屈均为 30°
C. 颈椎前屈后伸均为 35°~45°
D. 腰椎左右侧屈均为 20°~30°
E. 腰椎前屈 45°

16. 下列选项中，不在腕关节正常活动范围内的是
A. 背伸 70°
B. 尺侧偏 50°
C. 掌屈 80°
D. 中立位 0°
E. 桡侧偏 20°

17. 下列脊柱侧凸中，属于结构性脊柱侧凸的是
A. 癔症引起的脊柱侧凸
B. 姿势不正引起的脊柱侧凸
C. 先天性脊柱侧凸
D. 腰痛引起的脊柱侧凸
E. 双下肢不等长引起的脊柱侧凸

18. 下列各项体征中，哪项代表的意义是不正确的
A. Thomas 征：判断髋关节有无屈曲畸形
B. Dugas 征：判断肩关节有无脱位
C. Gaenslen 征：判断肘关节有无脱位
D. Froment 征：判断尺神经损伤后有无拇内收肌瘫痪
E. Shoemaker 征：判断股骨大转子有无上移

19. 疲劳骨折，常常发生在下列哪个部位
A. 尺骨鹰嘴
B. 第 2、3 跖骨
C. 髌骨上极
D. 尺骨下段
E. 第 1 趾骨

20. 上肢止血带的压力应控制在
A. 100~150mmHg
B. 150~200mmHg
C. 200~250mmHg
D. 250~300mmHg
E. 300~350mmHg

二 A2 型题

患者，男性，30 岁。从高处坠落，腰背挫伤，双下肢弛缓性瘫痪，来院急诊。检查见腰部不能活动，双侧腹股沟以下感觉、运动及反射消失。X 线片显示第 12 胸椎椎体压缩性骨

折。入院后 2 小时其双下肢功能逐渐恢复。该患者的脊髓伤可能是

A. 脊髓受压　　B. 脊髓震荡
C. 脊髓水肿　　D. 脊髓出血
E. 马尾损伤

三 A3/A4 型题

（1~2 题共用题干）

骨是一种矿化的结缔组织，骨的功能与其结构、形态是互相影响并保持动态平衡的。

1. 骨在人体内执行的 3 种主要功能是
   A. 躯体和四肢的力学支持功能，保护内脏的功能，骨组织作为体内矿物质的储存库功能
   B. 生物力学一些性质，保护内脏的功能，骨组织作为体内矿物质的储存库功能
   C. 躯体和四肢的力学支持功能，器官水平功能，骨组织作为体内矿物质的储存库功能
   D. 躯体和四肢的力学支持功能，保护内脏的功能，骨组织有储存库功能
   E. 躯体和四肢的力学支持功能，保护内脏的功能，骨组织有机质功能
2. 骨的功能与结构、形态互相影响并动态平衡，这种平衡可从以下哪方面考虑
   A. 遗传因素　　B. 代谢功能
   C. 矿物质　　D. 有机质
   E. 弹性区

四 B 型题

（1~2 题共用备选答案）

A. 第 1~2 腰椎椎间盘突出　　B. 第 2~3 腰椎椎间盘突出
C. 第 3~4 腰椎椎间盘突出　　D. 第 4~5 腰椎椎间盘突出
E. 第 5 腰椎至第 1 骶椎椎间盘突出

1. 导致踇趾背伸力变弱的是
2. 导致踇趾跖屈力变弱的是

五 X 型题

1. 上肢的结构特征有哪些
   A. 排列简单　　B. 运动灵活
   C. 骨骼轻巧　　D. 神经分布简单，由 64 块骨构成
   E. 肌肉较少

2. 对 Kaplan 点的描述中，正确的有哪些

A. 股骨颈骨折时，该点偏向健侧

B. 是左、右股骨大转子尖经同侧髂前上棘的延长线交点

C. 当髋关节脱位或股骨颈骨折时，该点移至脐下

D. 测量时应取仰卧位，两腿伸直并拢，两髂前上棘处于同一平面

E. 正常情况下两线在脐上的相交点

3. 关于骨折复位的描述，正确的是

A. 粉碎性骨折复位时，骨块应该尽量保留

B. 尺桡骨骨折必须解剖复位

C. 长骨干横骨折者，复位如能端端对接，对位应至少达 1/3

D. 干骺端骨折侧方移位经复位后，至少应对位达 3/4

E. 儿童任何部位骨折都不必行解剖复位

4. 骨在压缩载荷下，发生

A. 拉长　　B. 弯曲

C. 缩短　　D. 变窄

E. 增宽

5. 下列关于扭转荷载下骨的生物力学行为中，描述正确的是

A. 在骨的横截面和纵切面上均存在剪应力

B. 在旋转中性轴的对角线平面上，拉伸应力和压缩应力最大

C. 因受到扭转力而发生的骨折首先发生在骨表面与最大拉伸应力垂直的平面上

D. 在骨缺损时，扭转载荷明显影响骨强度

E. 大于骨直径的骨缺损，可使骨抗扭转强度下降 80% 以上

6. 关节运动的形式包括

A. 沿冠状轴运动的屈和伸　　B. 沿矢状轴运动的内收和外展

C. 沿垂直轴运动的旋内和旋外　　D. 沿垂直轴运动的旋前和旋后

E. 沿矢状轴运动的旋前和旋后

7. 肌肉收缩的类型包括

A. 主动收缩　　B. 等张收缩

C. 向心性收缩　　D. 等长收缩

E. 离心性收缩

六 案例分析题

（1~3 题共用题干）

患者，男性，21 岁。右锁骨中 1/3 骨折，断端移位明显。

1. 患者就诊期间始终保持头向右侧偏斜，左手掌托着右肘部的位置。主要原因是
   A. 骨折时合并有右颈肩部软组织扭伤，采取强迫体位
   B. 骨折合并右臂丛神经损伤，右上肢肌力减退
   C. 骨折合并右锁骨下血管损伤，该体位可缓解上肢缺血
   D. 该体位可暂时制动，减少骨折端出血
   E. 该体位可放松肌肉和减轻上肢重力牵拉，减少骨折端的疼痛
2. 出现下列哪一种情况，必须考虑手术切开复位内固定
   A. 患者对美观要求高
   B. 骨折断端明显重叠短缩
   C. 经手法复位，断端仍无法接触，有阻隔
   D. 手法复位，石膏固定后出现患肢麻木
   E. 骨折端经复位后对合面仍有2/3侧方移位
3. 在进行手法闭合复位时，应将右上肢向（　　）牵拉
   A. 向上、外方牵拉　　B. 向前、上方牵拉
   C. 向后、下方牵拉　　D. 向前、下方牵拉
   E. 向后上、外方牵拉

参考答案与解析

一、A1型题

1. B【解析】颈干角是股骨颈的长轴与股骨干纵轴之间形成的角度，成人平均为127°（正常值为110°~140°）。颈干角大于正常值为髋外翻，小于正常值为髋内翻。股骨颈骨折有移位时，颈干角一般发生改变。

2. C【解析】踝关节中立位时，髂前上棘、髌骨中点、第1趾蹼3点连成的直线为正常的下肢负重力线。

3. B【解析】许多疾病使某一肌肉或一条运动神经支配的肌群发生不同程度的肌力减弱，通过抗引力或阻力的程度，肌力测定的分级共10级。0级为无肌肉收缩，为完全性瘫痪；1级为有轻度肌肉收缩，但不产生关节运动；5级为抗最大阻力时有完全运动幅度。

4. C【解析】骨是由骨皮质和骨松质组成，骨皮质和骨松质都是由板层骨构成，所以构成骨皮质和骨松质的是同一种材料，但是，由于构筑方式不同，二者在力学性能上有很大差别，主要的差别就是强度和刚度的不同。

5. A【解析】一般来说色泽鲜红，切割时切面渗血，钳夹时有收缩力，肌肉有一定韧性，是肌肉保持活力良好的标志。如色泽暗红无张力，切割时不出血，钳夹不收缩，表示无

活力，应予清除。但如有外伤性休克和局部组织严重挫伤时，往往只有肌肉颜色是较为可靠的指标，其他三项并不绝对可靠。

6. A【解析】麻醉中的肌肉松弛效果是有效缓解肌肉紧张的方法。嘱患者自我放松、逐渐加力的牵引、快速有力的牵引、将肢体放在适中位置的作用均有限。

7. A【解析】上肢周径一般取肱二头肌肌腹最膨隆处测量，双侧相同位置测量对比；肱三头肌肌腹较长，测量容易出现误差；旋前圆肌在前臂近端，大圆肌在肩部，位置均不正确；腓肠肌在小腿。

8. B【解析】骨重建时，骨量的变化相当慢，骨的外形变化更不易察觉；而骨构型则不同，它是在骨生长中，适应骨的力学载荷，在确定的身体轴线上，既有骨量的增加，也有与力学载荷相适应的外形的变化。二者区别很多（表 2－1），最根本区别是骨重建分为静止期、激活期、吸收期、反转期、形成期，其特征是在上述循环周期中，就骨形成和骨吸收而言，经过一段较长时间的静止期；而骨构型则不同，不管是骨形成还是骨吸收，是在某一个表面上长时间连续的发生并完成，其间没有静止期。

表 2－1　骨构型与骨重建的区别

区别要点	骨构型	骨重建
时间	连续的、无静止期	循环的、有静止期
骨形成与骨吸收的部位	不同的表面	同一个表面
程度	100% 的表面	20% 的表面
激活	不需要	需要
骨沉积速度	每天 2~20μm	每天 0.3~1.0μm
骨平衡	净增长	净丢失
偶联因素	系统因素	局部因素

9. B【解析】为更好地理解关节软骨的生物力学行为，近些年来这种组织可被理解为由液体相和固体相组成双相介质（A 错误）。透明软骨基质中的胶原为 3 条相同的 α 链构成的Ⅱ型胶原（B 正确）。关节软骨多由透明软骨构成，仅少数为纤维软骨，其厚度为 2~7mm，覆盖在关节骨端（C 错误）。辐射层的胶原纤维与潮线垂直排列（D 错误）。骨是由矿物质和有机质构成的二相复合材料（E 错误）。

10. B【解析】在平卧位，由髂前上棘与坐骨结节之间画 Nelaton 线，在正常情况下，此线通过大转子。如果大转子超过此线，表示大转子有向上移位。

11. C【解析】一旦关节强直，处于功能位的关节固定尚能有一定程度的手功能残存。因此，正确答案为 C。

12. C【解析】肢体周径测量时，两侧肢体应在同一水平部位测量，带尺的拉力应适中。

13. C【解析】由于神经纤维的粗细不同，椎管内麻醉时交感神经最先被阻滞，运动神经最晚被阻滞。

14. A【解析】浮髌试验用于确定膝关节损伤时是否出现关节积液。正常膝关节囊内有液体约 5ml，当关节积液达到或超过 50ml 时，浮髌试验结果为阳性，提示关节内有中等量积液。如果积液量太大，会出现髌骨下沉，浮髌试验结果也为阳性。

15. E【解析】颈椎前屈 35°~45°，后伸 35°~45°，左右测屈 45°，两侧旋转 45°。腰椎前屈 90°，后伸 30°，左右侧屈 20°~30°，两侧旋转 30°。

16. B【解析】腕关节由桡、尺骨远端及 8 块腕骨组成。腕关节正常活动范围：掌屈 0°~80°；背伸 0°~80°；尺侧偏 0°~30°；桡侧偏 0°~20°；中立位 0°。

17. C【解析】先天性脊柱侧凸由骨或脊髓发育畸形引起，属于结构性脊柱侧凸。

18. C【解析】Gaenslen 征可通过骶髂关节扭转试验引出，试验方法：患者仰卧，屈曲健侧髋、膝，由患者双手抱住，患侧大腿垂于床缘外，检查者一手按健侧膝，另手扶患侧膝关节使大腿后伸，扭转骶髂关节，骶髂关节疼痛为阳性。见于骶髂关节疾病。

19. B【解析】疲劳性骨折，又称应力性骨折，是一种过度使用造成的应力性骨骼损伤，好发于第 2 跖骨干，其次为第 3 跖骨。生物力学的研究发现，足部各跖骨行走的负重是自第 1 跖骨到第 5 跖骨依次递减。第 2 跖骨的负重值较其余外侧 3 个跖骨负重区大，仅次于第 1 跖骨，但第 2 跖骨负重区的面积是第 1 跖骨的一半。这样第 2 跖骨区所承受的压强就大于第 1 跖骨。而第 1 跖骨干的皮质骨粗厚，并有强有力的足内在肌附着，其最窄处横截面是第 2 跖骨干的两倍，所以第 2 跖骨干所承受的压力亦大于第 1 跖骨干。这就是第 2 跖骨干的疲劳骨折最为常见的原因。

20. D【解析】上肢止血带压力一般为 250~300mmHg，若压力过高，可能引起桡神经、正中神经、尺神经损伤，导致神经麻痹。

二、A2 型题

B【解析】脊髓震荡是最轻微的脊髓损伤，伤后出现暂时性功能抑制，快者数分钟内可恢复，慢者数小时内可恢复。因此，正确答案为 B。

三、A3/A4 型题

1. A【解析】骨是一种矿化的结缔组织，在人体内执行 3 种主要功能：①躯体和四肢的力学支持功能。②保护内脏的功能。③骨组织作为体内矿物质的储存库。

2. A【解析】骨的功能与其结构、形态是互相影响并保持动态平衡的，这种平衡可从以下两方面考虑：①先天因素，骨的结构与形态在一定程度上受遗传因素的影响。②后天因素，骨承受的力学载荷是决定骨形态的主要因素。

四、B 型题

1. D【解析】第 4~5 腰椎椎间孔穿出的是第 4 腰神经，而此处椎间盘突出最受压迫的是第 5 腰神经，该神经支配踇趾伸肌。

2. E【解析】第 5 腰椎至第 1 骶椎椎间盘突出压迫最严重的是第 1 骶神经，该神经支配踇趾屈肌。

五、X 型题

1. BC【解析】人类的上肢与下肢相比，骨骼轻巧，关节囊薄而松弛，侧副韧带少，肌肉多，肌形较小而细长，故运动灵活。上肢是由骨、肌肉、血管、神经，以及浅、深筋膜和皮肤形成的多层次鞘状局部。可分为浅、深二层结构。浅层结构由皮肤和浅筋膜构成，在浅筋膜内有丰富的浅静脉、淋巴管和皮神经。深层结构由深筋膜、肌肉、血管、神经和骨构成，并以血管、神经及其行径形成了若干重要的局部结构及局部核心结构。

2. ABCDE【解析】Kaplan 交点：仰卧位，两腿并拢伸直，分别从左、右股骨大转子尖经同侧髂前上棘各做一条延长线，正常情况下，二线在脐上相交，其交点称 Kaplan 点。如一侧股骨大转子因股骨颈骨折或髋关节脱位而向上移位时，此交点则移至脐下，并偏向健侧。

3. ABCD【解析】儿童骨骼在生长发育过程中有很大的塑形能力，轻度重叠或侧方移位在发育过程中都可自行矫正。但要注意不要遗留旋转及成角畸形。

4. CE【解析】骨在轴向拉伸或压缩载荷下，骨内部的内力在骨截面上是均匀分布的，其单位面积的内力大小分别称为拉伸应力或压缩应力。骨在拉伸载荷下，可被拉长或变窄；而在压缩载荷下，则发生缩短和增宽。

5. ABCDE【解析】扭转时使骨围绕其轴线旋转，在骨截面上产生剪应力；在骨的横截面和纵切面上均存在剪应力，且在旋转中性轴的对角线平面上，拉伸应力和压缩应力最大。在骨受到扭转载荷时，至少有两点值得注意：①因受到扭转力而发生的骨折首先发生在骨表面与最大拉伸应力垂直的平面上。②骨缺损时，骨抗扭转载荷的强度明显受骨缺损面积的影响，如钻孔造成的骨缺损会产生应力集中，降低骨的能量吸收能力；如果是大于骨的直径的骨缺损，则可使骨抗扭转强度下降 80% 以上。

6. ABCD【解析】关节的运动形式可基本依照关节的三种轴分为三组拮抗性动作，即关节沿冠状轴运动的屈和伸，沿矢状轴运动的内收和外展，沿垂直轴的旋转运动，包括旋内和旋外、旋前和旋后。若将关节按关节面形态和运动形式来分类，则有单轴关节（只有一个运动轴，关节仅能沿该轴做一组运动）；双轴关节（有两个径为垂直的运动轴，关节可沿此二轴进行二组运动，也可进行环转运动）；多轴关节（有三个互相垂直的运动轴，能做三个轴上的全部运动）。

7. BCDE【解析】肌肉收缩主要包括以下几种：①等张收缩，指整个关节运动范围内肌张力保持不变。②等长收缩，指肌肉在不缩短情况下产生张力。等长收缩没有机械活动，但肌肉仍消耗能量。③向心性收缩，指肌肉产生足够张力克服抵抗力，肌肉发生缩短，导致关节活动，如股四头肌收缩使膝关节伸直。④离心性收缩，指肌肉不能产生足够力量，而被外载荷克服，肌肉发生伸长。

六、案例分析题

1. E【解析】锁骨骨折时胸锁乳突肌牵拉锁骨近端，使其向后上移位，由于上肢的重力牵拉作用会导致骨折分离加剧，疼痛症状随之加重，故患者出现上述保护体位。该体位可放松肌肉和减轻上肢重力牵拉，减少骨折端的疼痛。

2. C【解析】骨折的手术绝对适应证包括严重的粉碎性骨折，骨折复位失败，骨折部位特殊不能切实固定者等。经手法复位，断端仍无法接触，有阻隔，会导致骨折不愈合。因此需要行切开复位内固定术。

3. E【解析】患者骨折位置为中段1/3，故锁骨近端被胸锁乳突肌牵拉到后上方，而远侧受肢体重力作用与胸大肌等肌肉的牵拉，而向前下方移位。因此，要想复位，只能使远端向后上方牵拉才能与断端接触复位。故选E。

第三章　骨的组织学与生理学基本知识

一 A1 型题

1. 关于破骨细胞，以下叙述不正确的是
   A. 破骨细胞多位于骨吸收表面上
   B. 吸收陷窝是破骨细胞形成的
   C. 破骨细胞产生抗酒石酸酸性磷酸酶
   D. 起源于多能的骨髓基质的间质细胞
   E. 来源于骨髓的多潜能细胞
2. 从骨的结构上观察，其构成不包括
   A. 骨质
   B. 骨骼肌
   C. 骨膜
   D. 骨髓
   E. 神经、血管
3. 成人右侧股骨干近 1/3 骨折时近折端主要移位方式为
   A. 内、后
   B. 内、前
   C. 前、外及外旋
   D. 前、内旋
   E. 前、内及外旋
4. 弹性模量是指
   A. 某结构在载荷下发生的变形
   B. 某结构在载荷下发生的最后长度与初始长度之差
   C. 某结构被弯曲时产生的力
   D. 某结构被压缩时产生的力
   E. 在材料弹性区范围内，指应力与应变的比值为常数
5. 关于降钙素的叙述，不正确的是
   A. 降钙素由甲状腺滤泡旁细胞分泌
   B. 可抑制肾小管对钙、钾、磷的重吸收
   C. 降钙素对骨的作用主要是抑制骨吸收
   D. 降钙素的基本生理作用是降低血钙和血磷
   E. 降钙素受体主要分布在骨、肾等组织，在破骨细胞膜上受体分布最多
6. 每块骨的包被数有
   A. 2 个
   B. 3 个

C. 4个　　D. 5个

E. 1个

7. 关于编织骨的描述，错误的是

A. 编织骨中的骨细胞分布与排列有规律，细胞体积较大，形状规则

B. 编织骨中的骨细胞代谢活跃

C. 编织骨的骨基质中蛋白多糖含量较多，故基质染色呈嗜碱性

D. 编织骨的胶原纤维束的直径差异很大

E. 在骨小梁内，胶原纤维束相互交织，方向各异，骨细胞在骨基质中杂乱分散，血管无方向性

8. 骨质可分为骨密质和骨松质，两者相同的方面有

A. 矿化率相同　　B. 孔隙率相同

C. 单位体积的重量相同　　D. 单位体积的骨表面积相同

E. 细胞成分和基质成分相同，均由板层骨构成

9. 吸收陷窝（Howship 陷窝）是

A. 破骨细胞的皱褶缘　　B. 骨小管的表面

C. 骨吸收表面的吸收陷窝　　D. 穿通管（福尔克曼管）表面

E. 容纳骨细胞的陷窝

10. 正常成人体内，骨中钙的存在形式是

A. 可扩散钙　　B. 不可扩散钙

C. 钙离子　　D. 体液钙

E. 骨盐

11. 关于人体内磷的描述，错误的是

A. 磷在人体内的元素中占第6位

B. 骨中的磷与血中的磷酸电离平衡

C. 4/5 以羟基磷灰石的形式存在于骨和牙齿中

D. 一小部分存在于体液与细胞内

E. 骨中的磷大部分不稳定，只小部分结合牢固

12. 骨单位又称

A. 骨陷窝　　B. 骨细胞

C. 哈弗斯系统　　D. 福尔克曼管

E. 骨小管

13. 甲状旁腺激素（PTH）对骨的作用是

A. 只促进骨吸收　　B. 只促进骨形成

C. 抑制骨吸收　　D. 促进骨吸收和骨形成

E. 促进骨矿化

14. 骨陷窝是指

A. 破骨细胞性骨吸收形成的腔隙

B. 指 Howship 陷窝

C. 骨细胞的胞体在骨基质中所占的空隙

D. 成骨细胞所在的空隙

E. 容纳骨小管的空隙

15. 关于类骨质的叙述错误的是

A. 类骨质是成骨细胞合成的

B. 类骨质是编织骨

C. 矿化的细胞间质为骨基质

D. 未矿化的细胞间质是类骨质

E. 成骨细胞参与类骨质的矿化过程

二 A2 型题

1. 患者，男性，21 岁。右手示指被电锯切割离断。立即将患者送到医院行断指再植。其断指的保存方法应该是

A. 用无菌纱布包好放在乙醇中

B. 用无菌纱布包好放在干燥冷藏容器中

C. 用无菌纱布包好放在生理盐水中

D. 用无菌纱布包好放在苯扎溴铵中

E. 用无菌纱布包好放在与冰块直接接触的冰箱中

2. 患者，女性，52 岁。骶尾部疼痛半年，排尿不畅 1 个月。体格检查：骶骨偏右侧向背部略有隆起，无压痛，右下腹部扪及巨大肿块，表面光整，质地偏硬，固定不能推动。X 线片显示巨大肿块来自骶骨，呈膨胀性、溶骨性改变，无骨膜反应。CT 扫描显示骶骨右侧自第 2 骶椎起均受累，病变超过中线。其诊断首先考虑

A. 转移性肿瘤

B. 骨肉瘤

C. 脊索瘤

D. 骨巨细胞瘤

E. 骨髓炎

3. 患者，男性，39 岁。8 个月前外伤致肱骨干骨折，行手法复位，夹板外固定治疗。来院检查肱骨干骨折部位有反常活动，X 线片显示骨折线存在，断端有 0.3cm 的间隙，断端骨髓腔已封闭硬化。此时应选择哪种治疗

A. 继续夹板固定

B. 改为石膏外固定

C. 改为牵引固定

D. 手术切除硬化骨，接骨板固定加牢固的外固定

E. 手术切除硬化骨，接骨板固定、植骨加牢固的外固定

4. 患者，男性，27 岁。因车轮压伤致左胫腓骨上 1/3 处开放性粉碎性骨折，行彻底清创术，去除所有游离碎骨片，术后给予牵引固定，但 3 个月后骨折仍不愈合。最大可能的原因是

A. 功能锻炼不够
B. 骨折处血液供应不足
C. 伤肢固定不确切
D. 清创时摘除过多的碎骨片
E. 未及时行切开复位及固定

5. 患者，男性。请根据下图其正常手的影像图像，判断其最可能的年龄是

A. 16 岁左右
B. 26 岁左右
C. 36 岁左右
D. 56 岁左右
E. 76 岁左右

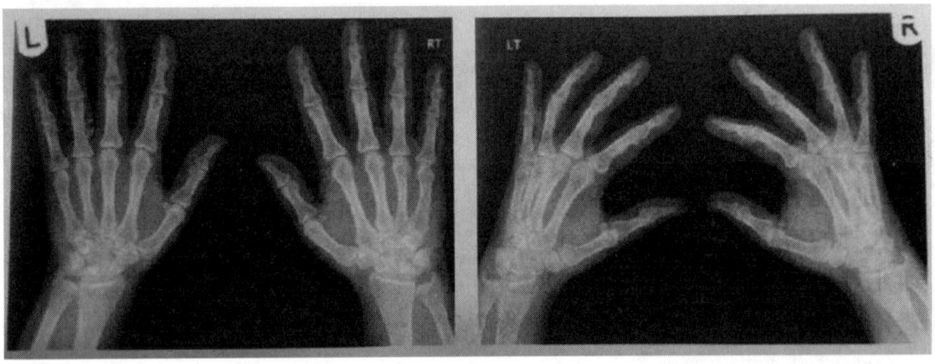

6. 患儿，男，9 岁。胫骨中上段慢性骨髓炎。一般情况好，体温不高，局部有流脓窦道，X 线片显示有 4cm 长整段死骨，周围有不连续包壳。当前的主要治疗是

A. 局部换药，保持引流通畅
B. 手术摘除死骨，肌瓣填塞消灭无效腔
C. 患肢长腿石膏管型固定，开窗换药
D. 手术摘除死骨，植入细塑料管，每日经管滴入抗生素
E. 手术摘除死骨，填入庆大霉素–骨水泥珠链，3 周后取出，骨松质植入

7. 患者，女性，46 岁。左胫腓骨下 1/3 开放性骨折，行清创缝合石膏固定治疗，3 个月后局部仍有压痛，X 线片显示骨折线尚存在，有少量外骨痂，骨折对位良好。导致患者骨折延迟愈合或不愈合的主要因素是

A. 患者年龄大
B. 石膏固定
C. 开放性骨折
D. 软组织损伤
E. 骨折部位血液供应差

三 A3/A4 型题

（1~2 题共用题干）

建筑工人不慎坠楼，腰剧痛，双下肢感觉、运动障碍，排尿、排便功能障碍。

1. 现场搬运的正确方法是什么
   A. 双人搂抱法
   B. 平托或滚动法
   C. 单人搂抱法
   D. 背驮法
   E. 侧卧搬运法
2. 经 X 线检查，诊断为胸腰段屈曲型压缩性骨折合并脊髓损伤，为进一步明确骨折片向椎管内移位的情况，下列检查中最有价值的是
   A. ECT
   B. 脊髓造影
   C. CT
   D. MRI
   E. X 线断层摄影

四 B 型题

（1~2 题共用备选答案）

A. 使用糖皮质激素
B. 营养不良
C. 维生素 A、维生素 B、维生素 C 缺乏
D. 炎症细胞
E. 患免疫功能低下性疾病
F. 成纤维细胞
G. 新生血管

1. 不利于创伤修复的全身因素有
2. 组成组织修复过程中的肉芽组织的有

五 X 型题

1. 关于最年轻的骨细胞，描述正确的是
   A. 骨细胞位于类骨质中，其形态结构与成骨细胞非常相似，胞体为扁椭圆形，位于比胞体大许多的圆形骨陷窝内
   B. 细胞突起多而细，通常各自位于一个骨小管中，有的突起还有少许分支
   C. 核呈卵圆形，位于胞体的一端，核内有一个核仁
   D. 染色质贴附核膜分布

E. 电镜下可见广泛分布的粗面内质网，散在的游离核糖体，中等量的线粒体，较发达的高尔基复合体

2. 关于骨肿瘤实验室检查的描述，正确的是

A. 广泛性溶骨性转移，血清钙常升高

B. 血清碱性磷酸酶正常，可排除恶性肿瘤

C. 浆细胞骨髓瘤，总蛋白浓度可升高

D. 成骨性骨肿瘤，血清碱性磷酸酶升高

E. 前列腺癌扩散，血清酸性磷酸酶升高

3. 不利于创伤修复的局部因素有

A. 伤口内有异物存留

B. 制动不足

C. 伤口包扎过紧

D. 失活组织过多

E. 伤口感染

六 案例分析题

（1~3 题共用题干）

患儿，男，11 岁。左大腿下端持续剧痛伴高热 3 天，体温 39℃，寒战，头痛，食欲缺乏。查体：左大腿下端稍肿，局部皮温高，深压痛，右膝活动时疼痛加重。血常规：白细胞计数 18×10^9/L，中性粒细胞占比 0.75。

1. 下列有关该患者疾病与软组织蜂窝织炎的鉴别要点中，正确的是

A. 软组织蜂窝织炎全身症状相对较轻

B. 该病压痛部位一般较深

C. 软组织蜂窝织炎局部炎症表现不如该病明显

D. 如鉴别困难，可做小切口引流以便于鉴别

E. 该病常发生于干骺端而软组织蜂窝织炎不常出现于此

2. 患者抗生素治疗效果不佳，采用手术治疗，手术操作中正确的有

A. 于干骺端钻孔检查骨髓腔内有无脓液

B. 用刮匙刮净近端和远端髓腔内可能存在的脓肿

C. 于压痛最明显处做纵切口，切开骨膜

D. 剥离干骺端骨膜向两侧各 2cm 清除骨膜下可能存在的脓液

E. 骨膜下存在脓肿时，髓腔内一般也存在脓肿，需进一步行骨开窗术

3. 抗生素治疗 3 天后，患者体温降至 37℃，但局部疼痛无明显缓解，红肿加剧，进一步的治疗应是

A. 行钻孔引流术

B. 穿刺抽脓

C. 选用敏感抗生素

D. 降温、输血，加用有清热解毒作用的中药

E. 表明抗生素治疗有效，可维持原有治疗方案

（4~8 题共用题干）

患者，男性，27 岁。6 小时前从高处跌下，左下肢疼痛不能站立。查体：左小腿明显肿胀，中段畸形，足背动脉搏动减弱，皮温明显较对侧降低，足趾屈曲张力高，被动伸趾时疼痛加重，考虑为骨筋膜隔室综合征。

4. 患者首选的治疗方法是

A. 小夹板固定　　B. 脱水剂、激素治疗

C. 跟骨结节骨牵引　　D. 深筋膜隔室切开减压

E. 长腿石膏托固定

5. 该患者的预后状况主要取决于

A. 外固定时间的长短　　B. 内固定方式的选择

C. 有无及早抬高患肢　　D. 手术减压的早晚

E. 有无及时应用脱水药和抗感染治疗

6. 造成该患者骨筋膜隔室综合征的重要原因是

A. 胫腓骨严重骨折　　B. 骨折端压迫动脉影响血供

C. 小腿部广泛软组织挫伤，压力增高　　D. 骨折压迫静脉影响回流

E. 骨折引起骨筋膜隔室内大量淤血，室内压力增高

7. 该病常见的发生部位是

A. 骨盆骨折　　B. 胫腓骨骨折

C. 尺桡骨骨折　　D. 肱骨骨折

E. 股骨骨折

8. 该病的症状、体征包括

A. 疼痛　　B. 肌腱牵拉痛

C. 肢体末梢血运差　　D. 张力性水疱

E. 开放伤口出血

参考答案与解析

一、A1 型题

1. D【解析】骨发生、骨愈合、骨重建过程中，在骨的吸收表面上，可见到不规则浅

凹，内有多核细胞附着，此浅凹称为吸收陷窝，又称豪希普（Howship）陷窝，陷窝内的多核巨细胞即破骨细胞。一般认为，破骨细胞来源于骨髓的多潜能细胞，骨髓的造血前体细胞转变为单核细胞和巨噬细胞，多个单核细胞融合变为破骨细胞，与巨噬细胞的区别是，破骨细胞产生抗酒石酸酸性磷酸酶，并有骨吸收能力。

2. B【解析】根据形态不同，骨可分为长骨、短骨、扁骨和不规则骨 4 类，从骨的结构上观察，则由骨质、骨膜、骨髓，以及神经、血管构成。骨的形态各异，是机体进化、适应不同环境、执行不同功能的结果。

3. C【解析】髂腰肌止于小粗隆，股骨干近 1/3 骨折后，由于髂腰肌、臀中肌、臀小肌的牵拉作用，股骨近折端出现向前、外及外旋移位。

4. E【解析】在材料的弹性区范围内，材料的刚度可通过应力 - 应变曲线的斜率来确定，正应力与线应变成正比，其比例常数（应力/应变）即为弹性模量，又称杨氏模量。

5. B【解析】降钙素由甲状腺滤泡旁细胞（又称 C 细胞）分泌，是由 32 个氨基酸组成的肽类激素（A 正确）。降钙素可促进利尿，增加钾、钠、镁、氯化物排出，减少肾小管对钙、磷的重吸收，促进尿磷的分泌（B 错误）。降钙素对骨的作用主要是抑制骨吸收，是通过降低破骨细胞的活性和减少破骨细胞的数量来实现的（C 正确）。降钙素的基本生理作用是降低血钙和血磷（D 正确）。降钙素作用于降钙素受体而发挥作用，降钙素受体主要存在于骨、肾、脑等组织，在破骨细胞膜上分布最多（E 正确）。

6. C【解析】每块骨有 4 个包被或称表面。骨皮质的外面为外膜表面，内面为内膜表面。中央管管壁及骨小梁表面上，衬有一层处于不同的活动状态的细胞，分别称为中央管表面和骨小梁表面。骨内膜表面、中央管表面和骨小梁表面三者彼此连接。

7. A【解析】编织骨中的骨细胞分布与排列均无规律，细胞体积较大，形状不规则；其细胞代谢活跃；其细胞性溶骨活动往往是区域性的，在这些区域，相邻骨陷窝同时扩大，然后合并，形成较大的无血管性重吸收腔，使编织骨中出现不规则囊状间隙，即为清除编织骨以备板层骨取代的生理过程。编织骨的骨基质中蛋白多糖含量较多，故基质染色结果呈嗜碱性，甲苯胺蓝染色结果呈明显的异染性；若骨的无机成分含量过多，则显示过度钙化特征。编织骨的胶原纤维束的直径差异很大，最粗者直径达 13μm。在骨小梁内，胶原纤维束相互交织，方向各异，骨细胞在骨基质中杂乱分散，血管无方向性，从骨陷窝发出的骨小管相对较少。

8. E【解析】骨质分为骨密质和骨松质两种，二者的细胞成分和基质成分相同，均由板层骨构成。从单位体积中的骨量来观察，则骨密质的骨量较骨松质大得多。骨密质主要位于长骨干，占骨量的 80%，其表面积仅为 3.5m^2；骨松质主要见于扁骨、椎骨和长骨两端，占骨量的 20%，而其表面积为 10m^2。骨密质的 80%~90% 是矿化的，孔隙占 10%；骨松质仅 15%~25% 是矿化的，孔隙占 70%~85%，充满骨髓、血管和结缔组织。因为骨的压力强度与它的密度的平方成反比，所以每单位体积骨密质的弹性模量和最大压力强度是等体积骨松质的 10 倍。另外，骨密质和骨松质的构筑方式有较大区别。

9. C【解析】一旦破骨细胞到达骨表面，便开始骨吸收，并形成一个独特形状、占据一定空间的吸收腔，称之为 Howship 陷窝。

10. E【解析】正常成人体内钙的存在形式：在骨中是以骨盐的形式存在，主要是羟基磷灰石及部分无定形磷酸钙沉淀；在体液和软组织中则为溶解状态的体液钙，包括不可扩散钙和可扩散钙，前者指与蛋白质结合的钙，不能通过毛细血管壁，后者指游离钙，可通过毛细血管壁。钙离子是体内钙具有生理活性的部分，它参与血液凝固，维持神经肌肉的兴奋性，也是黏蛋白、黏多糖的组成部分，并参与许多酶的构成。

11. E【解析】磷在人体内的元素中占第 6 位。一般而言，体内含磷 600g，总量占体重的 1%，其中 4/5 以羟基磷灰石的形式存在于骨和牙齿中，其余在软组织中。骨中的磷，大部分结合牢固，小部分不稳定，与血中的磷酸电离平衡，此外，一小部分存在于体液与细胞内。

12. C【解析】骨单位又称哈弗斯系统，每个骨单位由 10～20 层同心圆排列的环形骨板围绕中央管而成，此管内有血管及神经。每个骨单位的环形骨板内含 3～6 层骨陷窝，内含骨细胞，骨陷窝的骨小管呈轮辐状从中央管向四周排列，骨小管内有骨细胞的细胞突，骨小管构成中央管和骨细胞的连接及骨细胞之间的连接。骨细胞的营养代谢，靠骨基质渗透的方式来完成是有限的，主要依赖骨小管完成。

13. D【解析】PTH 是由甲状旁腺的主细胞合成与分泌的多肽类激素。PTH 的靶器官是骨和肾，PTH 作用于靶器官表面的特异性受体使细胞内 cAMP 水平发生变化，激活一系列生理、生化反应，从而保持机体内环境中钙的平衡。PTH 具有促进骨吸收和骨形成双重作用。

14. C【解析】骨细胞单个分散于骨板内或骨板间，胞体较小，呈扁椭圆形，其胞体在骨基质中所在的空隙称骨陷窝。

15. B【解析】骨组织由数种细胞和细胞间质构成。矿化的细胞间质称为骨基质，未矿化的细胞间质称为类骨质。骨组织中有 4 种细胞：即成骨细胞、破骨细胞、骨祖细胞、骨细胞。前三种细胞位于骨表面，而骨细胞被包埋在骨基质中。成骨细胞的主要功能是合成并分泌骨的有机基质，即组成类骨质的胶原蛋白和非胶原蛋白等均由成骨细胞产生。成骨细胞的次要功能是参与类骨质的矿化。

二、A2 型题

1. B【解析】断肢应用无菌或清洁敷料包扎，在干燥的环境中冷藏保存，但不能让断肢（指）与冰块直接接触，以防冻伤，也不要用任何液体浸泡断肢（指）。A、C、D、E 均是断肢（指）保存的禁忌，只有选项 B 是正确方法。

2. C【解析】骶尾部痛半年，排尿不畅 1 个月，体征为右下腹部扪及巨大肿块，表面光整，质地偏硬，固定不能推动；X 线片呈膨胀性、溶骨性改变，结合 CT 表现均符合脊索瘤的特征，所以应考虑脊索瘤。

3. E【解析】骨折端肯定不能有间隙。只要有间隙不能愈合的都考虑骨折不愈合，不可能再通过延长治疗时间而达到愈合，而需切除硬化骨，打通骨髓腔，修复骨缺损。一般需行植骨、内固定，必要时还需加用石膏绷带外固定予以治疗。

4. D【解析】清创时摘除过多的碎骨片会造成骨缺损，骨缺损是影响骨折愈合的重要因素，其他因素相对不重要。

5. D【解析】根据影像表现，骨骺闭合，排除A；根据桡骨远端关节面有硬化表现，可排除B、C；根据骨质疏松程度，可排除E。故选D。

6. C【解析】慢性骨髓炎有整段死骨，周围包壳不连续，其本身即有发生病理性骨折可能。如此时摘除死骨，骨膜将失去内衬而塌陷，新骨形成将受到很大影响，甚至造成骨缺损。因此，正确的处理是给以外固定（长腿石膏管型），开窗定期换药，待包壳充分形成后，再手术摘除死骨。

7. E【解析】胫腓骨下1/3开放性骨折，骨折部位血液供应差，因此容易导致骨折延迟愈合或不愈合。

三、A3/A4型题

1. B【解析】根据题干信息，该患者诊断应考虑脊柱骨折脱位合并脊髓损伤。现场搬运的正确方法应是平托或滚动法，避免扭动、弯曲脊柱，加重损伤。

2. C【解析】来院后经X线检查，诊断为胸腰段压缩性骨折合并脊髓损伤，凡有脊柱中柱损伤或合并神经症状者，须做CT检查，了解骨折情况及骨折片移向椎管内的情况，但CT不能显示脊髓受损情况，必要时应做MRI检查，了解脊髓受损情况及骨折出血形成椎管内血肿的情况。

四、B型题

1. ABCE【解析】使用糖皮质激素会抑制细胞增生，故影响创伤修复（A正确）；营养不良，如蛋白质、维生素C，以及铁等微量元素的缺乏，使细胞增生和基质形成缓慢或质量欠佳（B、C正确）；免疫功能低下的疾病使中性粒细胞、单核-巨噬细胞、淋巴细胞的功能降低，影响组织修复过程（E正确）。

2. DFG【解析】肉芽组织的主要成分是新生的毛细血管+增生的成纤维细胞+炎症细胞。炎症细胞中以巨噬细胞为主，也可见中性粒细胞和淋巴细胞。

五、X型题

1. ABCDE【解析】最年轻的骨细胞位于类骨质中，其形态结构与成骨细胞非常相似。胞体为扁椭圆形，位于比胞体大许多的圆形骨陷窝内；细胞突起多而细，通常各自位于一个骨小管中，有的突起还有少许分支。核呈卵圆形，位于胞体的一端，核内有一个核仁；染色质贴附核膜分布；HE染色胞质嗜碱性，近核区有一浅染区。碱性磷酸酶（ALP）（+），过碘酸希夫染色（PAS）（+），一般认为它们是有机基质的前体。电镜下可见广泛分布的粗面内质网、散在的游离核糖体、中等量的线粒体，以及较发达的高尔基复合体。这类骨细胞有产生骨有机基质的能力，即增添细胞间质到所在骨陷窝壁上，使原来较大的圆形骨陷窝变为较小的双凸扁椭圆形骨陷窝。随着骨陷窝周围细胞间质的矿化，年幼的骨细胞成为较成熟的骨细胞。

2. ACDE【解析】在骨肿瘤的实验室检查中，血清碱性磷酸酶正常并不能排除骨肿瘤，如前列腺癌骨转移血清碱性磷酸酶正常，但血清酸性磷酸酶异常，故 B 项错误。其余选项均正确。

3. ABCDE【解析】影响创伤愈合的因素主要有局部和全身两个方面。局部因素中伤口感染最常见；损伤范围大、坏死组织多、有异物存留的伤口、伤缘对合不良等也可影响创伤愈合；局部血液循环障碍使组织缺血缺氧，或者采取的措施不当（如局部制动不足，包扎或缝合过紧等）造成组织继发性损伤也不利于创伤愈合。全身因素主要有营养不良、大量使用细胞增生抑制剂（如皮质激素等）、免疫功能低下及全身性严重并发症等。

六、案例分析题

1. ABDE【解析】软组织蜂窝织炎局部炎症表现明显，如有局部肿胀、表皮发红等。故 C 错误。

2. ACDE【解析】急性化脓性骨髓炎行钻孔引流或开窗减压术时，不论有无骨内脓肿，不要用探针探查髓腔，亦不要用刮匙刮髓腔。

3. A【解析】急性化脓性骨髓炎最好在抗生素治疗后 48~72 小时仍不能控制局部症状时行钻孔引流术。因此，正确答案为 A。

4. D【解析】考虑骨筋膜隔室综合征，首先应该深筋膜隔室切开减压，防止发生严重后果。

5. D【解析】骨筋膜隔室综合征会导致间隙内容物发生进行性缺血性坏死。而是否坏死、坏死程度能在很大程度上决定治疗效果及预后。因此，正确答案为 D。

6. E【解析】骨筋膜隔室综合征是外伤、肢体受压等引起骨筋膜隔室容积骤减、骨筋膜隔室内容物体积迅速增大，导致的骨筋膜隔室内压力增高。

7. BCDE【解析】骨筋膜隔室综合征是骨筋膜隔室内出血，压迫血管所引起的一系列症状。骨盆骨折周围无典型的骨筋膜隔室，故其骨折不并发骨筋膜隔室综合征。

8. ABCD【解析】骨筋膜隔室综合征的典型症状：①创伤后肢体持续性剧烈疼痛，且进行性加剧，为本征最早期的症状，是骨筋膜隔室内神经受压和缺血的重要表现。神经组织对缺血最敏感，感觉纤维出现症状最早，至晚期缺血严重、神经功能丧失后感觉消失，即无疼痛。②指或趾呈屈曲状态，肌力减弱，被动牵伸指或趾时可引起剧烈疼痛，为肌组织缺血的早期表现。③患者表面皮肤略红，温度稍高，肿胀，有严重压痛，触诊可感到室内张力增高。④远端脉搏和毛细血管充盈时间正常，但应特别注意骨筋膜隔室内压上升到一定程度，就能使给肌组织供血的小动脉关闭，但此压力远远低于患者的收缩压，因此还不足以影响肢体主要动脉的血流。此时远端动脉搏动虽然存在，指或趾的毛细血管充盈时间仍属正常，但肌组织已发生缺血，所以肢体远端动脉搏动存在并不是安全的指标，应结合其他临床表现进行观察分析，协助诊断。而有开放性出血的伤口，其持续减压有利于预防骨筋膜隔室综合征。

第四章　医学论文写作与医学统计学基本知识

一 A1 型题

1. 关于医学论文写作，下列说法不正确的是
   A. 医学论文是基础医学、临床医疗实践，以及现场调查中的科研总结
   B. 目前，医学论文基本上都按温哥华格式撰写，其正文部分的基本结构已形成相对固定的格式，并且这种模式不可改变
   C. 医学工作者应将写好论文为己任，不断提高观察与思考能力，以及科研、医疗、教学能力，撰写出具有较高水平和一定学术价值的论文并及时发表
   D. 依据论文所采用资料的来源，可将医学论文分为原著与编著两大类
   E. 依据论文写作目的与功用的不同，可将医学论文分为学术论文和学位论文两大类
2. 医学文献检索方法就是利用检索工具，按照一定方法从不同的检索途径查找文献的技巧。以下检索方法说法不正确的是
   A. 顺查法是从用户要求查找的起始年代或课题分析所得出的该课题研究的起始年代开始，由远及近逐年查找文献的方法
   B. 倒查法是一种逆时间顺序，由近及远查找文献的方法
   C. 抽查法是针对某一学科的发展特点，按照由近及远查找文献的方法
   D. 追溯法是利用文献后面所附参考文献查找到一批文献，并利用所查到的这批文献后面所附的参考文献追溯查找文献的方法
   E. 分段法又称为循环法，事先利用检索工具查找出一批有参考价值的相关文献，再利用所查出的文献中所附的参考文献或文献中所涉及的重要线索进行追溯查找
3. 统计表制作要求不包括
   A. 标题的位置应置于表的上方，同时标题前应有表号
   B. 标目有横标目、纵标目之分。横标目位于表的左侧，说明同一横行的含义；纵标目位于表的上方，说明同一纵列的含义
   C. 线条不宜过多，除顶线、底线以及隔开纵标目和数字的线条与合计上面的横线外，其他多余的线条能省则省，不允许有双线、斜线、波浪线，切忌封口
   D. 表内数字必须准确，统一用阿拉伯数字填写
   E. 表格内一般需要列出备注栏文字说明

二 A2 型题

王某，最近正在写医学论文。医学论文的(　　)必须及时

A. 推广科技成果
B. 写作、发表
C. 研究成果
D. 交流信息
E. 报道科研成果

三 A3/A4 型题

（1～2 题共用题干）

医学论文基本上都按温哥华格式撰写，其正文部分的基本结构已形成相对固定的格式，但是这种模式并不是一成不变的，写作时可根据文章的内容和性质、体裁或类型进行适当调整与变通，使其结构更合理，便于编者或读者接受。

1. 常用文体的实验研究类格式包括
   A. 标题、作者、摘要、关键词、引言、临床资料、结果、讨论、参考文献等
   B. 标题、作者、摘要、关键词、引言、材料与方法、结果、讨论、致谢、参考文献等
   C. 标题、作者、关键词、引言、病例摘要、病例（理）分析或讨论、病理报告、总结、参考文献等
   D. 标题、作者、引言、病例介绍、护理问题和措施、讨论（体会）等
   E. 标题、作者、引言、临床资料、观察与结果、讨论（体会）等
2. 依据论文所采用资料的来源，可将医学论文分为
   A. 技术方法与技术革新
   B. 学术讨论与消息报道
   C. 临床医学与基础医学
   D. 原著与编著
   E. 理论型论文、实验型论文、观察型论文、综合型论文

四 B 型题

（1～2 题共用备选答案）

A. 顺查法
B. 追溯法
C. 倒查法
D. 分段法
E. 抽查法

医学文献检索方法就是利用检索工具，按照一定方法从不同的检索途径查找文献的技巧。医学文献检索方法有顺查法、倒查法、抽查法、追溯法、分段法。

1. (　　)是针对某一学科的发展特点，在发表文献较多的一段时间内（几年或十几年）进行检索，用以解决要求快速检索的课题

2. (　　)是利用文献后面所附参考文献查找到一批文献，并利用所查到的这批文献后面所附的参考文献追溯查找文献的方法

五 X 型题

按照医学的发源流派不同，医学论文可分为

A. 中西医学论文　　B. 中国医学论文
C. 中西医结合论文　　D. 西方医学论文
E. 西医学论文

参考答案与解析

一、A1 型题

1. B【解析】目前，医学论文基本上都按温哥华格式撰写，其正文部分的基本结构已形成相对固定的格式，但这种模式并不是一成不变的，写作时可根据文章的内容和性质、体裁或类型进行适当调整与变通，使其结构更合理，便于编者或读者接受。故 B 错误。其余选项均正确。

2. C【解析】医学文献检索方法有顺查法、倒查法、抽查法、追溯法、分段法。其中，抽查法是针对某一学科的发展特点，在发表文献数量较多的一段时间内（几年或十几年）进行检索，用以解决要求快速检索的课题的方法。故 C 不正确。

3. E【解析】统计表表格内一般不列备注栏文字说明，如有特殊情况需说明，可用注码将其标出，并在表注中依次解释。

二、A2 型题

B【解析】医学论文是基础医学、临床医疗实践及现场调查中的科研总结。撰写医学论文的目的是交流信息、报道科研成果、推广科技成果、发展与积累科学知识、推动医学科学迅速发展与进步。作为科学技术研究成果的载体，医学论文对于促进人类文明进步和经济社会发展起到极为重要的作用。医学论文具有其特殊性。写好医学论文的前提是平时注意相关资料的收集整理，广泛获取信息，科学合理的选题，并拥有灵活的写作技巧和精湛的写作艺术。医学论文的写作、发表必须及时，医学工作者应以写好论文为己任，不断提高观察与思考能力，以及科研、医疗、教学能力，撰写出具有较高水平和一定学术价值的论文并及时发表。

三、A3/A4 型题

1. B【解析】常用文体的格式包括：①实验研究类，包括标题、作者、摘要、关键词、

引言、材料与方法、结果、讨论、致谢、参考文献等。②临床研究类，包括标题、作者、摘要、关键词、引言、临床资料、结果、讨论、参考文献等。③病例（理）报告类，包括标题、作者、关键词、引言、病例摘要、病例（理）分析或讨论、病理报告、总结、参考文献等。④专科护理类，包括标题、作者、引言、临床资料、观察与结果、讨论（体会）等。⑤个案护理类，包括标题、作者、引言、病例介绍、护理问题和措施、讨论（体会）等。⑥文献综述类，主要包括叙述性综述和评述性综述等两大类，一般由标题、作者、摘要、关键词、引言、正文、结语或总结、参考文献等组成。

2. D【解析】医学论文的分类：①依据论文所采用资料的来源，可将医学论文分为原著与编著两大类。②依据论文所采用的研究方法不同，可将医学论文分为理论型论文、实验型论文、观察型论文、综合型论文四种类型。③按学科及课题的性质不同，医学论文可分为基础医学论文、临床医学论文、预防医学论文、康复医学论文。④依据论文写作目的与功用的不同，可将医学论文分为学术论文和学位论文两大类。⑤依据论文的论述体裁不同，医学论文可分为论著类、医案医话类、经验交流类、技术方法与技术革新类、学术讨论类、综述讲座、消息报道类、护理类、管理类、文摘类、译文类等。

四、B 型题

1. E【解析】参见 A1 型题第 2 题解析。

2. B【解析】参见 A1 型题第 2 题解析。

五、X 型题

BCD【解析】按照医学的发源流派不同，医学论文可分为中国医学论文、西方医学论文，以及中西医结合论文等类型。随着东西方文化不断交流与撞击，中医逐渐吸取借鉴了西医的先进研究方法，大量与西医论文体裁相同的中医学术论文乃至中西医结合研究论文涌现出来。

第五章　骨科临床科研组织与管理

一 A1 型题

1. 关于临床实践与临床科研的描述，错误的是
   A. 临床实践与临床科研是密切相关的，二者相辅相成
   B. 脱离了临床实践的临床科研也有一定的现实意义
   C. 临床实践是临床科研的坚实基础
   D. 临床科研是临床实践的至高境界
   E. 缺乏了临床科研的临床实践将难以提高水平
2. 临床上外伤骨折常见的移位形式是
   A. 分离移位　　B. 混合型移位
   C. 短缩移位　　D. 侧方移位
   E. 成角移位
3. 跟腱反射是检查
   A. 第 6 颈神经根　　B. 第 2 腰神经根
   C. 第 1 骶神经根　　D. 第 5 腰神经根
   E. 第 4 腰神经根
4. 运动系统检查法，最基本的是
   A. 体格检查　　B. 肌电图
   C. X 线检查　　D. 关节镜检查
   E. 实验室检查
5. 以实验动物为受试对象，通过施加处理因素观察实验效应的研究方法是
   A. 临床试验　　B. 临床科研
   C. 临床实践　　D. 理论研究
   E. 动物实验
6. 测量下肢长度时，一般误差不应超过
   A. 0.5cm　　B. 1cm
   C. 2cm　　D. 3cm
   E. 4cm

7. 下述哪种情况下，不出现脊柱圆弧形后凸
A. 青年性驼背
B. 类风湿脊柱炎
C. 脊柱结核
D. 姿势性驼背
E. 佝偻病

8. 用于描述以特定的处理因素作用于研究对象所产生的相应反应，可用实验效应指标加以衡量的是
A. 实验因素
B. 被试因素
C. 临床科研
D. 动物实验
E. 实验效应

9. 课题实质内容的记录和有关信息的记录载体，不包括
A. 科研记录本
B. 部分音频和视频素材
C. 课题进行中形成的原始数据、照片、图表
D. 鉴定和获奖及推广应用的有关资料
E. 形成的研究报告和论文

二 A2 型题

1. 患儿，男，8岁。左肘摔伤急诊就医，小夹板外固定后，前臂肿胀，手部皮肤青白发凉，麻木无力，经X线检查，诊断为左侧伸直型肱骨髁上骨折，若不及时处理，其最可能的后果是
A. 感染
B. 缺血性肌挛缩
C. 骨化性肌炎
D. 关节僵硬
E. 缺血性骨坏死

2. 患者，女性，37岁。前臂被铁棒击伤，X线片显示尺骨、桡骨骨折，近折端平行排列，而远折端则与桡骨重叠于尺骨之上。该骨折的位置在
A. 旋后肌止点与旋前圆肌止点之间
B. 肱二头肌止点与旋后肌止点之间
C. 肱桡肌止点与旋前圆肌止点之间
D. 旋前方肌与肱桡肌止点之间
E. 旋前圆肌止点与旋前方肌止点之间

3. 患者，男性，31岁。第2腰椎椎体骨折脱位伴马尾神经损伤。检查时，股四头肌有收缩，膝关节可主动伸直但不能抬离床面。这时股四头肌的肌力是
A. 5级
B. 4级
C. 3级
D. 2级
E. 1级

4. 患者，男性，22 岁。右大腿包块 2 个月就诊。对其进行物理学检查时，未遵照物理学检查原则进行的是

A. 先与显露两侧对比　　B. 先被动后主动

C. 动作轻柔，尽量不增加患者痛苦　　D. 先远处后患处

E. 先健侧后患侧

5. 患者，男性，29 岁。车祸受伤，现场发现左下肢近腹股沟部位伤口有大量鲜血涌出，立即采取止血措施后，最先应检查的是

A. 检查肢体感觉　　B. 足部主动活动有无缺失

C. 触诊足背和胫后动脉　　D. 立即做 X 线检查

E. 检查膝腱或跟腱反射

6. 患者，男性，20 岁。双下肢乏力，低热，脐以下痛觉、触觉减退，怀疑脊柱结核，准备行脊柱 X 线检查，应当

A. 以第 1 腰椎为中心摄片　　B. 以第 3 胸椎为中心摄片

C. 以第 5 胸椎为中心摄片　　D. 以第 10 胸椎为中心摄片

E. 以第 12 胸椎为中心摄片

7. 患者，男性，39 岁。外伤急诊来院。X 线检查：左肩关节脱位，未见骨折征象，现行手法复位，复位成功的标志是

A. 杜加斯（Dugas）征阴性　　B. 疼痛缓解

C. 肩部可活动　　D. 方肩消失

E. 肩峰下空虚感

三 A3/A4 型题

（1 ~2 题共用题干）

临床实践与临床科研是密切相关的，二者相辅相成。

1. 临床实践是临床科研的

A. 现实意义　　B. 不断创新

C. 坚实基础　　D. 偶然方式

E. 捕获灵感

2. 通过偶然发现，获得新线索，从而提出临床科研的新思路，这种形式又称为

A. 科研方式　　B. 偶然方式

C. 思路方式　　D. 实践方式

E. 线索方式

四 B型题

（1~2题共用备选答案）

A. 可行性原则
B. 需要性原则
C. 创新性原则
D. 效益性原则
E. 科学性原则

1. 临床需求是临床科研的不竭原动力。在临床科研选题中，应重视医药卫生事业领域具有关键性和全局性的重要问题，特别是其中亟待解决的问题，符合该描述的是
2. 科研的本质应当具有创造性。选题应当具有新颖性，切忌重复别人已解决的课题。科研活动中的创新可以分为原始创新和衍生创新两大类，符合该描述的是

五 X型题

临床科研的基本方法包括

A. 观察法
B. 实验法
C. 理论研究法
D. 社会调查法
E. 功能分析法

六 案例分析题

（1~3题共用题干）

患者，男性，18岁。半小时前不慎颈部受伤，初步检查：患者可主动做肩前屈、肘屈运动，但不能主动做伸肘运动，双下肢软瘫。

1. 该患者损伤部位最可能位于
   A. 第3~4颈椎
   B. 第4~5颈椎
   C. 第5~6颈椎
   D. 第6~7颈椎
   E. 第1~2胸椎
2. 急诊入院后，颈椎X线片未见骨折脱位，最适宜的处理是
   A. 平卧四头带颈部牵引
   B. 临床观察，暂不处理
   C. 气管切开，呼吸机辅助呼吸
   D. 急诊手术探查颈髓损伤程度
   E. 半卧位，减轻腹部对胸腔的压力
3. 患者入院后，出现呼吸道感染，最主要的原因是
   A. 室内通风不良
   B. 双下肢软瘫
   C. 肋间肌瘫痪
   D. 未联合使用抗生素

E. 膈肌瘫痪

(4~6 题共用题干)

患者，男性，40 岁。骑摩托车与汽车相撞跌倒，右手撑地，随后腕部肿、痛，活动障碍，检查后初步诊断为腕舟状骨骨折。

4. 查体中可以初步确立诊断的依据是

A. 腕屈伸受限
B. 纵向叩击第 3 掌骨头，腕部疼痛
C. 鼻烟窝部位有明显压痛
D. 桡侧腕部肿胀
E. 腕关节桡侧活动受限

5. 如果腕关节正侧位 X 线片未见明显异常，那么对确立诊断最为简单、适用的检查方法是

A. 腕关节舟状骨轴位 X 线检查
B. 放射性核素骨显像
C. 腕关节分层摄片
D. MRI
E. 腕关节 CT

6. 诊断确立后应采取的措施是

A. 无须固定，局部外敷药消肿
B. 拇指“人”字形石膏固定
C. 切开复位，骨栓内固定
D. 护腕夹板固定
E. 切开复位，加压螺丝钉内固定

参考答案与解析

一、A1 型题

1. B【解析】临床实践是临床科研的坚实基础，脱离了临床实践的临床科研毫无现实意义。

2. B【解析】外伤造成的骨折，因为外伤的作用力及作用方向不同，可能造成不同的移位。①成角移位：骨折端往某一个方向呈一定的角度，影响正常的力线。②侧方移位：主要是远折端相对于近折端往侧方移动。③短缩移位：远折端缩短，主要由于肌肉的牵拉等引起。④分离移位：骨折端向两端分离。⑤旋转移位：远折端相对于近折端有旋转，这些都是综合暴力及肌肉牵拉作用导致的。外伤暴力造成的骨折，最常见的移位形式是混合型移位。

3. C【解析】跟腱反射：患者仰卧位，肌肉放松，两髋、两膝屈曲，两大腿外展。检查者一手掌抵足底使足轻度背屈，另一手以叩诊锤轻叩跟腱，可见小腿屈肌收缩及足跖屈。跟腱反射是检查第 1 骶神经根。

4. A【解析】骨科基本检查包括视、触、叩、听、动、量诊 6 项，其中视、触、量诊是

每次检查必须做的。因此，正确答案为A。

5. E【解析】动物实验是指以实验动物为受试对象，通过施加处理因素观察实验效应的研究方法。

6. A【解析】测量下肢时，受试者一般取立正姿势，重心落于两足中间。测小腿长、足长、足高时，可以令受试者将足搁于凳面测量。测量下肢长度时，一般误差不应超过0.5cm。

7. C【解析】脊柱结核常造成脊柱后凸畸形，多为角形后凸。故选C。

8. E【解析】实验效应是指特定的处理因素作用于研究对象所产生的相应反应，可用实验效应指标加以衡量。实验效应指标包括定性指标和定量指标。

9. D【解析】科研课题相关档案大致归纳为以下两类：①课题实质内容的记录和有关信息的记录载体，包括科研记录本，课题进行中形成的原始数据、照片、图表，部分音频和视频素材，形成的研究报告和论文等。②课题管理过程所涉及的文件，包括上述的从申报立项到课题实施直至结题的所有文档资料，其后的鉴定和获奖及推广应用的有关资料。

二、A2型题

1. B【解析】伸直型肱骨髁上骨折是最易合并血管及神经损伤的骨折，尤其是血管损伤，肘关节前方有肱动脉，向前下方移位的近折端极易伤及肱动脉。该患者前臂肿胀，手部皮肤青白发凉，麻木无力，证明已有血运障碍，若不及时处理，其最可能出现的后果是缺血性肌挛缩。

2. A【解析】前臂骨折，为直接暴力所致，骨折在同一水平，当骨折位于旋后肌止点与旋前圆肌止点时，旋后肌近折端桡骨后旋，与近折端尺骨平行排列，而旋前圆肌使远折端桡骨旋前而重叠于远折端尺骨之上。

3. D【解析】肌力分级：0级指肌力完全消失，无活动；1级指肌肉能收缩，关节不能活动；2级指肌肉能收缩，关节在水平面可稍有活动但不能对抗肢体重力；3级是指能对抗重力但不能对抗阻力；4级是指能对抗外来阻力使关节活动，但肌力较弱；5级指肌力正常。故选D。

4. B【解析】预先了解局部的病变情况，应从患者自己运动开始，然后由医生做进一步检查，以免因被动检查引起疼痛和痉挛而影响进一步检查。

5. C【解析】腹股沟部位有股动静脉穿出，如外伤后股沟部位伤口有大量鲜血涌出，首先考虑股动脉损伤，检查股动脉损伤最快捷准确的方法即触诊足背和胫后动脉。因此，正确答案为C。

6. D【解析】平乳头水平代表第4胸神经，两侧肋弓中点连线水平代表第7胸神经，平脐水平代表第10胸神经，锁骨中线腹股沟韧带中点代表第12胸神经等。因此，正确答案为D。

7. A【解析】手法复位时，当闻及响声，表示肱骨头已滑入关节，再内收上臂至胸前，将手搭于对侧肩上，显示 Dugas 征阴性则表示复位成功。

三、A3/A4 型题

1. C【解析】临床实践是临床科研的坚实基础，脱离了临床实践的临床科研毫无现实意义。

2. B【解析】通过偶然发现，获得新线索，从而提出临床科研的新思路，这种形式又称为偶然方式。

四、B 型题

1. B【解析】从事医学研究过程中，必须以严肃认真和科学的态度对待科研选题问题，使选题尽量符合以下几个原则。①需要性原则：临床需求是临床科研的不竭原动力。在临床科研选题中，应重视医药卫生事业领域具有关键性和全局性的重要问题，特别是其中亟待解决的问题。②创新性原则：科研的本质应当具有创造性。选题应当具有新颖性，切忌重复别人已解决的课题。科研活动中的创新可以分为原始创新和衍生创新两大类。③科学性原则：作为科研选题，首先应保证其科学性。在临床科研过程中，应充分把握既往科学成就，遵循科研方法的要求，并采用学术界认可的技术路线和思维方法。④可行性原则：可行性是指提出的课题在开展研究时能否顺利执行与完成。可行性原则是决定选题能否成功的关键。⑤效益性原则：在一项科研课题的设计阶段，应对可能产生的效益做出评估。

2. C【解析】参见 B 型题第 1 题解析。

五、X 型题

ABC【解析】临床科研的基本方法包括观察法、实验法、理论研究。①观察法：是临床科研中最基本的实施方法之一，也是积累原始资料的重要手段。观察就是通过仔细观看和感觉而得出结论。②实验法：是医学科研中的重要方法，是指人们根据一定的研究目的，人为地干预、控制研究对象，并在这种特定的实验条件下观察实验对象所出现的各种现象，从而获得感性材料的一种研究方法。③理论研究法：临床科研中理论研究方法主要涉及判断、推理、分析与综合、抽象与概括、论证与反驳。

六、案例分析题

1. C【解析】患者肘关节可以主动屈曲，说明第 6 颈神经完好，伸肘功能丧失说明第 7 颈神经受累，所以损伤水平在第 5~6 颈椎水平。故选 C。

2. A【解析】颈椎 X 线检查未见骨折脱位，可考虑是无骨折脱位型脊髓损伤，最佳治疗是颈部的牵引制动。患者膈肌功能存在，没有必要进行气管切开。

3. C【解析】患者入院后出现呼吸道感染，主要原因是呼吸肌麻痹所致的肺膨胀不全，膈肌功能存在而肋间肌失去神经支配丧失功能。

4. C【解析】腕舟骨骨折比较常见，伤后局部肿胀，疼痛，腕关节活动受限并疼痛加重。也有部分患者的肿、痛、活动受限的表现不太明显，但体检时在鼻烟窝部位的压痛具有一定的诊断意义。第2、3掌骨头纵向叩击痛不能排除其他腕骨骨折。

5. A【解析】腕关节舟状骨轴位X线检查能更全面地观察是否有骨折存在，腕关节分层摄片，腕关节CT、MRI也能明确诊断，但不是最简单的方法，放射性核素骨显像对本病无诊断意义。

6. B【解析】确定骨折后应立即采取固定措施（A错误），而且腕舟骨骨折要求限制拇指活动（D错误），一般骨折先行保守治疗，如保守治疗无效，则采用手术治疗（C、E错误，B正确）。

第二篇

骨外科专业诊治技术

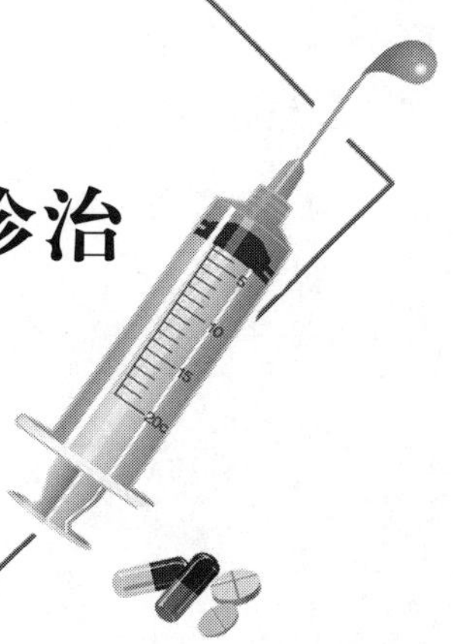

第六章　骨科诊断基础

一　A1 型题

1. 单足站立试验用于检查
   A. 先天性髋关节脱位　　B. 腰椎结核
   C. 脊柱侧弯　　D. 半月板变性
   E. 半月板损伤
2. 膝关节在伸屈时有摩擦感或半蹲试验（+），要考虑以下哪项诊断
   A. 类风湿关节炎　　B. 内侧半月板损伤
   C. 关节内游离体　　D. 外侧半月板损伤
   E. 髌骨软骨软化症
3. 下列检查可用于周围神经损伤诊断的是
   A. 蒂内尔（Tinel）征　　B. 托马斯（Thomas）征
   C. 杜加斯（Dugas）征　　D. 巴宾斯基（Babinski）征
   E. 霍夫曼（Hoffmann）征
4. 下列膝关节疾病与有关试验搭配错误的是
   A. 后抽屉试验（+）：后交叉韧带断裂
   B. 麦氏（McMurray）试验（+）：半月板损伤
   C. 前抽屉试验（+）：后交叉韧带断裂
   D. 髌骨摩擦试验（+）：髌骨软骨软化症
   E. 浮髌试验（+）：膝关节积液
5. 有关颈髓脊髓休克的特点，下列错误的是
   A. 反射恢复后屈肌反射往往增强
   B. 脊髓休克期的长短与年龄有关，小儿较成人短
   C. 反射恢复的顺序是由近及远，由高到低
   D. 脊髓休克期内损伤平面以下呈弛缓性瘫
   E. 脊髓突然失去高位中枢的调节，进入暂时的无反应状态
6. 下列治疗髌骨软骨软化症的方法中，应慎用的是
   A. 口服氨糖美辛　　B. 关节内注射醋酸泼尼松龙

C. 物理治疗　　D. 股四头肌运动练习

E. 制动休息

7. 化脓性关节炎早期诊断中，最有价值的方法是

A. 关节活动度检查　　B. X线检查

C. MRI检查　　D. 关节液检查

E. 手术探查

8. 考虑脊髓损伤时进行影像学检查的最佳选择是

A. MRI　　B. 脊髓造影

C. X线检查　　D. CT

E. 计算机X线摄影（CR）

9. 患者割伤手腕部，伤口二期愈合，以后手指呈爪形手畸形，手内部肌肉明显萎缩，所有手指感觉消失，对掌功能丧失。最可能的诊断是

A. 正中神经损伤　　B. 尺神经、正中神经联合伤

C. 桡神经损伤　　D. 尺神经损伤

E. 桡神经、正中神经联合伤

10. 早期诊断急性血源性骨髓炎最有价值的方法是

A. X线检查　　B. CT

C. 放射性核素骨显像　　D. 血培养

E. 局部分层穿刺

11. 关于手指的鹅颈畸形，下列说法正确的是

A. 发生陈旧伸指肌腱远止点断裂　　B. 多见于化脓性关节炎晚期

C. 多见于风湿性关节炎晚期　　D. 多见于类风湿关节炎晚期

E. 多见于骨关节炎晚期

12. 对先天性髋关节脱位的论述，下列正确的是

A. 治疗越早，效果越好

B. 病变发生在髋臼，股骨头、颈，关节囊，可为原发性病变或继发性病变

C. 发病原因迄今不明

D. 较常见的先天性畸形，女性多于男性，左侧比右侧多

E. 以上都是正确的

13. 下述哪项检查为阳性结果即可确诊新生儿的先天性髋脱位

A. Barlow试验（+）　　B. Trendelenburg征（+）

C. Telescoping征（+）　　D. Ortolani试验（+）

E. Allis征（+）

14. 确诊膝关节滑膜结核时，最可靠的是

A. 低热、盗汗、食欲缺乏
B. 滑膜病理检查
C. 红细胞沉降率增快
D. X 线检查膝关节骨质疏松
E. 膝关节肿胀、疼痛、功能受限

15. 髌骨软骨的营养主要来自

A. 股四头肌的血液供应
B. 髌骨的滋养动脉
C. 关节囊的血液供应
D. 关节滑液
E. 髌韧带的血液供应

16. 新发的肩关节前脱位常用的治疗方法是

A. 臂丛麻醉下闭合复位，石膏外固定 3 周，固定期间活动患手及腕关节
B. 局部麻醉下闭合复位，三角巾悬吊固定 3 周，固定期间活动患手及腕关节
C. 臂丛麻醉下切开复位，修复关节囊，术后三角巾外固定 3 周
D. 全身麻醉下切开复位，修复关节囊，术后立即开始肩关节功能锻炼
E. 局部麻醉下闭合复位，不需固定，立即开始肩关节功能锻炼

17. 下列哪项不是诊断跟腱断裂的依据

A. 损伤时有明显的响声，随即感觉行走困难，跖屈无力
B. 物理检查可看到并摸到肌腱缺损形成的凹陷
C. 汤普森（Thompson）试验或腓肠肌挤压试验阳性
D. MRI 显示软组织断裂
E. 足底感觉障碍

18. X 线检查对于骨折的重要意义是

A. 了解骨密度
B. 说明骨折的发生机制
C. 判断骨折的预后
D. 明确骨折的诊断
E. 了解组织的损伤情况

19. 急性化脓性骨髓炎行局部引流的原则是

A. 应待 X 线片显示骨质破坏时进行
B. 在可触及软组织内脓肿时施行
C. 待全身中毒症状改善后再施行
D. 临床诊断一经明确，抗生素治疗数日无效即行引流
E. 应尽量避免切开以免形成窦道

20. 杜加斯（Dugas）征用于检查

A. 肘关节脱位
B. 肩关节脱位
C. 髋关节脱位
D. 膝关节脱位

E. 腕关节脱位

21. X 线片显示 Codman 三角的骨肿瘤是

A. 骨肉瘤　　B. 软骨瘤

C. 骨巨细胞瘤　　D. 骨膜瘤

E. 骨软骨瘤

22. 关节内骨折最常见的并发症是

A. 缺血性骨坏死　　B. 创伤性关节炎

C. 骨生成异常　　D. 骨折不愈合

E. 骨化性肌炎

23. 某脊髓损伤患者损伤的神经平面为第 7 颈神经，感觉为不完全性损伤，神经平面以下除肛门括约肌有收缩外，余关键肌肌力均为 0 级。该病例的美国脊髓损伤协会（ASIA）残损分级为

A. A 级　　B. B 级

C. C 级　　D. D 级

E. E 级

24. 关节脱位的准确定义是

A. 关节分离　　B. 关节面失去正常对合关系

C. 关节囊扭伤并断裂　　D. 关节出现畸形和弹性固定

E. 关节韧带断裂

25. 髌骨软骨软化症的病理改变最早发生于

A. 软骨表层　　B. 半月板

C. 软骨边缘　　D. 软骨深层

E. 滑膜

26. 骨软骨瘤 X 线片示

A. 骨端膨胀性溶骨性破坏

B. 自长骨干骺端突出的骨性病损

C. 短骨膨胀，有蜂窝状骨吸收区夹杂钙化斑块

D. 骨膜板层状或葱皮状反应性骨形成和骨破坏

E. 长骨干骺端骨破坏和“日光射线”形态，可有 Codman 三角

27. 恶性肿瘤所特有的 X 线表现不包括

A. 病理性骨折　　B. Codman 三角

C. “葱皮”现象　　D. 肿瘤骨

E. “日光射线”形态

28. 腰椎间盘突出症与腰椎椎管狭窄症的鉴别，最主要的根据是
A. 腰痛的部位　B. 腰痛的轻重程度
C. 有无坐骨神经区的放射痛　D. 有无神经源性间歇性跛行
E. X 线、造影、CT、MRI 等检查结果
29. 髌骨软骨软化症的治疗方法中，错误的是
A. 确诊后手术治疗　B. 物理治疗
C. 局部封闭　D. 加强股四头肌锻炼
E. 服用抗炎镇痛药
30. 关于先天性髋关节脱位的 X 线表现，正确的是
A. 髋臼窝正常　B. 髋臼缘发育
C. Shenton 线中断　D. 前倾角无增大
E. 股骨头骨化中心较健侧大
31. 腰椎间盘突出症手术指征，错误的是
A. 反复发作　B. 影像学显示椎间盘突出
C. 症状严重影响生活　D. 大小便功能障碍
E. 非手术治疗不缓解
32. 下列症状或体征与诊断半月板损伤无关的原因是
A. 抽屉试验（+）　B. 创伤史
C. McMurray 试验（+）　D. 关节交锁
E. 研磨试验（+）
33. 脊柱骨折脱位合并脊髓损伤的手术指征不包括
A. 椎体压缩超过 1/4　B. 骨折脱位合并关节突交锁者
C. 手法复位后仍有不稳定因素存在者　D. 截瘫平面不断上升者
E. 影像学显示骨片凸入椎管压迫脊髓者
34. 对急性骨髓炎的预后起决定性作用的因素是
A. 少量多次输新鲜血液并补液　B. 联合应用大剂量有效抗生素
C. 早期诊断和早期治疗　D. 尽早施行软组织和骨膜切开引流术
E. 尽早施行骨开窗引流术
35. 下列临床表现与第 5 腰椎至第 1 骶椎椎间盘后突无关的是
A. 腰腿痛　B. 膝反射异常
C. 踝反射异常　D. 外踝部和足背外侧痛觉减退
E. 直腿抬高试验和加强试验阳性
36. 下列更有助于鉴别股骨颈骨折与股骨转子间骨折的是
A. 患肢外旋角度　B. 患肢轻度内收

C. 患肢短缩程度
D. 髋关节压痛
E. Bryant 三角底边短缩

37. 以 Singh 指数判断骨骼质量是根据
A. MRI
B. CT
C. X 线检查
D. 放射性核素显像
E. B 超

38. 下列关于骨科 X 线检查的说法，不正确的是
A. 可利用 X 线检查观察骨骼生长发育的情况，观察有无先天性畸形，以及观察某些营养和代谢性疾病对骨骼的影响
B. 常规正侧位 X 线片上，不能观察到该部位的全貌，可加拍摄轴位片，如髌骨、肩胛骨缘突、跟骨、尺骨鹰嘴等部分常需要轴位片来协助诊断
C. 因侧位片上重叠阴影太多，某些部位需要申请斜位片，如为显示椎间孔或椎板病变，需要拍摄脊柱的斜位片
D. 对于颈椎或腰椎的疾患，可令患者过度伸展和屈曲颈椎或腰椎，拍摄 X 线侧位片，了解有无脊柱不稳定，对诊断和治疗有很大帮助
E. 双侧对比 X 线片常用于膝关节，可精确地显示骨关节炎患者的软骨破坏和力线异常

39. 患者外伤后，在下列临床体征检查中，支持骨盆骨折诊断的是
A. 下肢短缩
B. 局部肿胀，皮下淤血
C. Thomas 征阳性
D. 骨盆分离挤压试验阳性
E. 直腿抬高试验阳性

40. 急性完全股四头肌肌腱断裂和髌腱断裂后，需要的最及时的治疗是
A. 休息
B. 石膏固定
C. 手术
D. 冰敷
E. 物理治疗

41. 关于骨巨细胞瘤，下列哪项是错误的
A. 本肿瘤属于潜在恶性肿瘤
B. 病变多在骨干中段
C. 膝关节的两端及桡骨远端最常见
D. 多发于 20~40 岁青壮年
E. 单纯刮除、植骨可能复发，最好做广泛整块切除

42. 关于特发性脊柱侧凸的治疗原则，不正确的是
A. 石膏
B. 物理治疗
C. 手术
D. 观察
E. 支具

43. 先天性脊柱侧后凸畸形常伴的病理改变，不包括
A. 皮下脂肪瘤和血管瘤
B. 皮肤的咖啡牛奶斑

C. 脊柱的旋转脱位
D. 先天性心脏发育畸形
E. 脊柱脊髓裂、脊髓脊膜膨出、脊髓栓系综合征

44. 髌骨软骨软化症手术治疗的目的，下列描述不正确的是
A. 改变髌骨关节的力线
B. 刮除髌骨关节软骨上较小的侵蚀病灶
C. 增加髌骨在关节活动过程中的稳定性
D. 髌骨关节软骨已完全破坏者，可切除髌骨
E. 切除异常的髌骨，去除病灶

45. 股骨颈囊内骨折常见的和最严重的后期并发症为
A. 股骨头缺血性坏死
B. 下肢短缩
C. 髋内翻畸形
D. 创伤性关节炎
E. 髋关节半脱位

46. 化脓性骨髓炎发生化脓性感染的组织为
A. 骨皮质和骨髓
B. 骨髓
C. 骨髓、骨和骨膜
D. 骨骺板和骨髓
E. 骨骺和骨髓

47. 腰椎结核临床常见的体征是
A. Thomas 征（+）
B. 直腿抬高试验（+）
C. 拾物试验（+）
D. 斜扳试验（+）
E. “4”字试验（+）

48. 关于肩周炎，下列哪项不正确
A. 本病能自愈
B. 主要表现为肩痛及活动障碍
C. 好发于 50 岁左右的人
D. 好发于经常写字的人
E. 局部封闭常有效

49. 关于脊柱骨折后影像学检查的描述，错误的是
A. X 线检查不能显示出椎管内受压情况
B. CT 检查不能显示出脊髓受损情况
C. 凡脊柱损伤或有神经症状者均需做 CT 检查
D. MRI 检查不能显示骨折出血所致的信号改变和前方血肿
E. CT 检查可显示出椎体的骨折情况，还可以显示出有无碎骨片凸入椎管，并可计算出椎管的前后径与横径损失程度

50. 关于骨肉瘤，下列哪项是错误的
A. 一经 X 线检查诊断，应立即行高位截肢术
B. X 线检查可见骨质破坏，骨膜下新骨形成和“日光射线”形态的阴影

C. 局部肿胀疼痛，有时表现类似急性炎症

D. 近年来，随着早期诊断和化学治疗的进展，5年后存活率可达50%

E. 好发于股骨下端和胫骨上端干骺端

51. 脊柱裂最常发生于

A. 颈部

B. 胸部

C. 胸腰部

D. 腰部

E. 腰骶部

52. 腰椎滑脱最常用的辅助检查方法是

A. CT

B. X线透视

C. MRI

D. X线摄片

E. 椎管造影

53. 有关骨盆骨折的描述，不正确的是

A. Malgaine垂直骨折与交叉骨折属骨盆骨折的第Ⅲ型

B. 骨盆骨折的患者可伴尿道损伤，但不出现勃起功能障碍

C. 髋臼骨折是骨盆骨折的第Ⅳ型，但有人未把其列为骨盆骨折中

D. 骨盆骨折最常见、最紧急、最严重的并发症是大出血

E. McMurray曾提出了一个A-F方案，是处理骨盆骨折顺序的方案

54. 颈椎病的分型不包括

A. 神经根型

B. 椎动脉型

C. 椎间盘突出型

D. 脊髓型

E. 交感神经型

55. 化脓性骨髓炎感染的组织为

A. 骨膜、骨皮质和骨髓

B. 骨膜和骨髓

C. 骨髓

D. 骨皮质和骨膜

E. 骨皮质和骨髓

56. 急性骨髓炎转为慢性骨髓炎的主要原因是

A. 治疗不及时和不恰当

B. 局部血运不好

C. 机体抵抗力低

D. 肢体活动过早

E. 细菌毒力太强

57. 下列关于MRI检查的说法，不正确的是

A. MRI具有比CT更强的软组织分辨率，能反映炎症病灶、肿瘤周围被侵犯的情况

B. MRI可以清楚地显示椎管狭窄的部位、范围和程度

C. MRI对软组织分辨率高，又有各种不同的序列技术，能早期发现股骨头缺血性坏死、关节唇撕裂、骨关节病与肿瘤

D. MRI 检查有放射线辐射，并具有高度对比分辨力，且能提高病理过程的敏感度，对人体有少量放射性损害

E. MRI 是脊柱与脊髓损伤的重要检查手段，可提供较多信息，尤其是显示有关脊髓本身的创伤、椎管及椎旁软组织的改变，能够判断后方韧带复合结构的损伤情况，利于制定治疗方案

58. 屈曲型肱骨髁上骨折手法复位成功后，一般采用外固定将肘关节固定在

A. 肘关节屈曲 40°左右位　　B. 肘关节屈曲 60°左右位

C. 肘关节屈曲 90°位　　D. 肘关节极度屈曲位

E. 肘关节伸直位

59. 下述哪项不是桡骨小头半脱位的发病因素

A. 患肢前臂受牵引力后，桡骨头向远端滑移

B. 桡骨小头未发育好

C. 前臂旋转外力

D. 环状韧带卡压在肱桡关节腔内

E. 环状韧带薄弱

60. 股骨颈骨折三刃钉内固定术后，可能引起股骨头坏死的最可能的原因是

A. 术式选择不当　　B. 股骨颈头下型骨折

C. X 线表现：Pauwels 角 >70°　　D. X 线表现：颈干角 >127°

E. 破坏髓腔内的血液供应

61. 慢性骨髓炎死骨摘除术的指征是

A. 有死骨、死腔，包壳形成薄弱

B. 发热，局部红肿，有死骨及死腔

C. 骨包壳充分形成，有死骨、死腔

D. 死骨分界不清，有死腔与窦道

E. 开放性骨折感染，骨折尚未愈合，有大块死骨

62. 慢性骨髓炎的诊断依据，下列错误的是

A. 患肢较健肢短缩　　B. 从窦道有死骨排出

C. 反复发作　　D. 患肢皮肤菲薄，色泽暗

E. 有长期不愈合的窦道

63. 关于急性血源性骨髓炎的特点不正确的是

A. 多发生在长骨的干骺端

B. 早期确诊主要依靠局部分层穿刺

C. 常见于 10 岁以下儿童

D. X 线检查一般在发病 2 周左右才发现骨质破坏和骨膜反应

E. 最常见的致病菌为链球菌

64. 关于骨与关节结核的 X 线片表现，错误的是

A. 中心型单纯骨松质结核，开始时骨质密度增高，死骨形成，后吸收出现空洞，周围骨质呈反应性致密

B. 边缘型单纯骨松质结核甚少形成死骨，常表现为骨质缺损

C. 单纯滑膜结核仅表现骨质疏松及周围软组织肿胀

D. 骨干结核为骨质破坏，如冰块被烙铁融化

E. 全关节结核一般表现为关节间隙狭窄

65. 脊髓栓系综合征临床表现及影像学中，错误的是

A. 大小便失禁　　B. 脊髓圆锥低位

C. 肛门周围感觉障碍　　D. 终丝变细

E. 腰骶部正中皮肤可有青紫色色素沉着、长毛

66. 高位腰椎间盘突出症的特点是

A. 应尽量保守治疗

B. 括约肌功能障碍发生率低于低位腰椎间盘突出症

C. 下肢肌肉无力少见

D. 腰腿痛症状重、范围大

E. 直腿抬高试验多为阴性

67. 骨软骨瘤突然生长加快，X 线片显示在瘤体边缘有模糊不清的棉絮状钙化阴影，对其治疗应采用

A. 观察　　B. 刮除加植骨

C. 化学治疗　　D. 放射治疗

E. 局部广泛切除或截肢

68. 对于颈椎病，下列说法不正确的是

A. 交感神经型颈椎病最多见　　B. 严重者可导致截瘫

C. 可有心动过速等交感神经表现　　D. 骨赘压迫食管可引起吞咽困难

E. 神经根型颈椎病表现为手部麻木无力

69. 肘关节骨折脱位最可能并发的晚期并发症是

A. 缺血性肌挛缩　　B. 缺血性骨坏死

C. 动静脉损伤　　D. 周围神经损伤

E. 骨化性肌炎

70. 下列对尺桡骨骨折的治疗中错误的是

A. 应注意防止畸形和旋转

B. 发生在上 1/3 的骨折先复位尺骨

C. 先复位稳定的骨折，再复位不稳定的骨折

D. 术后 2 周开始进行手指屈伸和前臂旋转活动

E. 发生在中段的骨折，一般先复位尺骨

71. 下列选项中对鉴别早期急性血源性骨髓炎与软组织炎症没有帮助的是

A. 放射性核素骨显像　　B. 是否有严重全身中毒症状

C. X 线片有无骨质变化　　D. 局部分层穿刺

E. 早期局部深压痛及局部红肿是否明显

72. 下列哪项符合骨肉瘤性质

A. 生长缓慢　　B. 肿块活动，边缘清楚

C. 局部无发热，无静脉怒张　　D. 邻近关节无积液

E. X 线片可见 Codman 三角

73. 无骨折脱位的脊柱脊髓损伤早期最有效的治疗方法是

A. 20% 甘露醇脱水　　B. 短期大剂量甲基泼尼松龙

C. 神经营养剂　　D. 地塞米松

E. 颈部固定制动

74. 对足弓的描述不正确的是

A. 纵弓可分为内侧纵弓和外侧纵弓　　B. 横弓由骰骨、3 块楔骨及跖骨构成

C. 内侧纵弓较外侧纵弓低　　D. 由跗骨及跖骨借韧带和肌肉牵拉而成

E. 足弓塌陷可成为扁平足

75. 关于膝关节结核的临床表现，描述错误的是

A. 单纯滑膜结核或骨结核病程较长

B. 严重者可有屈曲或内、外翻畸形

C. 膝关节肿胀呈梭形

D. 中心型单纯骨结核，早期 X 线片多见溶骨性破坏

E. 一旦转变为全关节结核，疼痛加重

76. 医用石膏的主要化学成分是

A. 含水硫酸钙　　B. 碳酸钙

C. 无水硫酸钙　　D. 磷酸钙

E. 硫酸钙

77. 软骨肉瘤可采用的治疗方法是

A. 放射治疗　　B. 化学治疗

C. 新辅助化学治疗　　D. 完整切除肿瘤

E. 免疫疗法

二 A2 型题

1. 患者，男性，25 岁。入院前 3 小时被砍伤右桡骨小头部，致桡骨小头完全骨折。该患者最可能伤及

A. 桡神经深支
B. 正中神经
C. 尺神经
D. 桡神经和尺神经
E. 桡神经和正中神经

2. 患者，男，10 岁。急性化脓性骨髓炎已 3 个月，胫骨中上段有长度为 4cm 的整段死骨，周围有少许包壳，有窦道流脓，近 3 天脓少，发热，T 39℃，局部红肿。下列哪项治疗方法不宜采用

A. 大剂量抗生素静脉滴注
B. 少量输血
C. 局部固定
D. 手术取出死骨
E. 切开引流

3. 患者，女性，38 岁。车祸受伤 1 小时，X 线片示骨盆骨折，现血压 70/30mmHg，首选处置是

A. 剖腹探查
B. 抗休克治疗
C. 下肢牵引
D. 骨盆兜悬吊牵引
E. 骨折切开复位内固定

4. 患者，男性，36 岁。右手中指近节指骨肿胀、疼痛 1 个月。查体：右手中指近节指骨膨隆，皮肤颜色正常，轻微压痛，关节活动不受限。最可能的诊断是

A. 骨囊肿
B. 内生软骨瘤
C. 骨巨细胞瘤
D. 骨软骨瘤
E. 骨结核

5. 患者，男性，31 岁。桡骨茎突部狭窄性腱鞘炎松解术后，患者仍主诉持续性疼痛，并不断加重，伴有切口远侧感觉迟钝，叩诊瘢痕很痛。根据患者情况，考虑可能存在的情况是

A. 桡神经感觉支神经瘤
B. 拇长伸肌的 1 个副支仍未松解
C. 顽固性腱鞘炎，需进一步固定解决
D. 反射性交感神经营养障碍或上肢营养障碍综合征
E. 局部有感染性炎症

6. 患儿，女，9 岁。左膝外伤 1 周，高热 4 天，膝关节疼痛且活动受限，左胫骨上端明显深压痛。为明确诊断，首先应采取的措施是

A. CT
B. 手术切开活组织检查

C. X 线检查　　D. MRI

E. 分层穿刺并送细菌培养

7. 患儿，男，11 岁。走路挺腰。查体：腰椎棘突叩击痛（+），拾物试验（+）。X 线片示第 2~3 腰椎间隙窄，相邻椎体边缘模糊，腰大肌影膨隆。最可能的诊断是

A. 化脓性脊椎炎　　B. 髂腰肌炎

C. 腰椎结核　　D. 腰椎肿瘤

E. 肾周围脓肿

8. 患者，男性，18 岁。不明原因出现右股骨下端疼痛 3 个月，夜间尤甚。查体：右股骨下端偏内侧局限性隆起，皮温略高，皮肤浅静脉怒张，明显压痛，膝关节运动受限。X 线检查：股骨下端溶骨性骨破坏，可见“Codman 三角”。首先要考虑的诊断是

A. 软骨肉瘤　　B. 纤维肉瘤

C. 骨肉瘤　　D. 骨巨细胞瘤

E. 尤因肉瘤

9. 患儿，男，13 岁。6 小时前跑步时摔倒，右肘部着地，右肘肿胀压痛，半屈位畸形，前臂明显肿胀，手部皮肤苍白、发凉、麻木，桡动脉搏动微弱，测前臂组织压力 60mmHg，X 线检查结果为肱骨髁上骨折。应给予的紧急处理为

A. 手法复位　　B. 患肢石膏固定

C. 口服利尿药　　D. 夹板固定

E. 尽快手术

10. 患者，男性，26 岁。被钢板砸伤左膝，剧痛，局部肿胀，皮下淤血，有畸形、反常活动。最为重要的检查是

A. X 线检查　　B. 检查有无骨擦音

C. 检查足背动脉搏动　　D. 给予镇痛药

E. 检查左小腿和足的感觉功能

11. 患者，男，42 岁。股骨下端疼痛、肿胀，膝关节活动轻微受限 21 天。查体：股骨下端偏外侧局限性隆起，压痛，皮温略高。X 线检查：股骨外侧髁可见偏心性生长的骨吸收病灶，皮质向外膨隆，变薄，无骨膜反应。首先要考虑的诊断是

A. 骨纤维结构不良　　B. 骨巨细胞瘤

C. 嗜酸性肉芽肿　　D. 内生软骨瘤

E. 骨囊肿

12. 患者，男性，51 岁。体检时发现浮髌试验阳性，多表明膝关节

A. 少量积液　　B. 中等量积液

C. 大量积液　　D. 滑膜增生

E. 关节内粘连

13. 患者，男性，33 岁。车祸 2 小时后来院，一般情况尚好，右小腿中上段皮裂伤 14cm，软组织挫伤较重，胫骨骨折断端外露，出血不多。在进行 X 线检查前，应该进行的处理是

A. 急送手术室
B. 休息观察
C. 进行气压止血带止血
D. 跟骨结节牵引
E. 进行简单的外固定及局部包扎

14. 患者，女性，17 岁。玩耍中被正在倒车的汽车夹挤在墙壁上，腰骶部疼痛。查体：骨盆挤压分离试验（+）。对患者诊断最有意义的检查是

A. X 线检查
B. B 超
C. CR
D. 螺旋 CT 三维重建
E. MRI

15. 患者，男性，25 岁，右肱骨骨折，右侧垂指、垂腕，肱桡肌麻痹，骨折保守治疗 3 个月愈合，仍垂指、垂腕，但肱桡肌肌力恢复至接近正常。此时的治疗方案是

A. 继续观察
B. 屈腕肌移位重建伸腕、伸指
C. 桡神经松解术
D. 正中神经探查术
E. 旋前圆肌移位重建伸腕、伸指

16. 尺桡骨骨折青年患者，经手法复位失败，此时应采取的合理治疗是

A. 小夹板固定，3 周后再手术治疗
B. 石膏管形固定，3 周后再手术治疗
C. 持续骨牵引治疗
D. 手术切开复位内固定加外固定
E. 待骨折愈合后，再行矫形手术

17. 患者，男性，20 岁。右肘部摔伤 2 天。右肘关节肿胀，压痛明显，活动受限，内上髁处有骨擦感。对诊断有意义的首选检查是

A. MRI
B. B 超
C. X 线检查
D. CT
E. 放射性核素骨显像

18. 患儿，男，5 岁。左膝内侧肿胀，轻度跛行 3 个月，仍能玩耍。X 线检查结果为左股骨内髁部单纯骨结核，即给予抗结核治疗。3 天前患儿左膝扭伤后，突然肿胀，疼痛，活动受限，伴有高热及寒战，血白细胞计数 11×10^9/L，中性粒细胞占比 0.6。最可能的诊断是

A. 全关节结核
B. 急性化脓性骨髓炎
C. 急性风湿性关节炎
D. 急性化脓性关节炎
E. 创伤性滑膜炎

19. 患者，男性，39 岁。半年前无明确诱因出现腰痛伴左下肢放射痛，反复发作，左小腿外侧浅感觉迟钝，踇趾背伸肌力减弱。MRI 示第 4~5 腰椎椎间盘脱出，压迫硬膜囊。该患

者应诊断为

A. 腰椎间盘脱出症　　B. 腰椎间盘突出症

C. 腰椎间盘游离症　　D. 腰椎间盘膨出症

E. 腰椎管狭窄症

20. 患者，女性，32 岁。背痛 1 个月余，劳累后加重，有消瘦、乏力和盗汗。检查第 7~8 胸椎压痛及叩痛。此时不需要的检查是

A. 结核菌素试验　　B. CT

C. 血常规及红细胞沉降率　　D. 放射性核素骨显像

E. 胸椎正侧位 X 线检查

21. 患者，女性，47 岁。左肩痛 3 个月，呈逐渐加重，不能梳头，左肩关节外展、后伸受限，三角肌萎缩，无手臂麻木感。最可能的诊断是

A. 颈椎病　　B. 肩部肿瘤

C. 肩关节周围炎　　D. 肩关节结核

E. 风湿性关节炎

22. 患者，女性，46 岁。经常头晕、头痛，有时突然晕倒，随后很快清醒，偶有视物不清。查体：压头试验（+），颈椎侧弯或后伸可加重头晕，双下肢腱反射亢进，脊髓造影有部分梗阻。最可能的诊断是

A. 体位性眩晕　　B. 梅尼埃病

C. 椎动脉型颈椎病　　D. 神经根型颈椎病

E. 交感神经型颈椎病

23. 患儿，男，7 岁。驼背，低热，消瘦贫血，无神经系统症状，X 线片示双肺弥漫性浸润性肺结核，第 5~9 胸椎椎体结核，椎旁冷脓肿，红细胞沉降率 120mm/h，在支持疗法及全身抗结核治疗的同时，还应采取的治疗是

A. 卧硬板床　　B. 矫正驼背畸形

C. 病灶清除术　　D. 戴石膏背心

E. 切开引流术

24. 患者，男性，27 岁。腰背痛 8 年，晨起有腰部僵硬感，向臀部和大腿放射，并出现驼背畸形，同时双髋关节活动受限。查体：体温正常，脊柱活动明显受限，Thomas 征（+），“4”字试验（+）。辅助检查：X 线片示骶髂关节完全融合，相邻椎体形成“竹节样”改变。血液检查人类白细胞抗原 B27（HLA-B27）（+），红细胞沉降率加快。首先应考虑的诊断是

A. 脊柱结核　　B. 强直性脊柱炎

C. 脊柱骨性关节炎　　D. 腰椎间盘突出症

E. 髋关节类风湿关节炎

25. 患者，男性，43岁。因右前臂卷入机器引起右手伸直困难，伴轻度疼痛。查体：右上臂和右前臂均肿胀，无皮肤挫裂伤，右手手指不能伸直，右肘和腕关节活动良好，X线片未见骨折。应诊断为

A. 桡神经浅支损伤
B. 桡神经损伤（位于肘部以上）
C. 桡神经损伤（位于腋部）
D. 桡神经损伤（位于肘部以下）
E. 桡神经损伤（位于腕部）

26. 患儿，男，10岁。左膝部疼痛跛行2年，有夜间痛。检查：左膝活动良好，左髋不能伸直，大腿肌肉萎缩，红细胞沉降率28mm/h，X线片显示髋关节骨质疏松。诊断应为

A. 髋关节类风湿滑膜炎
B. 髋关节结核性滑膜炎
C. 髋关节一过性滑膜炎
D. 髋关节风湿性滑膜炎
E. 膝关节滑膜结核

27. 患者，女性，28岁，右膝下逐渐隆起伴胀痛8个月余，查体：右膝关节活动正常，膝关节下、胫骨上端隆起，有压痛，X线片示右胫骨上端有一破坏区，骨质变薄，中央有肥皂泡样改变，无明显骨膜反应。应诊断为

A. 骨巨细胞瘤
B. 骨囊肿
C. 骨髓炎
D. 骨肉瘤
E. 骨结核

28. 患者，男性，34岁。摔伤后脊柱X线及CT检查发现腰椎椎体压缩部分的高度为椎体高度的1/3~1/2。压缩性骨折的程度为

A. 轻度
B. 中度
C. 重度
D. 极重度
E. 以上都不是

29. 患者，女性，50岁。右肩痛，右上肢上举、外展受限8个月。查体：无肩周红、肿、皮温增高等表现，疼痛向颈、耳、前臂及手放射。最可能的诊断是

A. 肩关节骨关节炎
B. 肩关节周围炎
C. 肩关节结核
D. 颈椎病
E. 类风湿关节炎

30. 患者，女性，65岁。右下肢不适3年，行走100米左右则下肢疼痛，坐下休息后可缓解，再走则重复发作，查体未见明显异常。最可能的诊断是

A. 腰椎软组织慢性损伤
B. 腰椎间盘突出症
C. 腰椎管狭窄症
D. 纤维组织炎
E. 坐骨神经损伤

31. 患者，男性，27岁。被汽车压伤后立即送来急诊。查体：神志清楚，面色苍白，右上、下肢不能活动，明显肿胀及压痛。X线片示右肱骨、右股骨、右胫腓骨骨折。对该患者

应密切注意可能产生的并发症是

A. 休克
B. 重要动脉损伤
C. 缺血性骨坏死
D. 骨折部位感染
E. 尿路感染

32. 患者，男性，35 岁。车祸伤致右髋关节疼痛，活动不能 3 天。经检查诊断为右髋关节后脱位。在硬膜外阻滞下行手法复位。伤后 1 年开始出现右髋关节疼痛、跛行。最可能的诊断是

A. 右髋关节创伤性关节炎
B. 右股骨头缺血性坏死
C. 右坐骨神经炎
D. 右髋关节僵硬
E. 右髋关节感染

三 A3/A4 型题

（1~2 题共用题干）

患者，男性，41 岁。乘坐公共汽车时右腿搁在左大腿上，突遇车祸，向前冲撞倒地，右髋疼痛，活动障碍。查体：右下肢短缩，呈屈曲、内收、内旋畸形。

1. 其诊断首先应考虑

A. 股骨颈骨折
B. 股骨转子间骨折
C. 骨盆骨折
D. 髋关节前脱位
E. 髋关节后脱位

2. 根据该患者的情况，应选择以下哪一种治疗方案

A. 闭合复位内固定
B. 切开复位
C. 持续骨牵引，闭合复位 6 周
D. 手法复位后，皮牵引 4 周
E. 手法复位后，石膏固定 3 个月

（3~5 题共用题干）

患者，男性，42 岁。煤矿工人，被煤块砸伤腰背部后感腰痛，伴双下肢感觉运动障碍及大小便失禁 24 小时入院。查体：第 1 腰椎椎体后突畸形，压痛，腹股沟平面以下感觉运动功能完全丧失。X 线片示第 1 腰椎体压缩 1/2，向后成角畸形。

3. 最恰当的治疗方法是

A. 卧硬板床休息，不必进行其他处理
B. 卧石膏床休息，不必进行其他处理
C. 尽早手术复位，椎管减压及内固定
D. 双下肢牵引整复骨折脱位
E. 手法复位，卧硬板床及腰背下垫枕

4. 该病常见并发症应除外

A. 骶尾部压疮
B. 尿路感染
C. 便秘
D. 尿路结石
E. 体温失调

5. 为了解脊髓受压及其损伤程度，意义最大的检查是

A. MRI
B. X线检查
C. CT
D. 腰椎穿刺做奎肯施泰特试验
E. 神经肌电图检查

（6~8题共用题干）

患者，男性，59岁。不慎滑倒摔伤右髋部。查体：右下肢短缩，外旋50°畸形，右髋肿胀不明显，但有叩击痛。

6. 首先要做的检查是

A. X线检查
B. CT检查
C. MRI检查
D. 放射性核素骨显像
E. 关节造影

7. 该患者最可能的诊断是

A. 右髋前脱位
B. 右髋后脱位
C. 右髋中心脱位
D. 右股骨颈骨折
E. 右股骨转子间骨折

8. 该患者最易发生的并发症是

A. 脂肪栓塞
B. 股骨头缺血性坏死
C. 坐骨神经损伤
D. 髋内翻畸形
E. 髋关节周围创伤性骨化

（9~11题共用题干）

患者，男性，51岁。汽车撞伤骨盆后伤部疼痛，休克，不能自行排尿，膀胱过度充盈，直肠指诊：指套上染有血迹。

9. 首先要考虑的诊断是

A. 骨盆骨折
B. 骨盆骨折合并休克
C. 骨盆骨折合并休克与尿道损伤
D. 骨盆骨折合并休克，尿道与直肠损伤
E. 骨盆骨折合并尿潴留

10. 临床救治的先后顺序是

A. 抗休克，修复尿道、直肠损伤，处理骨折

B. 修复尿道、直肠损伤，处理骨折，抗休克

C. 抗休克，处理骨折，修复尿道、直肠损伤

D. 处理骨折，抗休克，修复尿道、直肠损伤

E. 处理骨折，修复尿道、直肠损伤，抗休克

11. 休克难以纠正时，应采取的最主要措施是

A. 加快输血速度

B. 使用血管活性药

C. 使用促凝血药

D. 数字减影血管造影术（DSA）栓塞髂内动脉

E. DSA 栓塞髂外动脉

（12～13 题共用题干）

患者，男性，30 岁。车祸伤致小腿外伤后疼痛、流血 1 小时。查体：右小腿畸形、肿胀，局部有一长约 9cm 的挫裂伤口，污染严重，局部有反常活动，活动性出血不明显，远端血运、感觉可。

12. X 线检查前，应进行的处理是

A. 紧急输血、输液　　B. 简单外固定

C. 局部加压包扎　　D. 石膏托固定

E. 行气压止血带止血

13. X 线片示胫腓骨骨折，接下来的处理最重要的是

A. 应用抗生素　　B. 输血、输液

C. 应用促凝血药　　D. 石膏托固定

E. 至手术室行清创术

（14～16 题共用题干）

患者，女性，62 岁。行走时不慎跌入 2 米深的沟中，双下肢不能活动，伤后 2 小时来诊。MRI 显示第 12 胸椎椎体爆裂骨折，骨块突入椎管 3/4。

14. 此时最佳处置是

A. 镇痛　　B. 大剂量甲泼尼龙

C. 针灸　　D. 高压氧疗

E. 积极做术前准备

15. 术中最主要解决的问题是

A. 骨折复位　　B. 局部引流

C. 解除脊髓压迫　　D. 恢复脊柱稳定性
E. 探查脊髓损伤程度

16. 术后治疗的重点是
A. 预防切口感染　　B. 神经营养药物
C. 高压氧疗　　D. 康复治疗
E. 防治并发症

（17～18题共用题干）

患者，男性，43岁。腰椎间盘突出症伴典型的坐骨神经受压体征。查体：小腿前外侧及第1、2趾间背侧皮肤刺痛觉消失，并有踇伸肌肌力减弱，膝及踝反射正常。

17. 患者椎间盘突出的可能位置是
A. 第2～3腰椎椎间盘　　B. 第3～4腰椎椎间盘
C. 第4～5腰椎椎间盘　　D. 第5腰椎椎间盘、第1骶椎椎间盘
E. 第1～2腰椎椎间盘

18. 定位诊断为一侧神经根腰部椎间盘突出，最适宜的手术方法是
A. 全椎板切除椎间盘切除术　　B. 小开窗椎间盘切除术
C. 腰椎摘除术　　D. 经腹椎间盘切除术
E. 半椎板切除椎间盘切除术

（19～21题共用题干）

患者，男性，36岁。重体力劳动工人，腰腿痛，并向左下肢放射，咳嗽、打喷嚏时加重。查体：腰部活动明显受限，并向左倾斜，直腿抬高试验（+）。病程中无低热、盗汗、消瘦症状。

19. 患者首先考虑的诊断是
A. 腰肌劳损　　B. 强直性脊柱炎
C. 腰椎结核　　D. 腰椎间盘突出症
E. 腰椎管狭窄症

20. 为明确诊断，最有意义的检查是
A. 放射性核素骨显像　　B. CT
C. 超声　　D. 腰椎穿刺
E. 肌电图

21. 若病史3年，并逐年加重，已严重影响生活及工作，且出现大、小便障碍。其治疗方法是
A. 物理治疗　　B. 按摩

C. 牵引　　D. 药物治疗
E. 手术

（22～23 题共用题干）

患者，女性，46 岁。反复手关节痛 2 年，曾诊断为类风湿关节炎，间断物理治疗和应用非甾体抗炎药，症状有缓解。近 1 个月来低热，关节痛加重。肘后出现多个皮下结节，检查红细胞沉降率（ESR）40mm/h，心脏彩色多普勒超声发现少量心包积液。考虑为类风湿关节炎活动期。

22. 对疾病活动诊断最有意义的检查是
A. C 反应蛋白　　B. 补体
C. 心包积液病理检查　　D. 关节影像学
E. 类风湿因子滴度

23. 患者最适宜的治疗措施是
A. 维持原治疗方案　　B. 改用糖皮质激素
C. 加用青霉素　　D. 选用改善病情的抗风湿药
E. 应用糖皮质激素加改善病情的抗风湿药

（24～27 题共用题干）

患者，男性，50 岁。潜水员工作 23 年，近 1 年来右髋关节疼痛，经服用非甾体抗炎药可短暂缓解，后疼痛加重并呈持续性，逐渐出现跛行及行走困难。

24. 患者最可能的诊断是
A. 骨关节炎　　B. 髋关节滑膜炎
C. 强直性脊柱炎　　D. 风湿性关节炎
E. 股骨头缺血性坏死

25. 早期诊断最有意义的影像学检查是
A. MRI　　B. X 线检查
C. CT　　D. 计算机 X 线摄影（CR）
E. CT 三维重建

26. 若影像学检查未见明显异常，最佳术式是
A. 人工关节置换　　B. 经转子旋转截骨
C. 股骨头钻孔　　D. 髋关节融合
E. 血管束及骨松质植入

27. 若影像学显示股骨头囊性变，最佳术式是
A. 人工关节置换　　B. 经转子旋转截骨

C. 股骨头钻孔　　D. 髋关节融合

E. 血管束及骨松质植入

（28~30题共用题干）

患者，男性，55岁。双下肢无力，行走受限2个月。查体：第9胸椎压痛、叩痛明显，脐以下痛觉减退，下肢不能自主活动，足趾可微动，病理征阳性。X线片见第9胸椎椎弓根及椎体后缘显影不清，未见软组织肿大阴影。

28. 该患者的可能诊断是

A. 第9胸椎结核　　B. 第9胸椎骨髓炎

C. 第9胸椎肿瘤　　D. 第9胸椎转移瘤

E. 第9胸椎压缩性骨折

29. 为明确诊断，首选的影像学检查是

A. 胸椎CT　　B. 胸椎MRI

C. 全身放射性核素骨显像　　D. 椎体穿刺

E. 胸椎正、侧、斜位X线检查

30. 如经上述影像学检查仍不能确诊，应进一步采取的检查方法是

A. 开胸探查取活组织做病理检查　　B. 胸椎后外侧入路探查活体组织检查

C. CT引导下穿刺活体组织检查　　D. B超引导下穿刺活体组织检查

E. 红细胞沉降率检查

（31~33题共用题干）

患者，男性，17岁。左膝肿胀2个月，夜间重。查体：左膝内上肿胀，皮温高，静脉怒张，肿物硬而固定，压痛（+），X线片见局部溶骨破坏、针状骨膜反应。

31. 可能的诊断是

A. 骨结核　　B. 成骨肉瘤

C. 骨巨细胞瘤　　D. 尤因肉瘤

E. 软骨肉瘤

32. 可行的确诊方法是

A. 术中冷冻　　B. 针刺活体组织检查

C. 小切口活体组织检查　　D. 放射性核素骨显像

E. CT

33. 进一步检查发现股动脉受压移位，软组织无明显受侵袭，可能选择的治疗方案是

A. 股骨中上段截肢　　B. 髋关节离断＋术后化学治疗

C. 髋关节离断　　D. 局部切除，术前后化学治疗

E. 股骨中上段截肢 + 术后化学治疗

（34~37 题共用题干）

患者，女性，43 岁。2 个月前出现颈部不适、酸胀感，近 3 周发展为颈肩痛，随之疼痛向上肢放射至手部。颈部转动至某个角度时可出现放电样剧痛。

34. 该患者最可能的诊断是

A. 肩关节周围炎　　B. 颈椎间盘突出症

C. 寰枢椎半脱位　　D. 颈椎管狭窄症

E. 神经根型颈椎病

35. 查体中最有意义的体征是

A. 颈部压痛　　B. 上肢牵拉试验阳性

C. 颈椎活动受限　　D. 上肢感觉异常

E. 上肢肌力减退

36. 最有意义的影像学检查摄片位是

A. 张口位　　B. 颈椎三位

C. 颈椎过屈位　　D. 颈椎过伸位

E. 颈椎正位

37. 首选治疗是

A. 口服非甾体抗炎药　　B. 痛点注射

C. 推拿按摩　　D. 颈椎牵引

E. 物理治疗

（38~40 题共用题干）

患者，男性，16 岁。近 1 年反复腰部疼痛，活动受限。近 2 个月来，又出现双髋疼痛，轻度屈曲畸形，需拄拐行走。X 线片显示双侧骶髂关节面模糊，双侧股骨头表面毛糙，髋关节间隙变窄。

38. 该患者最有可能的诊断是

A. 类风湿关节炎　　B. 骨关节结核

C. 强直性脊柱炎　　D. 双侧股骨头缺血性坏死

E. 髂骨致密性骨炎

39. 对该患者明确诊断帮助最大的检查项目是

A. ESR、HLA-B27、骶髂关节 CT

B. 抗链球菌溶血素“O”抗体（ASO）、C_3、骶髂关节 B 超

C. ESR、RF、骶髂关节 CT

D. ESR、HLA-B27，双髋关节 MRI

E. ESR、RF、双髋关节 MRI

40. 该病较少累及的部位是

A. 脊柱　　B. 髋关节

C. 膝关节　　D. 手关节

E. 骶髂关节

四 X 型题

1. 对于恶性纤维组织细胞瘤，下列说法正确的是

A. X 线片所见具有特异性　　B. 恶性纤维组织细胞瘤多为继发性病变

C. 20 岁以下患者罕见　　D. 恶性纤维组织细胞瘤没有侵袭性

E. 组织病理学上梭形细胞呈特殊的风车样或席纹状排列

2. 骨巨细胞瘤的肿瘤细胞不包括

A. 多核巨细胞　　B. 基质细胞

C. 浆细胞　　D. 骨母细胞

E. 网织内皮细胞

3. 强直性脊柱炎骶髂关节 X 线片的中期表现特点是

A. 关节间隙狭窄　　B. 关节间隙加宽

C. 关节间隙消失　　D. 髂骨侧骨致密带增宽

E. 关节边缘增生与腐蚀交错呈锯齿状

4. 髋关节脱位可能并发

A. 骨折　　B. 神经损伤

C. 血管损伤　　D. 股骨头缺血性坏死

E. 创伤性关节炎

5. 红细胞沉降率增快表示

A. 风湿性疾病活动期　　B. 高球蛋白血症

C. 结缔组织病　　D. 恶性肿瘤

E. 活动性肺结核

6. 关于骨巨细胞瘤的特点，下列哪项是正确的

A. 局部刮除后容易复发　　B. 病灶多在干骺端

C. 属于潜在恶性肿瘤　　D. 多见于成人

E. 肿瘤可穿破骨皮质侵入软组织

7. 半月板有诊断意义的体征和试验是

A. 膝关节不能完全伸直　　B. 关节间隙压痛

C. 关节积液　　D. 股四头肌萎缩

E. 半月板回旋挤压试验（McMurray 试验）（+）

8. 跖骨干骨折需行手术治疗的是

A. 第 1 跖骨干简单骨折，水平面移位 2mm

B. 第 2 跖骨干简单骨折，水平面移位 4mm

C. 第 3 跖骨干简单骨折，矢状面移位 4mm

D. 第 4 跖骨干简单骨折，矢状面成角 8°

E. 第 5 跖骨干简单骨折，水平面成角 8°

9. 脊柱的特殊检查包括

A. 臂丛神经牵拉试验（Eaton 试验）　　B. 骶髂关节扭转试验

C. 髋关节过伸试验　　D. 拾物试验

E. 直腿抬高试验

10. 下列髋关节结核的临床表现哪几项是正确的

A. 患者多有低热、盗汗、食欲缺乏　　B. 活动后髋痛加重，患儿有夜啼

C. 关节活动明显受限，跛行　　D. 严重时髋关节屈曲、外展畸形

E. 髋关节屈曲挛缩试验（Thomas 试验）（+）

11. 血浆凝血酶原时间延长见于

A. 抗凝治疗　　B. 先天性凝血因子缺乏

C. 维生素 K 缺乏　　D. 先天性凝血因子增多症

E. 获得性凝血因子缺乏

12. 血清碱性磷酸酶增高可见于

A. 骨质软化症　　B. 肝脏疾病

C. 佝偻病　　D. 甲状旁腺功能亢进症

E. 肝内外阻塞性黄疸明显增高

13. 关于血清蛋白电泳的描述，正确的是

A. α_1球蛋白升高：肝癌、肝硬化、肾病综合征、营养不良

B. α_2球蛋白升高：肾病综合征、胆汁性肝硬化、肝脓肿、营养不良

C. β 球蛋白升高：高脂血症、阻塞性黄疸、胆汁性肝硬化

D. γ 球蛋白升高：肾病综合征、慢性肝炎

E. γ 球蛋白降低：慢性感染、肝硬化、多发性骨髓瘤、肿瘤

14. 骶骨肿瘤的常见疾病类型为

A. 脊索瘤　　B. 骨巨细胞瘤

C. 骨肉瘤
D. 动脉瘤样骨囊肿
E. 尤因（Ewing）肉瘤

15. 穿刺活检的优点是
A. 手术血肿小，瘤细胞散落机会少
B. 骨缺损小，不易造成病理性骨折
C. 感染机会少
D. 适用于切开活检不易达到的部位，如脊椎、骨盆等
E. 经验不足的医师也可操作

16. 关于脑脊液的常规检查，正确的是
A. 成人在侧卧位时脑脊液正常压力为 80~180mmH_2O
B. 椎管阻塞时脑脊液压力增高
C. 正常脑脊液为黄色水样液体
D. 潘氏试验为脑脊液中蛋白含量的定性试验
E. 正常脑脊液白细胞计数为（0~5）$\times 10^6$/L

17. 肘关节镜检适应证包括
A. 关节内游离体
B. 肘关节粘连
C. 鹰嘴骨赘
D. 肘关节骨性强直
E. 肱骨小头剥脱性骨软骨炎

18. 与强直性脊柱炎的发病有关的因素是
A. 链球菌感染
B. HLA-B27
C. 肠道细菌感染
D. 雌激素水平升高
E. 肺炎克雷伯菌

19. 关于脊柱视诊的描述，正确的是
A. 正常人第 7 颈椎棘突最突出
B. 脊柱侧凸如继发于神经纤维瘤病，则皮肤上通常可见到咖啡斑
C. 腰骶部如有丛毛或膨出是脊椎裂的表现
D. 若有异常的前凸、后凸和侧凸，应记明其方向和部位
E. 进行脊柱视诊时，先观察脊柱的生理弧度是否正常，检查棘突连线是否在一条直线上

20. 关于腕关节触诊的描述，正确的是
A. 腕舟骨骨折时鼻烟窝有压痛
B. 腱鞘囊肿常发生于手腕背部
C. 正常时桡骨茎突比尺骨茎突高 1cm
D. 疑有手舟骨或月骨病变时，让患者半握拳尺偏，叩击第 2 掌骨头时腕部近中线处疼痛

E. 腱鞘囊肿为圆形、质韧、囊性感明显的肿物

21. 尿磷增高见于

A. 维生素 D 中毒　　B. 肾小管佝偻病

C. 代谢性酸中毒　　D. 甲状旁腺功能降低

E. 急慢性肾功能不全

22. 膝关节的特殊检查包括

A. 侧方应力试验　　B. 抽屉试验

C. McMurray 试验　　D. 直腿抬高试验

E. 浮髌试验

23. 关于尺桡骨骨折发生的病因与分类，下列说法中正确的是

A. 间接暴力引起高位桡骨、低位尺骨斜行骨折

B. 扭转暴力常引起高位尺骨、低位桡骨骨折

C. 扭转暴力常引起低位尺骨、高位桡骨骨折

D. 直接暴力引起同一平面的骨折

E. 间接暴力引起低位桡骨、高位尺骨斜行骨折

24. 血液生化检查中，血清无机磷降低见于

A. 甲状旁腺功能降低　　B. 甲状旁腺功能亢进症

C. 佝偻病　　D. 骨质软化症

E. 多发性骨髓瘤

25. 下述关于肱骨骨折的说法，哪几项是正确的

A. 肱骨干部骨折，容易引起正中神经麻痹

B. 外科颈骨折不会并发肱骨头脱位

C. 肱骨髁上骨折容易引起缺血性肌挛缩

D. 肱骨髁上骨折容易遗留肘外翻

E. 外科颈骨折，即使畸形愈合后，其功能障碍也较少

26. 血清免疫学检查中，单克隆丙种球蛋白阳性见于

A. 恶性淋巴瘤　　B. 多发性骨髓瘤

C. 巨球蛋白血症　　D. 冷球蛋白血症

E. 单核细胞白血病

27. 通过腕管的结构有

A. 正中神经　　B. 指浅屈肌腱

C. 指深屈肌腱　　D. 拇长屈肌腱

E. 有 9 条肌腱、1 条神经

28. 使髋关节旋外的肌有

A. 闭孔内肌
B. 闭孔外肌
C. 上孖肌
D. 下孖肌
E. 股方肌

29. 若踝上方、胫骨后面的胫神经被切断，可能出现的症状是

A. 足背感觉丧失
B. 感觉运动均正常
C. 爪形趾
D. 足底感觉丧失
E. 足垂症

30. 关于放射性核素骨显像检查的临床应用，正确的是

A. 核素轻度浓集，多见于骨肉瘤、尤因肉瘤
B. 核素无浓集现象，见于软骨瘤、纤维瘤
C. 放射性核素骨显像在骨髓炎症状出现 24 小时后，就可以在病灶区内发现密集现象
D. 放射性核素骨显像能直接反映脊柱移植骨成骨活性的程度
E. 骨梗死在核素图像中表现为“冷区”反应，且持续时间达数周以上

31. 关于 X 线片的临床应用，正确的是

A. X 线片上的骨溶解表现通常在起病后 7～10 天才出现
B. X 线片上看到的肿瘤基质对确定肿瘤性质有一定帮助
C. X 线片可显示受累关节的形态学畸形及受累的骨骼范围
D. X 线片可诊断骨形成异常如骶骨发育不良、先天性假关节
E. 通过 X 线片可快速得出骨折和脱位的精确诊断

32. 关于 CT 扫描在脊柱疾病的应用，正确的是

A. CT 扫描对于复杂的先天性脊柱畸形无用
B. CT 扫描能测出骨化灶的横径、矢状径和脊髓受压程度
C. CT 扫描能清楚显示突出物压迫硬膜囊及神经根，了解是否伴有椎管狭窄
D. CT 扫描可区分中央型或侧隐窝狭窄，可看到硬膜囊及神经根受压的程度
E. 脊柱的 CT 三维重建可以清楚地显示椎体的先天畸形

五 案例分析题

（1～4 题共用题干）

患者，男性，62 岁。双下肢无力半年，右腿明显，近 2 个月行走不稳，右手不能扣纽扣，无外伤史，无发热。查体：颈背部无明显压痛，两上肢前臂、手及上臂尺侧皮肤感觉均减退，右侧尤其明显，四肢肌张力增高，肱二头肌反射亢进，双侧膝踝反射亢进，右髌阵挛（+），右巴宾斯基征（+）。

1. 该患者最可能的诊断是

A. 寰枢椎半脱位　　B. 颈椎间盘突出症

C. 周围神经炎　　D. 颈椎结核

E. 颈部软组织损伤

2. 最有助于鉴别诊断的辅助检查是

A. 颈段 MRI　　B. 肌电图

C. 颈椎 X 线检查　　D. 颈椎 CT 检查

E. 放射性核素骨显像

3. 患者应考虑的治疗是

A. 颈枕吊带牵引　　B. 激素治疗

C. 痛点局部封闭　　D. 手术

E. 颈托围领

4. 根据体格检查确定病变节段为

A. 第 5~6 颈椎　　B. 第 6~7 颈椎

C. 第 7 颈椎至第 7 胸椎　　D. 臂丛神经

E. 第 4~5 颈椎

(5~8 题共用题干)

患儿，男，7 岁。8 小时前不慎跌倒后致左肘部剧烈疼痛，肿胀。跌倒时肘关节伸直，手掌着地，前臂肿胀，并进行性加重。肘关节功能障碍，活动范围减少，肘后三角关系正常。6 小时前，在当地村卫生所进行夹板固定后，前臂肿胀加重。

5. 首选的辅助检查是

A. X 线检查　　B. CT

C. 超声检查　　D. MRI

E. 血管造影

6. 若 X 线片提示左肱骨髁上可见骨皮质不连续，近折端向前下移位，远折端向上移位。下列关于该处骨折的描述，正确的是

A. 多发生于 10 岁以下儿童

B. 在肱骨髁内、前方，有肱动脉、尺中神经经过

C. 神经、血管容易受到损伤

D. 儿童患者易出现肘内翻或外翻畸形

E. 肱骨干轴线与肱骨髁轴线之间的前倾角是造成肱骨髁上骨折容易发生的解剖因素

7. 根据 X 线片检查结果，进一步的检查宜选择

A. 血常规　　B. 测量骨筋膜隔室压力

C. 数字减影血管造影
D. 血管多普勒超声检查
E. 神经电生理检查

8. 若辅助检查结果：骨筋膜隔室压力48mmHg；血管多普勒超声检查显示肱动脉管腔狭小，数字减影血管造影提示肱动脉血流减少；血常规与生化指标未见异常。该患者的治疗应采取的治疗原则是
A. 密切观察病情
B. 立即解开包扎的敷料或任何外固定
C. 立即正确复位
D. 用臂丛神经阻滞或用血管扩张药
E. 必要时紧急手术

（9~12题共用题干）

患者，男性，46岁。5小时前外伤后致右上臂剧烈疼痛，肿胀，活动障碍，于外院行手法复位，石膏固定后，转入本院继续治疗。查体：上臂成角畸形，功能受限，健手扶患肢。右腕下垂，不能伸拇指及各指掌指关节，前臂有旋前畸形，拇指内收畸形。手背桡侧半、桡侧两个半指、上臂及前臂后部感觉障碍。指间关节活动正常，桡动脉搏动未见减弱。

9. 根据患者信息，可以得出的结论包括
A. 肱骨发生了骨折
B. 尺神经损伤
C. 桡神经损伤
D. 骨折的部位为肱骨外科颈
E. 大血管损伤的可能性很小

10. 目前该患者应选择的辅助检查是
A. X线检查
B. 血管造影
C. MRI
D. 超声检查
E. 神经电生理检查

11. X线检查结果提示右肱骨中段骨皮质不连续，提示肱骨中段骨折。该患者下一步需要的辅助检查为
A. 心电图
B. 血管造影
C. MRI
D. 超声检查
E. 血常规及生化检查

12. 进一步辅助检查结果：心电图未见异常，血常规及生化指标未见异常。该患者的治疗方案应采取
A. 手法复位
B. 肱骨切开复位
C. 接骨板外固定
D. 接骨板螺钉内固定
E. 桡神经探查

(13~15 题共用题干)

患儿，女，12 岁。发热伴右大腿疼痛 2 周。查体：精神萎靡，患肢呈半屈曲位，皮温高，右大腿远端有压痛。白细胞计数 $14 \times 10^9/L$，中性粒细胞占比 0.9，股骨正侧位 X 线片可见干骺端骨质疏松及层状骨膜反应。

13. 该患者最可能的诊断是

A. 恶性骨肿瘤　　B. 急性血源性骨髓炎

C. 蜂窝组织炎　　D. 化脓性髋关节炎

E. 风湿性关节炎

14. 为明确诊断，最有意义的检查是

A. 血常规　　B. 红细胞沉降率

C. 局部分层穿刺　　D. 血细菌培养

E. 血碱性磷酸酶

15. 该患者经抗生素治疗，体温正常、疼痛缓解已 2 个月余，右大腿内侧有一窦道，偶可排出脓液。X 线片见右股骨干增粗，骨质硬化，可见死骨影及圆形透亮区，周围包壳已充分形成，下一步的治疗方案是

A. 病灶清除术　　B. 继续石膏制动，开窗换药

C. 加强局部换药，充分引流　　D. 患肢功能锻炼

E. 继续全身应用抗生素治疗

(16~19 题共用题干)

患者，男性，25 岁。3 个月前，因突然转身而扭伤右膝，伤后感右膝疼痛，无肿胀，未加重视；其后开始出现右膝活动时反复卡锁、弹响，不能完全伸直，剧烈运动后疼痛加重。疼痛、卡锁时的位置和角度较为固定。患者在半屈膝位，小腿外旋的情况下，引起右膝内侧关节间隙疼痛和卡锁；伤后关节腔无明显肿胀，初步考虑右膝内侧半月板体部损伤。查体：股四头肌轻度萎缩，内侧关节间隙有固定压痛点，浮髌试验（-），McMurray 试验提示患膝在半屈膝位、小腿内收外旋的情况下，右膝内侧关节间隙有弹动和弹响。Lachman 试验和抽屉试验提示交叉韧带的稳定性良好。

16. 关于该患者的描述，正确的是

A. 根据卡锁、弹响基本可确认半月板损伤

B. 半屈膝时疼痛提示半月板体部损伤

C. 极度屈膝时疼痛提示半月板后角的损伤

D. 内旋位易导致外侧半月板的撕裂

E. 外旋位易导致内侧半月板的撕裂

17. 根据体检结果，下列描述正确的有
  A. 股四头肌发生萎缩可能的原因是患肢使用少
  B. 浮髌试验阴性提示关节腔肿胀，关节存在损伤
  C. 半月板回旋挤压试验（McMurray 试验）是检查半月板损伤的常用方法
  D. 损伤侧的判断必须以手指明确感到关节间隙的弹动为准
  E. Lachman 试验和抽屉试验主要用来检查交叉韧带的稳定性
18. 该患者进一步的辅助检查应选择
  A. X 线检查　　B. MRI
  C. CT　　D. 超声检查
  E. 关节造影
19. 对于半月板损伤的治疗，下列描述正确的有
  A. 急性半月板损伤时可用长腿石膏托固定 4 周
  B. 急性期过去后可以开始作股四头肌锻炼
  C. Ⅰ~Ⅱ度的半月板损伤不需要手术治疗
  D. Ⅲ度半月板损伤，大多需要手术治疗
  E. 手术可通过关节镜施行微创而有效

（20~22 题共用题干）

患者，女性，45 岁。30 年前无明显诱因出现跛行，劳累或长距离行走后双髋酸胀，不伴有疼痛。2 年前双髋关节出现间歇性疼痛，同时伴有下腰部疼痛，仍以劳累或长距离行走后明显，休息后缓解。在当地医院就诊，诊断为“双髋关节脱位伴股骨头坏死”。近 1 个月来患者下腰部疼痛加重。

问诊：患者自从会独立行走时起就有跛行，无外伤史；病程中无畏寒、发热，无潮热、盗汗、消瘦；全身其他关节无疼痛；疼痛主要位于双髋关节后方中上部和第 3~5 腰椎棘间和棘突旁，为胀痛、钝痛；疼痛呈间歇性发作，常常在劳累或长距离行走后加重，休息后缓解；患者日常生活中无痛行走距离 <1km；既往史中无长期大量饮酒史或长时间激素使用史。跛行步态和疼痛对患者工作生活均有影响。无胃十二指肠溃疡、胃炎史。

查体：蹒跚步态，骨盆前倾，股骨大粗隆突出，臀部后耸，Trendelenburg 征（+）。腰椎生理弧度明显加大，第 3~5 腰椎棘间和棘突旁明显叩压痛，屈伸活动轻度受限。左下肢较右下肢短缩 1cm，轻度肌肉萎缩。双侧髋关节前方及内收肌止点处压痛，髋关节屈伸活动基本正常，外旋、外展受限，“4”字试验（+）。膝踝关节未见异常。双下肢皮肤无异常，双下肢感觉正常，肌力Ⅴ级。

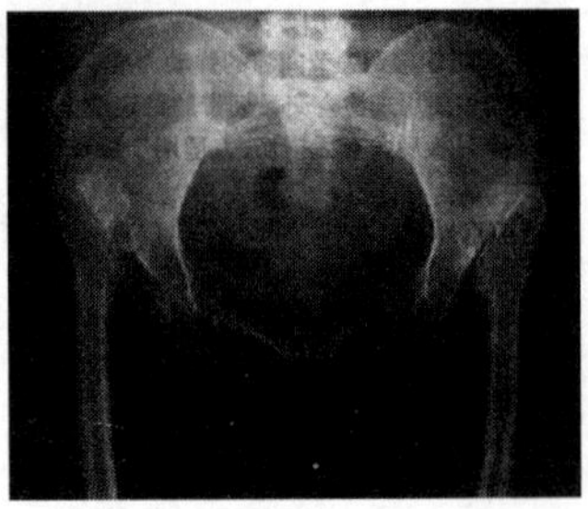

X 线片如右图所示。

20. 下列关于髋部疼痛的描述，正确的有
   A. 结缔组织疾病引发的关节痛常为全身多关节性疼痛
   B. 髋关节脱位引发的关节痛常局限于单一关节
   C. 髋关节外侧大转子处的疼痛常见于坐骨结节滑囊炎
   D. 髋关节后方中部的疼痛常见于先天性髋关节高位脱位或梨状肌综合征
   E. 胀痛、钝痛多见于关节感染性病变，烧灼样痛多见于痛风性关节炎
21. 该患者可能诊断为
   A. 双侧髋臼骨折　　B. 双侧髋关节结核
   C. 双侧股骨头坏死　　D. 双侧髋关节脱位
   E. 腰椎退行性病变
22. 为进一步确诊，需要的辅助检查是
   A. CT　　B. MRI
   C. 超声检查　　D. 肌电图
   E. 关节穿刺活检

参考答案与解析

一、A1 型题

1. A【解析】单足站立试验：嘱患者先用健侧单腿站立，患侧下肢抬起，患侧骨盆向上提起，该侧臀皱襞上升为阴性。再使患侧单腿站立，健侧下肢抬起，健侧骨盆及臀皱襞下降为阳性。此试验反映髋关节的稳定情况，任何髋关节结构的改变（如先天性或外伤性髋关节脱位、股骨颈骨折等）或肌肉的瘫痪、无力，而影响臀肌特别是臀中肌的作用，甚至发生麻痹性髋关节脱位时，本试验呈阳性。

2. E【解析】髌骨软骨软化症的诊断如下。①髌骨摩擦试验：检查时使髌骨与其相对的股骨髁间关节面互相挤压研磨或上下左右滑动，有粗糙的摩擦感，摩擦声和疼痛不适；或者检查者一手用力将髌骨推向一侧，另一手拇指按压髌骨边缘后面可引起疼痛。②单腿下蹲试验：患者单腿持重，逐渐下蹲到 90°~135° 时出现疼痛，发软，蹲下后单腿不能起立。膝关节在伸屈时有阵阵摩擦感或半蹲试验阳性正是髌骨软骨软化症的表现。

3. A【解析】按压或叩击神经干，局部出现针刺性疼痛，并有麻痛感向该神经支配区放射，表示该神经干有损伤。从神经修复处向远端沿神经干叩击，Tinel 征阳性则是神经恢复的表现；Thomas 征用于检查髋关节屈伸范围，应与对侧对比判断；Dugas 征又称搭肩试验，肩关节脱位时呈阳性；Hoffmann 征和 Babinski 征是病理反射。

4. C【解析】抽屉试验包括前抽屉试验和后抽屉试验。①前抽屉试验：用于前交叉韧带

的检查。患者平卧床上，膝屈曲 90°，双足平置于床上，保持放松。检查者坐于床上，抵住患者双足使之固定，双手握住膝关节的胫骨端，向前方拉小腿，如出现胫骨前移距离比健侧大 5mm 为阳性，为前直向不稳定。②后抽屉试验：用于后交叉韧带的检查。患者仰卧位，屈膝 90°，双手放在膝关节后方，拇指放在伸侧，重复向后推拉小腿近端，胫骨在股骨上向后移动为阳性，提示后交叉韧带部分或完全断裂。

5. C【解析】脊髓休克是指当脊髓与高位中枢离断后，断面以下的脊髓暂时丧失反射活动能力，进入无反应状态的现象。休克期过后，反射逐渐恢复，顺序是由低到高，由远及近，休克后期神经系统查体常能提示脊髓损伤的程度，如伸肌很早出现痉挛，提示损伤是不完全性的，屈肌出现痉挛性瘫痪则表明是完全性损伤。脊髓休克恢复后部分反射比脊髓横切前亢进，如屈肌反射、发汗反射，这是因为上位中枢对该脊髓的抑制作用丧失。

6. B【解析】关节内注射醋酸泼尼松龙虽然可以缓解症状，但由于抑制糖蛋白、胶原的合成，对软骨修复不利，故应慎用。

7. D【解析】化脓性关节炎会导致关节活动度下降，但该项检查不是特异性检查；一般在化脓性关节炎发生两周以后可以在 X 线片上发现特征性改变；关节液检查比放射学检查更为准确和直观，可以客观地确诊感染，而且能提供感染的细菌类型和药物敏感试验结果，是最有价值的诊断方法；化脓性关节炎早期不宜手术探查。

8. A【解析】X 线和 CT 检查的优势在于对骨折的诊断，MRI 可明确脊髓受压程度、范围及脊髓萎缩情况。脊髓造影属有创检查，已很少应用。CR 是使用数字化影像，方便接入影像存储与传输系统（PACS），可结合计算机技术处理图像，提高影像质量。主要用于胸部检查，可同时获得胸部的原始影像、单纯肺组织像、单纯肋骨像等多种影像信息，消除骨骼或软组织影像，从而可为肋骨骨折或肺部肿块及其对肋骨的破坏情况提供强有力的证据。

9. B【解析】手内部肌分为骨间肌、蚓状肌，以及大、小鱼际肌，其中骨间肌与小鱼际肌由尺神经支配，大鱼际肌由正中神经支配，蚓状肌由正中神经及尺神经支配。对掌功能障碍，主要由正中神经支配的拇指对掌肌麻痹所致。而骨间肌有尺神经支配，损伤后出现萎缩。因此该患者存在正中神经、尺神经联合伤。

10. E【解析】起病后 14 天内的 X 线检查往往无异常发现。CT 检查可以提前发现骨膜下脓肿，对细小的骨脓肿仍难以显示。放射性核素骨显像只能显示出病灶的部位，但不能做出定性诊断，因此该项检查只具有早期间接帮助诊断的价值。血培养有助于诊断及指导合理选择抗生素。局部分层穿刺对早期诊断有重要价值。选用有内芯的穿刺针，在压痛最明显的干骺端刺入，抽出混浊液体或血性液体可做涂片检查与细菌培养，涂片中发现多量脓细胞或细菌则可明确诊断，任何性质穿刺液都应作细菌培养与药物敏感试验。

11. D【解析】鹅颈畸形，是指掌指关节屈曲，近指间关节过伸，远指间关节屈曲，从侧面看来很像鹅的颈部。多见于类风湿关节炎，出现关节畸形是其特有的病理改变所造成的。

12. E【解析】先天性髋关节脱位的原因迄今不明，据研究与遗传、环境、产后等因素有关。是一种较常见的先天性畸形，女性多于男性，左侧比右侧多。病变发生在髋臼，股骨头、颈，关节囊，可为原发性病变或继发性病变。治疗越早，效果越好。

13. D【解析】弹进试验阳性（Ortolani 试验阳性）即可诊断新生儿的先天性髋关节脱位，此法适用于3周内的新生儿。Barlow 试验阳性表示有可能还未脱位，诊断为不稳定髋。Telescoping 征阳性、Trendelenburg 征阳性、Allis 征阳性为诊断站立行走期的先天性髋关节脱位。

14. B【解析】选项 A、C、D、E 都与膝关节滑膜结核有关，但其他疾病也可能出现这些临床表现或检查结果。在膝关节滑膜结核的诊断中，以滑膜活组织检查最可靠，故选 B。

15. D【解析】髌骨软骨周围无血液供应，由关节滑液营养软骨。故选 D。

16. B【解析】新发的肩关节前脱位以手法复位为主，局部麻醉下进行，现大都采用 Hippocrates 法。术后三角巾悬吊患肢3周，使受损伤的关节囊等软组织得以修复，防止发生复发性肩关节脱位。

17. E【解析】患侧踝关节跖屈活动减弱或完全消失。在体表肌腱断裂处可触及一横沟或者局部跟腱不连续凹陷，并有明显红、肿、压痛。Thompson 试验可明确跟腱是否断裂。下肢的 MRI 踝关节扫描可以看到跟腱断裂信号。跟腱断裂不会出现感觉障碍等神经损伤表现。

18. D【解析】所有骨折患者均应做 X 线检查，X 线片能显示物理学检查难于发现的损伤，还可以确定骨折的类型和移位，如不完全骨折、体内深部骨折等。X 线检查需拍摄正、侧位片，并包括邻近关节，必要时应拍摄特殊位置或健侧对应部位的 X 线片。

19. D【解析】对疑有急性化脓性骨髓炎的病例应早期联合应用大剂量有效抗生素治疗，以后依据细菌培养和药物敏感试验的结果及治疗效果进行调整。一经确诊为急性化脓性骨髓炎，应在压痛最明显处行骨皮质钻孔引流和开窗减压冲洗，引流脓液，减少毒血症；阻止急性化脓性骨髓炎转变为慢性化脓性骨髓炎。

20. B【解析】正常人将手搭在对侧肩上，肘部能贴近胸壁。肩关节前脱位时肘部内收受限，伤侧的手搭在对侧肩上，肘部则不能贴近胸壁，或者肘部贴近胸部时，则手搭不到对侧肩，此为 Dugas 征阳性。

21. A【解析】骨肉瘤患者局部疼痛感明显，肿瘤发展迅速。X 线片常见骨膜反应，为放射状的“日光射线”形态或呈现 Codman 三角。病理切片可以确诊。

22. B【解析】关节内骨折最常见的并发症是创伤性关节炎，因为骨折之后会导致整个关节面不平整，即使通过手术治疗，也无法将平整性恢复到与原来一模一样。在这种情况下，只要关节活动过多或者负重过大，就可以引起关节软骨的磨损，出现骨质增生。在磨损动作加大或者负重增多的情况下可产生疼痛，随着时间的推移，疼痛会越来越严重，甚至影响关节的活动范围，导致关节强直，最终有可能需要接受关节置换手术。

23. C【解析】脊髓损伤的 ASIA 分级：A 级（完全性损伤）：在脊髓损伤神经平面以下，包括第 4~5 骶神经支配区（鞍区）无任何运动及感觉功能保留。B 级（不完全性损伤）：在脊髓损伤神经平面以下，包括第 4~5 骶神经支配区有感觉功能保留，但无任何运动功能保留。C 级（不完全性损伤）：在脊髓损伤神经平面以下有运动功能保留，但脊髓损伤神经平面以下有一半以上的关键肌肌力小于 3 级。D 级（不完全性损伤）：在脊髓损伤神经平面以下有运动功能保留，且脊髓损伤神经平面以下至少有一半的关键肌肌力等于或大于 3 级。E 级（正常）：感觉和运动功能正常。依据题干中的描述符合 C 级的标准，故选 C。

24. B【解析】关节脱位指因关节稳定装置受到破坏，各关节对应的关节面失去正确解剖对合关系。关节脱位具有一般损伤症状，如关节疼痛、肿胀、功能活动受限等。关节脱位具有 3 个特有体征，包括关节盂空虚、关节畸形及关节弹性活动。

25. D【解析】髌骨软骨软化症是由于髌骨软骨面在慢性损伤后，软骨肿胀、侵蚀、龟裂、破碎而导致的软骨关节病；它的早期病理改变是软骨深层细胞退行性病变。

26. B【解析】骨软骨瘤的 X 线表现是在干骺端从皮质突向软组织的骨性突起。其他各项都不是骨软骨瘤的表现。

27. A【解析】病理性骨折不是恶性肿瘤所特有的 X 线表现，良性及交界性骨肿瘤也可有此表现。

28. E【解析】两者都可出现腰痛（部位都没有明确的界限，程度都可轻可重）、受累神经根（都可累及坐骨神经）支配区放射痛及运动感觉反射等改变；神经源性间歇性跛行是腰椎椎管狭窄症的特点，但 1/3 的腰椎间盘突出症患者也可发生；两者的鉴别主要根据 X 线、造影、CT、MRI 的结果确立。

29. A【解析】髌骨软骨软化症一般采用非手术疗法，改善膝部活动以减少髌骨软骨受到的压力及摩擦力，物理治疗及药物可缓解症状，有的可进行软骨面刨削、整修或软化病灶剔除、软骨下骨皮质钻孔术。重度髌骨软骨软化症病变范围广泛者可采用髌骨截骨术、髌骨成形术或髌骨切除术。

30. C【解析】正常情况下，闭孔上缘和股骨颈内侧缘可连成完整的弧形曲线，即 Shenton 线。当髋关节脱位后此线不完整，即 Shenton 线中断。

31. B【解析】因为影像学表现尚且不能决定诊断，靠此来决定手术与否则更加不可靠，故选 B。

32. A【解析】抽屉试验主要用于检查膝关节交叉韧带的情况。如果是膝关节前交叉韧带断裂损伤，则前抽屉试验为阳性，膝关节往前拉时活动幅度较大。如果是后交叉韧带断裂损伤，则后抽屉试验为阳性，膝关节往后推移时活动幅度较大。故选 A。其余选项均与半月板损伤有关。

33. A【解析】脊柱骨折脱位合并脊髓损伤的手术指征：①脊柱骨折脱位有关节突交锁者。②脊柱骨折复位不满意，或者仍有脊柱不稳定因素存在者。③影像学显示有碎骨片凸入椎管压迫脊髓者。④截瘫平面不断上升，提示椎管内有活动性出血者。

34. C【解析】由于诊断不及时，急性骨髓炎往往演变为慢性骨髓炎。治疗目的是中断骨髓炎由急性期趋向于慢性期的进程，早期诊断与治疗是关键。因此，对急性骨髓炎的预后有决定性作用的因素是早期诊断和早期治疗。

35. B【解析】第5腰椎至第1骶椎椎间盘突出症致第1骶神经根受压时，其神经系统体征：外踝附近及足内侧痛、触觉减退；趾及足跖屈力减弱；踝反射减弱或消失。膝反射减弱或消失为第4~5腰椎椎间盘突出症的体征。

36. A【解析】这两种骨折都发生在股骨上端，相距较近，均会出现髋部疼痛，下肢内收、外旋和短缩畸形，Bryant三角底边短缩。不同之处是股骨颈骨折为囊内骨折，由于关节囊的牵拉，外旋很少超过60°，而股骨转子间骨折为囊外骨折，外旋畸形明显，可达90°。

37. C【解析】Singh指数是利用X线检查结果判断股骨近端骨丢失的半定量形态学指标，1978年Singh提出利用X线测量股骨近端骨小梁形态以衡量骨的机械强度。股骨近端骨小梁被分为5组：主要抗压力骨小梁、主要抗张力骨小梁、转子部骨小梁、次要抗压力骨小梁、次要抗张力骨小梁。Singh按骨小梁消失顺序和程度将股骨近端骨小梁变化分为6级：5组骨小梁均清晰可见者为6级；只有次要骨小梁减少而不连续者为5级；次要骨小梁消失，主要抗张力骨小梁减少者为4级；主要抗张力骨小梁不连续者为3级；主要抗压力骨小梁亦减少，而抗张力骨小梁消失者为2级；只有少量主要抗压力骨小梁者为1级。

38. E【解析】双侧对比X线片：为诊断骨损害的程度和性质，有时需要健侧对比，如儿童股骨头骨髓疾患，一定要对比才能看得出来。负重位X线片：常用于膝关节，可精确地显示骨关节炎患者的软骨破坏和力线异常。

39. D【解析】挤压、分离骨盆时，受压区域乃至整个骨盆环任何一处的骨折均会因受到牵扯而发生疼痛。因此，正确答案为D。

40. C【解析】急性股四头肌肌腱完全断裂时，不能主动伸膝，大多需要急性手术修复，治愈率高。为获得满意的修复效果，应争取在损伤后48小时之内完成修补手术。髌腱断裂的损伤机制主要是股四头肌收缩时，在外力的作用下被动拉长，髌腱不能承受而断裂。根据髌腱断裂程度不同而采取不同的治疗方式：部分断裂可以选择石膏外固定治疗，完全断裂必须手术治疗，还需要加强患肢功能锻炼。

41. B【解析】骨巨细胞瘤是起源于骨松质的溶骨性肿瘤，属潜在恶性，有时可表现为明显恶性，多见于青壮年。好发部位为股骨远端和胫骨近端等处，肿瘤初发病变在骨骺内侧，虽病情进展可逐渐占据骨端的全部，骨皮质膨胀变薄，有的可以穿破皮质，进入软组织。治疗方法：局部切除、彻底刮除，临床易复发应加以注意。还可选择彻底切除或截肢，配合放射治疗，但有时可能发生放射后肉瘤变，应加以注意。

42. B【解析】生长发育期间发生原因不清楚的脊柱侧凸称为特发性脊柱侧凸。特发性脊柱侧凸的治疗方法很多，如传统的石膏矫形、支具矫形和脊柱融合术等。特发性脊柱侧凸，没有结构异常者，可穿戴支架或有螺旋的短夹克衣，预防畸形恶化。患儿长至12～16岁时，畸形容易恶化，应严密观察，积极采取有效治疗措施。对脊椎结构异常、脊椎结构病理改变及脊柱外各种组织畸形，均应积极采取措施，充分治疗，消除这些病理变化及脊柱外结构畸形，为矫治脊柱侧凸畸形打好基础。矫正脊柱侧凸的手术方法有特殊矫正器械和脊柱融合等。

43. B【解析】皮肤的咖啡牛奶斑常伴发于神经纤维瘤病，不是先天性脊柱侧后凸畸形的常见伴发病理改变，其余均是。

44. E【解析】肌肉力量不好会造成髌骨关节力线的异常，髌骨软骨与股骨软骨之间容易发生磨损，造成髌骨软化的发生。髌骨软骨软化症手术治疗目的：①增加髌骨关节活动过程中的稳定性，如外侧关节囊松解术，股骨外髁垫高术等。②刮除髌骨关节软骨上较小的侵蚀病灶，促进修复。③髌骨关节软骨已完全破坏者，可用髌骨切除方法减慢髌股关节骨关节病的发展，但术后膝关节明显无力，难以进行较大强度的运动。

45. A【解析】股骨颈囊内骨折，早期容易发生骨折不愈合，晚期主要并发症则是股骨头缺血性坏死。

46. C【解析】化脓性骨髓炎是由化脓性细菌引起骨质、骨膜和骨髓的感染性炎症。化脓性骨髓炎的病变范围不仅涉及骨髓组织，且常波及骨膜、骨密质和骨松质等部位；如不及时正确治疗，可反复发作或转为慢性骨髓炎，遗留畸形、强直、残废等，严重影响功能和健康，甚至危及生命。

47. C【解析】腰椎结核患者从地上拾物时表现为尽量屈膝、避免弯腰、屈髋，起立时用手扶大腿前方，称为拾物试验阳性。Thomas征阳性用来检查髋关节有无屈曲畸形。直腿抬高试验阳性常见于腰椎间盘突出症，也可见于单纯性坐骨神经痛。斜扳试验阳性表示该侧骶髂关节或下腰部有病变。“4”字试验阳性见于骶髂关节病变、骶髂关节部位劳损、类风湿关节炎、腰椎间盘突出症、股骨头坏死、强直性脊柱炎、骨结核、致密性骨炎、膝关节病等骨关节疾病。

48. D【解析】肩周炎是肩关节周围肌肉、肌腱、滑囊和关节囊等软组织的慢性无菌性炎症。炎症导致关节内外粘连，从而影响肩关节的活动。其病变特点是广泛，即疼痛广泛、功能受限广泛、压痛广泛。本病好发于50岁左右。对肩周炎主要是保守治疗，如口服抗炎镇痛药、物理治疗、痛点局部封闭、按摩推拿等综合疗法。同时，进行关节功能练习，通常半年到一年的时间内疼痛会逐步缓解自愈。经常写字不是肩周炎的病因。

49. D【解析】MRI检查不但可以显示骨折出血所致的信号改变和前方血肿，还可以显示因脊髓损伤所表现出的异常高信号。

50. A【解析】恶性骨肿瘤治疗的观点是保肢和新辅助化学治疗，而且仅通过X线检查不能确诊骨肉瘤，更不能据此行高位截肢术。故选A。

51. E【解析】脊柱裂是指由于先天性的椎管闭合不全，在脊柱的背或腹侧形成裂口，可伴或不伴有脊膜、神经成分突出的畸形。多发于第1~2骶椎与第5腰椎处。

52. D【解析】腰椎滑脱诊断的关键是X线检查。X线斜位片显示椎弓峡部断裂，上位椎体相对于下位椎体向前滑移，或者只有椎体不稳向前或者向后滑移，则可诊断。

53. B【解析】尿道和阴茎海绵体从骨盆出到体外的同时与骨盆底部相连，所以骨盆骨折可能会引起阴茎海绵体的血管和神经损伤，因此，大部分患者会发生器质性勃起功能障碍。骨盆骨折引起的勃起功能障碍往往是完全性的，还会发生阴茎萎缩，比较严重的患者药物治疗效果不佳。

54. C【解析】颈椎病是颈椎骨关节炎、增生性颈椎炎、颈神经根综合征、颈椎间盘突出症的总称。根据颈椎病的各种症状，临床可以分为神经根型颈椎病、椎动脉型颈椎病、交感神经型颈椎病、脊髓型颈椎病。

55. A【解析】化脓性骨髓炎是一种常见病，病因是化脓性细菌感染，涉及骨膜、骨密质、骨松质与骨髓组织。故选A。

56. A【解析】急性骨髓炎经过治疗大部分可以完全治好，不会转变为慢性骨髓炎，但是在治疗不及时不彻底，或者治疗方法欠妥的情况下，会引起慢性骨髓炎。原因主要是患者治疗不及时，细菌已经浸润到骨质，引起骨质的严重破坏，抗生素不能有效地到达已被感染的骨质，局部抗生素浓度较低，无法控制感染，容易转变为慢性骨髓炎。另外，体质较弱，有基础性疾病的患者，抗病能力较弱，也易转变为慢性骨髓炎，但不是主要原因。

57. D【解析】MRI的优点主要包括：①MRI能从多方位、多层面提供解剖学信息和生物化学信息，可在分子水平提供诊断信息。②MRI具有较CT更强的软组织分辨率，能反映炎症病灶、肿瘤周围被侵袭情况。③通过脂肪抑制技术，可在不需要造影的情况下获得类似于脊髓造影的磁共振液体（水）成像技术。④MRI检查无放射线辐射，并具有高度对比分辨力，且能提高病理过程的敏感度。对人体没有任何放射性损害。

58. A【解析】肱骨髁上骨折根据暴力来源及方向可分为伸直型和屈曲型。屈曲型肱骨髁上骨折治疗基本原则与伸直型基本相同，但手法复位方向相反，在肘关节屈曲40°左右行外固定，固定后4~6周可以开始主动练习肘关节屈伸活动。

59. C【解析】桡骨小头半脱位是婴幼儿常见的肘部损伤之一。发病年龄1~4岁，其中2~3岁发病率最高。小儿桡骨小头尚未发育好、环状韧带薄弱，当患肢前臂受牵引力后，桡骨小头向远端滑移，恢复原位后，环状韧带上半部来不及退缩，容易卡压在肱桡关节内而发生脱位。前臂旋转外力可复位。

60. E【解析】三刃钉内固定术是将三刃钉钉入股骨颈中央固定骨折两端，但这样将破坏髓腔内的唯一血液供应，造成术后的无菌性股骨头坏死。同时此术式没有加压作用，钉入后反而易造成骨折线分离，从而导致骨不连，因此目前很少用。

61. C【解析】慢性骨髓炎患者，如有死骨、窦道及空洞、异物等，则除药物治疗外，应手术根治。手术应在全身及局部情况好转，死骨分离，包壳已形成，有足够的新骨支持肢体重力时进行。

62. A【解析】慢性骨髓炎一般由急性骨髓炎迁延而来，表现为急性炎症消退后，有死骨、死腔、骨包壳、窦道形成。以探针伸入瘘管多能碰到粗糙骨质，部分患者可有死骨排出。诊断主要靠X线检查。慢性骨髓炎者通常在静止期症状较轻，有反复发作病史，患肢增粗、变形。儿童发病者骨髓破坏而影响骨骼生长发育，使患肢出现缩短或内、外翻畸形，并有不同程度的肌肉萎缩和功能障碍。患部皮肤薄，且色泽暗，易破损而形成经久不愈的溃疡或窦道，窦道口流出臭味脓液。

63. E【解析】除骨髓外其他部位的致病菌进入血液循环，可到达骨营养动脉，由于骨干骺端血流缓慢，细菌容易停滞于此而引起急性血源性骨髓炎，最常见的致病菌是金黄色葡萄球菌。本病好发于儿童、青少年，以及长期服用糖皮质激素的成年人。局部分层穿刺对早期诊断有重要价值。起病后14天内的X线检查往往无异常发现，使用过抗生素的患者出现异常X线表现的时间可以延迟至1个月左右。

64. D【解析】早期骨松质中心型结核骨小梁模糊，呈磨砂玻璃样改变，继而出现密度较高、边缘不齐的死骨。死骨吸收或排出后遗留骨空洞。边缘型骨松质结核可见局限性溶骨性破坏，形成骨缺损，死骨形成较少见。单纯滑膜结核局部骨质疏松，关节周围软组织肿胀、关节间隙增宽。全关节结核骨质疏松、肿胀，软骨下骨质破坏，关节间隙变窄消失，常合并关节畸形或脱位。骨干结核X线片可见溶骨性破坏和骨膜下新骨形成。

65. D【解析】脊髓栓系综合征患儿可以仅表现为遗尿，尤其是无表达能力、查体不合作的婴幼儿更是如此。可伴有下肢及腰骶部疼痛、肛门周围感觉障碍（针刺痛觉迟钝）、下肢活动障碍及畸形。上述症状在患儿身高发育较快的阶段会明显加重。大部分患儿合并腰骶椎裂，患儿腰骶部正中皮肤可有青紫色色素沉着、长毛，甚至鼓大包（医学上称为脊膜膨出、脂肪瘤）。MRI应作为首选检查，可发现脊髓圆锥位置低，终丝增粗。囊性脊椎裂修补手术一段时间后出现上述症状者更应考虑有脊髓栓系综合征。

66. D【解析】高位腰椎间盘突出症的临床特点：患者多有较严重的腰痛症状，范围比较大。在病变间隙棘突间侧方有局限性压痛点，有时范围较大或压痛不明显。此外可有下腹部、腹股沟区或大腿前内侧及小腿前侧疼痛。感觉减退的范围可累及腹前、小腿内侧或整个下肢，个别甚至可达脐平面。肌力改变表现为伸膝无力，可有股四头肌萎缩，小腿背伸肌、腓骨肌无力等。膝反射往往减弱或消失，股神经牵拉试验阳性，对高位腰椎间盘突出症有重要诊断价值，直腿抬高试验亦可呈阳性，其机制为第4腰神经根为坐骨神经的组成部分，因被牵拉致痛，当第3~4腰椎椎间盘突出偏向中央，可压迫即将发出的第5腰神经马尾部分。高位腰椎间盘突出症所致的括约肌功能障碍发生率明显高于低位腰椎间盘突出症。高位腰椎间盘突出症的治疗在于早期确诊、及时手术，以免截瘫后因神经受急性挤压损害而难以完全恢复。

67. E【解析】骨软骨瘤突然生长加快，X线片显示在瘤体边缘有模糊不清的棉絮状钙化阴影，提示恶变可能，应行切除术，切除应从肿瘤基底四周的正常骨组织开始，切除部分应包括纤维膜和软骨帽，以免复发。

68. A【解析】神经根型颈椎病是颈椎退行性病变引起的神经根病变，是颈椎病中最常见的一种类型，占 60%~70%。颈椎病的主要症状：①颈肩部酸痛可放射至头枕部和上肢。②一侧肩背部沉重感，上肢无力，手指发麻，肢体皮肤感觉减退，手握物无力，有时不自觉地发生握物落地。③严重的典型表现是下肢无力，行走不稳，双足麻木，行走时有如踏棉花感。④最严重者甚至出现大、小便失禁，性功能障碍，甚至四肢瘫痪。⑤常伴有头、颈、肩、背及手臂酸痛，颈部僵硬，活动受限。⑥有的伴有头晕，房屋旋转，重者伴有恶心、呕吐，卧床不起，少数可有眩晕，猝倒。⑦当颈椎病累及交感神经时可出现头晕、头痛、视力模糊，双眼发胀、发干、双眼不能睁开、耳鸣、耳堵、身体平衡失调、心动过速、心悸，胸部紧束感，有的甚至出现胃肠胀气等症状，也可出现吞咽困难，发音困难等症状。

69. E【解析】关节扭伤、脱位或关节附近的骨折，特别是肘关节，发生骨膜剥离后，形成骨膜下血肿。若处理不当，在关节附近的软组织内可有广泛的骨化，称为骨化性肌炎，影响关节活动功能。

70. D【解析】尺桡骨骨折，术后 2 周开始进行手指屈伸和腕关节活动，4 周开始练习肩、肘关节活动，8~10 周 X 线检查证实骨折已愈合，可进行前臂旋转活动。

71. C【解析】急性骨髓炎 X 线片表现为局部骨质稀疏，有骨膜反应和骨质破坏，但骨质破坏征象多出现在发病 2 周以后，所以 X 线检查对急性血源性骨髓炎早期诊断帮助不大。早期急性骨髓炎与早期蜂窝织炎、丹毒等软组织炎症常不易鉴别。早期急性骨髓炎压痛常发生于长骨干骺端处，单指检查时，患处四个平面均有深部压痛，软组织炎症时全身中毒症状较轻，而局部红肿较明显，压痛较浅，因病变位于骨骼一侧，故压痛只限于一个或两个平面，这一点对早期鉴别诊断有重要意义。此外，两者放射性核素骨显像所见也不相同。对急性骨髓炎，局部分层穿刺具有诊断价值。

72. E【解析】骨肉瘤骨膜反应明显，呈侵袭性发展，可见 Codman 三角或呈“日光射线”形态。患部出现肿块，生长迅速，质地中等或坚硬，溶骨性骨肉瘤肿块质地较软，压痛阳性，活动度差，基底部与骨质紧密相连，局部温度较高，静脉怒张，有时可触及动脉搏动，听诊可闻及血管杂音。骨肉瘤多发于干骺端，近邻关节，容易产生邻近关节积液，出现关节疼痛，影响关节功能，严重时关节畸形。

73. B【解析】短期大剂量甲基泼尼松龙是早期无骨折脱位的脊柱脊髓损伤最有效的治疗方法，能阻止类脂化合物的过氧化反应，预防损伤后脊髓进一步缺血，促进新陈代谢和预防神经纤维变性。

74. C【解析】足弓是足的跗骨、跖骨借韧带、肌腱共同组成的一个凸向上方的弓形结构。足弓可分为前后方向的纵弓和内外方向的横弓。纵弓可分为内侧纵弓和外侧纵弓，内侧纵弓由跟骨、距骨、足舟骨、3 块楔骨及第 1~3 跖骨构成，此弓较高，有较大的弹性，起缓冲震荡的作用。外侧纵弓由跟骨、骰骨及第 4、5 跖骨构成，此弓较低，弹性较差，主要与维持身体直立姿势有关。横弓由 3 块楔骨、骰骨及跖骨的后部构成。如果维持足弓的软组织（韧带、肌肉等）先天性发育不良或维持足弓的软组织过度劳损或骨折损伤，均可导致足弓塌陷变平，形成扁平足。

75. D【解析】膝关节结核的典型症状包括膝关节疼痛、肿胀、功能障碍、畸形，多数患者有低热、乏力、疲倦、食欲缺乏、消瘦、贫血、盗汗等全身症状。X 线片表现常常不典型，早期 X 线片仅见髌上囊肿胀与局限性骨质疏松。

76. C【解析】石膏的主要成分为硫酸钙，而医用石膏的主要成分为无水硫酸钙，是经过含水硫酸钙锻造形成的。

77. D【解析】软骨肉瘤的治疗，应及早手术切除，一般采用肢体骨肉复合重建术再行大块骨移植或假体植入等保肢手术。如果就诊较晚或复发者，行截肢或关节离断术。

二、A2 型题

1. A【解析】桡神经起于臂丛神经的后束，在腋窝内位于腋动脉后方，并于肱动脉一起向外下方走行，在肱骨外上髁上方穿过外侧肌间隔，至肱桡肌与肱肌之间，在此分为浅深二支。浅支沿桡动脉外侧下降，在前臂中下 1/3 交界处转向背面，进入手背，深支经桡骨小头外侧穿过旋后肌至前臂背侧，下行至腕部。所以桡骨小头损伤时最容易伤及桡神经的深支。

2. D【解析】化脓性骨髓炎的治疗方案：①全身支持及对症治疗，调节水电解质平衡，补充维生素。中毒症状明显者可给予少量多次输血、降温、镇痛等治疗。②急性期主张尽早静脉给予足量抗生素，通常宜两种或两种以上联合使用，并根据药物敏感试验结果进行调整。③用石膏、夹板、皮牵引等行患肢抬高和制动。④应用大剂量抗生素 48 小时后高热仍不退者或骨膜下穿刺有脓时应手术治疗，包括骨膜切开、钻孔或开窗。如已形成骨膜下脓肿，则应早期切开引流，髓腔内放置两根硅胶管进行抗生素溶液灌注冲洗。化脓性骨髓炎手术禁忌证：大块死骨形成而包壳尚未充分生成，过早去除大块死骨会造成长段骨缺损，必须待包壳充分形成后再手术。故选 D。

3. B【解析】骨盆骨折的治疗要考虑严重并发症的治疗和骨折本身的治疗，严重并发症的危害性远比骨折本身严重，应首先积极处理。大出血是骨盆骨折最严重的并发症，应积极纠正休克，在此基础上及时处理引起休克的原因。应强调绝不能仅为了治疗骨折而治疗，应以抢救生命为首要之事。

4. B【解析】内生性软骨瘤病程发展较缓慢，一般无症状。发生于指、趾骨的内生性软骨瘤，局部骨质缓慢膨胀呈棱形或球形，骨性硬度，光滑无凹凸，疼痛及压痛不明显。骨囊肿好发于长管状骨干骺端，发生率由高到低依次为肱骨近端、股骨近端、胫骨近端和桡骨远端，患处轻压时出现疼痛、肿胀，患处皮肤表面和关节处皮肤可出现红肿、瘀伤。骨巨细胞瘤主要的症状为患肢进行性加重的疼痛和局部肿胀、肿块，局部包块有压痛，病变关节活动受限，可伴有相应部位肌肉萎缩、关节积液。骨软骨瘤多发生于青少年，随机体发育而增大，骨骺线闭合时，其生长停止，多见于长骨干骺端，如股骨远端、胫骨近端和肱骨近端，临床表现以无痛性肿胀和畸形为主。骨结核是结核病的一种，绝大多数继发于肺结核，临床上脊柱结核发病率最高，其次为关节结核，临床表现为低热、乏力、盗汗、消瘦、关节肿胀、关节功能障碍等。

5. A【解析】切口远侧感觉迟钝，说明有神经功能不全，术前的疼痛与术后感觉到的不同，叩诊瘢痕很痛为神经瘤的特点。故选 A。

6. E【解析】患者有左膝外伤史及高热等全身症状，关节疼痛且活动受限，均提示有急性炎症，应尽早做出明确诊断。分层穿刺并送细菌培养对早期诊断有重要价值，且简单、易行，并能为抗菌药物的应用提供依据。因此，正确答案为 E。

7. C【解析】患者走路挺腰，腰椎棘突叩击痛（+），拾物试验（+）。X 线片示第 2~3 腰椎间隙窄，相邻椎体边缘模糊，腰大肌影膨隆。符合腰椎结核腰大肌脓肿改变，椎体结核表现以骨质破坏和椎间隙狭窄为主，累及邻近两个椎体。椎体肿瘤椎间隙宽度正常。

8. C【解析】患者的发病年龄、部位、症状、体征及 X 线片所见均符合骨肉瘤的特点。软骨肉瘤好发在 30 岁以上成年人，X 线片所见为病灶内散在钙化斑点或絮状斑片。骨纤维肉瘤好发于干骺端或骨干，主要为髓腔内溶骨性破坏，很少有骨膜反应。骨巨细胞瘤好发年龄为 20~40 岁，病灶位于骨端，偏心性生长，膨胀性溶骨性破坏，无骨膜反应。尤因肉瘤好发于儿童，表现为骨干的广泛溶骨性破坏，虫蛀样，有“葱皮”现象，均与本患者表现不符。

9. E【解析】根据患者症状极有可能是出现了骨筋膜隔室综合征，此时应尽快切开筋膜减压，以预防前臂缺血性肌挛缩的发生。

10. A【解析】对于骨折的诊断，X 线检查能显示体格检查难以发现的损伤，而且可以确定骨折的类型和移位。因此，正确答案为 A。

11. B【解析】骨巨细胞瘤的特点是 X 线片可见股骨外侧髁偏心性生长的骨吸收病灶，临床表现主要为疼痛和肿胀，程度与病情进展相关。局部包块压之有乒乓球样感觉和压痛，病变的关节活动受限。典型 X 线特征为骨端偏心位、溶骨性、囊性破坏而无骨膜反应，病灶膨胀生长、骨皮质变薄，呈肥皂泡样改变。侵袭性强的肿瘤可穿破骨皮质致病理性骨折。血管造影显示肿瘤血管丰富，并有动静脉瘘形成。因此，首先考虑是骨巨细胞瘤。

12. B【解析】正常膝内液体约 5ml，当膝内液体中等量时浮髌试验呈阳性，积液太多或太少均不能呈阳性。

13. E【解析】患者目前一般情况尚好，右小腿中上段皮裂伤 14cm，软组织挫伤较重，胫骨骨折断端外露，出血不多，目前最重要的处理是妥善固定患肢避免骨折断端活动，减少血管、神经损伤。故选 E。

14. D【解析】螺旋 CT 三维重建可显示骨盆的立体形态，对骨盆骨折的诊断最有意义。

15. A【解析】患者肱桡肌功能恢复至接近正常，提示神经未发生断裂，保守治疗有效，可予继续观察。故选 A。

16. D【解析】尺桡骨骨折经手法复位失败者，考虑骨折断端会有软组织嵌入，应立即进行手术治疗。故选 D。

17. C【解析】患者右肱骨内上髁处有骨擦感，疑似内上髁骨折。首选检查方法为 X 线检查，可以明确骨折情况。

18. A【解析】患者的白细胞计数轻微偏高，可排除左膝急性化脓性关节炎、左膝急性化脓性骨髓炎；患者存在高热及寒战，可排除左膝急性风湿性关节炎、左膝创伤性滑膜炎。故该患者最可能为股骨内髁部单纯骨结核控制不佳，导致病情进一步发展成全关节结核。故选 A。

19. B【解析】腰椎间盘突出在影像学上可以表现为脱出、突出、游离、膨出等，这是基于影像学上的一种分类，并不代表临床情况。无论影像学表现为哪种类型，只要有症状都应统一诊断为腰椎间盘突出症。腰椎管狭窄症临床特点是神经性间歇性跛行，以及臀部、大腿、小腿的无力和不适，在行走或后伸后加重，还可出现鞍区（会阴部）感觉异常和大小便功能异常。

20. D【解析】根据该患者的情况，其诊断首先应考虑为结核，同时还应与肿瘤、强直性脊柱炎等鉴别。放射性核素骨显像是通过放射性核素检测骨组织的代谢是否异常。骨显像的敏感性很强，但特异性不高，检测病变定位准确，但定性困难，在鉴别肿瘤性和非肿瘤性疾病时存在一定困难。因此，放射性核素骨显像对患者诊断意义不大，不需要进行。

21. C【解析】肩关节周围炎简称肩周炎，是发生在肩周肌、肌腱、滑囊及关节囊的慢性损伤性炎症，出现肩部疼痛，随着病程延长，疼痛范围扩大，并牵涉上臂中段，同时伴肩关节活动受限，肩关节以外展、外旋、后伸受限最明显。本病女性多于男性，左侧多于右侧，多为中老年患病。体检发现三角肌有轻度萎缩，斜方肌痉挛。通过 X 线检查可与肩关节肿瘤相鉴别。

22. C【解析】体位性眩晕与身体的位置（不限于颈椎）变化有关；梅尼埃病眩晕发作多与情绪有关，与颈部姿势无关，常伴耳鸣、耳聋；神经根型颈椎病主要表现为神经根损伤的症状，受累神经根支配区出现感觉、运动和反射等神经根受损的表现，一般不出现眩晕；交感神经型颈椎病主要表现为交感神经受刺激的症状，一般不会出现突然晕倒。该患者突发性眩晕、有猝倒，偶有视物不清，头晕与颈部姿势有关，压头试验（+），最可能的诊断是椎动脉型颈椎病。

23. A【解析】非手术治疗应贯穿脊柱结核的整个治疗过程：包括全身支持疗法、应用抗结核药物和局部制动。患者应长期卧硬板床休息，必要时以石膏床制动。病变稳定后可戴腰围、支架或石膏背心，适当起床活动。患者双肺弥漫性浸润性肺结核，结核活动期是手术禁忌证。

24. B【解析】该患者年轻，其病史、症状及 X 线片表现，以及血液检查 HLA-B27 阳性，红细胞沉降率加快。这些都是强直性脊柱炎的典型表现，故应首先考虑该病。

25. D【解析】桡神经支配所有伸肌，因此外伤后出现伸指功能障碍为桡神经损伤所致，由于桡神经于肘上发出肌支支配腕伸肌，于前臂发出肌支支配指伸肌及旋后肌，而患者伸腕功能无异常，故其桡神经损伤平面在肘部以下。

26. B【解析】膝部疼痛常为髋关节病变引起的牵涉痛，查体可明确病变部位，患者有慢性疼痛、关节骨质疏松、红细胞沉降率快，应该考虑为结核分枝杆菌感染所致。因此，正确答案为 B。

27. A【解析】骨巨细胞瘤好发于 20~40 岁，多侵犯长骨，以股骨下端、胫骨上端最多见。主要症状为疼痛、局部肿胀、压痛和活动受限。X 线片表现为长骨干骺端偏心性膨胀性溶骨破坏，无反应性新骨生成，病变部位骨皮质变薄，呈肥皂泡样改变，常伴有病理性骨折。而骨囊肿无肥皂泡样改变，骨髓炎和骨结核有炎症的相应表现，骨肉瘤应有骨膜反应和肿瘤性类骨组织形成，故选 A。

28. B【解析】椎体压缩性骨折分为轻度（压缩部分不超过椎体高度的 1/3）；中度（压缩部分不超过椎体高度的 1/2）；重度（压缩部分超过椎体高度的 1/2 或全碎）。此分度与神经损伤无关。

29. B【解析】肩关节周围炎（肩周炎），好发于 50 岁左右的中老年人，严重者肩关节活动明显受限。其临床特点是起病缓，病程长，症状在冬春季加重，夏秋季减轻，有自愈倾向。肩痛开始较轻，以后逐渐明显，甚至疼痛难忍，夜不能寐，向颈、耳、前臂及手放射。压痛范围广，活动障碍以外展、抬举、旋转较重，致使系裤带、梳头、摸背、洗脸困难。故选 B。

30. C【解析】腰椎管狭窄症发病隐匿，逐渐进展，主要表现为腰痛、腿痛及间歇性跛行。椎管狭窄多为退行性病变，发病以中老年及从事重体力劳动者为多。腰椎管狭窄行走时神经根缺血，表现为间歇性跛行，是本病的重要特点。

31. A【解析】多发性骨折导致多部位出血，且查体面色苍白，可疑休克。故选 A。

32. B【解析】股骨头缺血性坏死是髋关节脱位后期并发症，特别是在 24 小时内没有复位的髋关节脱位发生率更高。股骨头缺血性坏死早期的临床症状并不典型，内旋髋关节引起疼痛是最常见的症状。股骨头塌陷后，可出现髋关节活动范围受限。局部深压痛，内收肌止点压痛，部分患者轴叩痛可呈阳性。该患者具有髋关节脱位病史，之后出现了同侧髋关节疼痛，应首先考虑股骨头缺血性坏死。

三、A3/A4 型题

1. E【解析】根据患者受伤时的体位及患者受伤后出现“右下肢短缩，呈屈曲、内收、内旋畸形”可知患者为典型的髋关节后脱位。故选 E。

2. D【解析】髋关节脱位，一般采取手法复位，只有当手法复位失败或合并严重神经损伤时才行切开复位，由于髋关节脱位后存在软组织损伤，故复位后应继续皮牵引 3~4 周，有利于软组织恢复。故选 D。

3. C【解析】患者出现截瘫，应该尽早椎管减压，恢复神经功能。

4. E【解析】第 1 腰神经平面未伤及体温调节中枢，故选 E。

5. A【解析】CT 及 MRI 均能检查脊髓受压程度，但 MRI 显示软组织较 CT 为佳。

6. A【解析】因为普通 X 线片观察面积大，故疑有骨折及脱位等情况的患者，首先采取此方法对其进行筛查。

7. D【解析】患者有明显外伤史，“右下肢短缩，外旋畸形”可能为髋关节前脱位、股骨颈骨折、股骨转子间骨折，排除 B 和 C，但是无明显肿胀，故排除 E，患者未表现腹股沟部位的肿胀，故排除 A。故选 D。

8. B【解析】股骨颈骨折时很容易因滋养股骨头的动脉损伤，而发生股骨头血供障碍，导致股骨头缺血性坏死。

9. D【解析】根据患者被汽车撞伤骨盆后伤部疼痛，可知很可能有骨盆骨折；“不能自行排尿，膀胱过度充盈”可知患者有尿道损伤；“直肠指诊：指套上染有血迹”可知患者有直肠损伤。因此，正确答案为 D。

10. A【解析】对创伤急救时，一般首先抢救患者生命，其次修复重要脏器，最后处理骨折。因此，首选抗休克毋庸置疑，尿道与直肠损伤若不及时处理，也将产生严重后果，故应先于处理骨折。

11. D【解析】根据题干“休克难以纠正时”说明患者仍有大量的活动性出血，输血等补液方法不能补充患者的血容量，髂内动脉分支为盆腔脏器及盆壁供血，故只能选择髂内动脉栓塞（选择髂动脉栓塞时只能选择髂内动脉，不能选择髂外动脉）。DSA 栓塞后可彻底止血或有效地减少出血量，且骨盆内血管之间交通支多，不会出现脏器缺血性坏死。

12. B【解析】因患者合并骨折，而活动性出血不明显，因此应首先简单外固定，避免骨折端移动，加重损伤，增加患者痛苦，而加压包扎可能加重骨筋膜隔室压力，因此对活动性出血不重者可仅以敷料包扎，不必加压。

13. E【解析】因患者伤口污染严重，因此应尽早清创，清创越早，感染概率越小。而抗生素应用在其次。出血不明显，不必立即输血、输液。

14. B【解析】脊髓损伤的治疗越早越好，伤后 6 小时为黄金时段。必须争分夺秒抢救脊髓残存功能，在首先立即应用甲泼尼龙大剂量疗法的前提下，积极做其他检查或治疗，故选 B。

15. C【解析】手术可解除脊髓受压，使脊柱骨折复位，重建脊柱稳定性。在这些目标中，解除脊髓受压是当务之急，也是手术治疗最根本的目的，故选 C。

16. E【解析】术后坠积性肺炎、压疮、尿路感染和结石等并发症是患者死亡的主要原因，预防并发症是护理的关键，故选 E。

17. C【解析】根据患者检查结果的分布特点可推断该患者是第 5 腰神经根受累，再根据突出的椎间盘与受累神经根的对应关系，可断定此椎间盘突出的可能位置是第 4 ~ 5 腰椎椎间盘。而第 2 ~ 3 腰椎椎间盘或第 3 ~ 4 腰椎椎间盘突出累及第 3 腰神经根或第 4 腰神经根，故出现股前或小腿前内侧和膝部皮肤感觉异常，股四头肌肌力减弱，膝反射改变；第 5 腰椎椎间盘、第 1 骶椎椎间盘突出时第 1 骶神经根受累，外踝附近及足外侧皮肤感觉改变，趾及踝跖屈力减弱，踝反射消失。

18. B【解析】中青年患者，一侧单纯腰椎间盘突出适宜采用小开窗椎间盘切除术，此方法创伤小。故选 B。

19. D【解析】该患者的特点是腰痛，向左下肢放射，做咳嗽等使腹压增加的动作时疼痛加重，腰部活动受限并向左倾斜，直腿抬高试验（+），因此初步诊断是腰椎间盘突出症。

20. B【解析】为明确诊断，最有意义的检查是 CT。CT 可显示突出的椎间盘，确定诊断，还可显示突出椎间盘的大小、方向，与硬膜囊和神经根的关系，以及骨性椎管形态，黄韧带是否肥厚等，另外也可做 MRI 检查。

21. E【解析】如病史 2 年以上，治疗无效且逐年加重，严重影响生活和工作，又出现大、小便障碍的马尾神经受损症状，有手术指征，应手术治疗，行髓核摘除术。

22. E【解析】该中年女性患者是患类风湿关节炎，由于有皮下结节、红细胞沉降率加快和心包积液等，说明类风湿关节炎处于活动期，虽然 C 反应蛋白增高也能说明本病的活动性，但对疾病活动诊断最有意义的检查是类风湿因子滴度，其数量与本病的活动性和严重性成正比。故选 E。

23. E【解析】有关节外症状、关节炎明显或急性发作者宜加用糖皮质激素，但由于它不能根治本病，停药后症状会复发，所以需合用改善病情的抗风湿药。由于该患者为急性发作，同时还有心包积液等关节外表现，所以最适宜的治疗措施是应用糖皮质激素加改善病情的抗风湿药。

24. E【解析】患者 50 岁，以髋关节疼痛、功能受限为主要表现，可考虑为骨关节炎，但因其是潜水员职业，具有造成股骨头坏死的危险因素，结合持续性疼痛加重表现，故选 E。

25. A【解析】影像学诊断中放射性核素骨显像和 MRI 可更早期发现病变，故选 A。

26. C【解析】在早期即使是 MRI 检查也可能无明显异常，此时髓腔减压对改善股骨头供血有意义，故选 C。

27. E【解析】影像学显示股骨头囊性变已属Ⅱ期病变，此时进行血管植入术能更有效改善供血，故选 E。

28. D【解析】脊柱结核 X 线片表现以骨质破坏和椎间隙狭窄为主；骨髓炎早期的 X 线片表现为层状骨膜反应与干骺端骨质稀疏，随后出现虫蚀状骨质破坏和死骨形成；另外，对于 40 ~ 60 岁老年人转移性骨肿瘤多见，而原发性骨肿瘤少见。故该患者的可能诊断是第 9 胸椎转移瘤。

29. B【解析】为进一步明确诊断应首选 MRI 检查，MRI 检查可以为确定骨肿瘤的存在及判断其性质提供依据，也可更清楚地描绘肿瘤范围、侵袭程度、与邻近组织的关系。

30. C【解析】病理组织学检查是确诊骨肿瘤唯一可靠的检查。CT 引导下穿刺活体组织检查具有手术方法简便，血肿出现少，瘤细胞不易脱落，较少造成病理骨折等优点。

31. B【解析】患者出现局部“左膝内上肿胀，皮温高，静脉怒张，肿物硬而固定，压痛（+）”，X 线表现“局部溶骨破坏，针状骨膜反应”，均符合成骨肉瘤。故选 B。

32. C【解析】病理诊断是该病治疗的依据。当考虑诊断为成骨肉瘤时，应进行活体组织检查，尽快得到病理学检查的确认，对明确诊断和治疗有重要的意义，故小切口活组织检查可确诊。故选 C。

33. D【解析】根据题干提供信息，骨肿瘤未侵袭软组织，说明肿瘤扩散范围较局限，故可考虑行局部切除术，再配合化学治疗。故选 D。

34. E【解析】本题考查颈肩痛的鉴别诊断，题干给出的是神经根受损症状，故选 E。

35. B【解析】牵拉神经根可诱发神经根受损症状，借此进行鉴别诊断，故选 B。

36. B【解析】神经根型颈椎病的影像学表现为钩椎关节增生及相应椎间孔狭窄，只有在斜位片上才能显示出来，故选 B。

37. D【解析】颈椎牵引可使椎间隙增宽，减轻对神经根或椎动脉的刺激，适用于神经根型颈椎病，故选 D。

38. C【解析】该患者的临床表现与 X 线检查结果均符合强直性脊柱炎。类风湿关节炎以近指间关节常见，其次是手、腕、膝等关节。髂关节结核儿童多见，单侧性的居多，且常有结核中毒的全身症状。股骨头缺血性坏死最先出现的症状为髋关节或膝关节疼痛。髂骨致密性骨炎主要表现为慢性腰骶部疼痛和晨僵。此外，四者的 X 线表现均与题干的信息不符。因此，该患者最有可能的诊断是强直性脊柱炎。

39. A【解析】对强直性脊柱炎患者，类风湿因子阴性，HLA-B27 多为阳性，又由于 X 线检查结果提示病变在骶髂关节，因此对该患者明确诊断帮助最大的辅助检查是 A 选项。

40. D【解析】强直性脊柱炎的病变常从骶髂关节开始，逐渐向上蔓延至脊柱，偶有累及双髋关节，很少波及膝关节和上肢关节，手关节受累更少见。

四、X 型题

1. CE【解析】恶性纤维组织细胞瘤是一种具有侵袭性的多形性软组织肉瘤，大多数的病例发生于成人肢体的深部软组织，61～70 岁为发病高峰。镜下细胞及细胞核有明显多形性，常伴有奇异型肿瘤巨细胞，混合数量不等的梭形细胞和圆形组织细胞样细胞。恶性纤维组织细胞瘤多为原发性病变，X 线片表现只是表明这些病变是侵袭性的，而无特异性。

2. CDE【解析】骨巨细胞瘤是起源于骨松质的溶骨性肿瘤，属潜在恶性，有时是明显恶性。肿瘤主要由多核巨细胞（破骨细胞）和基质细胞构成。

3. ADE【解析】强直性脊柱炎骶髂关节 X 线片表现：早期为关节边缘模糊，并稍致密，关节间隙加宽。中期为关节间隙狭窄，关节边缘增生与腐蚀交错呈锯齿状，髂骨侧骨致密带增宽。晚期为关节间隙消失，骨致密带消失，骨小梁通过，已呈骨性强直。

4. ABCDE【解析】髋关节脱位可以并发髋臼骨折、股骨头骨折，容易合并坐骨神经损伤和血管损伤，晚期并发症则是股骨头缺血性坏死及创伤性关节炎。

5. ABCDE【解析】红细胞沉降率（ESR）是指红细胞在一定条件下沉降的速度。健康人红细胞沉降率数值波动于一个较狭窄范围内。红细胞沉降率增快表示：①风湿性疾病活动期。②高球蛋白血症，如多发性骨髓瘤。③恶性肿瘤。④结缔组织病。⑤活动性肺结核。⑥妇女绝经期、妊娠期等。

6. ACDE【解析】骨巨细胞瘤好发部位为股骨下端和胫骨上端（膝关节周围），其次为肱骨近端和桡骨远端，其他部位有椎体、骶骨、髂骨、腓骨近端、胫骨远端等。故 B 错。

7. ABCDE【解析】半月板损伤时患者常有股四头肌萎缩，尤其是股内侧肌的萎缩，有“交锁、解锁”症状，关节间隙有压痛，病程较长者可形成创伤性滑膜炎，形成积液。McMurray 试验阳性，其中内旋环转为检查外侧半月板损伤，外旋环转为检查内侧半月板损伤。研磨试验阳性提示内侧半月板损伤。

8. ACDE【解析】所有跖骨骨折，矢状位上不允许有成角。第 1 跖骨骨折不允许有横断面和冠状面的成角。第 2~4 跖骨骨折，允许有 20%~30% 横断面移位。跖骨干骨折的手术指征：简单骨折移位大于 3mm，成角大于 3°。选项 A 虽然是水平移位 2mm，对足弓影响不大，但是会影响蹞趾内外翻；选项 B 第 2 跖骨干水平移位 4mm，在第 1、3 跖骨的保护下，对中足足弓影响不大，可以不做手术，如果是矢状面移位则应该手术治疗；C、D、E 均已超过标准，需要手术治疗。

9. ABCDE【解析】脊柱的特殊检查包括：①Eaton 试验。②压头试验（Spurling 试验）。③髋关节过伸试验。④拾物试验。⑤幼儿脊柱活动检查法。⑥骶髂关节扭转试验。⑦直腿抬高试验。⑧Addison 征。⑨腰骶关节过伸试验。⑩股神经牵拉试验。

10. ABCE【解析】髋关节结核临床表现：全身中毒症状，即常有食欲减退、消瘦、全身无力、情绪变化以及低热、盗汗等症状，故 A 正确。疼痛和压痛，即最早出现的髋部疼痛比较轻微，活动加重，有时夜间啼哭不绝，甚至不敢平卧睡觉，故 B 正确。轻微跛行多与疼痛同时发生，早期患病小儿有曳足而行，常常绊倒；疲劳之后即开始跛行，尤其在傍晚，故 C 正确。髋关节活动受限常见的是外展和过伸活动受限，故排除 D。髋关节结核时由于导致周围肌肉及软组织挛缩，故 Thomas 征为阳性，故 E 正确。

11. ABCE【解析】血浆凝血酶原时间（PT）指人为加入特殊物质激活外源性凝血途径，使血液凝固。PT 比参考值延长 3s 以上有意义。凝血酶原时间延长见于：①抗凝治疗。②获得性凝血因子缺乏。③先天性凝血因子缺乏。④维生素 K 缺乏。PT 缩短见于：①先天性凝血因子增多症。②妇女口服避孕药。③血栓栓塞性疾病。④高凝状态等。

12. ABCDE【解析】血清碱性磷酸酶（ALP）属磷酸单酯水解酶，是一组特异的磷酸酯酶。该酶广泛分布于人体组织和体液，以骨、肝、乳腺、小肠、肾中含量较高，其大部分由骨细胞产生，小部分来自肝，经胆汁排入肠道。ALP增高见于：①肝内外阻塞性黄疸明显增高。②佝偻病、骨质软化症、成骨肉瘤、肿瘤的骨转移等。③肝脏疾病。④甲状旁腺功能亢进症、妊娠后期。⑤骨折恢复期。⑥生长发育期的儿童。

13. ABC【解析】血清蛋白电泳即用电泳方法测定血清中各类蛋白占总蛋白的百分比。对于肝、肾疾病和多发性骨髓瘤的诊断有意义。α_1球蛋白升高：肝癌、肝硬化、肾病综合征、营养不良。α_2球蛋白升高：肾病综合征、胆汁性肝硬化、肝脓肿、营养不良。β球蛋白升高：高脂血症、阻塞性黄疸、胆汁性肝硬化。γ球蛋白升高：慢性感染、肝硬化、多发性骨髓瘤、肿瘤。γ球蛋白降低：肾病综合征、慢性肝炎。

14. ABD【解析】骶骨常见的良性肿瘤有骨母细胞瘤、骨巨细胞瘤和动脉瘤样骨囊肿等，常见的骶骨恶性肿瘤有脊索瘤、软骨肉瘤等。骶骨的转移癌较少见。骨肉瘤和Ewing肉瘤不多见于骶骨肿瘤。

15. ABCD【解析】穿刺活检的优点是：方法简便，可在门诊于局部麻醉下进行，穿刺对组织的损伤小，出血少，因而较为安全、感染机会少，也不影响早期化学治疗或放射治疗，常由一个人操作。某些部位较深而解剖结构复杂，如颈、胸、腰椎手术活检困难较大，可先采用穿刺活检明确诊断。施行穿刺的医师必须充分了解病史，熟悉肿瘤部位的X线片表现，能分析肿瘤实质和有代表性病理特征的部位。熟悉穿刺部位的解剖结构和重要血管、神经的径路。要善于寻找穿刺的进针点，通过最直接而损伤小的途径达到肿瘤，所以，最好能在X线透视或CT、超声等影像技术的引导下进针取材。穿刺活检对患者造成的损伤较轻，发生并发症者极少，术后处理也无特殊。但经验不足者仍应十分重视，特别是脊椎的穿刺活检。

16. ABDE【解析】脑脊液的常规检查主要有以下几种。①压力：成人在侧卧位时脑脊液正常压力为80~180mmH_2O，椎管阻塞时脑脊液压力增高。②外观：为无色透明水样液体。蛋白含量高时则呈黄色。如为血色者，应考虑蛛网膜下腔出血或穿刺损伤。③潘氏试验：又称为石炭酸试验，为脑脊液中蛋白含量的定性试验，极为灵敏。用“+”号的数量表示白色混浊或者沉淀物的多少，正常为阴性，用“-”号表示；如椎管梗阻会因蛋白含量增高而出现阳性反应，最高为“++++”，表示强度白色浑浊和沉淀。④正常脑脊液：白细胞数为（0~5）$\times10^6$/L，多为单个核的白细胞（小淋巴细胞和单核细胞）。6~10个为界限状态，10个以上即为异常。白细胞的增大常见于脑脊髓膜或其实质的炎症。

17. ABCE【解析】肘关节镜手术适用于原因不明的肘关节疼痛，经其他诊断手段不能确诊者、肘关节内游离体、肱骨小头剥脱性骨软骨炎、软骨碎片摘除及关节软骨修整、类风湿或结核急慢性滑膜炎行关节清理和滑膜部分切除、尺骨鹰嘴或鹰嘴窝内骨赘关节镜下磨削、肘关节骨折镜下闭合复位固定、肘关节粘连镜下松解术、化脓性关节炎关节清理及尺骨鹰嘴滑囊炎、肘管综合征和肱骨外上髁炎等疾病的治疗。

18. BCE【解析】强直性脊柱炎（AS）是一种原因未明的血清阴性反应的结缔组织疾病。通常认为可能与遗传、环境因素和免疫学异常等有关系。强直性脊柱炎的发病与 HLA－B27 密切相关，且与肠道细菌感染，尤其是肺炎克雷伯菌感染有关。

19. ABCDE【解析】进行脊柱视诊时，先观察脊柱的生理弧度是否正常，检查棘突连线是否在一条直线上。正常人第 7 颈椎棘突最突出。若有异常的前凸、后凸和侧凸，应记明其方向和部位。脊柱侧凸如继发于神经纤维瘤病，则皮肤上通常可见到咖啡斑，为该病的诊断依据之一。腰骶部如有丛毛或膨出是脊椎裂的表现。还应观察患者的姿势和步态。腰扭伤或腰椎结核的患者常以双手扶腰行走；腰椎间盘突出症的患者，行走时身体常向前侧方倾斜。

20. ABE【解析】腕舟骨骨折时鼻烟窝有压痛。正常时桡骨茎突比尺骨茎突低 1cm，当桡骨远端骨折时这种关系有所改变。腱鞘囊肿常发生于手腕背部，为圆形、质韧、囊性感明显的肿物。疑有手舟骨或月骨病变时，让患者半握拳尺偏，叩击第 3 掌骨头时腕部近中线处疼痛。

21. BCD【解析】尿磷参考值：9.7～42.0mmol/l。尿磷增高见于：肾小管佝偻病、代谢性酸中毒、甲状旁腺功能降低等；尿磷降低见于：维生素 D 中毒、急慢性肾功能不全等。

22. ABCE【解析】膝关节的特殊检查包括：①侧方应力试验。②抽屉试验。③McMurray 试验。④浮髌试验。直腿抬高试验属于脊柱的特殊检查。

23. ABD【解析】尺桡骨骨折多是由直接暴力、间接暴力、扭转暴力引起。直接暴力：导致尺、桡骨同一平面的横行或粉碎性骨折。间接暴力：跌倒时手掌着地，一般发生桡骨高位、尺骨低位斜形骨折。扭转暴力：跌倒时手掌着地，同时前臂发生旋转，导致尺、桡骨的螺旋形或斜形骨折，多为高位尺骨和低位桡骨骨折。

24. BCD【解析】血清无机磷参考值：成人 0.80～1.60mmol/L，儿童 1.50～2.08mmol/L。①增高：甲状旁腺功能降低、急慢性肾功能不完全、多发性骨髓瘤、维生素 D 摄入过多、骨折愈合期。②降低：甲状旁腺功能亢进症、骨质软化症、佝偻病、长期腹泻及吸收不良。

25. CE【解析】肱骨干骨折易损伤的是桡神经，肱骨髁上骨折易损伤正中神经，A 错误；上肢外展、外旋暴力可以导致肩关节前脱位，暴力继续作用，再引起肱骨外科颈骨折，也就是肱骨外科颈骨折合并肩关节前脱位是可以发生的，B 错误；肱骨髁上骨折容易引起缺血性肌挛缩，C 正确；肱骨髁上骨折容易遗留的是肘内翻，而不是肘外翻，D 错误；外科颈骨折，不要求达到解剖复位，只要能骨性愈合，肩关节和上臂的功能一般都不受影响，E 正确。

26. ABCDE【解析】单克隆丙种球蛋白（M 蛋白）阳性见于：恶性单克隆丙种球蛋白血症，如多发性骨髓瘤、重链病、恶性淋巴瘤、慢性淋巴细胞白血病、巨球蛋白血症等；继发性单克隆丙种球蛋白血症，如非淋巴网状系统肿瘤、单核细胞白血病、冷球蛋白血症等；良性 M 蛋白血症，70 岁以上的老年人发生率约为 3%。

27. ABCDE【解析】腕管是一个由腕骨和屈肌支持带组成的骨纤维管道。前者构成腕管的桡、尺及背侧壁，后者构成掌侧壁。正中神经和屈肌腱（拇长屈肌腱、4 条指浅屈肌腱、4 条指深屈肌腱）一起由腕管内通过。正中神经走行在屈肌支持带下方，紧贴屈肌支持带。在屈肌支持带远端，正中神经发出返支，支配拇短展肌、拇短屈肌浅头和拇对掌肌。其终支是指神经，支配拇指、示指、中指和环指桡侧半皮肤。

28. ABCDE【解析】髋关节的所有外旋肌，止点都附着于股骨大转子上。梨状肌、上孖肌、下孖肌、股方肌、闭孔内肌、闭孔外肌六块肌肉组成了髋部外旋肌，因为其位于臀大肌深层，所以也承担着稳定肌的作用。

29. CD【解析】在踝上方、胫骨后面的胫神经损伤会引起小腿后侧屈肌群及足底内在肌麻木；出现足背屈、外翻畸形，称为“仰趾足”；足不能跖屈，不能屈趾和足内翻；小腿后面及足底感觉迟钝或丧失。故选 CD。

30. BCDE【解析】放射性核素骨显像检查的临床应用主要包括：①搜索早期骨肿瘤。恶性肿瘤容易发生骨转移，脊柱是继发性骨肿瘤的最常见部位。放射性核素骨显像可比较早发现病灶，甚至可发现多发性病灶。对病情的发展及预后的判断有重要意义。检查结果分为三种情况：核素无浓集现象，见于软骨瘤、纤维瘤；核素轻度浓集，多见于软骨肉瘤、内生软骨肉瘤；核素高度浓集，常见于骨肉瘤、尤因肉瘤、转移癌、嗜酸性肉芽肿、骨囊肿。②骨髓炎早期，此时 X 线检查往往呈阴性结果，而放射性核素骨显像在骨髓炎症状出现 24 小时后，就可以在病灶区内发现密集现象。③放射性核素骨显像能直接反映脊柱移植骨成骨活性的程度。④骨梗死在核素图像中表现为“冷区”反应，且持续时间达数周以上。

31. ABCDE【解析】X 线片临床应用主要有如下几种。①创伤：通过 X 线片，可快速得出骨折和脱位的精确诊断，同时可根据骨折的部位、程度、类型或力线了解骨折的特征。②感染：软组织肿胀可能是疾病早期的唯一表现，X 线片上的骨溶解表现通常在起病后 7~10 天才出现。③肿瘤：X 线片上看到的肿瘤基质对确定肿瘤性质有一定帮助。④代谢性和内分泌性骨病：在 X 线片上表现为骨密度的减少或增加。⑤先天性和发育性畸形：通过 X 线片可诊断骨形成异常，如骶骨发育不良、先天性假关节、腕骨间融合等。X 线片可用于各种发育不良性疾病的诊断和观察。⑥关节炎：X 线片可显示受累关节的形态学畸形及受累的骨骼范围。

32. BCDE【解析】CT 扫描在脊柱疾病的应用如下。①颈椎、胸椎后纵韧带骨化：CT 扫描能测出骨化灶的横径、矢状径和脊髓受压程度。②腰椎管狭窄症：CT 扫描可区分中央型或侧隐窝狭窄，可看到硬膜囊及神经根受压的程度。③腰椎间盘突出症：CT 扫描能清楚显示突出物压迫硬膜囊及神经根，并可了解是否伴有椎管狭窄。对神经孔外及侧方型椎间盘突出，CT 有独到之处。④先天性脊柱畸形：CT 扫描对于复杂的先天性脊柱畸形非常有用，脊髓造影后 CT 扫描可以清楚地显示脊髓及神经根有无压迫改变，是否合并有脊髓的异常如脊髓纵裂。复杂的先天性侧凸由于椎体旋转比较明显，且可能相互重叠，X 线片上的椎体畸形常显示不清。脊柱的 CT 三维重建可以清楚地显示椎体的先天畸形，如半椎体、分节不良，以及脊柱裂和肋骨的畸形，如并肋、肋骨缺如等，有助于正确地诊断和制订治疗计划。

五、案例分析题

1. B【解析】颈椎间盘突出症引起的脊髓型颈椎病，患者常表现为手足无力，行走不稳。体征主要有细小动作失灵，上下肢肌腱反射亢进，髌阵挛及踝阵挛阳性，肌张力高，重症时巴宾斯基征阳性。

2. A【解析】颈椎 MRI 检查，对脊髓、椎间盘组织显示清晰，椎间盘脱出、脊髓受压等都能看得出来，只有依靠 MRI 排除脊髓压迫症的原因。

3. D【解析】颈椎间盘突出症引起的脊髓型颈椎病，当已经出现肌张力高等阳性体征时，因脊髓受压过久会造成不可逆转的损伤，应早期手术。

4. A【解析】第 5~6 颈椎椎间盘突出常表现为拇指及示指感觉减退、肱二头肌反射亢进等。

5. A【解析】根据该患儿的外伤史及伤后肘关节的特点，应考虑到上肢骨折的可能，凡是疑为骨折者应该常规进行 X 线检查。肘部正侧位 X 线检查不仅能确定骨折的存在，更主要的是能准确判断骨折移位情况，为治疗方案的选择提供依据。其他检查往往是在 X 线检查有困难，需要进一步诊断或鉴别诊断时才考虑选用。

6. ACDE【解析】肱骨髁上骨折是指肱骨干与肱骨髁的交界处发生的骨折。肱骨干轴线与肱骨髁轴线之间有 30°~50°的前倾角，这是容易发生肱骨髁上骨折的解剖因素。在肱骨髁内、前方，有肱动脉、正中神经经过。在神经血管束的浅面有坚韧的肱二头肌腱膜，后方为肱骨，发生骨折时神经、血管容易受到损伤。在肱骨髁的内侧有尺神经，外侧有桡神经，均可因肱骨髁上骨折的侧方移位而受到损伤。在儿童期，肱骨下端有骨骺，若骨折线穿过骺板，有可能影响骨骺的发育，因而常出现肘内翻或外翻畸形。肱骨髁上骨折多发生于 10 岁以下儿童，根据暴力和骨折移位方向的不同，可分为屈曲型和伸直型。

7. ABCD【解析】X 线片提示左肱骨髁上骨折，随后的检查有以下目的：①确定骨筋膜隔室综合征。②确定血管损伤。③评估患者的身体条件能否接受手术。具体的检查方法可选择：①测量骨筋膜隔室压力：能有效观测骨筋膜隔室压力，判断是否须马上行筋膜切开术。②血管多普勒超声检查或者数字减影血管造影（DSA）：血管多普勒超声检查可显示受检部位的血流速度和特征性波形，具有无创、安全、可反复操作的优越性，可区分出动脉损伤和静脉损伤。血管多普勒超声成像的图像分辨率与动脉造影接近且诊断迅速。DSA 可以明确血管损伤的部位、状况和程度，还可同时行血管腔内治疗。③急诊血常规生化检查：了解患者现在身体情况，进行急诊术前准备。

8. ABCDE【解析】根据检查结果，该患者诊断为左肱骨髁上骨折伴左前臂骨筋膜隔室综合征。对疑有血液循环障碍的肱骨髁上骨折的治疗原则：①首先要置于严密的观察下。

②立即解开包扎的敷料或任何外固定，放大肘关节的伸展角度。③解除内部压力，包括立即正确复位，用床旁鹰嘴突骨牵引维持复位，但必须放大伸肘角度。④将患肢置于心脏水平面。⑤用臂丛神经阻滞或用血管扩张药，解除肱动、静脉痉挛。⑥经上述措施，血液循环仍未改善者有紧急手术指征。急诊手术的目的是迅速减小前臂骨筋膜隔室压力，探查血管、神经及稳定肱骨。

9. ACE【解析】“上臂成角畸形”说明肱骨发生了骨折，但根据患者信息暂不能明确为肱骨外科颈，肱骨干骨折的可能性大。“右腕下垂，不能伸拇指及各指掌指关节，前臂有旋前畸形，拇指内收畸形。手背桡侧半、桡侧两个半指、上臂及前臂后部感觉障碍”说明桡神经支配区的感觉与运动功能受损，提示桡神经损伤。题干中未提及尺神经支配区域的变化。“桡动脉搏动未见减弱”提示大血管受损的可能性比较小。

10. A【解析】该患者基本可诊断为肱骨干骨折，但凡是疑为骨折者应该常规进行X线检查。通过包括上下关节的肱骨正侧位X线片，不仅能确定骨折的存在，更主要的是能准确判断骨折移位情况，为治疗方法的选择提供依据。

11. AE【解析】该患者应诊断为右肱骨干骨折伴桡神经损伤，随后的检查目的在于评估患者的身体条件能否耐受手术。故选A、E。

12. BDE【解析】该患者诊断为右肱骨干骨折伴桡神经损伤。大多数肱骨干骨折可以采用非手术治疗。肱骨干骨折的手术适应证：非手术治疗不能达到满意复位；多发肢体损伤需要早期活动便于护理；开放性损伤或者粉碎性骨折；病理性骨折；骨折合并大血管损伤；骨折不愈合；怀疑桡神经损伤应该做探查术者。该骨折患者有桡神经损伤表现，且非手术治疗不能达到满意的复位效果，需要手术治疗。手术方案应为：肱骨切开复位接骨板螺钉内固定，桡神经探查。

13. B【解析】患儿高热、血常规改变、X线表现均提示为急性血源性骨髓炎可能性最大，故选B。

14. C【解析】局部分层穿刺（+）是确诊急性血源性骨髓炎的最重要依据，故选C。

15. A【解析】慢性骨髓炎，当死骨分离清楚、有死腔伴流脓、包壳充分形成，同时身体状态平稳时，可以行病灶清除术，以缩短病程。故选A。

16. ABCDE【解析】半月板损伤引起的疼痛和卡锁症状，位置较固定，位于胫股关节间隙；由于半月板非血供区内缺乏感觉神经末梢，疼痛症状相对较轻。半月板损伤部位与膝关节发生疼痛时的姿势也是相对一致的，极度屈膝时疼痛提示半月板后角的损伤；半屈膝时疼痛，提示半月板体部损伤；伸膝位疼痛提示半月板前角的损伤。半月板损伤后，关节腔肿胀较为缓慢，程度较轻，有时甚至不发生，常可自行缓解。患者的膝关节在处于半屈曲状态，小腿内、外旋的特殊姿势下扭伤，高度提示半月板损伤。一般情况下，内旋位易导致外侧半月板的撕裂，外旋位易导致内侧半月板的撕裂。由于内侧半月板滑膜缘和内侧副韧带的深层紧密连接，位置较为固定；而外侧半月板滑膜缘通过腘肌腱与外侧副韧带相隔，具有一定的活动度，所以临床上半月板损伤以内侧多见。

17. ACDE【解析】部分患者的股四头肌发生萎缩，提示患肢使用减少，严重者在行走或下楼梯的过程中，患膝有跪倒的趋势。关节间隙压痛点如果固定而局限，且多次检查一致，具有一定的诊断意义。浮髌试验阳性提示关节腔肿胀，关节存在损伤，其严重程度有助于鉴别半月板损伤和症状相似的其他疾病。McMurray 试验是检查半月板损伤最常用的方法，在做此项体格检查时，患者处于仰卧位，患膝充分暴露，肌肉完全放松，患侧髋膝关节屈曲，检查者一只手的拇指和示指按于胫股关节间隙的内、外侧，另一手握住足踝，小腿缓慢地做大幅环转运动，内旋环转检查外侧半月板，外旋环转检查内侧半月板，然后将膝关节逐渐伸直，在此过程中仔细感受胫股关节间隙是否有弹响或弹动。一般情况下，在膝关节完全屈曲位触及弹动，提示半月板后角损伤；膝关节位于 90°时发生弹动，提示半月板体部损伤；膝关节完全伸直位出现弹动，提示半月板前角损伤。需要注意的是损伤侧的判断必须以手指明确感到关节间隙的弹动为准，而不能完全依据小腿旋转的方向。Lachman 试验和抽屉试验主要用来检查交叉韧带稳定性的，临床上部分前交叉韧带损伤的患者伴有内侧半月板的损伤，需注意勿漏诊。

18. AB【解析】X 线片对于半月板损伤提供的信息有限，但是对于盘状半月板损伤，膝关节间隙多增大。通过 X 线片还可以排除其他疾病，如骨软骨损伤、关节内游离体、滑膜软骨瘤等，同时观察膝关节的退行性病变的情况，少数病程很长的患者，患侧胫股关节间室退行性病变明显较健侧严重。对于伴有大腿近端放射痛的患者，应行腰椎和同侧髋关节的检查，排除这些部位的疾病。目前，MRI 已取代关节造影，成为诊断半月板损伤最敏感的影像学检查。所以，对于半月板损伤，首选的辅助检查是 MRI，其结果对于治疗方法的选择具有重要意义。

19. ABCDE【解析】急性半月板损伤时可用长腿石膏托固定 4 周。有积血者可于局麻下抽尽积血后加压包扎。急性期过后疼痛减轻，可以开始做股四头肌锻炼，以免发生肌萎缩。症状不能消除者考虑手术治疗。Ⅰ~Ⅱ度的半月板损伤是不需要手术治疗的，通过一定的保守治疗，大多数患者的症状可以缓解。Ⅲ度半月板损伤，大多数情况下是需要手术治疗的，手术可通过关节镜施行，此法微创而有效。

20. ABD【解析】类风湿关节炎、强直性脊柱炎、结缔组织疾病引发的关节炎常为全身多关节性疼痛，其中又以某几个关节的症状最重。而继发性关节疾病常常局限于单一关节。髋部疼痛常见于髋关节的前方、外侧和后方。其中，髋关节前方的疼痛常提示髋关节病变，髋关节外侧大转子处的疼痛常见于滑囊炎或弹响髋，髋关节后上方的疼痛可见于骶髂关节炎，髋关节后方中部的疼痛常见于先天性髋关节高位脱位或梨状肌综合征，髋关节后下方的疼痛可见于坐骨结节滑囊炎。髋部疼痛的性质多种多样，胀痛、钝痛多见于骨关节炎；刺痛、跳痛多见于关节感染性病变；烧灼样痛多见于痛风性关节炎；骨肿瘤早期多为髋部隐痛，后期变为持续性疼痛。疼痛强度的改变反映了病情变化，疼痛加剧时常表示病情恶化。

21. DE【解析】骨盆X线片显示骨盆前倾角度加大，双侧股骨头脱出髋臼在后上方与髂骨翼相关节，真臼与假臼完全分离，真臼部分发育，假臼形成不显著，股骨头小而扁平，股骨颈前倾角增大，股骨干发育差，股骨近段管腔明显狭窄。右侧股骨头上移6cm，左侧上移5cm，右侧小转子略高于左侧。腰椎前凸，椎体边缘有骨赘形成，关节突部位骨密度增高，提示腰椎退行性病变。结合病史和体检结果，该患者应诊断为双侧髋关节高位脱位继发下腰椎退行性病变。

22. AB【解析】CT检查的横断面上能显示真臼前后柱和前后壁的发育情况，真臼底的骨质厚度，髋臼和股骨颈的前倾角。冠状面能显示股骨头向外上方的移位情况、真臼顶的发育情况、股骨近端和股骨髓腔的形态。MRI检查对软组织有更高的图像分辨率，可以用于评价臀中肌和臀小肌的形态，以预测外展肌的功能。

全髋关节置换术

第七章　骨科常用治疗技术

一　A1 型题

1. 人工髋关节置换术后股骨骨折以下哪个部位最多见

A. 混合区　　B. 人工股骨柄远端

C. 股骨转子区　　D. 对侧股骨

E. 股骨转子区和人工股骨柄之间

2. 索尔特（Salter）截骨术适合于

A. <18 个月　　B. 18 个月至 6 岁

C. 6~12 岁　　D. 所有患者

E. 成人

3. 关于胫腓骨开放性骨折的治疗原则，描述不正确的是

A. 严禁使用抗生素

B. 多次彻底清理创部和充分灌洗以稀释细菌浓度，切除可作为细菌繁殖培养基的坏死组织

C. 尽量减少进一步破坏软组织而对骨折进行固定，为软组织修复提供稳定的力学环境

D. 早期功能恢复及早期植骨以延长内、外固定物的使用寿命

E. 尽可能在 4~7 天以各种方法关闭伤口，皮肤覆盖的完整度对防止细菌污染有重要作用

4. 对骨牵引的注意事项说法不正确的是

A. 每日应检查牵引绳的方向、牵引弓是否滑脱。牵引重量应据病情和部位确定，下肢一般是体重的 1/10~1/7

B. 摄床边 X 线片显示骨折端对位对线情况，防止过度牵引

C. 牵引 1~2 天经使骨折复位，以后维持整复位置

D. 预防穿针部位感染，术后应置无菌棉球或纱布，可经常滴入 75% 乙醇

E. 鼓励患者行肢体功能锻炼，防止肌肉萎缩及关节僵硬

5. 根据断肢损伤的性质，可分为

A. 切割性、碾压性和撕裂性断肢　　B. 完全性与不完全性断肢

C. 碾压性和切割性断肢　　D. 完全性、不完全性和混合性断肢

E. 切割性和撕裂性断肢

6. 手部创口清创处理，一般不迟于伤后

A. 8 小时
B. 10 小时
C. 12 小时
D. 15 小时
E. 24 小时

7. 316 型不锈钢优点是

A. 强度高
B. 生物相容性好
C. 耐腐蚀性好
D. 耐疲劳性好
E. 价格低

8. 骨盆骨折最危险的并发症是

A. 骶丛神经损伤
B. 盆腔内出血
C. 尿道断裂
D. 直肠损伤
E. 膀胱破裂

9. 目前国内常用的普通医用不锈钢为

A. 钛合金
B. 钴铬钼合金
C. 316 型不锈钢
D. 钴镍铬钼合金
E. 钴镍合金

10. 某中指断伤患者，再植术后 10 小时，发现患指苍白，皮温低于健侧 3℃，经解除包扎、解痉药等处理不见好转。此时应采取

A. 臂丛神经阻滞
B. 立即手术探查吻合的血管情况
C. 应用抗凝药及溶栓药
D. 继续观察
E. 抬高患肢，保温

11. 脊柱结核合并早期截瘫的主要原因是

A. 脊髓前动脉栓塞
B. 病理性脱位引起的压迫
C. 脑脊膜炎
D. 脊柱畸形引起的压迫
E. 早期多由脓液、肉芽组织、死骨压迫脊髓

12. 手部创伤止血时止血带应缚于

A. 上臂上 1/3 处
B. 上臂中 1/3 处
C. 上臂下 1/3 处
D. 前臂中端
E. 腕部

13. 下列骨折急救处理中，不恰当的是

A. 凡有疑似骨折的患者，均按骨折处理
B. 创口包扎，止血
C. 复位已戳出创口的骨折端
D. 迅速运往医院

E. 妥善固定患肢，若有显著畸形，可用手牵引，使之挺直

14. 诊断成人脊柱结核最可靠的依据是

A. X线检查示相邻椎体边缘模糊、椎间隙变窄

B. 有低热、盗汗史

C. 全身虚弱，贫血

D. 结核菌素试验（+）

E. 红细胞沉降率增快

15. 拾物试验阳性的骨与关节疾病是

A. 膝关节结核　　B. 腰椎结核

C. 髋关节结核　　D. 化脓性膝关节炎

E. 化脓性髋关节炎

16. 陶瓷能够被用于制作人工股骨头材料是因为

A. 耐蚀性好　　B. 耐磨性好

C. 生物相容性好　　D. 耐疲劳性好

E. 价格低

17. 关于开放性骨折清创术，描述错误的是

A. 彻底清除大小游离碎骨片

B. 彻底切除失去活力的皮下组织、筋膜、肌

C. 保留未断裂的所有血管和神经

D. 保留与骨膜及软组织有联系的小骨片

E. 对仍有血液供应的皮肤，只切除1~2mm污染区

18. 患者，男性。被火车碾伤，右踝部及左小腿下段碾挫伤，完全离断，当时经当地卫生所止血处理，断肢无菌敷料包扎，10小时后送上级医院。处理方法是

A. 两侧小腿中段截肢　　B. 双侧残端清创缝合

C. 左侧断肢再植于右侧　　D. 右侧小腿截肢，左侧断肢再植

E. 两侧断肢再植

19. 颈椎压缩性骨折合并脱位最先选择的治疗方法是

A. 颅骨牵引　　B. 切开复位法

C. 颌枕带牵引　　D. 两桌复位法

E. 手法复位，石膏固定

20. 肱骨中下1/3骨折并发桡神经损伤会出现下列哪种手部畸形

A. 垂腕畸形　　B. 猿手畸形

C. 爪形手畸形　　D. 餐叉样畸形

E. 杵状指

21. 肱骨干中段骨折反复手法复位易导致
A. 尺神经损伤
B. 正中神经损伤
C. 腋神经损伤
D. 桡神经损伤
E. 肌皮神经损伤

22. 骨筋膜隔室综合征一旦确诊，首先应进行的处理是
A. 继续观察1小时，如无好转再进行处理
B. 应用有脱水消肿作用的药物
C. 立即手术切开深筋膜减压
D. 立即撤除外固定
E. 立即切开复位，解除对血管的压迫

23. 下列选项中不属于局部麻醉的是
A. 局部浸润麻醉
B. 骶管阻滞麻醉
C. 表面麻醉
D. 神经阻滞麻醉
E. 区域阻滞麻醉

24. 成人择期手术前禁食、禁饮时间是
A. 禁食8~12小时、禁饮4小时
B. 禁食、禁饮12小时
C. 禁食12小时、禁饮8小时
D. 禁食、禁饮8小时
E. 禁食8~12小时、禁饮6小时

25. 手部清创术冲洗伤口的具体步骤应该是
A. 先用0.1%苯扎溴铵溶液冲洗伤口，然后再冲洗伤口周围
B. 先用无菌盐水冲洗伤口，然后再冲洗伤口周围
C. 先将伤口周围用碘酒和乙醇消毒，然后再冲洗伤口
D. 伤口内外同时用无菌盐水冲洗
E. 先用肥皂水和无菌盐水洗净伤口周围，然后再冲洗伤口

26. 陈旧性脊柱脊髓损伤的手术目的是
A. 改善脊髓血供
B. 改善外观
C. 恢复脊柱稳定性，解除脊髓压迫
D. 解除脊髓压迫
E. 通畅椎管、重建脑脊液循环

27. 胸腰椎椎体压缩性骨折，压缩不到1/3，首选的治疗方法是
A. 卧硬板床
B. 两桌过仰复位法
C. 石膏背心外固定
D. 手术内固定
E. 手术椎体融合

28. 婴儿先天性肌性斜颈的治疗原则是
A. 激素治疗
B. 手术治疗，胸锁乳突肌切断术

C. 不需治疗，观察　　D. 局部注射硬化剂治疗
E. 非手术治疗，按摩、牵引和姿势纠正

29. 骨筋膜隔室综合征常见的原因中，不包括
A. 四肢骨折时小夹板包扎过紧　　B. 肢体严重的局部压迫
C. 骨筋膜隔室内的大血肿　　D. 小腿的激烈运动
E. 软组织严重挫伤及挤压伤

30. 关于先天性马蹄内翻足的治疗，正确的是
A. 1岁以内患儿采用手法扳正，数周后可使用双侧Denis-Browne夹板固定
B. 手法扳正、石膏固定法必须一次完成矫形
C. 手法治疗失败或未经治疗的3~15岁患儿，可用软组织松解术治疗
D. 先矫正足跖屈，再矫正足的内收及内翻
E. 对于3~15岁、手法治疗失败或未经治疗的患者可行三关节融合术

31. 关于骨折切开复位内固定的指征，下列描述错误的是
A. 手法复位骨折未能达到解剖复位的标准
B. 骨折断端间有肌等软组织嵌入，手法复位失败者
C. 关节内骨折手法复位后对位不佳者
D. 多处骨折或并发主要的血管损伤
E. 保守治疗骨折未达到功能复位的标准

32. 膝关节骨关节炎早期主要的治疗策略是
A. 关节穿刺，细菌培养，应用敏感抗生素
B. 休息、局部石膏托制动
C. 关节镜下手术
D. 减少关节负重，口服非甾体抗炎药
E. 人工膝关节置换术

33. 断肢再植术后，防止血管痉挛和预防血栓形成的最重要的措施是
A. 适当应用血管舒张药和抗凝药
B. 肢体保暖
C. 注意镇痛
D. 可常规静脉滴注低分子右旋糖酐500ml，连续使用5~7天
E. 禁止吸烟

34. 断肢（指）再植时限，常温下一般应为
A. 6~8小时　　B. 9~11小时
C. 12~14小时　　D. 16~18小时
E. 不超过24小时

35. 关于手外伤清创术的处理原则，不正确的是
    A. 力争在 6~8 小时进行
    B. 最好在气囊止血带下进行
    C. 不能在有张力的情况下，勉强缝合伤口
    D. 伤口方向纵行越过关节或与指蹼边缘平行时，应采用 Z 字成形术
    E. 软组织缺损较大有骨外露时，最好用游离植皮术
36. 肱骨中段粉碎性骨折，最好选用何种治疗方法
    A. 手法复位，夹板固定
    B. 加压接骨板固定
    C. 普通接骨板固定
    D. 骨牵引治疗
    E. 髓内针固定
37. 下列属于骨折急救内容的是
    A. 妥善固定
    B. 脱水治疗
    C. 抗感染治疗
    D. 通报家属
    E. 对开放性骨折现场复位

二 A2 型题

1. 患者，女性，68 岁。右髋摔伤，不能行走，右下肢呈外旋畸形，X 线片显示右股骨颈骨折头下型，移位明显。最宜选择的治疗方案是
    A. 人工股骨头置换术
    B. 切开复位内固定
    C. 全髋关节置换术
    D. 皮肤牵引
    E. 骨牵引
2. 患者，男性，26 岁。入院前 1 小时右腕上 6cm 处被机器绞断，软组织挫伤严重，神经、血管均较骨骼短缩 2cm。该患者最好的治疗方案是
    A. 清创后残端缝合，断肢保存，待二期再植
    B. 包扎换药
    C. 立即行断肢再植术
    D. 清创后，做前臂分叉成形术
    E. 清创后，残端缝合
3. 患者，男性，33 岁。1 年前因胫腓骨骨折，行手法复位，石膏外固定。现检查见骨折处有反常活动。X 线片显示胫骨上下端髓腔被硬化骨封闭，骨折断端有 3mm 间隙，并向后成角 15°。其治疗应采用
    A. 手法复位，石膏外固定
    B. 切开复位，植骨内固定加外固定
    C. 手法复位，小夹板固定
    D. 切开复位，内固定加外固定
    E. 切开复位，外固定

4. 患者，男性，28 岁。右肘关节骨折畸形愈合 25 年，右手肌萎缩伴尺侧感觉减退 5 年。最佳处理方法是

A. 无须处理　　B. 应用神经营养药

C. 腕尺管松解术　　D. 尺神经松解术

E. 整复畸形骨折

5. 患者，女性，30 岁。因事故致第12胸椎椎体压缩性骨折，X 线片显示骨折呈爆裂状，骨块突入椎管占矢状径 1/2。伤后下肢活动可，能自行大小便。最佳治疗方案是

A. 腰椎牵引　　B. 手术治疗

C. 平卧硬板　　D. 石膏固定

E. 脊柱过伸位卧床

6. 患者，女性，27 岁。确诊为类风湿关节炎，经严格的药物治疗 6 个月后症状仍无明显缓解。查体：双膝关节肿胀，轻度屈曲挛缩畸形，关节触诊有肥厚感，浮髌试验（+），X 线片可见轻度骨质破坏。进一步的治疗应当是

A. 双膝人工膝关节置换术　　B. 维持原有治疗

C. 双膝关节滑膜切除术　　D. 关节融合术

E. 大剂量激素及免疫抑制药

7. 患者，女性，74 岁。因车祸来院治疗。查体：右下肢外旋、短缩畸形，X 线片示右股骨头下骨折，部分移位。既往有高血压，服药控制在（130～140）/（80～90）mmHg。最适宜的治疗方法是

A. 人工关节置换术　　B. 切开复位内固定

C. 手法复位，石膏固定　　D. 对症治疗

E. 右下肢持续牵引

8. 患者，男性，32 岁。行走不慎跌入下水井缘骑跨伤后 6 小时，会阴区疼痛剧烈，不能坐和行走。伤后未排尿。检查：骨盆挤压分离试验（+）。最可能出现骨折或脱位的部位是

A. 骶骨　　B. 髂骨

C. 尾骨　　D. 骶髂关节

E. 耻骨及耻骨联合

9. 患者，男性，81 岁。左环指远节离断伤并环指掌侧面有纵行长约 6cm 皮裂伤。考虑的治疗方法是

A. 指骨短缩，右掌侧面皮肤直接缝合

B. 环指残端做中厚植皮，掌侧面皮肤直接缝合

C. 环指残端做邻指皮瓣掌侧面皮肤缝合

D. 换药待其自然愈合

E. 短缩指骨缝皮肤，掌侧面创口做“Z”字形缝合

10. 患者，男性，23 岁。因摔伤造成右胫骨闭合性骨折，2 小时后来院就诊。给予手法复位、石膏夹板外固定，起初疼痛不明显，后逐渐加重。应首先采取

A. 静脉滴注抗生素　　B. 使用血管舒张药缓解血管痉挛

C. 拆除石膏夹板，重新包扎固定　　D. 立即行骨筋膜切开减压

E. 给予镇痛药

11. 患儿，男，2 岁。双侧先天性髋关节脱位。最佳的治疗方案是

A. 手法复位 + 蛙式石膏固定　　B. 髋臼成形术

C. 手术切开复位　　D. 穿连衣袜套

E. 牵拉复位

12. 患者，男性，30 岁。胫腓骨骨折，闭合复位石膏外固定，当时肢体肿胀较明显，治疗中患者未能积极进行功能锻炼，2 个月后去除外固定见骨折已经愈合。经 1 个月功能锻炼，恢复不满意，膝关节功能差。此为

A. 损伤性骨化　　B. 关节僵硬

C. 创伤性关节炎　　D. 缺血性肌挛缩

E. 缺血性骨坏死

13. 患者，男性，30 岁。12 小时前右拇指远节指腹尺侧被机器切削，软组织缺损 1.6cm × 1.2cm，指骨外露，创面污染。应采用的处理方法为

A. 清创后游离皮瓣植皮　　B. 清创后末节短缩缝合

C. 清创后一期中厚皮片游离植皮　　D. 清创后一期示指岛状皮瓣植皮

E. 清创后人造皮或凡士林纱布暂时覆盖，72 小时后再次清创，示指岛状皮瓣植皮

14. 患者，女性，76 岁。股骨头下骨折，有移位 1 天。最佳治疗方法是

A. 胫骨结节骨牵引　　B. 全髋人工关节置换术

C. 闭合复位，空心螺钉固定　　D. 牵引复位后石膏固定

E. 闭合复位，穿丁字鞋，卧床休息

15. 患者，男性，71 岁。右侧股骨头下骨折，移位较明显。比较恰当的治疗是

A. 不需特殊治疗，卧床休息即可　　B. 转子间截骨术

C. 人工股骨头置换术　　D. 三刃钉内固定

E. 皮牵引 6~8 周

16. 患儿，男，13 岁。髋部剧痛伴高热 3 天入院，行髋关节穿刺吸出较多脓液，此时正确的处理是

A. 患肢皮牵引

B. 全身应用抗生素，暂予观察

C. 立即行关节切开引流术

D. 细菌培养并选用敏感抗生素治疗，无效再手术

E. 局部注入抗生素，禁忌手术

17. 患者，女性，62 岁。4 周前滑倒右手撑地，随后腕部肿痛，活动障碍，X 线片证实为右桡骨远端粉碎性骨折。经闭合复位后石膏固定，但拆除石膏后右手诸指屈伸均明显受限。其主要原因为

A. 骨折时合并右手屈伸肌腱损伤

B. 骨折时合并正中神经、尺神经损伤

C. 石膏压迫引起右手缺血性肌挛缩

D. 骨折合并右手诸关节的损伤

E. 石膏固定期间右手诸指主动、被动屈伸锻炼不够，造成关节僵硬

18. 患儿，男，7 岁。在滑梯上滚落受伤，颈部疼痛，但四肢活动自如。X 线片示第 5 颈椎前缘压缩性骨折，椎体高度损失约 1/5。最佳治疗措施是

A. 枕颌带牵引　　B. 颈围领固定

C. 颅骨牵引　　D. 石膏固定

E. 手术治疗

19. 患儿，男，15 岁。8 个月前开始左上臂肿胀、疼痛，入院诊断为左肱骨上端骨肉瘤。优选的治疗方案是

A. 左肩关节高位离断术　　B. 化学治疗加放射治疗

C. 肿瘤刮除术　　D. 化学治疗

E. 术前化学治疗、根治性切除、术后化学治疗

20. 患者，男性，30 岁。右手示指近节离断再植术后 10 小时，发现再植指体发灰，皮温比健侧低 3℃。不可以采取的措施是

A. 继续观察　　B. 立刻治疗

C. 更换敷料　　D. 手术探查

E. 肌内注射罂粟碱 60mg

三 A3/A4 型题

（1~2 题共用题干）

患者，男性，32 岁。车祸伤 1 小时。查体：神志清，血压 120/80mmHg，心率 84 次/分，右前臂中下 1/3 处可见长 7cm 伤口，肱骨断端外露，未见较大血管出血。腕部下垂，右手指掌指关节不能背伸，手背桡侧两个半手指皮肤感觉消失。

1. 患者 X 线检查前应进行的处理是

A. 清创包扎　　B. 简单外固定

C. 紧急输血、输液　　D. 牵引固定

E. 无菌纱布铺盖伤口即可

2. 该患者出现垂腕是因为损伤了

A. 肱动脉
B. 尺神经
C. 桡神经
D. 正中神经
E. 肌皮神经

（3~6题共用题干）

患者，男性，59岁。6小时前双大腿中段被汽车撞伤。查体：P 120次/分，BP 70/50mmHg，双大腿中段严重肿胀，有骨擦音及反常活动，足背动脉可扪及。X线片显示双股骨中段斜行骨折。

3. 此患者发生的哪种危及生命的问题需要立即处理

A. 挤压综合征
B. 失血性休克
C. 骨筋膜隔室综合征
D. 缺血性骨坏死
E. 坐骨神经损伤

4. 经过骨牵引治疗1周后，生命体征平稳，局部皮肤正常。X线片显示2处骨折复位均较差，有重叠成角移位。此时最好的治疗方法是

A. 切开复位内固定
B. 小夹板外固定+骨牵引
C. 继续调整牵引角度，加大牵引重量
D. 手法复位+双侧髋“人”字石膏外固定
E. 改用小夹板外固定

5. 骨折愈合后1年，左膝屈膝活动度差。X线检查未发现异常。最可能的原因是

A. 关节强直
B. 内固定影响关节活动
C. 股四头肌腱粘连伴关节僵硬
D. 软组织损伤严重
E. 创伤性关节炎

6. 针对上述病情，最恰当的处理是

A. 继续物理治疗+功能锻炼
B. 左膝关节融合术
C. 配合中药治疗
D. 人工膝关节置换术
E. 手术松解股四头肌腱及关节周围粘连组织

四 B型题

（1~2题共用备选答案）

A. 放射治疗
B. 放射治疗+手术治疗
C. 手术治疗
D. 化学治疗+手术治疗
E. 化学治疗

1. 骨巨细胞瘤可采用的最佳治疗方法是
2. 骨肉瘤可采用的最佳治疗方法是

五 X 型题

1. 全髋关节置换术的禁忌证包括
   A. 骨组织严重缺损　　B. 患肢主动屈伸功能丧失
   C. 局部感染　　D. 老年性精神障碍
   E. 神经性关节病
2. 下列哪些是断肢再植的禁忌者
   A. 离断时间过长者
   B. 断肢经刺激性液体或其他消毒液长时间浸泡者
   C. 患者精神不正常者
   D. 患有全身性慢性疾病，不允许长时间手术，或者有出血倾向者
   E. 断肢（指）毁损严重者
3. 关于手外伤术后处理，正确的是
   A. 术后用石膏托将手固定于功能位
   B. 包扎时用纱布隔离开手指，同时露出指尖
   C. 抬高患肢，防止肿胀
   D. 肌内注射破伤风抗毒素，并用抗生素
   E. 有神经、肌腱修复者，术后即功能锻炼
4. 关节僵硬的主要原因是
   A. 关节内外组织发生纤维粘连　　B. 关节囊及周围肌挛缩
   C. 关节内骨折未准确复位　　D. 关节附近软组织广泛骨化
   E. 关节软骨骨化
5. 石膏固定的适应证包括
   A. 矫正畸形
   B. 预防畸形
   C. 稳定固定关节，改善功能
   D. 稳定脊柱和下肢骨折，可以进行早期活动
   E. 用于骨折、脱位、韧带损伤和关节感染性疾病，缓解疼痛，促进愈合
6. 关于骨折临床愈合的标准有
   A. X 线片显示骨折线消失　　B. 局部压痛无反常活动
   C. 局部无压痛及纵向叩击痛　　D. 局部无反常活动
   E. 连续观察 2 周骨折处不变形
7. 骨折的三大治疗原则是
   A. 功能锻炼　　B. 固定

C. 复位 D. 尽可能手法复位
E. 内外兼治

8. 舒尔曼（Scheuermann）病的保守治疗方法包括
A. 观察 B. 抗炎镇痛药
C. Milwaukee 支具治疗 D. 康复治疗
E. 物理治疗

9. 慢性骨髓炎的特点为
A. 恶变 B. 窦道
C. 死骨 D. 窦道口皮肤反复受到脓液的刺激会癌变
E. 死腔

10. 关于石膏绷带固定的描述，正确的是
A. 石膏固定完成后，要维持其体位直至完全干固，以防折裂
B. 寒冷季节应注意患肢外露部分保暖
C. 防止局部皮肤尤其是骨突部受压，并注意患肢血液循环有无障碍
D. 必须固定于肢体关节的解剖位
E. 石膏固定期间，应指导患者及时进行未固定关节的功能锻炼

11. 关于小夹板固定的操作方法，正确的是
A. 抬高患肢，密切观察患肢血液循环
B. 捆扎布带松紧度以束带在夹板上可以不费力地上下推移 2cm 为宜
C. 在麻醉未失效时，搬动患者应注意防止骨折再移位
D. 2 周后，如骨折已有纤维连接，可重新固定
E. 骨折复位后 4 天之内，可根据肢体肿胀和夹板的松紧程度，每日适当放松一些

六 案例分析题

（1~3 题共用题干）

患者，女性，20 岁。右上臂创伤后疼痛、肿胀、畸形 6 小时就诊。查体：右上臂中段轻度肿胀，缩短畸形及反常活动。X 线片示右肱骨中段横行骨折，骨折断端重叠 2cm。

1. 患者最恰当的处理方法是
A. 持续骨牵引 B. 开放复位接骨板螺钉内固定
C. 开放复位髓内针内固定 D. 手法复位小夹板或石膏外固定
E. 开放复位内固定加小夹板外固定

2. 采用上述方法治疗后，患肢肘关节以下严重肿胀、青紫，右手发凉、麻木，被动活动手指感剧痛，右桡动脉搏动消失。最可能发生的并发症是
A. 肱动脉损伤 B. 缺血性骨坏死

C. 挤压综合征　　D. 肱静脉损伤

E. 骨筋膜隔室综合征

3. 9 个月后复查：右上臂肌萎缩、中段有假关节，X 线片示右肱骨中段陈旧性骨折骨不连，两骨折断端骨质密度增高，骨髓腔被浓密骨质封闭，骨质缺损 3cm。最恰当的处理是

A. 开放复位、植骨及内固定　　B. 石膏外固定，配合中药治疗

C. 外展支架固定，配合局部理疗　　D. 小夹板外固定，配合中药治疗

E. 继续观察 3 个月，无好转则手术治疗

(4~7 题共用题干)

患者，男性，71 岁。不慎滑倒摔伤左髋部，被人抬来急诊。查体：左下肢缩短 3cm，左足呈外旋 90°畸形，左髋部轻微肿胀，压痛及叩击痛明显，髋关节活动受限。

4. 为确立诊断及与股骨颈骨折相鉴别，最常用的检查是

A. B 超　　B. 仔细的体格检查

C. X 线检查　　D. CT

E. 放射性核素骨显像

5. 经检查确诊为左股骨转子骨折（Ⅱ型），此时应进行的处理是

A. 人工股骨头置换术

B. 皮肤牵引于外展位 6~8 周

C. 胫骨结节牵引于外展位 6~8 周

D. 手法复位后胫骨结节牵引于外展位 6~8 周

E. 开放复位接骨板螺钉内固定

6. 该患者经治疗后，复查 X 线提示大转子上移 4cm，颈干角 90°，骨折线模糊。发生此种情况的主要原因是

A. 未穿丁字鞋　　B. 未进行功能锻炼

C. 未进行手术切开复位内固定　　D. 未进行髋人字石膏外固定

E. 外展牵引的重量及角度均不够

7. 该患者病史和体征中与股骨颈骨折不符的是

A. 患者系老年男性　　B. 患肢缩短 3cm

C. 左髋部肿胀较轻　　D. 左足呈外旋 90°畸形

E. 局部压痛及叩击痛明显

(8~13 题共用题干)

患者，女性，70 岁。不慎跌倒致伤左髋部后疼痛、活动障碍 2 天。查体：左下肢呈屈髋、屈膝、外旋畸形，右下肢活动时左髋部疼痛，左足跟和大转子有叩击痛。

8. 该患者可能的诊断有哪些

A. 左股骨颈骨折 Garden Ⅰ型

B. 左股骨颈骨折 Garden Ⅱ型

C. 左股骨颈骨折 Garden Ⅲ型

D. 左股骨颈骨折 Garden Ⅳ型

E. 左股骨头下骨折

9. 对于该患者，下列处理正确的是

A. 行左全髋关节置换术

B. 行左人工股骨头置换术

C. 皮肤牵引，保守治疗

D. 行多钉内固定 + 股骨颈植骨术

E. 复位后行多钉内固定

10. 关于股骨头血供，描述错误的是

A. 圆韧带动脉（内骺动脉）发自闭孔内动脉，供应股骨头凹窝部分

B. 股骨头的血供来自旋股内动脉主干终末支，外骺动脉供给股骨头之外侧 2/3～3/4

C. 旋股外动脉发出的下骺动脉供给股骨头之内下 1/4～1/2

D. 动物实验所见：股骨头下骨折后股骨头血液可减少 83%，颈中骨折则减少 52%

E. 股骨头血液供应血管在股骨头内不形成吻合，所以股骨颈骨折后易发生股骨头坏死

11. 人工全髋关节置换术的适应证包括

A. 陈旧性股骨颈骨折

B. 髋关节强直

C. 慢性髋关节脱位

D. 股骨头缺血性骨坏死

E. 类风湿关节炎及强直性脊柱炎

12. 以下哪个不是人工髋关节置换术后的并发症

A. 下肢静脉炎

B. 深部静脉栓塞

C. 伤口感染

D. 人工关节脱位

E. 异位骨化

13. 为预防人工髋关节置换术后发生感染，处理措施错误的有

A. 手术野皮肤无菌准备，术前、术中预防性使用抗生素

B. 手术操作必须轻柔，减少组织创伤

C. 如果发生伤口感染，一律拔除假体

D. 严格保持手术室的无菌状态

E. 术后全身使用抗生素

参考答案与解析

一、A1 型题

1. B【解析】人工髋关节置换术后股骨骨折多发生在人工股骨柄远端，故选 B。

2. B【解析】Salter 截骨术：适用于 18 个月至 6 岁，髋臼发育不良，其方向过于向前、向外、向上而影响复位成功者，但髋臼指数不应大于 45°。

3. A【解析】胫腓骨开放性骨折治疗应合理使用抗生素。

4. C【解析】骨牵引 2~3 天使骨折复位，以后维持整复位置。

5. A【解析】根据断肢损伤的性质可分为切割性、碾压性和撕裂性断肢三大类。

6. A【解析】手部创口清创应争取在伤后 8 小时内进行，清创越早，感染机会就越小，疗效越好。超过 12 小时，即使比较清洁的创口，也可能发生感染。

7. C【解析】316 不锈钢因添加钼（Mo），故其耐蚀性、耐大气腐蚀性和高温强度特别好，可在严苛的条件下使用。

8. B【解析】骨盆骨折的并发症都很严重，都会给人造成严重的创伤，甚至有严重的后遗症。最危险的是可以危及生命的失血性休克。骨盆周围的血管相对比较密集，血管直径也比较粗，静脉也没有静脉窦，出血之后也不容易压迫，所以出血量比较大。临床上如果不采取如需要手术切开的填塞压迫或者栓塞压迫，就只能靠人自身的凝血机制，即血小板在血管破裂的地方形成血栓，把出血口给堵住。如果患者凝血机制有异常，血小板低或者骨折比较严重，移位比较大，创伤比较重，血管撕裂更多，单纯靠自身的自我修复能力来止血显然不够。当出血达到一定程度，就有可能会危及人的生命。故选 B。

9. C【解析】医用不锈钢为铁基耐蚀合金，是最早开发的生物医用合金之一，其特点是易加工、价格低廉，耐蚀性，屈服强度可以通过冷加工提高，避免疲劳断裂。其中，应用最多的是奥氏体超低碳不锈钢 316L。

10. B【解析】断指再植术后出现患指苍白，皮温低，考虑血管危象，应立即手术探查血管吻合情况，以免坏死。

11. E【解析】脊柱结核合并截瘫主要发生在胸椎，颈椎次之。可分为早期瘫痪和迟发性瘫痪两种。早期瘫痪出现于病灶活动期，随着脓液、结核性肉芽组织、干酪样坏死物质和死骨进入椎管内压迫脊髓。迟发性瘫痪的原因为瘢痕组织形成对脊髓产生环形压迫。愈合很多年后出现的瘫痪多有脊柱后凸畸形或陈旧性病理性脱位，椎管前方形成的骨嵴是主要的致压因素，也可源于脊髓血管的栓塞。

12. A【解析】上肢止血带应为上臂上 1/3 处，主要为防止桡神经损伤。

13. C【解析】对于骨折断端已戳出伤口（已被污染）的患者，若没有重要血管、神经受压压迫，不应将其复位，应行清创术将污染清理后再行复位。

14. A【解析】脊柱结核的诊断应该结合病史、症状、体征、实验室检查和影像学表现综合分析。脊柱结核的诊断依据：①起病缓慢，有低热、疲倦、消瘦、盗汗、食欲缺乏与贫血等全身症状。②疼痛，弯腰困难。③轻度贫血，红细胞沉降率加快。④放射性核素骨显像局部浓聚，可以早期显示出病灶，但不能作定性诊断。⑤X 线提示骨质破坏，椎间隙狭窄。故选 A。

15. B【解析】脊柱结核主要累及椎体，以腰椎结核最多。椎体破坏后形成角状后突畸形，在胸椎最为明显。由于脊柱不稳、肌肉痉挛，腰椎结核时不能弯腰，需下蹲拾物，称拾物试验阳性。故选 B。

16. B【解析】人工股骨头种类很多，设计在不断改进，材料也在不断改进。材料的好坏主要是看摩擦界面。摩擦界面的磨损速度决定了关节的使用时间。而人工陶瓷耐磨性好，故常被用于制作股骨头材料。这种关节之所以使用寿命长，是因为磨损速度比以往的关节减少了几十倍上百倍，大大延长了关节使用的时间，而且磨损的颗粒不会引起骨溶解和假体周围骨质疏松。

17. A【解析】开放性骨折清创时应清除异物，切除污染和失去活力的皮下组织、筋膜、肌。对于肌腱、神经、血管、关节韧带和关节囊，应在尽量切除其污染部分的情况下，保留组织的完整性，以便予以修复；游离的小骨片可以去除，与周围组织尚有联系的小骨片应予保留，大块的骨片，即使已完全游离也不能摘除，以免影响骨折愈合。

18. C【解析】严重的肢体离断、断端碾挫，直接再植困难，应当利用“废弃”肢体再植于对侧肢体。如果再植不成功，也应当行标准的截肢方式，不应当残端缝合。

19. A【解析】颈椎骨折脱位的治疗方法，应先采用持续颅骨牵引复位，不宜手法复位，以免加重神经症状。如不能复位，宜手术治疗。

20. A【解析】桡神经在肱骨中、下 13 交界处紧贴肱骨，该处骨折最常见桡神经损伤，典型的畸形是垂腕。

21. D【解析】肱骨干中段后侧有桡神经沟，桡神经走行于沟内，紧贴肱骨。因此，该段骨折易伤及桡神经，反复手法复位，更易伤及。

22. C【解析】骨筋膜隔室综合征常由创伤骨折的血肿和组织水肿使其室内容物体积增加或外包扎过紧、局部压迫使骨筋膜隔室容积减小而导致骨筋膜隔室内压力增高所致，一旦明确诊断需要及时切开深筋膜以减压。故选 C。

23. B【解析】根据麻醉作用部位和所用药物不同，可将临床麻醉方法分为：全身麻醉、局部麻醉、椎管内麻醉、复合麻醉和基础麻醉。全身麻醉包括吸入全身麻醉和静脉全身麻醉，局部麻醉包括表面麻醉、局部浸润麻醉、区域阻滞麻醉、神经阻滞麻醉，椎管内麻醉包括蛛网膜下腔阻滞麻醉、硬脊膜外腔阻滞麻醉、骶管阻滞麻醉。故选 B。

24. A【解析】为防止麻醉时呕吐而引起窒息或吸入性肺炎，预防麻醉后肛门括约肌松弛致使粪便排出而增加污染的机会，术前成人常规应禁食 8~12 小时，禁饮 4 小时。

25. E【解析】根据清创术的步骤要求，应先用肥皂水和无菌盐水洗净伤口周围 3 遍，以免污物进入伤口，然后再用生理盐水、过氧化氢溶液、0.1% 苯扎溴铵溶液等冲洗伤口。A、B、C、D 等顺序均不正确，故选 E。

26. C【解析】由于脊柱脊髓损伤及术后粘连重，可能会造成椎管内脑脊液循环障碍，但再次手术并不能改善。当脊髓压迫解除后，可能会部分改善血运，但这不是手术的目的。

27. B【解析】胸腰椎椎体压缩性骨折，压缩不及1/5时，过伸位仰卧于硬板床即可，伤后第3日即开始腰背肌锻炼，如压缩超过1/5的青少年和中年患者，可采用两桌过仰复位法复位，成功后过伸位石膏背心固定3个月。也可采用双踝悬吊法复位。该患者椎体压缩不到1/3，故选B。

28. E【解析】婴儿先天性肌斜颈肿块期，积极非手术治疗，大部分患儿可获治愈。可用按摩、牵引、姿势纠正以矫治。非手术治疗至1岁后仍无好转、胸锁乳突肌已挛缩者，应尽早手术。

29. C【解析】骨筋膜隔室综合征是骨筋膜隔室内压力增高所致，常见的原因具体如下。①骨筋膜隔室容积骤减：a. 敷料包扎过紧。四肢损伤或骨折后，绷带、石膏、小夹板等可能包扎得不紧，但在创伤性水肿继续发展的情况下，包扎可能逐渐变得过紧而形成压迫。若早期包扎已经较紧，则更易发生本征。b. 严重的局部压迫。如在地震中肢体长时间被重物挤压，又如昏迷患者的肢体长时间被压在身下等。②骨筋膜隔室内容物体积骤增：a. 缺血后水肿。任何原因的肌缺血，都将使肌内的毛细血管内膜通透性增加，发生严重水肿，使室内肌的体积和组织压剧增，发生缺血-水肿恶性循环。b. 损伤。软组织严重挫伤、挤压伤和二、三度烧伤等，可因损伤性炎性反应和广泛毛细血管损伤，直接或间接使室内肌发生严重水肿。c. 小腿的激烈运动。激烈的体育运动和过于疲劳的长途步行，都可发生小腿的急性或慢性骨筋膜隔室综合征。d. 出血。骨筋膜隔室内的大血肿，一般不易发生本征，但若有凝血机制障碍或严重骨折移位，尤其在小腿和前臂，也可发生本征。

30. C【解析】手法扳正数周后，可将足用绷带包扎固定于矫正位，也有使用石膏者。数月后，可使用矫形足托或双侧 Denis-Browne 夹板固定。手法扳正、石膏固定法主要步骤：①先矫正足的内收及内翻；②再矫正足跖屈；③皮下跟腱切断；④皮下跖腱膜切断；⑤管型石膏将足固定于矫正位。此手法可以一次完成矫形，也可分期逐步进行。手法治疗失败者或未经治疗的3~15岁患儿若延误手术治疗，会逐渐形成骨骼畸形，跗骨排列异常，足舟骨变小内移，骰骨发育异常粗大，跟骨跖屈，距骨头半脱位及胫骨内旋等畸形，足内翻更加严重。此时，分期手法矫正，石膏固定已不能矫正下垂、内翻、内收畸形，骨骺处于发育阶段不宜行关节骨性融合，可用软组织松解手术治疗。

31. A【解析】根据骨折切开复位内固定的适应证之一：凡是手法难以复位或复位后难以固定的骨折，最终难以达到功能复位的标准而严重影响功能者。故A错误。其余选项均为内固定的适应证。

32. D【解析】应用抗生素是化脓性关节炎的治疗方法。休息及制动是感染性关节炎的辅助治疗方法，对关节面破坏不严重、关节内有游离体者，可做关节镜手术。膝关节骨关节炎在后期可做人工膝关节置换术。因此，正确答案为D。

33. B【解析】断肢再植术后防止血管痉挛和预防血栓形成最重要的措施是肢体保暖，而禁止吸烟、应用镇痛药、血管舒张药和抗凝药等只是辅助措施。

34. A【解析】根据断肢（指）再植的处理原则，清创术应尽早进行，一般以伤后 6～8 小时为最佳时间，故选 A。超过 8 小时断指再植的成功率较低。

35. E【解析】手外伤清创术的原则：争取在伤后 6～8 小时进行，清创越早，感染机会越少，疗效越好；最好在气囊止血带下进行，便于减少术中出血，缩短手术时间；伤口的闭合，一般采用单纯缝合，如伤口方向纵行越过关节，或与指蹼边缘平行，或与皮纹垂直，应采用“Z”字成形术，避免日后发生瘢痕挛缩影响功能；如伤口张力过大，不应勉强缝合伤口，以免伤口裂开。如有骨外露，伤口底部血运不佳，应采用带蒂皮瓣移植，而游离皮片移植是错误的。

36. A【解析】根据题干，骨折为粉碎性，内固定和牵引创伤大，效果不佳，最好夹板固定，慢慢愈合。故选 A。

37. A【解析】骨折急救的目的是用简单而有效的方法抢救患者生命、保护患肢，安全而迅速地运送至医疗机构，以便获得妥善的治疗。骨折急救主要包括抢救生命、伤口包扎、妥善固定、迅速转运。故选 A。

二、A2 型题

1. A【解析】高龄、完全移位的不稳定性股骨颈骨折复位及固定困难，发生股骨头坏死的概率较大。因此，选择人工股骨头置换，可减少卧床时间，避免并发症。全髋关节置换手术相对较复杂，不适用于高龄、活动量少的患者。故选 A。

2. C【解析】神经、血管均较骨骼短缩 2cm，说明患者神经、血管被牵拉损伤严重，而且患者伤处在右腕上 6cm，此处神经血管丰富，离断平面高，因此考虑立即再植。冷藏处理再植时限可延长至 30 小时以上，但是缺血时间越短则再植存活率越高。该患者虽软组织损伤严重，仍需立即手术。

3. B【解析】骨折处有反常活动，X 线片显示胫骨上下端髓腔被硬化骨封闭，骨折断端有 3mm 间隙，并向后成角 15°，以上都是手术复位的适应证。另外，髓腔被硬化骨封闭，骨折断端有 3mm 间隙，局部应植骨，故选 B。

4. D【解析】患者神经连续性仍在，神经外膜瘢痕增生，神经受压，引起神经炎。因此治疗以松解为主。

5. B【解析】爆裂骨折骨块突入椎管占矢状径 1/3 以上，即使没有脊髓压迫症状也应手术治疗，以防继发性损害。

6. C【解析】患者轻度屈曲挛缩畸形，X 线片可见轻度骨质破坏。关节滑膜切除术可以减少关节液渗出，防止血管翳形成，保护软骨及软骨下骨，减轻症状。

7. A【解析】65 岁以上老年人的股骨头下骨折，由于股骨头的血液循环已严重破坏，坏死发生率很高，再加上患者的全身情况不允许长期卧床，应采用手术方法治疗。而切开复位内固定宜用于手法复位失败、固定不可靠，或者青、壮年的陈旧性骨折不愈合。因此，该患者最适宜的治疗方法是人工关节置换。

8. E【解析】患者为骑跨伤，根据患者未排尿、有尿而不能排出可判断有尿道损伤，而耻骨骨折、联合处骨折很容易压迫尿道造成尿道损伤。故患者受伤部位应为耻骨及耻骨联合。

9. E【解析】患者为环指远节离断，首先环指在手中的功能较小，再加上为手指远节手术后成活概率比较小，故应该给予患者缩短指骨缝合皮肤，对于环指掌侧面有纵行长约 6cm 裂伤，因为裂口较长，通过指间关节，应给予患者 Z 形缝合。

10. C【解析】石膏夹板固定后，必须观察石膏松紧度，如果出现固定部位疼痛加重，局部血液循环障碍，末梢皮肤麻木等症状，应立即拆除石膏；如出现更严重的骨筋膜隔室综合征，给予患者局部行骨筋膜切开减压，该患者未达到骨筋膜隔室综合征的程度，故选 C。

11. A【解析】1~3 岁的患儿以非手术治疗为主，一般要在全身麻醉下复位，外固定以蛙式石膏为首选。故选 A。

12. B【解析】骨折后，邻近的关节经过长期固定，容易造成关节韧带、关节囊等软组织挛缩，关节僵硬，称为骨折病。

13. D【解析】该患者拇指远节软组织缺损较大，骨外露，不能拇指短缩指骨缝合，必须皮瓣覆盖。故选 D。

14. B【解析】股骨颈骨折按照骨折线的位置分为基底型、经颈型和头下型。①没有移位的骨折可以考虑保守治疗方法。②有移位的基底型和经颈型骨折可以采用闭合复位，空心螺钉固定。③有移位的老年股骨头下型骨折，由于股骨头的血液供应来源于关节囊外的股骨颈基底动脉环，移位的股骨头下型骨折血液供给受到损害，愈合率低，股骨头坏死率高，最佳治疗方法是全髋人工关节置换术。

15. C【解析】对于 65 岁以上的老年人的股骨头下骨折，由于股骨头的血液循环严重破坏，股骨头的坏死发生率很高，可选择行人工股骨头置换术或全髋关节置换术治疗。

16. C【解析】髋关节位置深，在抽出脓液后，诊断明确，应立即手术切开引流，以尽可能保留关节的功能，故选 C。其他选项可能会延误治疗。

17. E【解析】石膏固定后出现的手指活动障碍多是被动屈伸锻炼不足造成关节僵硬所致。故选 E。

18. A【解析】颈椎前缘压缩 1/5，无脊髓损伤。此时宜首先牵引使之复位。骨折程度轻，7 岁儿童，枕颌带牵引即可。

19. E【解析】骨肉瘤预后不良，治疗宜采取综合治疗，即术前化学治疗、根治性切除、术后化学治疗。骨肉瘤对化学治疗敏感，术前化学治疗可以控制瘤体增长甚至缩小瘤体，可以对早期远处转移的瘤细胞有效杀灭，术前化学治疗后手术进行根治性切除，术后还需化学治疗。

20. A【解析】再植术后的常规处理：①隔离护理，安置患者于特殊隔离病室，保持 20~25℃室温及一定的湿度，严格消毒隔离制度。②抬高肢体。③局部加温。④观察再植手指血液循环，观察要点有色泽、弹性、皮温、毛细血管充盈时间等。⑤应用周围血管舒张药，常用妥拉唑林、罂粟碱等。⑥预防感染和破伤风。现患肢出现指体发灰，皮温比健侧低3℃，有可能是吻合口血栓，可以先更换敷料，必要时手术探查。故出现这种症状还是需要处理。

三、A3/A4型题

1. B【解析】该患者肉眼已可判断骨折，X线检查时活动可加剧疼痛，故应先用简单外固定以缓解疼痛。而A、E均达不到固定的目的。因骨折处无大活动性出血，生命体征平稳，故可暂不予输血、输液，而采取牵引固定限制患者活动。

2. C【解析】该患者中下1/3段骨折，而此处后外侧有桡神经沟，桡神经从此经过，故手指掌指关节不能背伸，手背桡侧两个半手指皮肤感觉消失为桡神经损伤所引起。

3. B【解析】患者为开放性损伤，心率加快，血压低于正常值，明显失血过多的表现，可能马上出现失血性休克，应立即为患者补充血容量。故选B。

4. A【解析】根据题干，患者骨牵引（骨牵引较其他牵引复位方法力量更大、更持久）治疗后1周，重叠成角移位仍然明显，其他保守治疗方法也很难复位，属于保守治疗失败，应转而采用手术方法复位，故选A。

5. C【解析】患者为暴力所致的双侧股骨开放性骨折，大腿及膝关节的肌等软组织也有不同程度的损伤，尤其是大腿最丰厚的股四头肌及其肌腱，血肿吸收后可能导致肌腱粘连，进而导致关节僵硬。故选C。

6. E【解析】对于股四头肌腱粘连伴关节僵硬患者，单纯物理治疗、功能锻炼、中药治疗等很难达到最佳治疗效果，故应行软组织松解术；由于膝关节骨质未损伤，故不应选择关节融合及置换术。

四、B型题

1. C【解析】骨巨细胞瘤是一种潜在恶性或介于良、恶性之间的肿瘤，以手术治疗为主，单纯刮除术复发率高。Ⅰ、Ⅱ级及部分Ⅲ级病变应采取彻底的刮除术或切除术；对骨破坏严重的Ⅲ级病变多采取广泛性或根治性切除术。化学治疗无效、手术困难的部位可放射治疗，但放射治疗有引起恶变的危险。

2. D【解析】骨肉瘤目前采用的最佳治疗方法为综合治疗，即术前大剂量化学治疗，然后行根治性手术，术后继续大剂量化学治疗。如发生肺转移，可手术切除转移灶。

五、X型题

1. ABCDE【解析】全髋关节置换手术禁忌证如下。①绝对禁忌证：有全身或局部的任何活动性感染者；关节主要运动肌瘫痪，或者肌、肌腱等组织破坏造成主动屈伸功能丧失者；各种原因引起的骨组织严重缺损，估计术后假体难以保持稳定者；无法耐受手术的老年衰竭患者。②相对禁忌证：神经性关节病变；老年性精神障碍，不能有效配合治疗；老年体弱，内科疾病复杂，手术耐受性差；过度肥胖。

2. ABCDE【解析】当肢体受到外伤发生了完全或不完全的断离时，往往需要进行断肢再植手术把断离的肢体接回原位。但断肢再植也是存在禁忌证的，并不是每个患者都适合做，如果不遵守这些禁忌坚持手术，将会给身体带来不可逆的损害。断肢再植的禁忌证包括：①罹患全身性慢性疾病，不允许长时间手术，或者有出血倾向者。②断肢（指）多发性骨折及严重软组织挫伤，血管床严重破坏，血管、神经、肌腱高位撕脱者。③断肢经刺激性液体及其他消毒液长时间浸泡者。④在高温季节，离断时间过长且断肢未经冷藏保存者。⑤患者精神不正常，或者本人无再植要求且不能合作者。

3. ABCD【解析】神经肌腱损伤后，术后不宜立即功能锻炼，需遵医嘱根据康复情况决定，故E错误。A、B、C、D均是在手外伤术后的正确处理方法。

4. AB【解析】关节僵硬，指正常关节功能（如屈伸、旋转等）发生不同程度的障碍，表现为活动范围的减小。与功能完全丧失的关节强直截然不同。关节僵硬的病因主要包括：①粘连。如软组织间发生粘连，其滑动能力相应下降，导致患者易发生关节僵硬。②挛缩。若手术或骨折后，关节在屈曲位进行固定，则软组织长度可能出现短缩，患者伸直能力在手术或骨折恢复后可能受限。

5. ABCDE【解析】石膏固定的适应证如下：①用于骨折、脱位、韧带损伤和关节感染性疾病，用来缓解疼痛，促进愈合。②用于稳定脊柱和下肢骨折，可以进行早期活动。③用以稳定固定关节，改善功能。④矫正畸形。⑤预防畸形。

6. CDE【解析】骨折临床愈合的标准包括：①局部无压痛。②局部无纵向叩击痛。③局部无反常活动。④X线片显示骨折线模糊，有连续性骨痂通过骨折线。⑤外固定解除后，上肢能向前举1kg重量达1分钟，下肢不扶拐在平地上连续行走3分钟，不少于30步。⑥连续观察2周骨折不变形。因此，正确答案为CDE。

7. ABC【解析】骨折治疗的三大原则是：复位、固定、功能锻炼。复位是骨折治疗的首要步骤。固定是骨折愈合的关键。功能锻炼是恢复患肢功能的重要保证。复位是将移位的骨折断端恢复正常或近乎正常的解剖关系，重建骨的支架作用。固定即将骨折维持在复位后的位置，使其在良好对位情况下达到牢固愈合。功能锻炼是在不影响固定的情况下，尽快地恢复患肢肌、肌腱、韧带、关节囊等软组织的舒缩活动。

8. ABCDE【解析】Scheuermann病以保守治疗为主，一旦确诊，即应嘱患者卧硬板床，在站立和端坐时应尽量伸展胸背，保持良好姿势。避免过多的弯腰或负重活动，同时加强背肌锻炼，希望通过增强的背肌力量，限制后凸的加重。对疼痛比较明显的患者可以用解痉镇痛、疏经通络的中药以缓解症状。胸椎后凸较大，超过50°时，可以用支架或石膏固定，以尽量纠正畸形。使用被动固定法纠正畸形应密切注意其并发症，如软组织损伤、矫正过度、并发侧弯等。使用支架或石膏固定时间不能少于1年。只有极少数后凸十分严重、伴发神经症状或者伴有剧烈疼痛、对症治疗无效者才考虑采用手术治疗。

9. BCDE【解析】慢性骨髓炎在病变不活动阶段可以无症状，骨失去原有的形态，肢体增粗及变形。皮肤菲薄色泽暗，有多处瘢痕，稍有破损即引起经久不愈的溃疡，或者有窦道口，长期不愈合，窦道口肉芽组织突起，流出臭味脓液。因肌肉的纤维化可能产生关节挛缩。急性感染发作表现为疼痛，皮肤转为红、肿、热及压痛。体温可升高 1~2℃。原已闭塞的窦道口可开放，排出多量脓液，有时掉出死骨。在死骨排出后窦道口自动封闭，炎症逐渐消退。长期多次发作使骨骼扭曲畸形、增粗，皮肤色素沉着，因肌挛缩出现邻近关节畸形，窦道口皮肤反复受到脓液的刺激会癌变。儿童往往因骨骺破坏而影响骨骼生长发育，使肢体出现短缩畸形。

10. ABCE【解析】石膏绷带固定的注意事项包括以下几点：①石膏固定完成后，要维持其体位直至完全干固，以防折裂。②抬高患肢，以利消肿。③患者应卧木板床，并须用软垫垫好石膏。④寒冷季节应注意患肢外露部分保暖；炎热季节，对包扎大型石膏的患者，要注意通风，防止中暑。⑤防止局部皮肤尤其是骨突部受压，并注意患肢血液循环有无障碍。⑥石膏固定期间，应指导患者及时进行未固定关节的功能锻炼，以及石膏内肌肉收缩活动，并定期进行 X 线检查。⑦必须固定于肢体关节的功能位。

11. ACDE【解析】小夹板固定的操作方法如下：①纸压垫要准确放在适当位置上，并用胶布固定，以免滑动。②捆扎布带松紧要合适，其松紧度以束带在夹板上可以不费力地上下推移 1cm 为宜。③在麻醉未失效时，搬动患者应注意防止骨折再移位。④抬高患肢，密切观察患肢血液循环。⑤骨折复位后 4 天之内，可根据肢体肿胀和夹板的松紧程度，每日适当放松一些。⑥2 周后，如骨折已有纤维连接，可重新固定，以后每周在门诊复查 1 次，直至骨折临床愈合。⑦鼓励患者进行患肢功能锻炼。⑧2 周内根据骨折稳定性行 X 线检查 1~2 次，如骨折变位，应及时重新复位，必要时改作石膏固定。

六、案例分析题

1. D【解析】患者肱骨中段骨折，不合并神经、血管损伤，因属于短缩畸形，手法复位能够达到功能复位要求，首选手法复位。故选 D。

2. E【解析】疼痛及活动障碍是骨筋膜隔室综合征的主要临床表现，肿胀、压痛、肌组织牵拉痛是重要体征。因此，该患者考虑骨筋膜隔室综合征。

3. A【解析】骨折后至少 6 个月没有愈合，且没有进一步愈合倾向已有 3 个月，称为骨不连。患者骨折后 9 个月，假关节形成，表现符合骨不连。开放复位植骨手术指征明确。故选 A。

4. C【解析】X 线检查对骨折的诊断和治疗具有重要价值，凡疑为骨折者应常规进行 X 线检查。可以显示临床上难以发现的不完全性骨折、深部的骨折、关节内骨折和小的撕脱性骨折等。即使临床上已表现为明显骨折者，X 线检查也是必要的。

5. D【解析】Ⅰ、Ⅱ型稳定性骨折在不易发生内翻的前提下首选手法复位后胫骨结节牵引 6~8 周。而外展位有利于预防内翻。故选 D。

6. E【解析】上移说明牵引重量不够，颈干角90°小于正常，说明外展不够。故选E。

7. D【解析】股骨颈骨折表现为中度外旋，故选D。

8. CE【解析】股骨颈骨折Garden分型法如下。Ⅰ型：不全骨折，股骨颈下方骨小梁完整，该型包括“外展嵌插骨折”。Ⅱ型：完全骨折，但无移位。Ⅲ型：完全骨折，部分移位，该型骨折X线片上可以看到骨折远端上移、外旋，股骨头常后倾，骨折断端尚有部分接触。Ⅳ型：完全骨折，完全移位，该型骨折X线片上表现为骨折断端完全无接触，而股骨头与髋臼相对关系正常。股骨头下骨折：骨折线完全位于股骨头下，整个股骨颈均在远折端，股骨头可在髋臼和关节囊内自由转动。这类骨折在老年患者中最为多见。根据患者疼痛部位，以及患者“左下肢呈屈髋、屈膝、外旋畸形”可知患者为股骨颈骨折，而且存在明显的移位。故选CE。

9. A【解析】患者为左股骨颈完全骨折，并有明显的移位，根据患者年龄及患者症状，患者不宜长时间卧床，宜早期下床活动，患者年龄较大，复位+内固定手术治疗后不愈合，骨折及股骨头坏死的概率大，故给予患者行全髋关节置换术。故选A。

10. E【解析】股骨头的血液供应主要来自股骨头圆韧带动脉、股骨颈滋养动脉、旋股内外侧动脉，股骨头下骨折对血液循环破坏较大，其中旋骨内外侧动脉形成吻合支以构成主要的血液供应动脉。

11. ABCDE【解析】年满50岁以上具有下列适应证者可行人工全髋关节置换，对50岁以下者应慎重：①髋臼破坏重或有明显退行性病变，疼痛重，关节活动受限明显，严重影响生活及工作。②类风湿髋关节炎，关节强直，病变稳定，但膝关节活动良好者。③股骨头缺血性坏死和陈旧性股骨颈骨折并发股骨头坏死，并严重变形、塌陷和继发髋关节骨关节炎，骨肿瘤。④人工股骨头置换术、人工全髋关节置换术、髋关节融合术失败者。

12. A【解析】全身症状包括深部静脉栓塞、肺栓塞、股动静脉损伤；局部症状包括伤口感染、假体松动、人工关节脱位、人工关节置换术后股骨骨折、异位骨化、股骨上段破裂；手术副损伤包括坐骨神经损伤、腓总神经损伤。故选A。

13. C【解析】为了预防人工髋关节置换术后感染，术前术后都应给予抗生素，术前必须局部备皮，术后必须保持手术室的无菌状态，手术操作必须轻柔，减少组织创伤，术后为引出关节腔内积血必须放置引流管，一般术后24小时拔出，如果术后发生感染先给予患者全身及局部抗生素治疗，如果出现骨感染，应拔除假体，再继续给予对症治疗。故选C。

第三篇

骨外科专业疾病

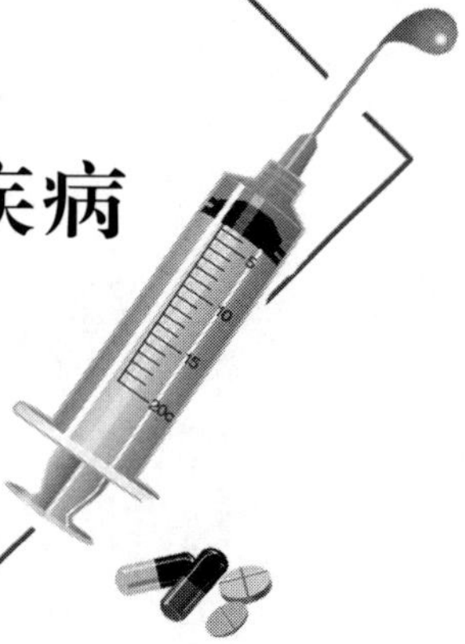

胫骨平台骨折

多发骨折

第八章 骨关节创伤

下肢关节脱位

肱骨干骨折

一 A1 型题

1. 直接暴力打击锁骨可造成骨折，通常为横断或粉碎骨折，常发生于
   A. 外 1/5 处　　B. 外 1/4 处
   C. 外 1/3 处　　D. 外 1/2 处
   E. 外 2/3 处
2. 肱骨近端骨折是较常见的骨折之一，占全身骨折病例的
   A. 1%~2%　　B. 2%~3%
   C. 3%~4%　　D. 4%~5%
   E. 5%~6%
3. 肱骨近端骨折中，一部分骨折占全部的
   A. 30%　　B. 50%
   C. 60%　　D. 70%
   E. 80%
4. 杜加斯（Dugas）征检查的是
   A. 肩关节脱位　　B. 肱骨外科颈骨折
   C. 肱骨干骨折　　D. 肘关节脱位
   E. 以上均不是
5. 哪一种骨折不属于完全性骨折
   A. 横形骨折　　B. 螺旋形骨折
   C. 斜形骨折　　D. 青枝骨折
   E. 压缩性骨折
6. 关于小夹板固定技术的禁忌证说法不正确的是
   A. 关节内或关节附近的骨折　　B. 软组织过度肿胀时暂时不宜
   C. 脊柱骨折　　D. 稳定的四肢骨折
   E. 严重的开放性骨折以及有严重的软组织感染的骨折
7. 新发的股骨颈骨折的手术治疗方法不包括
   A. 多针内固定　　B. 滑动式鹅头钉内固定

C. 加压螺纹钉外固定
D. Ender 钉内固定
E. 三翼钉内固定

8. 下列哪种肱骨外科颈骨折需要采取手术治疗
A. 骨折断端成角 >45°、移位 >1.0cm
B. 骨折断端成角 >45°、移位 >1.5cm
C. 骨折断端成角 >30°、移位 >1.0cm
D. 骨折断端成角 >60°、移位 >1.5cm
E. 骨折断端成角 >30°、移位 >0.5cm

9. 肱骨大结节骨折移位超过(　　)的患者，都会留下永久性残疾，而移位在(　　)或更少的患者，预后则较好
A. 0.8cm；0.5cm
B. 1.0cm；0.5cm
C. 1.0cm；0.8cm
D. 1.5cm；0.5cm
E. 1.5cm；1.0cm

10. 肱骨外科颈骨折的部位是
A. 肱骨大、小结节交界处
B. 肱骨上端干骺端处
C. 肱骨头周围的环形沟
D. 肱骨头与肱骨干的交界处
E. 肱骨大、小结节移行为肱骨干的交界处

11. 小夹板固定扎带最适宜的松紧度是
A. 可动 1.0cm
B. 可动 0.5cm
C. 可动 1.5cm
D. 可动 2.0cm
E. 可动 2.5cm

12. (　　)的骨折在肱骨近端骨折中占 10%，其中老年人、骨质疏松患者的发病率较高
A. 一部分
B. 二部分
C. 三部分
D. 四部分
E. 五部分

13. 关节面劈裂或压缩超过(　　)的骨折通常要采用关节置换术治疗
A. 20%
B. 30%
C. 40%
D. 50%
E. 60%

14. 桡骨头半脱位多见于哪类人群
A. 20~40 岁成年女子
B. 老年人
C. 20~40 岁成年男子
D. 12~14 岁儿童
E. 5 岁以下小儿

15. 较常见的肱骨髁上骨折为
A. 伸直型
B. 外展型

C. 屈曲型　　D. 分离型
E. 内收型

16. 根据国际内固定研究学会推荐的分类方法，肱骨干骨折可分为3种类型：其中，A型是简单骨折，包括发生在近、中、远侧(　　)部位的螺旋形、斜形、横形骨折
A. 1/2　　B. 1/3
C. 1/4　　D. 1/5
E. 2/3

17. 肱骨髁上(　　)处的骨折，多为横形骨折，两骨折断端有软组织嵌夹，远折端向前旋转
A. 1~2cm　　B. 1.0~1.5cm
C. 2~3cm　　D. 1~3cm
E. 3~4cm

18. 肱骨干骨折整复满意后，放置夹板同时以四条布带固定。上(　　)骨折及下(　　)骨折，分别用超肩夹板或超肘夹板加以固定，中段骨折用局部夹板固定，酌情超上、下关节固定
A. 1/3；1/3　　B. 1/3；1/2
C. 1/3；2/3　　D. 2/3；1/3
E. 1/2；1/3

19. 在下列股骨髁骨折的治疗中，哪项不正确
A. 要达到解剖复位　　B. 术后应使用持续被动关节活动器
C. 术后要早期活动　　D. 要进行牢固坚实的内固定
E. 为了使内固定牢固，术后不要过早活动

20. 尺骨鹰嘴骨折的治疗中，发生于老年人的严重粉碎性骨折，粉碎部位不超过滑车切迹(　　)者，可切除粉碎骨片后重建伸肘装置
A. 1/4　　B. 1/3
C. 2/3　　D. 1/2
E. 3/4

21. 双侧耻骨上下支骨折，无明显移位，哪种治疗方法最理想
A. 骨盆悬吊牵引　　B. 切开复位
C. 仅卧床休息即可　　D. 手法复位夹板固定
E. 蛙式石膏固定

22. 对于严重开放性骨折行清创术时，下列哪项做法不正确
A. 彻底去除碎骨块　　B. 不使用止血带
C. 大量自来水冲洗创面　　D. 旋转皮瓣闭合创面
E. 彻底切除无活力的组织

23. 股骨颈骨折内收型的 Pauwels 角度是

A. 小于 30°

B. 等于 30°

C. 大于 30°

D. 大于 40°

E. 大于 50°

24. Ⅰ型桡骨头骨折的治疗可以使用石膏托或石膏管形外固定

A. 1~2 周

B. 2~3 周

C. 1~3 周

D. 1~4 周

E. 2~4 周

25. Ⅴ型桡骨头骨折的治疗中，近折端桡骨头关节面倾斜大于(　　)者，可试行闭合复位，或在透视下用克氏针经皮撬拔复位

A. 10°

B. 20°

C. 30°

D. 45°

E. 50°

26. 1967 年，Bado 将孟氏骨折脱位归纳为 4 型，即Ⅰ型、Ⅱ型、Ⅲ型和Ⅳ型。在所有类型中，(　　)居绝对多数

A. Ⅰ型

B. Ⅰ型和Ⅱ型

C. Ⅱ型

D. Ⅲ型

E. Ⅳ型

27. 下列哪项不属于导致骨折断端移位的因素

A. 伤者的年龄

B. 肌牵拉力

C. 暴力的大小和作用方向

D. 肢体远侧段的重量

E. 搬运及治疗不当

28. 骨盆骨折最严重的早期并发症是

A. 直肠损伤

B. 失血性休克

C. 尿道损伤

D. 神经损伤

E. 膀胱损伤

29. 闭合性成人股骨干骨折可引起

A. 肾挫伤

B. 脂肪栓塞

C. 失血性休克

D. 损伤性骨化

E. 骨筋膜隔室综合征

30. 肱骨内髁骨折畸形愈合出现手内肌萎缩的原因是

A. 腋神经炎

B. 尺神经炎

C. 桡神经炎

D. 肌皮神经炎

E. 正中神经炎

31. 下列骨折中最不稳定的骨折类型是
A. 斜形骨折
B. 横形骨折
C. 嵌插骨折
D. 裂缝骨折
E. 青枝骨折

32. 第 11 胸椎压缩性骨折合并脊髓损伤，损伤的脊髓是
A. 胸腰段脊髓
B. 骶段脊髓
C. 胸段脊髓
D. 腰段脊髓
E. 腰骶段脊髓

33. 关于胫腓骨骨折并发症的描述，不正确的是
A. 腓骨中段骨折可引起足下垂
B. 胫骨上 1/3 骨折可造成小腿下段的缺血坏死
C. 胫骨上段骨折可伤及胫神经
D. 腓骨头骨折容易伤及腓总神经
E. 胫骨中 1/3 骨折有发生骨筋膜隔室综合征的可能

34. 骨盆骨折合并腹膜后出血休克，经积极抢救未见好转时，应立即采取
A. 数字减影血管造影（DSA）栓塞髂内动脉
B. DSA 栓塞髂外静脉
C. DSA 栓塞髂外动脉
D. DSA 栓塞髂内、髂外动脉与静脉
E. DSA 栓塞髂总动脉

35. 关于骨盆骨折的并发伤，以下错误的是
A. 骶管内为马尾，骶骨骨折可损伤骶神经
B. 坐骨神经从闭孔穿出时，可因耻骨骨折而被伤及
C. 坐骨支骨折可刺破直肠形成开放性骨折
D. 后尿道损伤多为耻骨骨折引起
E. 骨盆壁与多处静脉丛相邻，骨折后可伴有这些静脉的出血

36. 骨盆骨折最重要的体征是
A. 反常活动
B. 局部压痛及间接挤压痛
C. 畸形
D. 肿胀及瘀斑
E. 骨擦音及骨擦感

37. 在腕骨骨折中，较为多见的骨折是
A. 月骨
B. 头状骨
C. 三角骨
D. 手舟骨
E. 大多角骨

38. 易引起脊髓压迫的骨折是

A. 关节突骨折
B. 棘突骨折
C. 爆裂骨折
D. 椎板骨折
E. 椎体单纯压缩性骨折

39. 胸部脊髓横断伤刺激足部皮肤时，出现脊髓自主反射，表现为

A. 伸髋、伸膝、背屈踝关节
B. 屈髋、屈膝、背屈踝关节
C. 伸髋、屈膝、背屈踝关节
D. 屈髋、屈膝、跖屈踝关节
E. 屈髋、伸膝、跖屈踝关节

40. 股骨颈骨折通常发生于(　　)，随着社会人口年龄的增长，股骨颈骨折的发生率不断上升

A. 老年人
B. 中年男性
C. 中年女性
D. 儿童
E. 青少年

41. 股骨颈骨折的分类中，按骨折线的部位可分为

A. 内收骨折、外展骨折
B. 股骨头下骨折、不完全骨折
C. 股骨头下骨折、基底骨折、经股骨颈骨折、经转子骨折
D. 基底骨折、部分移位的完全骨折、无移位的完全骨折、完全移位的完全骨折
E. 不完全骨折、部分移位的完全骨折、无移位的完全骨折、完全移位的完全骨折

42. 有关骨盆骨折合并尿道损伤及失血性休克的处理，正确的顺序是

A. 休克、骨盆骨折、尿道损伤
B. 同时处理尿道损伤和休克、骨盆骨折
C. 休克、尿道损伤、骨盆骨折
D. 骨盆骨折、尿道损伤、休克
E. 尿道损伤、休克、骨盆骨折

43. 有关第12胸椎压缩性骨折的保守治疗，正确的卧床体位是

A. 仰卧过伸位
B. 俯卧过伸位
C. 侧卧位
D. 半坐卧位
E. 仰卧屈曲位

44. 有关中央脊髓损伤综合征，以下错误的是

A. 颈椎损伤时引起的前、后根动脉及脊前动脉受阻，可加重该损伤
B. 多由颈椎过屈性损伤造成
C. 手部功能障碍多明显，手内肌萎缩
D. 损伤平面以下可有触觉及深感觉障碍
E. 临床特点是上下肢瘫痪严重程度不一，上肢重于下肢，或一侧上肢瘫痪，或双下肢瘫痪

45. 骨盆骨折合并尿道完全断裂，最好的处理是

A. 采用金属导尿管导尿
B. 尿道吻合术
C. 膀胱穿刺
D. 采用硅橡胶导尿管导尿
E. 膀胱造瘘

46. 下列叙述正确的是

A. 脊神经的前支为感觉性纤维
B. 脊神经的前根为运动性纤维
C. 脊神经的前支为运动性纤维
D. 脊神经的前后根均为混合性纤维
E. 脊神经的后支为感觉性纤维

47. 正中神经损伤感觉障碍区位于

A. 拇指背侧
B. 第二指指腹及指根
C. 尺侧一个半手指
D. 第五指指腹
E. 桡侧三个半手指掌侧

48. 骨折不愈合是股骨颈骨折的常见并发症之一，其主要原因不包括

A. 年龄太小，骨质疏松程度显著
B. 手术或复位不及时
C. 复位手法过重
D. 移位程度太大，周围软组织损伤严重
E. 固定的稳定性不足

49. 尺神经损伤后出现患侧爪形手畸形的机制是

A. 主要是因为手内肌的瘫痪，出现掌指关节过伸、指间关节屈曲所致
B. 主要是因为手内肌的损伤，出现掌指关节屈曲、指间关节过伸所致
C. 示指及中指不呈爪形手畸形是因为支配两指的指深屈肌受正中神经支配
D. 指深屈肌腱的尺侧半由尺神经支配，尺神经损伤后 3、4 指深屈肌腱功能障碍出现爪形手畸形
E. 以上都不是

50. 胫骨中、下 1/3 骨折最常见的并发症是

A. 神经损伤
B. 血管损伤
C. 损伤性骨化
D. 骨折延迟愈合
E. 骨筋膜隔室综合征

51. 骨折患者的全身临床表现中，下列错误的是

A. 严重骨折血肿吸收时，其体温通常不超过 37℃
B. 骨折后一般体温正常
C. 可因大量出血或并发内脏损伤而引起休克
D. 严重骨折血肿吸收时，体温略有升高
E. 开放性骨折体温升高时，应考虑感染

52. 当小腿骨筋膜隔室内的压力增高达到多少时，可使供应肌肉的小动脉关闭
    A. 35mmHg　　B. 45mmHg
    C. 55mmHg　　D. 60mmHg
    E. 65mmHg
53. 股骨颈骨折最可能发生的并发症是
    A. 缺血性肌挛缩　　B. 损伤性骨化
    C. 缺血性骨坏死　　D. 动静脉损伤
    E. 周围神经损伤
54. 股骨颈骨折愈合过程中不出现外骨痂的原因是
    A. 股骨颈无骨内膜　　B. 股骨颈骨折损伤严重，难以形成骨痂
    C. 股骨颈骨折后血肿太多　　D. 股骨颈无骨外膜
    E. 股骨颈血液供应差
55. 正常成年女性股骨颈颈干角平均为
    A. 120°　　B. 127°
    C. 130°　　D. 137°
    E. 140°
56. 腘窝软组织严重损伤伴有腘动脉断裂时，最简单直接的检测手段是
    A. B 超检查小腿和足的运动　　B. X 线检查
    C. 观察小腿和足的肿胀情况　　D. 触诊足背动脉
    E. 检查小腿和足的感觉及运动
57. 患者有膝关节扭伤及交锁史，最可能出现的损伤是
    A. 半月板损伤　　B. 内侧副韧带撕裂
    C. 胫骨平台骨折　　D. 前十字韧带撕裂
    E. 膝关节外侧副韧带损伤
58. 关于半月板损伤，下列错误的是
    A. 多见于运动员与体力劳动者　　B. 男性多于女性
    C. 所有患者均有外伤史　　D. 有时在活动时出现关节交锁
    E. 慢性阶段总感到关节疼痛，活动时有弹响
59. 单纯股骨小转子撕脱骨折主要发生于
    A. 儿童及少年　　B. 中年人
    C. 老年人　　D. 成年女性
    E. 成年男性
60. 适用于 1 周岁以内儿童或无移位的儿童股骨干骨折的治疗方法是
    A. 三翼钉内固定　　B. 骨牵引法

C. 外展板固定法　　D. 人工关节置换术
E. 转子间截骨术

61. 脊柱骨折中最常见的损伤是
A. 屈曲型　　B. 伸直型
C. 屈曲旋转型　　D. 垂直压缩型
E. 骨折脱位

62. 判断脊柱骨折脱位是否并发脊髓损伤，下列检查最重要的是
A. 神经系统检查　　B. MRI
C. X 线检查　　D. 腰椎穿刺做奎肯试验及脑脊液生化检查
E. CT

63. 脊柱骨折造成脊髓半横切损伤，其损伤平面以下的改变是
A. 双侧肢体完全截瘫
B. 同侧肢体运动和深感觉消失，对侧肢体痛温觉消失
C. 同侧肢体运动消失，双侧肢体深浅感觉消失
D. 同侧肢体运动和痛温觉消失，对侧肢体深感觉消失
E. 同侧肢体痛温觉消失，对侧肢体运动及深感觉消失

64. 脊柱外伤造成脊髓休克是由于
A. 骨折片刺入脊髓　　B. 外伤后脊髓神经细胞遭破坏
C. 脊髓受血肿等压迫　　D. 脊髓上、下行神经传导束断裂
E. 脊髓神经细胞遭受震荡，产生暂时性功能抑制，发生传导障碍

65. 颈椎动力位 X 线片上，若损伤节段不稳定，椎体移动距离应大于
A. 0.5mm　　B. 1.5mm
C. 3.5mm　　D. 5.5mm
E. 7.5mm

66. 下列关于骨盆骨折说法不正确的是
A. 骨盆正位 X 线检查是首要选择，可对 90% 的病例做出准确诊断
B. 骨盆骨折治疗原则是首先治疗骨盆骨折本身，其次才是救治危及生命的内脏损伤以及出血性休克等并发症
C. 稳定性骨折一般不需要整复，可卧床休息、镇痛治疗
D. 不稳定性骨折可以行手法复位或牵引复位，持续牵引外固定法
E. 骨盆骨折并发症中，神经损伤先保守治疗，无效者可以手术探查

67. 坐骨神经损伤对下肢功能影响较大，以下对坐骨神经损伤的描述，错误的是
A. 如在股部中下段损伤，只表现为膝以下肌瘫痪，对膝以上肌无影响
B. 往往有严重的营养障碍，足底部形成溃疡

C. 膝以下除小腿内侧及内踝处隐神经供给区外，感觉均消失
D. 如损伤部位在坐骨大孔处或坐骨结节以上，则股后肌群，小腿前、外、后肌群及足部肌肉全部瘫痪
E. 如为其分支损伤，则腓总神经损伤引起的瘫痪重，胫神经损伤引起的瘫痪轻

68. 下列新鲜股骨颈骨折的手术治疗中，更适合于低位的股骨颈骨折的是
A. 三翼钉内固定　　B. 多针内固定
C. 滑动式鹅头钉内固定　　D. 加压螺纹钉内固定
E. Ender 钉内固定

69. 下列新鲜股骨颈骨折的手术治疗中，优点是可使骨折两断端紧密接触，并且固定牢固，有利于骨折愈合，钉子不易滑出的是
A. 三翼钉内固定　　B. 多针内固定
C. 滑动式鹅头钉内固定　　D. 加压螺纹钉内固定
E. Ender 钉内固定

70. 股骨转子间骨折中，最为常见，约占本病的 85% 的是
A. 顺转子间骨折　　B. 反转子间骨折
C. 转子下骨折　　D. 头下骨折
E. 内收骨折

71. 肱骨外科颈骨折的手术治疗中，下列说法不正确的是
A. 肱骨外科颈骨折手术的方法大体包括闭合复位经皮固定和切开复位内固定两种
B. 对于骨折可以通过手法复位，但是不稳定性骨折的患者，可以考虑复位后，在 C 臂机的监控下，用克氏针进行固定
C. 其缺点是会增加周围血管、神经结构的潜在损伤危险，以及后期克氏针的游走
D. 其适应证是可以进行闭合复位的不稳定的两部分骨折，并且患者的骨质要良好
E. 有血管、神经损伤的患者，多采取非手术治疗

72. 下列肱骨干骨折的手术方法中，适合肱骨中上段骨折或多段骨折的是
A. 接骨板螺丝钉内固定　　B. 髓内针内固定
C. 螺丝钉内固定　　D. 加压接骨板
E. 切开复位内固定

73. 下列胫骨平台骨折的治疗方法中，适合于无移位骨折的是
A. 超关节小夹板固定或长腿石膏固定　B. 手法整复及局部外固定
C. 撬拨复位法　　D. 持续合牵引复位
E. 切开复位及内固定术

74. 下列胫骨平台骨折的治疗方法中，适合于单髁或双髁骨折移位严重并合并压缩畸形或手

法不能整复的是
A. 超关节小夹板固定或长腿石膏固定
B. 手法整复及局部外固定
C. 撬拨复位法
D. 持续合牵引复位
E. 切开复位及内固定术

75. 下列胫骨平台骨折的治疗方法中，适合于移位严重的粉碎性骨折，尤其是关节面破碎严重无法复位者的是
A. 超关节小夹板固定或长腿石膏固定
B. 手法整复及局部外固定
C. 撬拨复位法
D. 持续合牵引复位
E. 切开复位及内固定术

76. 关于肱骨干骨折断端的移位，下列说法中不正确的是
A. 骨折断端的移位取决于外力作用的大小、方向、骨折的部位和肌牵拉方向等
B. 在三角肌止点以上的骨折，近折端受胸大肌、背阔肌、大圆肌的牵拉而向内、向前移位，远折端因三角肌、喙肱肌、肱二头肌、肱三头肌的牵拉而向外向近端移位
C. 当骨折线位于三角肌止点以下时，近折端受到三角肌的牵拉而向前、外移位；远折端因肱二头肌、肱三头肌的牵拉而向近端移位
D. 无论骨折发生在哪一段，对于体弱患者来说，在肢体的重力作用或不恰当外固定物的重量的影响下，可能发生骨折断端分离移位或旋转畸形
E. 肱骨干下 2/3 骨折的移位方向与暴力作用的方向、前臂和肘关节所处的位置有关，通常有成角、短缩及旋转畸形

77. 仅需要颈托固定便可愈合的是
A. 上颈椎骨折脱位　　B. 泪滴样骨折
C. 下颈椎骨折脱位　　D. 寰椎挤压分离骨折
E. 寰椎后弓骨折

78. 对于不同种类的骨盆骨折并发症，应及时采取不同的方法进行治疗。可给予彻底清创，缝合修补，局部引流，合理应用抗生素的并发症是
A. 出血性休克　　B. 膀胱破裂及尿道损伤
C. 神经损伤　　D. 直肠肛管损伤
E. 女性骨盆骨折合并生殖道损伤

79. 急性创伤性肩关节脱位的常见并发症是
A. 复发肩关节脱位　　B. 肩袖损伤肩关节前脱位

C. 血管损伤肩关节脱位　　D. 神经损伤肩关节前脱位

E. 合并肩部骨折

80. 关于股骨颈骨折，下列说法不正确的是

A. 股骨颈骨折的原因主要是跌倒时下肢突然扭转，外旋暴力传导至股骨颈，导致骨折

B. 对于股骨颈骨折的分类，主要有三种方法，即根据骨折线的部位分类、根据 X 线的表现分类，以及根据移位程度进行分类

C. 股骨颈骨折的并发症主要包括骨折不愈合、畸形愈合、股骨头缺血性坏死、创伤性关节炎

D. 股骨颈骨折存在两个主要问题，即骨折不愈合和晚期股骨头缺血性骨坏死

E. 股骨颈骨折通常发生于年轻人，随着社会人口年龄的增长，股骨颈骨折的发生率不断上升

81. 手外伤的清创时间没有统一的规定，通常为伤后 12 小时以内，最佳时间是伤后（　　）以内

A. 1~2 小时　　B. 3~4 小时

C. 5~6 小时　　D. 2~4 小时

E. 6~8 小时

82. 下列哪项不是骨折并发症的范畴

A. 关节僵硬　　B. 关节强直

C. 压疮　　D. 缺血性骨坏死

E. 缺血性肌挛缩

83. 下列哪项不是骨折的早期并发症

A. 骨筋膜隔室综合征　　B. 休克

C. 损伤性骨化　　D. 脂肪栓塞综合征

E. 神经损伤

84. 缺血性骨坏死最易发生在下列哪种骨折

A. 大多角骨骨折　　B. 头状骨骨折

C. 舟骨骨折　　D. 尺骨茎突骨折

E. 月骨骨折

85. 骨折临床愈合的标准，下列不正确的是

A. 局部无纵向叩击痛　　B. 局部无畸形

C. 局部无压痛　　D. 局部无反常活动

E. X 线片示骨折线模糊，有连续性骨痂通过

86. 下列骨折愈合最慢的是

A. 胫骨内踝骨折　　B. 肱骨髁上骨折

C. 桡骨远端骨折　　D. 胫骨干中、下 1/3 骨折
E. 股骨髁间骨折

87. 开放性骨折的处理，下列正确的是
A. 不能切除创口的边缘
B. 大块的碎骨块可在清洁消毒后放回原处
C. 清创处理污染的骨质
D. 已污染的骨膜应完全切除
E. 失去活力的大块肌组织可以部分保留

88. 在骨折的急救中，下列处理不正确的是
A. 开放外露的骨折断端均应立即复位
B. 首先抢救生命
C. 可用当时认为最清洁的布类包扎创口
D. 妥善的外固定十分重要
E. 患者经妥善固定后，应迅速转往医院

89. 在骨折功能复位中，下列正确的是
A. 骨折断端必须解剖复位
B. 若无骨骺损伤，可允许儿童下肢骨折短缩 2cm 以内
C. 允许成人下肢骨折存在与关节活动方向垂直的侧方成角
D. 肱骨干骨折必须达到解剖复位
E. 骨折部位的旋转移位、分离移位不必完全矫正

90. 骨折切开复位内固定的指征中，下列错误的是
A. 手法复位骨折未能达到解剖复位的标准
B. 关节内骨折手法复位后对位不好者
C. 骨折断端间有肌肉等软组织嵌入，手法复位失败者
D. 多处骨折或并发主要的血管损伤
E. 保守治疗骨折未达到功能复位的标准

91. X 线检查对骨折治疗的最主要意义是
A. 了解受伤机制　　B. 了解骨密度
C. 明确诊断　　D. 判断骨折预后
E. 了解伤情

92. 下列因素中，对骨折愈合影响最大的是
A. 骨折部位的血液供应情况　　B. 骨折移位情况
C. 外伤所致的骨折类型　　D. 受伤后是否加强营养
E. 患者的年龄

93. 对于开放性骨折，一般认为在伤后几小时内清创，绝大多数能一期愈合
A. 6~8 小时　　B. 8~10 小时
C. 10~12 小时　　D. 24 小时
E. 6 小时
94. 对于开放性骨折，下列论述正确的是
A. 以下都不正确
B. 所有开放性骨折早期均不宜采用内固定治疗
C. 对于已发生伤口感染的开放性骨折，只要清创彻底，仍可以采用内固定治疗
D. 三度开放性骨折清创后不宜采用内固定治疗
E. 二度和三度开放性骨折在伤后 6 小时之后清创者，不宜应用内固定
95. 最容易引起骨折不连接的移位是
A. 侧方移位　　B. 分离移位
C. 成角移位　　D. 嵌插移位
E. 旋转移位
96. 下述哪项不是导致骨折延迟愈合或不愈合的因素
A. 软组织嵌插　　B. 反复多次复位
C. 没有达到解剖复位　　D. 低蛋白血症
E. 感染
97. 右下肢被机动车压伤，具备下列哪项可诊断为骨折
A. 骨擦音　　B. 下肢不能自主活动
C. 局部高度肿胀　　D. 明显跛行
E. 压痛明显
98. 骨折临床愈合后，骨痂的改造塑形取决于
A. 局部血液供应情况　　B. 是否配合治疗
C. 外固定的牢固性　　D. 肢体活动和负重所形成的应力
E. 骨痂的多少
99. 关于骨折的愈合，下列不正确的是
A. 骨牵引过度可造成延迟愈合或不愈合
B. 内固定和外固定不充分不利于愈合
C. 手术比手法复位更能增加愈合机会
D. 适当功能练习有利于愈合
E. 多次手法复位，不利于骨折愈合
100. 缺血性肌挛缩常继发于下列何种损伤
A. 桡骨下端骨折　　B. 肱骨髁上骨折

C. 肱骨干骨折　　D. 肩关节脱位

E. 肘关节脱位

101. 骨筋膜隔室综合征最主要的治疗措施是

A. 抬高患肢，以利消肿　　B. 被动按摩，以利消肿

C. 给予血管舒张药，消除血管痉挛　　D. 相应肢体神经阻滞麻醉，解除血管痉挛

E. 解除包扎固定物，经观察不见好转，切开筋膜减压

102. 股骨闭合性骨折后，体温可能出现哪些情况

A. 通常不超过 38℃　　B. 上午正常，下午高热

C. 弛张热　　D. 一般低于正常

E. 常在 38.5℃以上

103. 治疗骨折不可轻易切开复位内固定，最主要的原因是

A. 损伤神经，引起肢体瘫痪　　B. 影响骨折血运，导致延迟愈合或不愈合

C. 易损伤大血管，引起肢体坏死　　D. 手术后发生感染，形成骨髓炎

E. 术中发生意外

104. 骨折急救固定的目的是

A. 以下都是　　B. 防止骨折断端再移位

C. 便于搬运　　D. 镇痛

E. 防止局部血管、神经损伤

105. 怀疑脊柱骨折的患者，搬运的正确姿势是

A. 数人平托　　B. 平背

C. 搂抱　　D. 一人抬头，一人抬足

E. 坐轮椅

106. 骨折原始骨痂形成期一般需要

A. 2~3 周　　B. 3~5 天

C. 4~8 周　　D. 10~14 天

E. 8~12 周

107. 股骨干闭合性骨折行胫骨结节骨牵引，其牵引重量一般为

A. 体重的 1/8~1/7　　B. 体重的 1/4~1/3

C. 体重的 1/6~1/5　　D. 体重的 1/3~1/2

E. 体重的 1/5~1/4

108. 下列不适用外展架固定的是

A. 肩胛骨骨折　　B. 肩关节结核

C. 桡骨远端骨折　　D. 肱骨骨折合并桡神经损伤

E. 臂丛神经牵拉伤

109. 拇指掌骨基底部骨折中，发生在掌骨基底(　　)附近，没有关节面损伤的骨折属于不波及关节面的骨折

A. 0.5cm
B. 0.8cm
C. 1.0cm
D. 1.2cm
E. 1.5cm

110. 关于股骨干骨折，下列说法不正确的是

A. 股骨中 1/3 骨折时，骨折近折端受髂腰肌、臀中肌、臀小肌及外旋肌的作用力，产生屈曲、外展及外旋移位，而远折端则向上、向后、向内移位
B. 股骨下 1/3 骨折时，附着在大腿后侧内、外髁的腓肠肌牵拉可导致远折端向后倾斜移位，可能压迫或损伤行经其后的血管、神经
C. 如果出现股骨干骨折，先就地行外固定处理，固定时略加牵引，即可减轻疼痛，又可部分复位
D. 儿童发生股骨干骨折时，通常选用外展板固定法和骨牵引法
E. X 线检查可以明确骨折类型和移位方向

111. 有关上肢骨折临床愈合标准，错误的是

A. 外固定解除后观察 2 天骨折处不变形
B. X 线片显示骨折线模糊，有连续性骨痂通过骨折线
C. 局部无反常活动
D. 外固定解除后上肢能向前平举 1kg 重量达 1 分钟
E. 局部无压痛及纵向叩击痛

112. 手部外伤后，手指不能主动活动，被动活动正常，可能是

A. 指骨骨折
B. 血管损伤
C. 肌腱断裂
D. 指间关节脱位
E. 指神经断裂

113. 关于髌骨骨折，下列说法不正确的是

A. 如果髌骨被切除，髌韧带更贴近膝的活动中心，使得伸膝的杠杆臂缩短，这样，股四头肌需要产生比正常多 30% 的肌力才能引发伸膝运动，多数患者，尤其是老年人不能承受这种强度的力
B. 根据受伤暴力性质和骨折后移位情况，可以分为无移位骨折和有移位骨折两型
C. 无移位骨折约占髌骨骨折的 50%，通常是直接暴力打击或屈膝跪倒于地而引起
D. 有移位骨折，通常髌骨周围筋膜和关节囊破裂或断裂，断端之间相互分离达数厘米
E. 对于新鲜髌骨骨折的治疗，除了要求恢复伸膝装置的完整性外，还应当保持关节软骨面的平整、光滑，以防止日后形成创伤性关节炎

114. 右图所示骨折的最常见并发症是

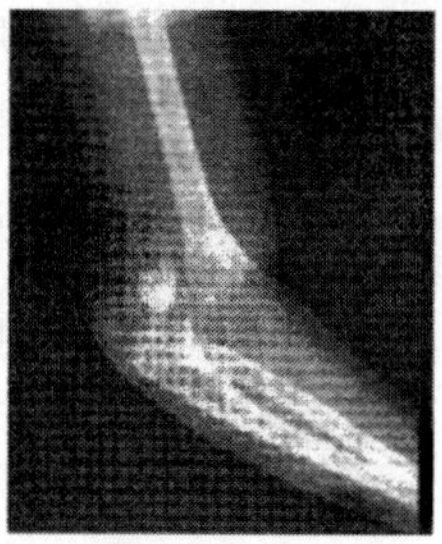

A. 骨折局部感染
B. 肱骨下端缺血性坏死
C. 脂肪栓塞
D. 血管、神经损伤
E. 损伤性休克

115. 膝关节脱位中发生率最高的是
A. 膝关节后脱位
B. 膝关节外侧脱位
C. 膝关节前脱位
D. 膝关节后外旋转脱位
E. 膝关节内侧脱位

116. 神经损伤修复后，其再生的速度以平均每天多少计算
A. 0.5~1.0mm
B. 1~2mm
C. 2~3mm
D. 3~4mm
E. 4~5mm

117. 本内特（Bennett）骨折是指
A. 第1及第2掌骨基底部骨折
B. 第1掌骨基底部骨折脱位
C. 月骨骨折脱位
D. 第1掌骨头骨折脱位
E. 腕舟骨骨折

118. 下肢骨折引起整个肢体极度外旋时，最可能的损伤是
A. 股骨干骨折
B. 股骨髁上骨折
C. 股骨转子间骨折
D. 髋关节中心型脱位
E. 股骨颈骨折

119. 胫骨平台及腓骨上端骨折，出现足背伸、外翻无力，小腿外侧感觉消失。提示哪一神经受损
A. 胫神经
B. 坐骨神经
C. 股神经
D. 腓总神经
E. 腓肠神经

120. 断指再植术后28小时，患者发现患指指甲发绀，指腹肿胀，毛细血管充盈反应存在，皮温尚正常，其原因可能是
A. 再灌注后综合征所致
B. 创口感染
C. 动脉痉挛或栓塞
D. 静脉痉挛或栓塞
E. 创口有活动性出血

121. 臂丛神经节前损伤的肌电图表现应为
A. 感觉神经动作电位（SNAP）正常或消失、躯体感觉诱发电位（SEP）正常或消失

B. SNAP 消失、SEP 消失
C. SNAP 正常、SEP 消失
D. SNAP 消失、SEP 正常
E. SNAP 正常、SEIP 正常

122. 臂丛神经节后损伤保守治疗的临床观察期一般为
A. 6 个月
B. 1 年
C. 2 周
D. 2 年
E. 3 个月

123. 陈旧性脱位是指关节脱位后未复位的时间超过
A. 1 周
B. 2 周
C. 3 周
D. 4 周
E. 5 周

124. 手部损伤中，端端缝合术适用于任何部位的肌腱早期断裂伤。目前显微外科最为常用的一种缝合术式是
A. 双十字缝合术
B. 邦内尔（Bunnell）缝合术
C. 鱼口式缝合术
D. 减张缝合术
E. 凯斯勒（Kessler）缝合术

125. 发生骨筋膜隔室综合征的主要原因是
A. 病变以下血供受阻
B. 静脉血栓
C. 主要神经损伤
D. 骨筋膜隔室内高压
E. 肌痉挛

126. 对开放性关节损伤下列错误的是
A. 根据损伤程度不同，一般可分为三度
B. 对二度开放性关节损伤，关节囊和韧带应尽量保留、修复
C. 治疗的主要目的是防止关节感染和恢复关节功能
D. 对一度开放性关节损伤，应打开关节囊用大量生理盐水反复冲洗
E. 对三度开放性关节损伤，经彻底清创后敞开伤口，无菌敷料湿敷 3~5 天，之后可行延期缝合

127. 伸直型肱骨髁上骨折常见的并发症是
A. 脂肪栓塞
B. 肱骨下端缺血性坏死
C. 血管、神经损伤
D. 肱二头肌断裂
E. 骨折局部感染

128. 在治疗肱骨髁上骨折时，最应防止出现的畸形是
A. 向前成角畸形
B. 肘内翻畸形

C. 肘外翻畸形　　D. 向后成角畸形
E. 旋转畸形

129. 锁骨骨折可发生的合并损伤是
A. 胸锁乳突肌损伤　　B. 副神经损伤
C. 颈 2、3 神经根损伤　　D. 膈神经损伤
E. 臂丛神经损伤

130. 锁骨骨折常用的治疗方法是
A. 牵引治疗　　B. 切开复位，内固定
C. 手法复位，横“8”字绷带固定　　D. 手法复位，石膏外固定
E. 手法复位，夹板固定

131. 史密斯（Smith）骨折的典型移位是
A. 远侧端向掌侧、桡侧移位　　B. 近侧端向掌侧、桡侧移位
C. 远侧端向掌侧、尺侧移位　　D. 近侧端旋转移位
E. 远侧端向桡侧、背侧移位

132. 下列骨折最容易发生骨筋膜隔室综合征的是
A. 伸直型肱骨髁上骨折　　B. 桡骨远端骨折
C. 锁骨骨折　　D. 尺骨上 1/3 骨折
E. 肱骨干骨折

133. 桡神经损伤多见于
A. 伸直型肱骨髁上骨折　　B. 尺骨上 1/3 骨折
C. 桡骨远端骨折　　D. 肱骨干骨折
E. 锁骨骨折

134. 肩关节脱位的临床表现中，错误的是
A. 肩部外伤史　　B. 方肩畸形
C. 托马斯（Thomas）征阳性　　D. 杜加斯（Dugas）征阳性
E. 肩关节盂空虚

135. Colles 骨折手法复位后应固定于
A. 背屈尺偏位　　B. 背屈桡偏位
C. 掌屈尺偏位　　D. 极度旋后位
E. 掌屈桡偏位

136. 导致方肩畸形的损伤是
A. 肱骨外科颈骨折　　B. 肩关节脱位
C. 锁骨骨折　　D. 肩袖撕裂伤
E. 肩关节周围损伤

137. 关于桡骨头骨折，下列说法不正确的是
A. 桡骨头骨折的放射学检查主要包括 X 线和 CT
B. Ⅰ型桡骨头骨折的治疗可以使用石膏托或石膏管形外固定 2~3 周
C. Ⅱ型桡骨头骨折的治疗可选用闭合复位外固定 3 周治疗，然后进行功能锻炼
D. Ⅲ型桡骨头骨折早期治疗行桡骨小头切除术
E. 对于儿童患者，一般不做桡骨小头切除

138. 手部损伤中，端侧缝合法通常用于肌腱移位、肌腱移植。进行肌腱移植时的最为常用的方法是
A. 编织缝合法
B. 残端包埋法
C. 双十字缝合法
D. 鱼口式缝合法
E. 减张缝合法

139. 股骨干中 1/3 骨折，由于哪一肌肉的牵拉，常使骨折向外侧成角
A. 内收肌群
B. 髂腰肌
C. 股四头肌
D. 阔筋膜张肌
E. 腓肠肌

140. 关于肱骨干骨折切开复位内固定的手术指征，错误的是
A. 同一肢体有多发骨折
B. 合并桡神经损伤者
C. 骨折有分离移位者
D. 陈旧骨折不愈合
E. 反复手法复位失败，骨折断端对位、对线不良，愈合后影响功能者

141. 尺桡骨骨折易导致
A. 神经损伤
B. 旋转功能障碍
C. 血管损伤
D. 骨筋膜隔室综合征
E. 肌腱断裂

142. 下列各种肩关节脱位中，最常见的是
A. 肩峰下脱位
B. 喙突下脱位
C. 盂下脱位
D. 冈下脱位
E. 盂上脱位

143. 关于桡骨小头半脱位，下列哪项是错误的
A. 常有上肢牵拉史
B. X 线检查可见桡骨小头半脱位
C. 多见于儿童
D. 治疗手法复位
E. 患肘和手拒绝活动

144. 股骨颈骨折最常见并且最严重的并发症是
A. 骨折不愈合
B. 畸形愈合

C. 股骨头缺血性坏死
D. 创伤性关节炎
E. 骨质疏松症

145. 拇指再造的长度一般需要
A. 3~4cm
B. 4~5cm
C. 5~6cm
D. 6~7cm
E. 7~8cm

146. 可行拇指残断脱套加长术的患者，要求其近节指骨保留在(　　)以上
A. 0.5cm
B. 0.6cm
C. 0.8cm
D. 1.0cm
E. 1.2cm

147. 右髋外伤后患肢呈55°外旋畸形，最可能的诊断是
A. 股骨颈骨折
B. 髋臼骨折
C. 髋关节前脱位
D. 股骨上段骨折
E. 股骨转子间骨折

148. 下列哪项不是肱骨骨折的绝对手术指征
A. 伴有胫腓骨骨折
B. 伴有大血管损伤
C. 出现腕下垂
D. 病理性骨折
E. 开放性骨折

149. Colles 骨折远端的典型移位是
A. 向尺侧及掌侧移位
B. 向桡侧及背侧移位
C. 向尺侧及背侧移位
D. 向桡侧及掌侧移位
E. 以上均不是

150. 以下体征不属于病理征的是
A. Adson 征
B. 罗索利莫（Rossolimo）征
C. 霍夫曼（Hoffmann）征
D. 巴宾斯基（Babinski）征
E. 奥本海姆（Oppenheim）征

151. 桡骨远端骨折，以下情况适合非手术治疗的是
A. 复位丢失
B. 关节外轻度骨折
C. 骨折有严重的移位
D. 涉及关节的剪切骨折和关节的压缩性骨折
E. 粉碎性骨折

152. 股骨颈骨折 Garden 分型是根据
A. 骨折移位程度
B. 骨折粉碎程度

C. 骨折线走向　　D. 骨折的类型

E. 骨折部位

153. 长腿石膏管形可用于治疗

A. 股骨干中段骨折　　B. 内外踝骨折

C. 胫腓骨骨干骨折　　D. 跖骨骨折

E. 股骨干上段骨折

154. 疲劳性骨折的成因是

A. 直接暴力　　B. 间接暴力

C. 肌肉牵拉力　　D. 骨骼疾病

E. 积累性劳损

155. 骨折体征中下列哪项是错误的

A. 反常活动　　B. 弹性固定

C. 疼痛、肿胀　　D. 骨擦音

E. 畸形

156. 右图所示骨折最易导致哪个部位的损伤

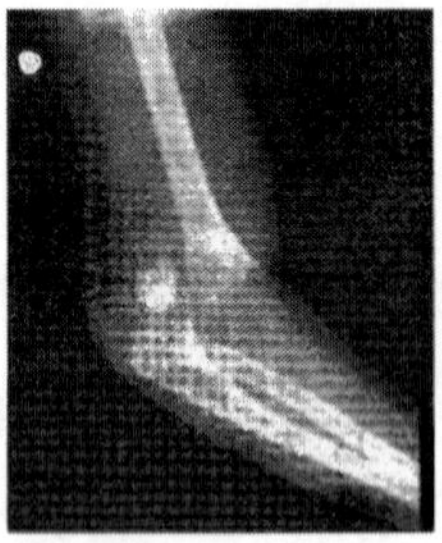

A. 肱动、静脉

B. 肌皮神经

C. 肱二头肌

D. 腋神经

E. 肱三头肌

157. 关于颈椎骨折脱位，下列说法不正确的是

A. 颈椎骨折脱位的临床表现包含上颈椎骨折脱位和下颈椎骨折脱位

B. 上颈椎骨折脱位的治疗主要包括寰椎骨折的治疗、寰椎横韧带损伤的治疗、寰枢椎半脱位的治疗以及枢椎骨折的治疗

C. 下颈椎骨折脱位主要表现是外伤后的颈部疼痛、活动障碍及畸形，颈部肌肉痉挛，可伴随有神经根痛

D. 伸展性损伤是颈椎受到轻重不等的屈曲暴力所致，重者常表现有泪滴样骨折

E. 通过 X 线片可了解骨质破坏的程度，可以据此推断其为单纯椎体楔形压缩、撕脱，垂直压缩或泪滴样骨折，爆裂性骨折，椎弓骨折，旋转脱位及关节突骨折，齿状突骨折等

158. 胫骨中下 1/3 骨折不愈合率高，原因在于

A. 损伤暴力大　　B. 难于早期发现

C. 骨折远段血液供应差　　D. 不能有效地制动

E. 骨折近段血液供应差

159. (　　)的优点是保留神经血管及肌腱的连续性，容易成功，再造的拇指感觉、运动功能良好；缺点是用正常示指，代价较大，手术方法与残指转移方法相同，但应注意拇指长度，不可过长

A. 转移正常示指再造拇指

B. 拇指残端脱套加长术

C. 手指移位术转移邻近手指再造拇指

D. 足趾移植拇指再造术

E. 皮管加植骨法再造拇指术

160. 复位肩关节脱位，易造成肱骨头骨折是哪种方法

A. Hippocrates 法　　B. 切开复位

C. Stimson 法　　D. 牵引回旋复位法（KoCher 法）

E. 中医伤科手法

161. 战斗中某人被炮弹碎片击中，经过包扎 4 小时后送达后方医院。检查：左小腿外侧有一 5cm 长较整齐的伤口，创面尚清洁，未见异物。伤口处理宜采用

A. 清洗消毒后一期缝合　　B. 清创后不予缝合

C. 清创后一期缝合　　D. 按感染伤口处理

E. 清创后延期缝合

162. 现场急救最简捷的应急止血措施是

A. 加压包扎法　　B. 手压止血法

C. 缝线结扎法　　D. 止血带法

E. 钳夹止血法

163. 最适用于四肢动脉干损伤，以及出血又不能用其他临时止血法控制的止血方法是

A. 加压包扎法　　B. 手压止血法

C. 缝线结扎法　　D. 止血带法

E. 钳夹止血法

164. 下列有关骨折的描述中，哪项是错误的

A. 胫腓骨骨折易发生骨筋膜隔室综合征

B. 股骨颈骨折发生骨折不愈合的概率很小

C. 骨质疏松症导致的椎体压缩性骨折多见于老年人

D. 胫骨中下 1/3 骨折常发生骨折不愈合

E. 距骨骨折多发生于距骨颈部

165. 通常需在术中或有手术条件的前沿医疗救治机构进行，将止血钳或血管钳一起包扎在伤口内，迅速后送的止血方法是

A. 加压包扎法　　B. 手压止血法

C. 缝线结扎法　　D. 止血带法

E. 钳夹止血法

166. 四肢血管损伤大多采用的止血方法是

A. 加压包扎法　　B. 手压止血法

C. 缝线结扎法　　D. 止血带法

E. 钳夹止血法

167. 新鲜股骨颈骨折的手术治疗中，主要优点是操作方法简便，能消除两骨折断端的剪应力，并有明显防止头旋转作用的手术方法是

A. 三翼钉内固定　　B. 多针内固定

C. 滑动式鹅头钉内固定　　D. 加压螺纹钉内固定

E. Ender 钉内固定

168. 下列髌骨骨折的手术治疗中，适用于不能整复又不能部分切除的严重粉碎性骨折的是

A. 切开复位内固定　　B. 髌骨部分切除术

C. 髌骨全切术　　D. 闭合复位经皮固定

E. 加压钢板

169. 关于拇指再造术，下列说法中不正确的是

A. 拇指损伤的严重程度以其损伤范围的大小进行分度，分度方法较多，但临床通常使用的是Ⅳ度缺损分度法

B. 依据拇指缺损程度，以及患者对手功能及外形的要求，可选不同的再造手段

C. 虎口成形术通过加深虎口，相对延长拇指长度，达到恢复拇指功能的目的

D. 足趾移植拇指再造术是我国上海医科大学华山医院杨东岳教授等于 1966 年创新使用的手术方法，他用游离第二足趾完成拇指再造并获成功，为拇指再造提供了一个比较理想的新方法

E. 踇趾甲瓣再造踇指术是 Morrison 于 1980 年利用踇趾甲皮瓣加髂骨片移植再造拇指获得成功的手术方法，随后被临床逐渐应用

170. 胫骨平台骨折的治疗方法中，运用于单髁压缩性骨折或压缩粉碎性骨折的是

A. 超关节小夹板固定或长腿石膏固定　B. 手法整复及局部外固定

C. 撬拨复位法　　D. 持续牵引复位

E. 切开复位及内固定术

171. 肩袖损伤与肩关节周围炎在临床表现中最重要的鉴别依据是

A. 主动活动受限　　B. 被动活动受限

C. 夜间痛　　D. 麻木

E. 无力

172. 某男子枢椎齿突基底部骨折，但无移位，寰椎亦无移位，颏枕带牵引 2 周后，颈痛减

轻，活动范围增加。3 周后离床活动，6 周后颈痛再次加剧，活动明显受限，并逐渐出现四肢无力与瘫痪，这种迟发性瘫痪的原因是

A. 椎管内纤维组织增生压迫
B. 寰椎迟发性前脱位
C. 迟发性血肿压迫
D. 黄韧带增厚
E. 脊髓血运障碍

173. 手法复位肩关节脱位成功后应将患肢固定于

A. 内收，内旋位，曲肘 90°
B. 外展，外旋位，曲肘 135°
C. 外展，内旋位，曲肘 90°
D. 内收，内旋位，曲肘 135°
E. 外展，外旋位，曲肘 90°

174. 肩袖损伤最常见的临床症状是

A. 活动受限
B. 疼痛
C. 无力
D. 交锁
E. 弹响

175. 下述哪项骨折为稳定性骨折

A. 股骨干的横行骨折
B. 伸直型肱骨髁上骨折
C. 单一桡骨干的斜行骨折
D. 内收型股骨颈骨折
E. 尺桡骨青枝骨折

176. 肱骨上 1/3 骨折，骨折线在三角肌止点以上，远折端移位是由于

A. 背阔肌、胸大肌、大圆肌牵拉
B. 三角肌、喙肱肌、肱二头肌、肱三头肌牵拉
C. 大圆肌、喙肱肌、三角肌牵拉
D. 肱桡肌、肱肌、三角肌、喙肱肌牵拉
E. 胸大肌、三角肌、肱二头肌牵拉

177. 老年人常见的骨折是

A. 肱骨干骨折
B. 桡骨远端骨折
C. 伸直型肱骨髁上骨折
D. 尺骨上 1/3 骨折
E. 锁骨骨折

178. 关于锁骨中外 1/3 交界处骨折的描述，错误的是

A. 该处骨折断端较易刺穿皮肤
B. 内侧骨折断端向后上方移位
C. 即前、后曲交界处
D. 外侧骨折断端向前下方移位
E. 该处锁骨最窄

179. 手外伤清创时，处理方法不正确的是

A. 骨折与脱位均尽可能立即予以复位固定
B. 不用止血带

C. 争取在6~8小时进行

D. 注意保护重要的神经和血管

E. 对未失活的皮肤尽量充分保留

180. 处理开放性骨折的最关键性步骤为

A. 修复软组织缺损
B. 及早闭合伤口
C. 彻底清创
D. 固定骨折
E. 应用抗生素

181. 胫骨中下1/3骨折愈合较慢的主要原因是

A. 附近的周围神经损伤
B. 两骨折段血液供应减少
C. 远折段完全丧失血液供应
D. 远折段血液供应减少
E. 附近的主要血管损伤

182. 锁骨中段骨折后，骨折远折端移位是由于

A. 三角肌的牵拉
B. 上肢的重力作用及胸大肌的牵拉
C. 胸锁乳突肌的牵拉
D. 上肢的重力作用及三角肌的牵拉
E. 斜方肌的牵拉

183. 运动员百米赛跑途中突然出现左膝撕裂声，然后倒地，查体左膝不能主动伸屈，X线片显示髌骨中段骨折。考虑造成骨折的原因是

A. 直接暴力
B. 病理性骨折
C. 间接暴力
D. 积累性劳损
E. 肌肉拉力

184. 闭合复位骨牵引2个月后，坐骨神经损伤无任何恢复，应进行的处理为

A. 手术切除骨折块
B. 电生理治疗
C. 物理治疗、按摩及针灸治疗
D. 手术探查坐骨神经
E. 药物治疗及功能锻炼

185. 一患者因重物击中头部出现颈部僵硬，为明确有无寰椎椎弓骨折，拟行X线检查，以下检查中能够明确诊断的是

A. 斜位片
B. 开口位片
C. 侧位片
D. 切线位片
E. 正位片

186. 有关开放性关节创伤的处理原则，下列哪项不正确

A. 想尽一切办法闭合关节腔

B. 术后持续皮牵引或骨牵引做外固定

C. 关节囊已敞开时，大量生理盐水冲洗关节腔

D. 敞开关节囊，放置引流

E. 全身及局部应用抗生素，抗生素放入关节囊内

187. Colles 骨折最有诊断意义的体征是

A. 局部压痛 B. 反常活动

C. 典型畸形 D. 手功能受限

E. 局部肿胀并有骨擦感

188. 以下不属于手部骨关节损伤类型的是

A. 腕舟骨骨折 B. 拇指掌骨底部骨折

C. 掌骨指骨骨折 D. 踝关节脱位

E. 掌指关节脱位

189. Colles 骨折时，以下情况最少见的是

A. 合并三角骨软骨盘破裂 B. 骨折不愈合

C. 合并尺骨茎突骨折 D. 骨折畸形愈合

E. 合并下尺桡关节脱位

190. 腕骨中段骨折，患肢腕不能背伸，各指掌指关节不能主动伸直，其原因为

A. 由于骨折使患肢运动支架断裂 B. 由于伸腕肌损伤

C. 正中神经损伤 D. 桡神经损伤

E. 尺神经损伤

191. 肱骨闭合性骨折并伴有桡神经损伤的处理原则是

A. 立即手术探查松解神经 B. 先手术吻合神经再处理骨折

C. 处理骨折后观察 2~3 个月 D. 物理治疗

E. 给予大剂量神经营养药

192. 手外伤时，检查桡动脉、尺动脉是否通畅和相互吻合的试验是

A. Hollander 试验 B. 艾伦（Allen）试验

C. Burger 试验 D. Rovising 试验

E. Pratt 试验

193. 髋关节脱位不包括

A. 髋关节后脱位 B. 髋关节前脱位

C. 小儿髋关节脱位 D. 陈旧性髋关节脱位

E. 掌指关节脱位

194. 髋关节脱位并发症中，发生率为 8%~19%，并发于髋关节后脱位，多因受到移位股骨头或骨折块的牵拉、卡压所致的是

A. 坐骨神经损伤 B. 股骨头坏死

C. 创伤性关节炎　　D. 异位骨化
E. 髋关节脱位合并骨折

195. 手部肌腱损伤修复的原则中，任何肌腱断裂，伤口在（　　）小时以内，伤口较整齐，污染不重，肌腱没有或很少缺损者，只要条件允许，都应争取早期Ⅰ期缝合肌腱
A. 12　　B. 10
C. 8　　D. 6
E. 4

196. 手部损伤中，端端缝合法适合于任何部位的肌腱早期断裂伤。其中，在两侧肌腱粗细相差较大时较为适用的缝合法是
A. 双十字缝合法　　B. 邦内尔（Bunnell）缝合术
C. 鱼口式缝合法　　D. 减张缝合法
E. 凯斯勒（Kessler）缝合术

197. 儿童股骨干骨折，几岁以下可采用垂直悬吊皮肤牵引治疗
A. 2岁以下　　B. 2.5岁以下
C. 3岁以下　　D. 3.5岁以下
E. 4岁以下

198. 一个男孩，从单杠上跌下时右肘着地，不敢活动，体检中发现下述哪一体征即可诊断为肘关节脱位
A. 肿胀　　B. 肘后三角改变
C. 疼痛　　D. 瘀斑
E. 压痛

199. 骨盆骨折后急诊导尿无尿液流出时首先需除外
A. 出血性休克　　B. 后尿道损伤
C. 前尿道损伤　　D. 肾衰竭
E. 肾挫伤

200. 闭合性骨盆骨折可引起
A. 膀胱或后尿道损伤　　B. 腹膜后血肿
C. 神经损伤　　D. 直肠损伤
E. 以上都是

201. 与检查膝关节韧带损伤引起的关节不稳定无关的是
A. 研磨试验　　B. 轴移试验
C. 侧方应力试验　　D. 抽屉试验
E. 旋转试验

202. 成年臂丛神经损伤患者出现霍纳（Horner）征（+）常提示损伤类型为
A. 上干节后损伤　B. 下干节前损伤
C. 上干节前损伤　D. 上、下干均损伤
E. 下干节后损伤

203. 急性四肢血管损伤不包括
A. 闭合性血管不完全断裂　B. 外伤性假性动脉瘤
C. 开放性血管完全断裂　D. 血管痉挛
E. 血管壁挫伤

204. 关于踝部骨折，下列说法不正确的是
A. 踝关节为全身负重最大的关节，踝部骨折属关节内骨折，应该给予良好复位并在早期开始踝关节活动锻炼
B. 踝部骨折是最为常见的关节内骨折，老年人易发生
C. 骨牵引治疗适合于垂直压缩性骨折，当胫骨前唇或后唇关节面骨折时，可行跟骨牵引，3~4 周后去除牵引，开始踝关节运动练习
D. 踝部损伤后，肿胀出现早并且较广泛，重者可有水肿，故伤后应尽早行闭合复位
E. 踝部软组织较少，复位后用夹板或石膏外固定时，注意不要压伤皮肤

205. 下列有关膝关节脱位的治疗方法，说法不正确的是
A. 闭合复位是治疗的首要步骤，而且应尽快施行
B. 神经损伤不急于立即处理，在血供改善后神经也随之改善者显然可以继续观察
C. 全脱位的韧带损伤在所有膝关节韧带损伤中最广泛、最严重，必须予以修复或重建
D. 膝关节全脱位往往遗留显著的功能障碍或关节不稳定
E. 膝关节全脱位容易引起血管损伤，但是常常被人忽略

206. 以下臂丛神经损伤的临床表现中，不正确的是
A. 第 8 颈神经至第 1 胸神经的根性撕脱伤可能出现 Horner 征
B. 臂丛上干损伤多见
C. 臂丛完全性损伤运动障碍表现为手、前臂、上臂肌肉全瘫
D. 臂丛下部损伤，多因上肢过度上抬外展造成
E. 臂丛神经完全性损伤感觉障碍为手、前臂、上臂感觉完全丧失

207. 最易并发桡神经损伤的骨折是
A. 肱骨髁上骨折　B. 肱骨髁间骨折
C. 肱骨干中、下 1/3 骨折　D. 桡骨近侧 1/3 骨折
E. 肱骨外科颈骨折

208. 下列选项中不是检查半月板损伤的试验是
A. 轴移试验　B. 旋转试验

C. 膝关节过伸试验　　D. 研磨试验

E. 膝关节过屈试验

209. 利用功能不大的伤残邻指或正常手指，连同其神经、血管、肌腱等移植于拇指位置的手术方法是

A. 皮管加植骨法再造拇指术

B. 足趾移植拇指再造术

C. 手指移位术转移邻近手指再造拇指

D. 拇指残端脱套加长术

E. 虎口成形术

210. 下列有关踝关节骨折治疗中错误的是

A. 踝穴不宜过大或过小

B. 坚强内固定

C. 反复整复，争取闭合复位，以免手术

D. 早期功能锻炼

E. 骨折解剖对位

211. 右手示指近指间关节破坏严重，考虑日后难以恢复活动功能者，清创后应将该关节固定于

A. 极度屈曲位　　B. 功能位

C. 保护位　　D. 伸直位

E. 休息位

212. 手部创伤出血最简便、有效的止血方法是

A. 较大血管必须结扎　　B. 缝扎止血

C. 局部包扎加压止血　　D. 钳夹血管

E. 以气压止血带止血

213. 移位性锁骨骨折的非手术治疗中，锁骨骨折整复固定后，晚间平躺硬板床、肩胛部垫高，使肩部后伸。一般儿童固定 3 周，成人固定 4 周，粉碎性骨折延长固定时间至(　　)左右

A. 5 周　　B. 6 周

C. 7 周　　D. 8 周

E. 9 周

214. 有关跟腱断裂的诊断依据，下列不正确的是

A. 跟腱部可扪及凹陷　　B. 患足背屈范围超过健侧

C. 患足不能主动跖屈　　D. 在跑跳过程中，突感足跟后部剧痛

E. 患足单独站立，足跟不能离开地面

215. 屈曲型肱骨髁上骨折断端典型的移位方向是
A. 近折端向前下移位，远折端向桡侧移位
B. 近折端向后下移位，远折端向尺侧移位
C. 近折端向前下移位，远折端向后上移位
D. 近折端向后上移位，远折端向前下移位
E. 近折端向后下移位，远折端向前移位

216. Neer 的肱骨近端四部分骨折分型中，移位的标准是
A. 骨折块相对肱骨头移位 >1.0cm 或成角 >45°
B. 骨折块相对肱骨头移位 >1.0cm 或成角 >30°
C. 骨折块相对肱骨头移位 >0.5cm 或成角 >30°
D. 骨折块相对肱骨头移位 1.0cm 或成角 35°
E. 骨折块相对肱骨头移位 >0.5cm 或成角 >45°

217. 从生物力学角度来看，采用接骨板固定尺骨鹰嘴时，接骨板放置最为理想的位置是
A. 内侧 B. 后外侧
C. 外侧 D. 后侧
E. 内外侧双钢板

218. 新鲜股骨颈骨折的手术治疗中，最常用于固定转子间骨折的是
A. 三翼钉内固定 B. 多针内固定
C. 滑动式鹅头钉内固定 D. 加压螺纹钉内固定
E. Ender 钉内固定

219. 对屈曲型肱骨髁上骨折，以下错误的是
A. 典型骨折移位是近折端向后下移位，远折端向前移位
B. 治疗可采用手法复位外固定
C. 多为间接暴力引起
D. 骨折线常呈斜形骨折
E. 常合并神经、血管损伤

220. 患者的胸腰椎正侧位 X 线片提示胸腰椎后凸畸形。脊柱前柱骨化轻、椎间隙无明显狭窄、无病理性骨折，该患者首选的截骨方法为
A. 单节段经椎弓根椎体截骨 B. 经关节突多节段“V”形截骨
C. Smith-Peterson 截骨 D. 前后路联合截骨
E. 全脊椎截骨

221. 关于肩锁关节脱位，下列说法不正确的是
A. 肩锁关节脱位的非手术疗法即为 Zero 位固定，其原理是利用 Zero 位时上臂外展与上举达到 120°，使肩胛骨的肩峰端与锁骨外侧端靠拢，达到肩锁关节的复位与固

定，使受伤的韧带、关节囊得到修复

B. 肩锁关节脱位手术修复的方法很多，包括肩锁间或喙锁间内固定及喙锁韧带缝合术、韧带移植修复法、锁骨外侧端切除，以及比较符合力学要求的动力性肩锁稳定结构重建的方法

C. 外伤后怀疑有肩关节脱位时，需做 X 检查确定诊断

D. 新鲜肩脱位的治疗原则应当是尽早行闭合复位

E. 陈旧性肩关节脱位的治疗方法是难以确定的

222. 下列不属于骨与关节结核的常见并发症的是

A. 关节病理性脱位或半脱位　B. 关节融合

C. 窦道形成　D. 肢体短缩

E. 关节畸形或强直

223. 为减轻股骨干骨转移瘤合并病理性骨折时的症状，应采用

A. 髓内针固定　B. 石膏外固定

C. 患肢抬高　D. 皮牵引

E. 夹板固定

224. 关于手部肌腱损伤修复的原则，下列说法不正确的是

A. 任何肌腱断裂，只要条件允许，如果受伤时间在 24 小时以内，伤口较整齐，污染不重，肌腱没有或很少缺损者，都应争取早期Ⅱ期缝合肌腱

B. 肌腱修复必须遵循无创原则，一般选用无创缝合线，断端间避免产生张力，缝合应该平整，断端不能外露，以免发生粘连

C. 肌腱的修复，必须有良好的肌腱床，才能提高手术的效果

D. 肌腱修复后，用皮肤覆盖，保持关节松弛，这样有利于肌腱的愈合

E. 肌腱修复后，在支架的控制下，做无张力的被动活动，防止产生粘连，3 周时间后开始做功能锻炼，同时进行物理治疗

225. 关于手部损伤清创术，下列说法不正确的是

A. 清创术应该坚持无痛原则，适当选择麻醉方式，麻醉方法取决于损伤范围的大小

B. 清创虽然方法简单，却是预防伤口感染的重要步骤，医务工作者应该十分认真地进行

C. 清洁的目的是清除伤口内的污物以及异物，使污染伤口变成清洁伤口（不是无菌伤口），以此预防感染

D. 闭合伤口是预防伤口感染的重要措施，正确无张力的闭合伤口是处理手外伤的关键因素

E. 骨关节损伤，手术后应包扎固定在无张力位置

226. 股骨颈外展型骨折是指 Pauwel 角

A. 小于 30°　　B. 小于 10°

C. 小于 20°　　D. 小于 15°

E. 小于 25°

227. 下述检查最能确诊膝陈旧性前交叉韧带完全断裂的是

A. 膝关节 X 线检查　　B. 膝关节内外侧方应力试验

C. 抽屉试验　　D. 研磨试验

E. 蹲走试验

228. 髋关节后脱位时，患肢呈现的典型畸形是

A. 患肢增长，髋关节呈过伸畸形

B. 患肢增长，髋关节呈外展、外旋畸形

C. 患肢缩短，髋关节呈屈曲、内收、内旋畸形

D. 髋关节呈过屈畸形

E. 患肢缩短，髋关节呈屈曲、外展、外旋畸形

229. 膝关节处于半屈曲位，外力来自胫骨上段前方，可造成下述哪种损伤

A. 膝关节后交叉韧带损伤　　B. 膝关节前交叉韧带损伤

C. 膝关节内侧半月板损伤　　D. 膝关节内侧副韧带损伤

E. 膝关节外侧半月板损伤

230. 下列有关血管吻合术的描述中，不正确的是

A. 对端吻合法是最为常用的吻合方法

B. 端侧吻合法适用于血管一端不适合切断或两断端口径相差过大的血管

C. 套叠吻合法适合于两断端口径不同的血管，尤其是近心端动脉或远心端静脉的管径较细时，按照血流方向，将其套入另一血管端的管腔内，进行套叠吻合

D. 血管直径小于 1mm 或大于 4mm 时，套叠缝合法的通畅率不如对端吻合法高

E. 端侧吻合的角度，以 45°为宜；角度不可过小，以免影响血流

231. 有关挤压伤，下列说法错误的是

A. 重物挤压人体某一肌肉丰富部位所致

B. 有大量的红细胞和肌细胞被破坏

C. 伤处有广泛的组织破坏

D. 可并发休克和急性肾衰竭

E. 常有局部明显肿胀，甚至静脉回流障碍

232. 股骨下 1/3 骨折后，远折端向后倾斜移位，主要原因是

A. 半腱肌的牵拉　　B. 缝匠肌的牵拉

C. 腘绳肌的牵拉　　D. 腓肠肌的牵拉

E. 股二头肌的牵拉

233. 成年人股骨干闭合性横形骨折，治疗时首选

A. 手法复位，髋部人字石膏固定　　B. 手法复位，夹板固定

C. 卧床制动休息　　D. 切开复位内固定

E. 皮牵引加小夹板固定

234. 胫骨 Pilon 骨折时受到的暴力类型为

A. 纵向牵拉　　B. 垂直压缩

C. 重物直接砸伤　　D. 直接碾挫

E. 剪应力

235. 关于四肢血管损伤的手术治疗原则，下列说法不正确的是

A. 及时止血，减少失血量

B. 及时输血、输液，补充血容量，纠正休克

C. 并发头颅、胸腹合并伤者，应该首先处理

D. 彻底清创，并且同时探查血管损伤情况，及早进行血管修复

E. 血管缺损者，应在张力作用下吻合

236. 伤后患者下肢处于短缩、外展、极度外旋位，可能的诊断是

A. 股骨上 1/3 骨折　　B. 股骨转子间骨折

C. 股骨颈骨折　　D. 股骨髁上骨折

E. 股骨上中段骨折

237. 2 岁小儿外伤致股骨干骨折，较为合适的治疗是

A. 闭合复位外固定支架固定　　B. 切开复位内固定

C. 骨牵引　　D. 手法复位，石膏外固定

E. 悬吊牵引

238. 老年人转子间骨折常见的并发症是

A. 不愈合　　B. 骨折延迟愈合

C. 髋内翻　　D. 髋关节僵硬

E. 股骨头缺血性坏死

239. 不可能发生于骨折晚期的并发症是

A. 骨化性肌炎　　B. 骨缺血性坏死

C. 创伤性关节炎　　D. 关节僵硬

E. 脂肪栓塞

240. 关于前跖痛，叙述错误的是

A. 跖骨头无菌性坏死多继发于跖骨颈骨折

B. 跖间神经瘤是趾总神经因长期慢性损伤导致的神经病变
C. 跖骨头下塌的手术治疗包括跖骨颈背伸楔形截骨术、跖骨短缩术
D. 跖骨疲劳性骨折通常不需要手术治疗
E. 前足过度使用，长期应力积累可导致跖骨远端发生疲劳性骨折

241. 胫骨骨折常出现开放性骨折和粉碎性骨折，其主要原因是
A. 暴力间接的通过腓骨传导　　B. 因腓骨细小，缺乏对胫骨的支持
C. 胫骨的脆性较大　　D. 胫骨在解剖上多有变异
E. 暴力多是直接的，且局部软组织少

242. 以下关于四肢血管损伤的描述中，说法不正确的是
A. 四肢主要动脉血管完全断裂可引起喷射状大出血，常伴随有休克，还可导致肢体缺血
B. 动脉部分断裂后，大部分会形成假性动脉瘤或动静脉瘘
C. 血管壁的连续性仍然存在，没有明显破口，但血管壁各层组织造成不同程度的损伤，随后此段血管可以发生血管痉挛、血栓形成，亦易继发外伤性动脉瘤以及血栓脱落造成远端末梢血管受阻
D. 血管痉挛主要发生于动脉，通常由损伤、骨折断端刺激或较长时间的暴露与手术牵拉造成
E. 长时间血管痉挛可以导致血管栓塞，血流中断，甚至造成肢体坏死，后果与动脉完全断裂相同

243. 下列哪一项不是臂丛上干损伤的临床表现
A. 肩不能外展　　B. 肩不能上举
C. 腕不能屈曲　　D. 肩、肘部感觉减退
E. 肘不能屈曲

244. 股骨上 1/3 段骨折，近折端的移位方向是
A. 后伸、外展、外旋位　　B. 后伸、外展、内旋位
C. 后伸、内收、内旋位　　D. 屈曲、内收、内旋位
E. 屈曲、外展、外旋位

245. 污染伤口是指
A. 已化脓的伤口　　B. 有细菌存在，并已发生感染的伤口
C. 有细菌污染而未构成感染　　D. 局部红肿，并有分泌物的伤口
E. 手术切口

246. 在原始骨痂形成期，下列哪一项是错误的
A. 膜内成骨和软骨内成骨的相邻部分不是互相交叉的
B. 膜内成骨的发展过程较软骨内成骨简易而迅速

C. 断端坏死骨亦经爬行替代作用而“复活”

D. 膜内成骨形成内骨痂和外骨痂

E. 软骨内成骨分别形成环状骨痂和腔内骨痂

247. 下列哪一种临床检查可用于判断髋关节有屈曲挛缩

A. Gaenslen 试验
B. Trendelenburg 征
C. Ortolani 试验
D. 托马斯（Thomas）征
E. 髂胫束紧张试验（Ober 试验）

248. 浅部软组织挫伤的特点是

A. 软组织撕裂
B. 皮肤完整，而皮下组织、浅层肌部分组织细胞受损
C. 伴明显出血
D. 多有较大的伤
E. 关节囊、韧带、肌腱损伤明显

249. Thomas 征主要用于检查下列哪种畸形

A. 髋关节屈曲畸形
B. 髋关节内收、内旋畸形
C. 股骨大转子上移
D. 髋关节外展、外旋畸形
E. 以上都不是

二 A2 型题

1. 患者，男性，33岁。车祸致骨盆骨折合并尿道损伤和创伤性休克，以下正确的处理顺序是

A. 先行骨盆骨折牵引固定，其次抗休克，然后处理尿道损伤
B. 先处理尿道损伤，其次抗休克，然后行骨盆骨折牵引固定
C. 先处理尿道损伤，其次行骨盆骨折牵引固定，然后抗休克
D. 先抗休克，其次行骨盆骨折牵引固定，然后处理尿道损伤
E. 先抗休克，其次处理尿道损伤，然后行骨盆骨折牵引固定

2. 患者，女性，21岁。颈椎高位骨折脱位，并出现严重呼吸困难。当前，首先应采取的紧急处理措施是

A. 卧床制动
B. 吸氧
C. 气管切开
D. 手术切开复位
E. MRI 检查明确损伤位置和程度

3. 患者，男性，25岁。1年前打篮球受伤后膝关节经常隐痛。查体：右膝前内侧关节间隙处有压痛，半月板旋转挤压（McMurray）试验（+）。最可能的诊断是

A. 髌骨骨折
B. 内侧副韧带损伤

C. 前十字韧带损伤
D. 创伤性关节炎
E. 内侧半月板损伤

4. 患者，男性，70 岁。乘车急刹车时摔倒，左桡骨 Colles 骨折明显移位。关于该病例的讨论不正确的是
A. 查体时能见餐叉样畸形
B. 骨折断端血肿越大对膜内成骨越有利，骨折愈合速度越快
C. 手法复位最好在局部麻醉下完成
D. 整复时应将患腕固定在掌屈尺偏的位置
E. 整复后可用石膏托或小夹板固定

5. 患儿，男，3 岁。母亲在给他穿衣服时牵拉左腕，患儿突然大哭，左肘功能障碍，左手不肯拿取物品。查体：肘关节略屈曲，桡骨头外有压痛。可能的诊断是
A. 左肘关节脱位
B. 左肱骨内髁撕脱骨折
C. 左肱骨髁上骨折
D. 左桡骨头半脱位
E. 左肱骨外髁撕脱骨折

6. 患者，男性，34 岁。左腹股沟区发现 4cm×6cm 大小肿物，行肿物切除术后感大腿前部麻木，2 周后站立或行走时感膝关节伸直障碍。考虑为
A. 股神经损伤
B. 闭孔神经损伤
C. 缝匠肌断裂
D. 坐骨神经损伤
E. 腓总神经损伤

7. 患者，女性。肱骨中段骨折已 6 个月，局部有异常活动，X 线片显示骨折处对线良好，但仍有骨折线，骨痂极少，骨端有硬化现象，采用何种治疗为宜
A. 继续小夹板固定
B. 胸肩肱石膏外固定
C. 接骨板内固定
D. 接骨板内固定 + 植骨
E. 接骨板内固定 + 植骨 + 石膏外固定

8. 患儿，男，10 岁。右肱骨中段斜形骨折后，曾行手法复位及小夹板外固定。最易发生的并发症是
A. 肱骨远侧端缺血性坏死
B. 骨折延迟愈合
C. 骨质疏松症
D. 神经损伤及肱动脉损伤
E. 桡神经损伤及前臂缺血性肌挛缩

9. 患儿，男，1 岁。股骨干上 1/3 斜形骨折。治疗最好采用
A. 水平皮牵引
B. 水平骨牵引
C. 垂直悬吊牵引
D. 切开复位内固定
E. 石膏或夹板外固定

10. 患者，女性，28 岁。20 分钟前右示指末节指腹部被机器切削伤，软组织缺损，指骨外

露。以下处理方法不恰当的是

A. 清创后凡士林纱布覆盖包扎　　B. 清创后邻指皮瓣移植

C. 清创后行胸壁或上臂带蒂皮瓣移植　D. 清创后环指岛状皮瓣移植覆盖

E. 清创后短缩缝合创面

11. 患者，男性，36岁。意外致左小腿砸伤10小时，曾在外院求治，诊断为左胫腓骨骨折，行手法复位，小夹板外固定。回家后感左小腿及左足痛剧，遂来院就诊。查体：左小腿中段高度肿胀，坚硬，足部皮温较对侧低，感觉明显减退，足趾主动活动差，被动牵伸足趾可引起剧痛，左足背动脉不能触及。患者可能的并发症是

A. 感染　　B. 骨筋膜隔室综合征

C. 脂肪栓塞　　D. 腓总神经损伤

E. 胫前动脉损伤

12. 患者，男性，26岁。双耻骨支骨折，伤后10个小时无尿，血压、脉搏正常，为诊断合并损伤最简捷的方法是

A. 膀胱镜检查　　B. 放置导尿管

C. 静脉肾盂造影　　D. 逆行输尿管造影

E. 腹部及盆腔B超

13. 患儿，男，6岁。跌倒时身体前倾手掌着地。查体：肘关节半屈状，肘部明显肿胀及压痛，皮下有瘀斑，肘向后突出畸形，肘前方可及骨折断端，肘后三角存在。患者最可能的诊断是

A. 肘关节脱位　　B. 尺骨鹰嘴骨折

C. 伸直型肱骨髁上骨折　　D. 桡骨头半脱位

E. 屈曲型肱骨髁上骨折

14. 患儿，女，5岁。根据X线检查结果诊断锁骨青枝骨折，正确的处理是

A. 三角巾悬吊患肢3周　　B. 手法复位，“8”字绷带外固定

C. 手术复位内固定　　D. 不予处理

E. 卧床2周

15. 患者，男性，25岁。外伤导致胫腓骨上1/3处开放性粉碎性骨折。行彻底清创，术中摘除游离骨块后伤肢行长期牵引及固定，但6个月骨折仍然不愈合，最大可能的原因是

A. 骨折处血液循环差　　B. 伤肢固定不牢固

C. 彻底清创时摘除过多碎骨块　　D. 功能锻炼不够

E. 未及时行切开复位及内固定

16. 患者，男性，38岁。腰椎骨折后走路正常，但大小便失禁。应考虑

A. 肛门括约肌同时受损　　B. 尿道括约肌同时受损

C. 直肠炎伴里急后重　　D. 脊髓或马尾神经损伤
E. 精神性尿失禁

17. 患者，男性，30 岁。跑步时摔倒，左膝部着地，伤后感到左膝部剧烈疼痛，但仍然能行走。被送往医院检查，到达医院时膝部肿胀。查体：膝关节肿胀，浮髌试验（+），髌骨前方有空虚感。该患者可能的诊断是
A. 侧副韧带损伤　　B. 髌骨骨折
C. 胫骨平台骨折　　D. 交叉韧带损伤
E. 半月板损伤

18. 患者，男性，34 岁。从高处摔下致左胫骨开放性骨折 8 小时，软组织损伤严重，清创后，正确的处理是
A. 复位后用石膏托固定　　B. 采用骨外固定器固定
C. 持续跟骨牵引　　D. 扩大伤口用接骨板螺丝钉内固定
E. 克氏针交叉固定，术后使用外固定

19. 患者，女性。26 岁。3 小时前摔伤左前臂。查体发现前臂肿胀、瘀斑、剧痛，并有短缩成角畸形。首先考虑的诊断是
A. 尺桡骨骨折　　B. 尺骨骨折
C. 桡骨骨折　　D. 尺神经损伤
E. 前臂软组织挫伤

20. 患者，男性，76 岁。因车祸致右股骨转子间骨折及多发性肋骨骨折，入院后仅给予胸带固定及右下肢皮肤牵引处理。对此患者最应警惕和设法防止的并发症是
A. 坠积性肺炎　　B. 损伤性骨化
C. 脂肪栓塞　　D. 重要血管、神经损伤
E. 股骨头缺血性坏死

21. 患者，男性，20 岁。工地高空坠落受伤，出现血压下降、腹胀、腹痛。查体：骨盆挤压分离试验（+），双下肢不等长，会阴部瘀斑。首先考虑的诊断是
A. 骨盆骨折　　B. 脊柱骨折
C. 髋关节脱位　　D. 股骨颈骨折
E. 股骨干骨折

22. 患者，男性，30 岁。外伤致髌骨中段横形骨折，移位 2cm。最佳的治疗方法是
A. 手法复位石膏外固定　　B. 切开复位张力带钢丝固定
C. 手法复位经皮穿针内固定　　D. 切开复位钢丝环扎内固定
E. 髌骨切除术

23. 患儿，男，7 岁。摔倒致右股骨干中段横形骨折，骨折断端重叠移位。宜采取的治疗方

法是

A. 切开复位内固定　　B. 手法复位小夹板固定

C. 手法复位骨牵引　　D. 垂直悬吊皮肤牵引

E. 手法复位小夹板固定加皮肤牵引

24. 患者，男性，16 岁。车祸致右髋部疼痛，活动受限 3 小时。X 线检查：右侧股骨颈骨折，移位明显。目前，治疗方法宜采取

A. 切开复位内固定　　B. 牵引治疗

C. 闭合复位内固定　　D. 人工股骨头置换

E. 全髋关节置换

25. 患者，男性，27 岁。外伤致肱骨中下 1/3 骨折，伴有桡神经损伤，临床上除骨折体征外，还可出现的体征是

A. 手指不能靠拢　　B. 伸指、伸腕功能丧失

C. 屈指、屈腕功能丧失　　D. 屈指、伸指功能丧失

E. 伸腕功能存在，伸指功能丧失

26. 患者，女性，66 岁。跌倒后右手掌着地，腕部疼痛、肿胀、压痛，无反常活动。但餐叉样畸形明显。该患者最可能的诊断是

A. 右腕关节脱位　　B. 右腕舟骨骨折

C. 右腕 Colles 骨折　　D. 尺骨茎突骨折

E. 右腕关节挫伤

27. 患者，男性，70 岁。外伤致右腕 Colles 骨折。骨折对位、对线良好，并有嵌插。该患者适宜采取

A. 牵引治疗　　B. 对症治疗

C. 手术治疗　　D. 消肿治疗

E. 夹板固定或石膏固定

28. 患者，男性，41 岁。外伤致右肩部疼痛 2 小时入院。查体：右肩关节呈方肩畸形，杜加斯（Dugas）征阳性，患肢远端感觉血运正常。诊断应首先考虑

A. 肩关节脱位　　B. 肱骨外科颈骨折

C. 锁骨外侧段骨折　　D. 肩锁关节脱位

E. 肱骨大结节骨折

29. 患者，男性，19 岁。摔伤致右肩部疼痛 2 小时。查体：右肩锁关节处肿胀、压痛，未扪及弹性固定。X 线检查未见异常。正确的处理是

A. 三角巾悬吊　　B. “8” 字绷带固定

C. 不予处理　　D. 卧床 2 周

E. 超肩小夹板固定

30. 患者，女性，77 岁。摔伤致右侧股骨颈骨折，Garden 分型为Ⅳ型，合适的治疗方案是
A. 人工髋关节置换术
B. 三翼钉内固定术
C. 保守治疗
D. 加压空心钉内固定术
E. 人工股骨头置换术

31. 患者，女性，70 岁。滑倒后左髋部先着地，伤后感到左髋部疼痛，但仍然可以行走，次日疼痛加重，检查：左下肢外旋。最可能的诊断是
A. 腰部扭伤
B. 外伤性椎间盘突出症
C. 大转子骨折
D. 股骨颈骨折
E. 软组织挫伤

32. 患者，男性，45 岁。左膝关节轻度屈曲时胫骨前方受到外力，伤后膝关节疼痛、肿胀。X 线检查提示右侧胫骨平台前方有游离骨块，前抽屉试验阳性。常用的手术内固定方法是
A. 螺钉固定
B. 钢丝固定
C. 克氏针固定
D. 摘除游离骨块
E. 以上都不是

33. 患者，女性，27 岁。车祸伤致右股骨干骨折 1 天，突然出现呼吸困难、发绀症状。应首先考虑
A. 肺部感染
B. 脂肪栓塞综合征
C. 休克
D. 心肌梗死
E. 气胸

34. 患者，男性，55 岁。摔伤致右外踝部骨折，经手法复位后石膏托固定。骨折愈合后拆除石膏。6 个月后右踝部仍肿胀，局部烧灼样疼痛，局部皮温低，汗毛脱落。目前，首先要考虑的是
A. 反射性交感神经营养不良综合征
B. 下肢深静脉血栓形成
C. 损伤性骨化
D. 外踝缺血性坏死
E. 踝关节创伤性关节炎

35. 患者，男性，32 岁。踢足球时被踢伤右小腿外侧。X 线提示右腓骨干骨折，有部分移位。较恰当的治疗是
A. 切开复位接骨板螺丝钉内固定
B. 切开复位髓内针内固定
C. 石膏外固定
D. 皮牵引治疗
E. 骨牵引治疗

36. 患者，女性，16 岁。玻璃割伤右前臂就诊。检查发现右侧不能伸展拇指，首先应考虑
A. 正中神经损伤
B. 桡神经深支损伤

C. 尺神经损伤　　D. 肌皮神经损伤
E. 腋神经损伤

37. 患者，女性，70 岁。因膝关节骨关节炎继发较严重膝内翻拟行膝关节置换术，选择哪种假体为好
A. 髁型人工膝关节　　B. 铰链式人工膝关节
C. 铰链旋转式人工膝关节　　D. 球臼式人工膝关节
E. 单髁型人工膝关节

38. 患儿，女，5 岁。因肘部外伤并肿胀、活动障碍急诊入院。查体：肘部肿胀明显，可见皮下瘀斑。X 线片诊断为肱骨髁上骨折。患者手部尺侧皮肤感觉消失，拇指不能内收，余 4 指并指无力。考虑诊断为
A. 尺神经损伤　　B. 桡神经损伤
C. 桡神经浅支损伤　　D. 正中神经损伤
E. 正中神经返支损伤

39. 患者，女性，26 岁。摔倒后肩部疼痛 2 小时。查体：患肩下沉，患肢活动障碍，头向患侧偏斜，Dugas 征（–）。最可能的诊断是
A. 肩关节脱位　　B. 臂丛神经损伤
C. 锁骨骨折　　D. 肱骨外科颈骨折
E. 桡骨头半脱位

40. 患者，男性，26 岁。右手拇指离断伤再植术后 36 小时，出现再植拇指苍白、皮温降低。以下临床处理措施中，错误的是
A. 臂丛麻醉　　B. 应用解痉药
C. 高压氧治疗　　D. 立即手术探查
E. 解开敷料，解除压迫因素

41. 患者，女性，30 岁。高处坠落伤致双下肢不全瘫而急诊入院。X 线及 CT 证实第 12 胸椎椎体爆裂骨折碎骨片挤入椎管内并压迫脊髓，第 12 胸椎椎板骨折、轻度移位。最合理的治疗方案是
A. 经椎弓根外固定架复位及固定
B. 除给予脱水及营养神经药外，立即行大重量复位牵引
C. 行椎板切除并摘除挤入椎管内的碎骨片、脊柱植骨内固定
D. 行椎关节前外侧减压，切除挤入椎管内的碎骨片，脊柱植骨、内固定
E. 立即脱水、给予神经营养药，3 周后根据神经恢复情况再考虑是否手术

42. 患儿，男，6 岁。因右肩部摔伤 2 小时就诊，哭闹，查体不配合，肩部无畸形，患儿不愿活动上肢，哪项诊断可能性最大
A. 肱骨髁上骨折　　B. 肱骨干骨折

C. 臂丛神经损伤　　D. 桡骨头半脱位

E. 锁骨骨折

43. 患者，女性，25 岁，右手被机器碾伤，手掌部及五指多处挫裂伤，屈伸指肌腱、主要血管神经及掌骨、指骨均无损伤，经清创缝合后观察。关于此患者的处理措施，下列哪项不正确

A. 术后用敷料将手掌部及五指一起覆盖，用绷带环绕包扎

B. 抬高患肢，以利静脉回流

C. 术后 3 天，用激素及脱水药，减少组织水肿

D. 注射破伤风抗毒素

E. 应用抗生素预防感染

44. 患者，男性，26 岁。右示指中、末节掌侧切削伤 6 小时，局部软组织缺损 1cm × 2cm，肌腱外露。急诊清创后应采用

A. 直接缝合皮肤　　B. 凡士林纱布覆盖包扎

C. 中厚游离皮片移植　　D. 邻指带蒂皮瓣

E. 腹股沟轴型皮瓣

45. 患儿，女，8 岁。左胫腓骨中段骨折 3 个月，X 线片见胫腓骨中段斜形骨折，断端对位 65%，向前成角 10°，重叠 1.0cm 已愈合。首选处理是

A. 切开复位，接骨板固定　　B. 切开复位，髓内钉固定

C. 手法折骨，石膏固定　　D. 手法折骨，持续牵引

E. 不需治疗

46. 患者，男性，38 岁。不慎跌倒摔伤右肩，以左手托右肘部来诊。头向右倾，查体见右肩下沉，右上肢功能障碍。胸骨柄至右肩峰连线中点隆起，并有压痛。可能的诊断是

A. 肩关节脱位　　B. 锁骨骨折

C. 肱骨外科颈骨折　　D. 肩胛骨骨折

E. 肱骨解剖颈骨折

47. 患儿，女，3 岁。股骨干骨折。最合适的治疗是

A. 平衡皮牵引　　B. 石膏绷带固定

C. 垂直悬吊皮牵引　　D. 胫骨结节牵引

E. 切开复位内固定

48. 患儿，男，9 岁。右肘关节外伤，当地 X 线检查诊断肱骨髁上骨折，经两次手法复位未成功，来院时为伤后 48 小时。查体：右肘关节半屈位，肿胀较重，压痛明显，手指活动障碍，桡动脉搏动弱，手指凉、麻木。应诊断为肱骨髁上骨折合并

A. 广泛软组织挫伤　　B. 主要静脉损伤

C. 肱动脉损伤　　D. 肌肉断裂伤

E. 正中、尺、桡神经损伤

49. 患者，男性，25 岁。患者入院前 1 小时，右肱骨中段被机器绞伤，至上臂仅后侧有宽 2cm 的皮肤相连，此处皮肤有较重的挫伤，其余组织完全离断。该患者应诊断为

A. 右肱骨严重的开放性骨折
B. 右上臂完全离断伤
C. 右上臂不完全离断伤
D. 右肱骨开放性骨折伴血管损伤
E. 右肱骨开放性骨折伴神经损伤

50. 患者，男性。左大腿被柴刀砍伤，8 小时后送到医院急诊。检查：左大腿外侧有 5cm 长伤口，边缘尚整齐，伤口内沾有较多泥土。较为妥当的处理方式是

A. 冲洗、消毒后缝合
B. 清创后一期缝合
C. 清创后延期缝合
D. 清创后不予缝合
E. 伤口换药

51. 患者，男性，30 岁。膝半月板损伤，反复疼痛，关节肿胀。最合理的治疗方法为

A. 休息、制动
B. 抗炎镇痛药治疗
C. 物理治疗
D. 封闭治疗
E. 关节镜下半月板修复术

52. 患者，男性，40 岁。汽车撞伤后左侧股部肿胀、疼痛，功能障碍。X 线片显示左股骨远侧 1/3 骨折，远侧骨折断端向后倾倒。造成此种骨折移位的主要因素是

A. 暴力的方向
B. 身体的重量
C. 暴力的大小
D. 肌肉的牵拉力
E. 摔倒的体位

53. 患者，男性，76 岁。因外伤致右手第一掌骨桡侧有 5cm×6cm 的皮肤缺损，大鱼际肌部分挫灭，第 1 掌骨有 1.0cm×0.5cm 的骨外露，该患者 3 个小时后入院就诊。应采用的治疗方法是

A. 清创后，并局部软组织覆盖第 1 掌骨的外露，然后行中厚皮片植皮覆盖创面
B. 清创后，行游离足背皮瓣移植
C. 清创后，行前臂逆行岛状皮瓣移植
D. 清创后，用全厚皮片植皮
E. 清创后，行游离背阔肌皮瓣移植

54. 患者，男性，35 岁。左膝部被刀砍伤并血性关节液外溢 6 小时。最正确的初步处理措施是

A. 关节囊内外分层清洗，彻底清创缝合，固定伤肢及应用抗生素
B. 关节囊内外同时冲洗，彻底清创缝合，固定伤肢及应用抗生素
C. 仅冲洗关节囊外伤口，彻底清创缝合，固定伤肢及应用抗生素
D. 按开放性骨折的处理原则进行清创缝合

E. 彻底清创后，在关节腔内放置导管持续冲洗及注入抗生素

55. 患者，女性，54 岁。急刹车致右髋关节剧痛 3 小时。查体：右髋关节弹性固定，踝关节活动障碍。最可能的损伤是

A. 髋关节骨折　　B. 髋关节脱位

C. 髋关节脱位合并闭孔神经损伤　　D. 髋关节脱位合并股神经损伤

E. 髋关节脱位合并坐骨神经损伤

56. 患者，男性，21 岁。重物砸伤下腹部。查体：耻骨联合处压痛，骨盆挤压试验（+），膀胱胀满，硅胶导尿管插入一定深度未引出尿液，导尿管尖端见血迹。此时应考虑

A. 导尿管插入深度不足　　B. 导尿管插入方法不正确

C. 导尿管阻塞　　D. 骨盆骨折合并尿道断裂

E. 骨盆骨折合并膀胱损伤

57. 患者，女性，18 岁。肘关节半屈位跌倒，手掌着地，致伸直型肱骨髁上骨折，远折端向后上方与桡侧移位。手法复位时，下列哪项操作是错误的

A. 仰卧，屈肘 50°，前臂置于中立，沿前臂纵轴牵引

B. 拔伸牵引，充分矫正短缩移位与成角移位

C. 以同侧腋窝部向上做反牵引

D. 充分矫正远侧端的向后移位

E. 必须完全矫正桡侧移位

58. 患者，男性，30 岁。右前臂尺侧切割伤，右手呈爪形手畸形，诊断尺神经损伤。在有关尺神经损伤诊断治疗的描述中，错误的是

A. 肘上部尺神经损伤者较肘下部损伤者爪形手畸形重

B. 拇指、示指夹纸试验时需注意检查方法，有时因拇长屈肌腱的影响可出现阴性检查结果

C. 尺神经中感觉与运动纤维数目相当，缝合时尤需准确对位，不可有旋转

D. 为了获得足够长度以利吻合，可将尺神经移至肘前

E. 若神经吻合后功能恢复不佳，可将中指及环指指浅屈肌腱转移重建骨间肌与蚓状肌功能

59. 患者，男性，24 岁。因车祸致开放性胫腓骨骨折，软组织损伤 4 小时入院。急诊手术的重点在于

A. 胫腓骨骨折的复位和内固定　　B. 胫骨骨折的复位和内固定

C. 腓骨骨折的复位和内固定　　D. 彻底清创，确保伤口一期愈合

E. 骨牵引，待伤口二期愈合

60. 患者，男性，20 岁。因用力打蚊子致右肱骨近端骨折，首先要考虑的是

A. 病理骨折　　B. 疲劳性骨折

C. 肱骨解剖颈骨折　　D. 肱骨外科颈骨折
E. 肱骨大结节撕脱骨折

61. 患者，男性，35 岁。右大腿被速度较快的车撞伤，伤后右大腿下 1/3 向后成角，局部明显肿胀，不能扪及足背动脉搏动，足趾发凉。最大的可能是
A. 软组织挫伤　　B. 血肿
C. 股骨下 1/3 骨折伴股动脉损伤　　D. 股骨下 1/3 骨折
E. 股动脉损伤

62. 患者，女性，39 岁。右股骨干骨折，经治疗后 2 年仍有短缩畸形和反常活动。X 线检查示两骨折断端已被硬化骨封闭。目前应采取的治疗是
A. 加强营养，促进骨愈合　　B. 手法复位，石膏外固定
C. 手法复位牵引固定　　D. 加强功能锻炼
E. 手术切除硬化骨，植骨加接骨板固定，加牢固外固定

63. 患者，男性，24 岁。3 小时前车祸致右股骨中段骨折，骨端外露。X 线检查提示为小斜行骨折。最佳的治疗是
A. 清创缝合，右下肢悬吊　　B. 清创、骨折复位，髓针内固定
C. 清创缝合，骨折待二期处理　　D. 清创缝合，石膏固定
E. 清创缝合，手法复位，夹板固定

64. 患者，男性，25 岁。右上臂被机器绞伤后，上臂中部出现异常活动，伤侧腕下垂，各掌指关节不能主动伸直，拇指不能外展，手臂桡侧麻木感。最可能的诊断是
A. 右肱骨中段骨折　　B. 右肱骨中段骨折合并正中神经损伤
C. 肱骨中段骨折合并尺神经损伤　　D. 右肱骨中段骨折合并桡神经损伤
E. 右肱骨中段病理性骨折

65. 患者，女性，32 岁。车祸受伤来院。查体：右下肢短缩，髋关节屈曲、内收、内旋畸形，X 线检查提示髋关节后脱位，未见骨折征象。其治疗方法是
A. 皮牵引 3 周　　B. 切开复位 + 皮牵引 3 周
C. 切开复位 + 石膏托固定　　D. 单纯手法复位
E. 手法复位皮牵引 3 周

三、A3/A4 型题

（1~2 题共用题干）

患儿，男，5 岁。摔倒时左手撑地，即出现左肘部疼痛、肿胀，桡动脉搏动减弱，局部检查明显压痛，有骨擦音，肘前方可扪到骨折断端。

1. 患儿最可能的诊断是
A. 桡骨头半脱位　　B. 肱骨髁上骨折

C. 尺骨鹰嘴骨折
D. 肱骨干骨折
E. 桡骨头骨折

2. 患儿伤后有垂腕表现，可能是
A. 腕损伤
B. 尺神经损伤
C. 正中神经损伤
D. 桡神经损伤
E. 缺血性肌挛缩

（3~5 题共用题干）

患儿，男，9 岁。在玩耍时不慎滑倒，身体向前摔下，手掌撑地。当时即感左肘部疼痛，肿胀。查体：左肘部压痛、肿胀，肘后三角关系正常，手指感觉运动及血供未见异常。

3. 患儿可能的诊断是
A. 桡骨中下 1/3 骨折合并下尺桡关节脱位
B. 尺骨上 1/3 骨折合并桡骨头脱位
C. 肘关节脱位
D. 肱骨干骨折
E. 肱骨髁上骨折

4. 应首选的措施是
A. 住院择期手术
B. 住院牵引治疗
C. 颈腕吊带制动
D. 闭合复位，石膏固定
E. 切开复位内固定

5. 在观察恢复期间，出现哪种情况需及时手术处理，否则易造成肢体严重残疾
A. 骨折断端再移位
B. 手指主动活动差
C. 骨筋膜隔室综合征
D. 桡动脉搏动力弱
E. 前臂及肘部出现水疱或血疱

（6~7 题共用题干）

患者，男性，19 岁。跌伤右腕部就诊。查体：右腕关节桡侧及背侧轻度肿胀，鼻烟窝处压痛明显，腕关节活动受限，X 线检查未发现异常。

6. 为明确诊断，2 周后进行哪项检查最恰当
A. X 线
B. CT
C. B 超
D. MRI
E. 放射性核素骨显像

7. 患者最容易发生的并发症是
A. 关节僵硬
B. 关节强直

C. 创伤性关节炎　　D. 前臂旋转功能障碍
E. 骨折延迟愈合或骨缺血性坏死

（8～10题共用题干）

患者，男性，27岁。右胫腓骨中段闭合性骨折，采用手法复位＋石膏外固定24小时后出现患肢持续性剧烈疼痛，呈进行性加重。

8. 患者此时首先应采取的措施是
A. 肌内注射镇痛药　　B. 立即解除石膏外固定
C. 抬高患肢以减轻疼痛　　D. 输血
E. 更换石膏托或改用其他的外固定方法

9. 若患肢由疼痛转为无痛，出现皮肤苍白、大理石纹，感觉异常、肌力减弱，最有可能的是发生了
A. 神经损伤　　B. 下肢静脉血栓栓塞
C. 骨筋膜隔室综合征　　D. 缺血性肌挛缩
E. 血栓闭塞性脉管炎

10. 此时，应采取的紧急处理措施是
A. 立即切开筋膜隔室减压　　B. 对症处理后继续观察
C. 立即行神经阻滞麻醉并扩张血管　　D. 立即施行截肢术
E. 立即应用改善微循环药物

（11～14题共用题干）

患者，男性，72岁。不慎从床上摔下，右髋着地。X线片显示右股骨颈头下骨折。Garden Ⅳ型，一般情况可，实验室检查基本正常。

11. 下列哪项骨折脱位最不可能出现缺血性坏死
A. 距骨颈骨折　　B. 月骨骨折脱位
C. 手舟骨腰部骨折　　D. 股骨转子间骨折
E. 股骨颈骨折

12. 关于股骨颈骨折的说法，不正确的是
A. 多发生于老年人　　B. 易发生骨折不愈合
C. 易发生股骨头坏死　　D. 常必须行手术治疗
E. 老年骨折患者与儿童股骨颈骨折患者相比更易发生股骨头坏死

13. 股骨颈骨折 Garden 分型可分为几型
A. Ⅱ型　　B. Ⅲ型
C. Ⅳ型　　D. Ⅴ型

E. Ⅵ型

14. 该骨折最适宜的治疗方法是

A. 卧床休息　　B. 卧床骨牵引

C. 空心钉治疗　　D. 卧床皮牵引

E. 人工髋关节置换术

（15~18 题共用题干）

患者，男性。不慎摔倒，伤后感到右髋部疼痛，送往医院检查，X 线检查诊断为经颈型右股骨颈骨折，移位明显。

15. 若患者年龄为 80 岁，身体健康，最合适的治疗方法为

A. 牵引治疗　　B. 人工股骨头置换

C. 闭合复位，穿针固定　　D. 全髋关节置换

E. 切开复位，内固定，植骨

16. 若患者年龄为 29 岁，最合适的治疗方法为

A. 牵引治疗　　B. 人工股骨头置换

C. 闭合复位，穿针固定　　D. 全髋关节置换

E. 切开复位，内固定，植骨

17. 上述青年患者面临的最大问题是

A. 疼痛　　B. 髋内翻

C. 骨折不愈合　　D. 股骨头缺血性坏死

E. 感染

18. 若患者年龄为 65 岁，身体健康，最合适的治疗方法为

A. 牵引治疗　　B. 人工股骨头置换

C. 闭合复位，穿针固定　　D. 全髋关节置换

E. 切开复位，内固定，植骨

（19~22 题共用题干）

患者，男性，30 岁。高处坠落 2 小时。主诉胸背部疼痛，双下肢不能活动。

19. 根据患者情况，首先要考虑的是

A. 脊柱损伤合并脊髓损伤　　B. 胸部损伤合并骨盆骨折

C. 脊柱损伤合并双下肢骨折　　D. 脊柱损伤合并骨盆骨折

E. 胸部损伤合并双下肢骨折

20. 首先应进行的检查是

A. B 超　　B. MRI

C. X 线检查　　　　D. CT

E. 脑脊液穿刺

21. 检查发现第 11 胸椎椎体爆裂性骨折，椎体压缩 1/2，椎管内有较大骨块，伴关节突交锁。目前，治疗方案宜采取

A. 糖皮质激素、脱水药治疗

B. 两点法过伸复位，石膏背心固定

C. 行椎板切除、椎管减压术

D. 先保守治疗，根据情况再确定治疗方式

E. 手术切开复位，椎管减压，脊柱内固定术

22. 术后第 5 日，截瘫恢复不理想，此时应特别注意的并发症是

A. 压疮　　　　B. 伤口感染

C. 肺炎、肺不张　　　　D. 尿潴留

E. 下肢静脉血栓形成

（23~24 题共用题干）

患儿，男，14 岁。左肱骨髁上骨折已行手法复位，石膏托外固定。

23. 临床早期观察是否有骨筋膜隔室综合征时，重点的观察项是

A. 桡动脉搏动是否消失　　　　B. 手及前臂皮肤、温度及颜色

C. 患肢肿胀程度　　　　D. 有无感觉障碍

E. 有无静息痛，手指被动伸直有无障碍，伸直时是否加剧疼痛

24. 患者最严重的并发症为

A. 垂腕畸形　　　　B. 并指畸形

C. 爪形手畸形　　　　D. 福尔克曼（Volkman）畸形

E. 杵状指畸形

（25~29 题共用题干）

患者，男性，20 岁。玻璃割伤右前臂。

25. 如患者右腕不能抬起，考虑下列哪种损伤

A. 正中神经损伤　　　　B. 尺神经损伤

C. 桡神经损伤　　　　D. 肌皮神经损伤

E. 腋神经损伤

26. 如患者出现对掌困难，考虑下列哪种损伤

A. 正中神经损伤　　　　B. 尺神经损伤

C. 桡神经损伤　　　　D. 肌皮神经损伤

E. 腋神经损伤

27. 如患者尺侧一个半手指出现感觉减退，考虑下列哪种损伤

A. 正中神经损伤
B. 尺神经损伤
C. 桡神经损伤
D. 肌皮神经损伤
E. 腋神经损伤

28. 如损伤后 3 个月，患手出现猿手畸形，考虑下列哪种损伤

A. 正中神经损伤
B. 尺神经损伤
C. 桡神经损伤
D. 肌皮神经损伤
E. 腋神经损伤

29. 如患者为陈旧性神经损伤，下列哪条神经最常作为神经移植的供体

A. 肌皮神经
B. 股外侧皮神经
C. 肋间神经
D. 腓肠外侧皮神经
E. 臂外侧皮神经

四 X 型题

1. 严重创伤后常见的并发症主要有

A. 休克
B. 感染
C. 脂肪栓塞综合征
D. 急性肾衰竭
E. 应激性溃疡

2. 脊髓继发性损伤的可能机制有

A. 血管机制
B. 电解质改变
C. 自由基产生
D. 脊髓水肿
E. 能量代谢障碍

3. 骨折的晚期并发症有

A. 大面积压疮
B. 骨缺血性坏死
C. 坠积性肺炎
D. 损伤性骨化
E. 深静脉血栓

4. 骨折愈合分哪几个阶段

A. 骨痂改造塑形
B. 骨痂机化
C. 骨折坚强固定和积极康复
D. 原始骨痂形成
E. 血肿炎症机化

5. 锁骨骨折以下情况可考虑行切开复位内固定术的是

A. 患者不能忍受“8”字绷带固定的痛苦
B. 复位后再移位，影响外观

C. 合并神经、血管损伤

D. 开放性骨折

E. 陈旧性骨折不愈合

6. 导致肱骨干中上 1/3 骨折后近端移位的肌肉是

A. 三角肌、喙肱肌　　B. 肱二头肌、肱三头肌

C. 肩胛提肌及冈上肌　　D. 斜方肌及肩胛肌

E. 胸大肌、背阔肌和大圆肌

7. 髌腱末端病的可行治疗方法包括

A. 休息，适当调整训练计划

B. 肌肉牵拉练习，增强股四头肌和腘绳肌的柔韧性

C. 局部应用糖皮质激素注射治疗，将药物注射于肌腱内

D. 体外震波治疗

E. 保守治疗 2 个月无效则需手术治疗

8. 下述关于关节脱位的说法中，不正确的是

A. 肘关节脱位的发生率比肩关节脱位高

B. 桡骨头半脱位常需切开复位

C. 肘关节脱位复位后需固定屈曲 90°位 2~3 周

D. 肩关节最常见前脱位，肘关节最常见后脱位

E. 肩关节脱位容易引起前臂缺血性肌挛缩

9. 下列骨关节损伤中，以肘后三角关系诊断和鉴别意义较大的是

A. 肘关节脱位　　B. 尺骨鹰嘴骨折

C. 桡骨头半脱位　　D. 肱骨髁上骨折

E. 肱骨外髁骨折

10. X 线片提示距桡骨远端关节面 3cm 内有骨折线，该骨折可能是

A. Smith 骨折　　B. Colles 骨折

C. 蒙泰贾（Monteggia）骨折　　D. 加莱亚齐（Galeazzi）骨折

E. 巴顿（Barton）骨折

11. 跟骨骨折需行手术治疗的是

A. 跟骨轴线明显内翻，成角≥15°　　B. Bohler 角缩小≥15°

C. Gissane 角缩小≥90°或增大≥130°　　D. 跟骰关节骨折块的分离或移位≥2mm

E. 跟骨短缩或增宽 1cm

12. 下列属于开放性骨折是

A. 趾骨骨折，尿道断裂　　B. 骨折断端刺破皮肤及黏膜外露

C. 骨盆骨折，尿道口滴血　　D. 肋骨骨折，肺破裂，血气胸

E. 骶尾骨骨折，直肠破裂

13. 股四头肌肌腱断裂或髌腱断裂有诊断价值的体征包括

A. 局部凹陷　　B. 局部肿胀、压痛

C. 直腿抬高试验阳性　　D. 髌骨位置上移或下移

E. 不敢用力伸膝

14. 股四头肌肌腱断裂或髌腱断裂的病因可能是

A. 创伤　　B. 类风湿关节炎

C. 痛风　　D. 糖尿病

E. 长期服用激素类药物

15. 股骨干骨折的牵引方法正确的是

A. 4岁儿童可选用下肢悬吊牵引　　B. 8岁儿童可选用 Russel 牵引

C. 10岁儿童选用胫骨结节骨牵引　　D. 成人可选用胫骨结节骨牵引

E. 成人可选用股骨髁上骨牵引

16. 股骨颈骨折后股骨头缺血性坏死的早期临床表现是

A. 发热　　B. 髋关节屈伸活动受限

C. 跛行　　D. 疼痛

E. 髋关节内旋、外展受限

17. 胫骨平台骨折治疗的目的和原则是

A. 使下陷及劈裂的骨块复位，恢复关节面的平整

B. 矫正膝内翻、膝外翻

C. 重建韧带完整性

D. 促进骨折早期愈合

E. 尽量保存膝关节的功能

18. 足趾移植拇指再造术的适应证包括

A. 拇指Ⅱ度以上的缺损，特别是伴随有两指以上缺损者

B. 手指全部缺损，残端没有功能长度

C. 除拇指外，其他手指缺损不能完成对掌者

D. 手指缺损影响功能和外形者

E. 先天性畸形符合上述条件者

19. 下列有关踇趾甲瓣再造拇指术的描述中，正确的是

A. 在切取皮瓣时，保留内侧4cm长、1~2cm宽的舌形皮瓣，以利于残留趾的血液供应及感觉

B. 皮瓣应该在肌腱旁膜的表面进行游离，到趾骨处应在甲床和骨膜间分离，破坏骨膜使趾骨创面难以愈合

C. 取髂骨片，亦可利用断指的骨关节作为再造拇指的支架
D. 残留创面在闭合时，应该十分注意，去除部分趾骨，用舌形皮瓣或游离皮片覆盖并缝合，如果处理不好将造成经久不愈的创面
E. 血管、神经、肌腱分离与吻合和第2趾移植术完全相似

20. 膝关节外侧副韧带断裂时常见的伴发损伤有
A. 内侧副韧带断裂
B. 后交叉韧带断裂
C. 前交叉韧带断裂
D. 腓总神经损伤
E. 髌韧带断裂

21. 牵引的适应证包括
A. 急救搬运时应用牵引固定伤肢，可减少疼痛
B. 可以缓慢矫正关节的挛缩畸形
C. 缓解肌肉回缩，为手术整复骨折准备条件
D. 应用牵引固定感染的骨骼或关节，防止感染扩散，减轻患肢疼痛
E. 大重量的骨牵引可以用于肢体的增高

22. 肱骨远端骨折常见并发症包括
A. 关节僵硬
B. 畸形愈合
C. 骨折不愈合
D. 尺神经麻痹
E. 感染

23. 关于臂丛神经损伤的手术方法，下列说法正确的是
A. 臂丛神经探查术包括锁骨上臂丛神经探查术、锁骨下臂丛神经探查术，以及锁骨部臂丛神经探查术
B. 锁骨上臂丛神经探查术可探查臂丛神经根、干部，同时可探查膈神经及副神经
C. 锁骨下臂丛神经探查术仅可探查臂丛神经的束支部
D. 锁骨部臂丛神经探查术可探查臂丛神经束部，上肢神经的近端，以及锁骨下腋部血管
E. 病程 >2 年，肌肉呈纤维化或年迈患者神经再生困难时，可选用肌肉、肌腱移位或移植的功能重建术

24. 旋前圆肌综合征的病因主要包括
A. 旋前圆肌肥大
B. 正中神经在旋前圆肌两个头的背侧经过
C. 肱二头肌腱膜增厚
D. 指浅屈肌弓增厚
E. 旋前圆肌至指浅屈肌弓的异常纤维束带压迫

25. 踝关节骨折脱位常见的并发症为
A. 皮肤坏死
B. 骨折不愈合
C. 创伤性关节炎
D. 骨折畸形愈合

E. 下肢深静脉血栓

26. 肱骨髁上骨折易出现的并发症是

A. 易损伤正中神经
B. 可能导致前臂骨筋膜隔室综合征
C. 易损伤腋神经
D. 不易损伤尺神经
E. 可导致肱动静脉损伤

27. 四肢血管损伤的临床表现包括

A. 感觉障碍
B. 出血
C. 肢体远端血供障碍
D. 运动障碍
E. 肢体远端皮肤切开无活动性出血或出血较慢

28. Enders 针固定股骨转子间骨折

A. 手术时间短，创伤小，出血量少
B. 骨折断端有加压
C. 骨折延缓愈合及不愈合率低
D. 术后可以早期负重
E. 感染率低

29. 关于股骨转子间骨折，哪项是正确的

A. 很少发生骨折不愈合或缺血性坏死
B. 多见于老年人
C. 多合并骨质疏松症
D. 稳定性骨折采用外展牵引 6~8 周
E. 全身状况允许可行内固定治疗

30. 股骨转子间骨折能够使用的内固定是

A. 重建钉
B. 鹅头钉
C. RiChard 钉
D. Gamma 钉
E. PFN 钉

31. 膝关节脱位可能损伤的部位有

A. 前、后交叉韧带
B. 内、外侧副韧带
C. 腘部血管
D. 腘部神经
E. 可合并撕脱骨折

32. 骶骨肿瘤的临床表现包括

A. 慢性腰腿痛
B. 排尿困难
C. 便秘
D. 剧烈疼痛
E. 足踝运动障碍

33. 属于不稳定骨折的是

A. 横形骨折
B. 螺旋形骨折
C. 斜形骨折
D. 粉碎性骨折

E. 嵌插骨折

34. 腕尺管综合征的手术适应证包括

A. 手尺侧麻痛，环指尺侧半以及小指针刺痛觉减退或丧失者

B. 骨间肌、小鱼际肌萎缩，爪形手畸形者

C. 电生理提醒尺神经腕部卡压者

D. 保守治疗无效或患者坚决要求手术者

E. 各种原因引起的尺神经断裂、部分损伤，或者尺神经炎

35. 在下列骨折中哪些是完全骨折

A. 青枝骨折　　B. 压缩性骨折

C. 粉碎性骨折　　D. 螺旋形骨折

E. 嵌插骨折

36. “臀部十字吻合”构成的血管有

A. 旋股内、外侧动脉　　B. 臀下动脉

C. 第一穿动脉　　D. 旋髂深动脉

E. 腰动脉

37. 车祸导致的胫腓骨ⅢC 度开放性骨折，一期行截肢手术的指征包括

A. 肢体热缺血时间 >6 小时　　B. 50 岁的患者，肢体变冷无感觉

C. 胫后神经挫裂伤　　D. 合并脾破裂，失血性休克

E. 严重的同侧损伤

38. 臂丛神经血管受压综合征的主要病因包括

A. 颈肋　　B. 异常束带

C. 斜角肌解剖异常　　D. 第一肋抬高、肋锁间隙变狭窄

E. 锁骨下动脉抬高

39. 桡骨头骨折临床上分为

A. 青枝骨折　　B. 裂缝骨折

C. 劈裂骨折　　D. 嵌插骨折

E. 粉碎性骨折

40. 骨折治疗过程中下列哪些处理措施是妥当的

A. 固定　　B. 复位

C. 功能锻炼　　D. 适当的药物治疗

E. 对患者进行宣教，取得配合

41. 从高处跌下造成第 11 ~ 12 胸椎粉碎性骨折伴移位，可发生的情况有

A. 单纯骨折　　B. 单纯神经根损伤

C. 脊髓损伤，神经根完整　　D. 脊髓和全部神经根损伤

E. 脊髓损伤合并部分神经根损伤

42. 关于胫腓骨骨折的带锁髓内针治疗，说法正确的有

A. 胫腓骨骨折的带锁髓内针治疗分为扩髓和不扩髓两种方式

B. 扩髓后的骨屑在骨折处有植骨作用

C. 扩髓腔后，可以使用足够粗度的髓内针来替代骨折部位的功能

D. 不扩髓技术避免了扩髓对营养血管的破坏

E. 不扩髓避免了扩髓产生的热量造成的骨坏死

43. 尺桡骨干骨折的治疗中，出现以下情况时即可考虑行开放复位内固定术

A. 开放性骨折

B. 多段骨折或不稳定骨折，不能满意复位手术或不能维持复位效果时

C. 多发性骨折，尤其是同一肢体多发性骨折，手术复位加简化外固定并且可以在早期开始功能锻炼

D. 对位不良的陈旧性骨折或影响功能的畸形愈合者

E. 骨折断端间软组织嵌入，影响复位

44. 桡骨远端骨折有多种分类方法，下列有关 AO 分类法的描述中错误的是

A. A1 型为尺骨骨折，桡骨完整

B. A2 型为桡骨简单骨折或嵌插骨折

C. A3 型为桡骨粉碎性骨折，可以是楔形、嵌插或复杂的粉碎性骨折

D. B2 型为桡骨矢状面部分关节内骨折

E. C3 型为桡骨干骺端粉碎性骨折，关节内简单骨折

45. 对于股骨颈骨折的分类，下列说法正确的是

A. 按骨折线的部位可分为股骨头下骨折、基底骨折、经股骨颈骨折、经转子骨折

B. 按 X 线表现可以分为内收骨折、外展骨折

C. 按移位程度，根据 Garden 分类可分不完全骨折、部分移位的完全骨折、无移位的完全骨折、完全移位的完全骨折

D. 从治疗和判断预后的角度，将其分为稳定和不稳定骨折

E. 根据骨折后的移位，受暴力方向、肌肉牵拉和肢体重力影响，可分为股骨上 1/3 骨折时、股骨中 1/3 骨折时、股骨下 1/3 骨折时

46. 盂肱关节脱位的并发症主要包括

A. 肩袖损伤前脱位时合并肩袖损伤较为多见

B. 血管损伤肩脱位可合并腋动脉、静脉或腋动脉分支的损伤

C. 神经损伤肩关节前脱位合并神经损伤比较常见

D. 肩关节复发脱位是急性创伤性肩脱位的常见并发症

E. 合并肩部骨折

47. 下列可视为不稳定腕舟骨骨折的是
  A. 粉碎性骨折
  B. 近侧1/3骨折
  C. 侧方移位明显
  D. 伴有手舟骨与月骨分离
  E. 伴有腕关节脱位

48. 手部骨折和脱位的治疗原则
  A. 早期准确复位和牢固地固定
  B. 闭合创口防止感染引起关节功能障碍
  C. 早期功能锻炼防止关节僵直
  D. 正确处理深部组织
  E. 充分彻底引流

49. 股骨颈骨折的手术治疗的指征有
  A. 内收型骨折和有移位骨折
  B. 头下型骨折，股骨头缺血性坏死率高，高龄患者不适合长期卧床者
  C. 青壮年及儿童的股骨颈骨折要求达到解剖复位要求
  D. 有可能伴有臂丛或腋血管的伴发损伤
  E. 陈旧性股骨颈骨折及骨折不愈合，股骨头缺血性坏死或并发筋关节骨关节炎

50. 在诊断复发性肩关节前方脱位时，应注意的有
  A. 首次外伤性肩关节脱位史或反复脱位史
  B. 向下牵拉，存在下方不稳定表现
  C. 肩盂前方存在局限性压痛
  D. 当被动外展，外旋及后伸患臂时患者出现恐惧反应
  E. X线检查结果

51. 复发性肩前方脱位诊断一旦确立，可采用的手术治疗方法有
  A. 前关节囊紧缩或成形术
  B. 前关节囊及肩胛下肌重叠缝合，加固前关节囊的Putti-platt方法
  C. 利用骨挡阻止肱骨头向前方脱位
  D. 利用肌腱移植构筑防止肱骨头脱位的动力性结构
  E. 肩盂或肱骨头下截骨术用于治疗存在肩盂发育不良，或者肱骨头前倾角过大的发育畸形的矫正术

52. 诊断复发性肩关节后脱位时，要注意以下几点
  A. 损伤性后脱位病史
  B. 复发性脱位伴疼痛，不能自行复位
  C. 肩盂前方空虚感，后方可扪及突出的肱骨头
  D. 肩部轴位X线片可显示肱骨头后脱位及肱骨头凹陷性缺损
  E. CT及CT血管成像检查

53. 下列哪项符合髋关节后脱位的临床表现
A. 大转子上移明显
B. 有明显外伤史，通常遇强大暴力
C. 有明显疼痛，髋关节不能活动
D. 在臀部可摸到脱出的股骨头
E. 患肢呈外展、外旋和屈曲畸形
54. 股骨颈骨折时，常发生
A. Kaplan 点移至脐上
B. Kaplan 点偏向健侧
C. 大转子尖向 Nelaton 线上方移位
D. 其颈干角一般无改变
E. 下肢活动受限
55. 下列哪项是半月板损伤必须有的因素
A. 膝半屈
B. 膝内收或外展
C. 膝受挤压
D. 膝旋转
E. 膝过伸
56. 骨盆骨折的主要并发症是
A. 腹膜后巨大血肿
B. 膀胱尿道损伤
C. 直肠损伤
D. 腰骶神经丛损伤
E. 性功能障碍
57. 肘关节脱位主要包括
A. 肘关节后脱位
B. 肘关节前脱位
C. 肘关节内侧和外侧脱位
D. 肘关节爆裂脱位
E. 单纯尺骨脱位
58. 髋关节脱位主要包括
A. 髋关节后脱位
B. 髋关节前脱位
C. 髋关节脱位合并骨折
D. 髋关节中心性脱位
E. 小儿髋关节脱位
59. 髋关节脱位并发症主要有
A. 坐骨神经损伤
B. 股骨头坏死
C. 创伤性关节炎
D. 异位骨化
E. 尺神经损伤
60. 临床常见臂丛神经损伤有
A. 臂丛神经上干损伤
B. 臂丛神经上中干损伤
C. 臂丛神经下干损伤
D. 臂丛神经中干损伤
E. 全臂丛神经损伤
61. 关于周围神经损伤手术操作的原则，下列选项中不正确的是
A. 手术要采用无创技术
B. 神经缝合处不能有瘢痕阻挡

C. 神经缝合要具有一定的张力
D. 有神经缺损时可考虑行神经移植术
E. 神经松解要从有瘢痕的部位开始游离

62. 肘部创伤性尺神经炎的临床表现为
A. 手部爪形手畸形
B. 手部尺侧麻木
C. 手部精细动作丧失
D. 大、小鱼际肌萎缩
E. 前臂尺侧麻木，不适或感觉减退

63. 伴有骨折的踝关节脱位大部分需要手术治疗，其适应证有
A. 手法复位失败
B. 三踝骨折
C. 内踝骨折块大，累及胫骨下关节面 1/2 之上
D. 胫骨下段前缘大块骨折
E. 胫骨下段后缘骨折复位失败

64. 造成手部损伤的原因较多，大体可以归纳为以下几种
A. 交通事故
B. 机械因素
C. 日常生活的损伤
D. 打架斗殴
E. 火器伤、炸药的炸伤

65. 手部损伤清创术的步骤包括
A. 伤口清洁
B. 清创
C. 组织重建
D. 闭合伤口
E. 包扎固定

66. 影响骨折愈合的因素是
A. 骨折断端有软组织嵌入
B. 骨折附近软组织轻度淤血
C. 牵引过度及固定不牢固
D. 骨折有骨缺损
E. 骨折周围软组织广泛损伤

67. 大面积皮肤剥脱伤经清创后伤口可采用
A. 刃厚皮片植皮
B. 中厚皮片植皮
C. 全厚皮片植皮
D. 损伤轻微，于伤缘未断离的皮瓣可以去脂肪后覆盖创面
E. 肌腱外露可以用全厚皮片植皮

68. 关于Ⅳ度椎体脱位的描述正确的是
A. 侧位 X 线片示脱位程度大于椎体前后径的 3/4
B. 正位 X 线片示脱位程度大于椎体左右径的 3/4
C. 侧位 X 线片示椎体完全错开

D. 正位 X 线片示椎体完全错开

E. 若 X 线片示椎体不完全错开必须考虑合并神经损伤

69. 手部骨关节损伤的类型包括

A. 腕舟骨骨折　　B. 跟骨骨折

C. 掌骨、指骨骨折　　D. 掌指关节脱位

E. 拇指掌骨基部骨折

70. 先天性髋脱位脱位期的主要体征为

A. 鸭步、跛行　　B. Barlow 试验阳性

C. Ortolani 试验阳性　　D. Telescoping 征阳性

E. Trendelenburg 征阳性

71. 下列结构中，同时损伤可能引起膝关节三联损伤的是

A. 膝内侧副韧带　　B. 外侧副韧带

C. 前交叉韧带　　D. 内侧半月板

E. 外侧半月板

72. 下列选项中，符合肘部尺神经损伤的症状体征的是

A. 手部尺侧一个半手指感觉障碍　　B. 肘关节不能伸直

C. 前臂尺侧感觉障碍　　D. 拇指不能背伸

E. 小鱼际肌萎缩

73. 先天性髋脱位的继发性病变为

A. 股骨头脱位　　B. 腰脊柱侧凸

C. 腰前凸增加　　D. 腰肌劳损

E. 脊柱创伤性关节炎

74. 下列选项中，符合股骨转子间骨折的症状体征的是

A. 下肢外旋 60°畸形　　B. 髋部肿胀压痛

C. 下肢外旋 90°畸形　　D. 骨盆分离试验阳性

E. 下肢短缩畸形

75. 处理有移位的肱骨干骨折时应

A. 首先了解有无桡神经损伤　　B. 必须做到完全恢复

C. 给予适当的外固定　　D. 争取切开整复内固定

E. 尽量用肱骨髓内针内固定

76. 下列叙述中完全正确的是

A. 解剖复位是骨折愈合的前提

B. 骨折的治疗只要求达到功能复位

C. 内固定后骨片之间不能有任何移动，骨折才能愈合

D. 内固定后骨片之间有微动，能刺激骨痂生长，有利于骨折愈合

E. 功能锻炼以保持肌肉的张力和关节的活动度为目的，只要条件允许，就应当尽早开始

77. 上颈椎骨折脱位的治疗主要包括

A. 寰椎骨折的治疗

B. 寰椎横韧带损伤的治疗

C. 寰枢椎半脱位的治疗

D. 枢椎骨折的治疗

E. 胸腰椎骨折脱位的治疗

78. 脊髓损伤的治疗主要包括

A. 早期治疗

B. 药物治疗

C. 手术治疗

D. 康复治疗和功能锻炼

E. 积极预防及治疗并发症

79. 对半月板损伤有诊断意义的体征和试验有

A. 关节间隙压痛

B. 股四头肌萎缩

C. 关节积液

D. McMurray 试验阳性

E. 膝关节交锁

80. 上肢关节脱位的类别包括

A. 肩锁关节脱位

B. 肩关节脱位

C. 掌指关节脱位

D. 肘关节脱位

E. 桡骨头脱位

81. 急性肩关节前脱位的临床表现为

A. 肩部疼痛、畸形、活动受限，患者常以健手扶持患肢前臂、头倾向患侧以缓解疼痛症状

B. 上臂处于轻度外展、外旋、前屈位

C. 肩部失去圆钝平滑的曲线轮廓，形成典型的方肩畸形

D. 患肩呈弹性固定状态位于外展约30°位

E. 肩部肌肉萎缩明显，尤以冈上肌及三角肌为著

82. 胫骨平台骨折的治疗应根据患者年龄、全身情况、皮肤条件、骨折类型、合并损伤及其严重程度来选择治疗方法，具体包括

A. 超关节小夹板固定或长腿石膏固定

B. 手法整复及局部外固定

C. 撬拨复位法

D. 持续闭合牵引复位

E. 切开复位及内固定术

83. 下列骨折脱位中，可能出现缺血性坏死的是

A. 距骨颈骨折

B. 股骨颈骨折

C. 手舟骨腰部骨折

D. 月骨骨折脱位

E. 股骨转子间骨折

84. 下列属于胫腓骨骨折的并发症与后遗症的有

A. 沙尔科（Charcot）关节
B. 再骨折
C. 创伤后骨萎缩
D. 爪状趾畸形
E. 骨折不愈合与延迟愈合

85. 骨盆坐骨支骨折患者于家中休养 3 日后因发热而入院，诊断盆腔感染，有关其发病机制，正确的是

A. 因坐骨支骨折刺破直肠形成开放性骨折
B. 直肠后多为疏松组织，血运丰富，感染不易扩散，且易于治疗
C. 早期直肠指诊有血是明确诊断的重要手段
D. 及时的清创，修补裂口是预防的关键
E. 若直肠后腹膜撕裂，可进一步发展为腹腔感染

86. 关于跟骨骨折，下列说法正确的是

A. 跟骨骨折是跗骨中最为常见的骨折，约占 60%
B. 跟骨结节关节角（Bohler 角）正常呈 30°，系跟骨结节与跟骨后关节突的连线与跟骨前后关节连线的夹角
C. 根据从高处坠落的外伤史、临床表现及 X 线片显示跟骨结节关节角的变化不难诊断
D. 跟骨骨折的治疗原则是恢复距下关节的对位关系和跟骨结节关节角，维持正常的足弓高度和负重关系
E. 跟骨结节鸟嘴状骨折的关节角减小，导致足弓塌陷，可以采用切开复位，骨松质螺钉固定，并开始早期活动踝关节

87. 松解屈指肌腱时应尽量保留的滑车是

A. A_1
B. A_2
C. A_3
D. A_4
E. A_5

88. Neer 分型中四部分骨折包括的亚型有

A. 外展嵌插型
B. 典型的四部分骨折型
C. 骨折脱位型
D. 粉碎型
E. 压缩型

89. 肱骨近端骨折行人工肱骨头置换的指征是

A. Neer 四部分骨折
B. 明显骨质疏松症的老年性三部分骨折
C. 老年性骨折脱位型
D. 不可复位的肱骨头劈裂压缩性骨折
E. 外展嵌插型

90. 导致胫腓骨骨折的损伤形式有
 A. 超越骨自身能力的损伤也就是疲劳性骨折
 B. 低能量暴力导致的较稳定的轻度移位骨折
 C. 高能量暴力造成的严重软组织损伤、神经及血管损伤、粉碎性骨折、骨缺损
 D. 撞击造成膝部明显肿胀、疼痛、功能障碍，局部瘀斑明显，可以有膝内、外翻畸形
 E. 撞击造成膝部有明显的压痛感、骨擦音及异常活动

91. 锁骨骨折的并发症包括
 A. 骨折不愈合
 B. 骨折延迟愈合
 C. 血管、神经损伤
 D. 压疮
 E. 感染

92. 股骨中下段骨折时，远折端在肌肉的牵拉作用下，移位方向为
 A. 外侧
 B. 内侧
 C. 上方
 D. 下方
 E. 无移位

93. 下列有关骨关节炎的描述中，正确的是
 A. 骨关节炎的基本病变主要为关节软骨变性和增生
 B. 主要累及近指间关节，症状经休息后可自行缓解
 C. 晨僵不足半小时，类风湿性因子阴性
 D. X线检查以增生为主
 E. 需要长期接受抗炎药和改变病程的药物治疗

94. 胫腓骨骨折的外固定架治疗的适应证有
 A. Ⅱ或Ⅲ度（Gustilo分类）开放性骨折损伤
 B. 骨折伴肢体严重烧伤
 C. 骨折后有严重骨缺损或需维持肢体长度
 D. 关节融合
 E. 肢体延长

95. 胫腓骨骨折的外固定架治疗的优越性表现在
 A. 可以在远离损伤、骨病或畸形的局部固定骨折
 B. Ⅰ期或Ⅱ期都较易接近伤口
 C. 对各种骨或软组织损伤，包括多个邻近肢体的固定能显示较大灵活性
 D. 安装外固定架后可进行对骨折固定对位对线、长度及力学特性的调节
 E. 可同时和/或随后进行内固定治疗

96. 伸直型桡骨远端骨折的典型畸形为
 A. 餐叉样畸形
 B. 爪形手畸形

C. 枪刺刀畸形

D. 猿手畸形

E. 垂腕畸形

97. 胫腓骨开放骨折治疗应遵循下列原则

A. 多次彻底清理创面和充分灌洗以稀释细菌浓度，切除可能成为细菌繁殖培养基的坏死组织

B. 尽量减少对软组织的进一步破坏，而对骨折进行固定，为软组织修复提供稳定的力学环境

C. 合理使用抗生素

D. 尽可能地在 8~10 天以各种方法关闭伤口，皮肤覆盖的完整度对防止细菌污染有重要作用

E. 早期功能恢复及早期植骨以延长内、外固定物的疲劳寿命

98. 肱骨干骨折的手术适应证包括

A. 开放性骨折

B. 合并血管损伤

C. 多段骨折

D. 双侧肱骨干骨折

E. 病理性骨折

99. 桡骨远端骨折的病理分型包括

A. 无移位型

B. 伸直型

C. 屈曲型

D. 嵌入型

E. 凸出型

100. 先天性髋脱位手术治疗后再脱位的原因是

A. 术前牵引不够，股骨头未达到骨盆水平线以下

B. 前倾角过大

C. 挛缩的软组织松解不够

D. 手术术式不正确

E. 关节囊缝合不够紧密

101. 颈椎骨折脱位并截瘫的严重并发症有

A. 呼吸道感染

B. 心血管系统紊乱

C. 尿路感染

D. 压疮

E. 发热

102. 年轻人股骨颈骨折的特点有

A. 骨密度正常

B. 创伤机制多为高能量暴力

C. 骨折不愈合率及股骨头缺血性坏死率均高于老年人股骨颈骨折

D. 股骨头缺血性坏死改变后多伴随有明显症状

E. 人工关节置换术效果不佳

五 案例分析题

（1~3题共用题干）

患者，男性，27岁。打篮球受伤后右肩疼痛。肩关节肿胀，活动肩关节有撕裂样疼痛，患肩不敢外展。肩关节MRI显示肩袖撕裂。

1. 最有可能的诊断是

A. 肱骨头骨折

B. 肩关节不稳

C. 肩峰撞击综合征

D. 肩关节游离体

E. 肩袖损伤

F. 肩关节创伤性关节炎

2. 肩袖的组成包括

A. 小圆肌、冈上肌、背阔肌、斜方肌

B. 大圆肌、冈上肌、肱二头肌、斜方肌

C. 三角肌、冈上肌、冈下肌、小圆肌

D. 三角肌、冈上肌、肱二头肌、肩胛下肌

E. 肩胛上肌、三角肌、背阔肌、斜方肌

F. 肩胛下肌、大圆肌、肱二头肌、背阔肌

G. 肩胛上肌、小圆肌、斜方肌、背阔肌

H. 肩胛下肌、冈上肌、冈下肌、小圆肌

3. 该患者手术治疗方法有

A. 肩关节清理

B. 单纯肩袖修补术

C. McLuahing法

D. 关节镜下手术

E. 肩袖手术同时行肩峰成形术

（4~9题共用题干）

患者，女性，59岁。左肩关节外伤，医院就诊，行X线检查，如下图。

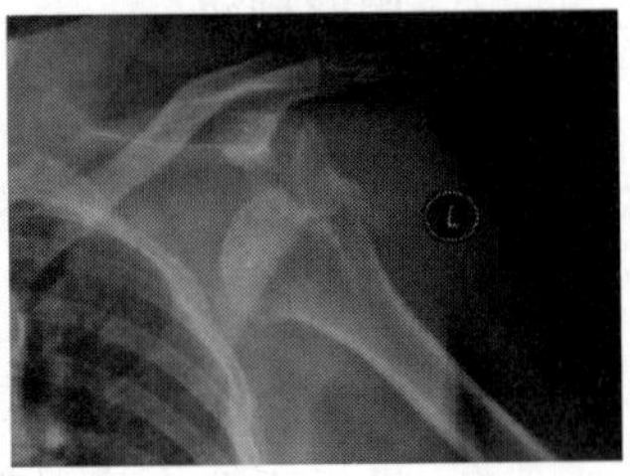

4. 该患者损伤概率最高的神经是

A. 尺神经

B. 腋神经

C. 桡神经

D. 正中神经

E. 肩胛上神经

5. 患者急诊应尽快进行的处理是

A. 给予适当的麻醉　B. 悬吊制动

C. 闭合复位治疗　D. 静脉补液

E. 心电图检查　F. 血常规检查

6. 诊断考虑的疾病是

A. 肩关节前脱位　B. 肩关节下脱位

C. 肩锁关节脱位　D. 肱骨大结节骨折

E. 肱骨小结节骨折　F. 肱骨外科颈骨折

7. 脱位复位不成功，可能的原因是

A. 肩袖嵌入　B. 关节软骨退行性病变

C. 关节囊嵌入　D. 肱二头肌腱嵌入

E. 移位的大结节骨块阻挡

8. 关节复位成功后，处置方法是

A. 将患肩制动于内收、内旋位　B. 复查 X 线检查

C. 复查神经、血管体征　D. 无须复查 X 线检查

E. 复查 MRI　F. 继续补液

9. 导致肩关节易脱位的原因有

A. 肩关节属球窝关节　B. 外伤后盂唇同关节盂分离

C. 关节囊韧带松弛、薄弱　D. 关节囊前方缺乏韧带和肌肉覆盖

E. 肩关节活动范围最大　F. 肩关节表浅，容易遭受外力打击

(10~12 题共用题干)

患儿，女，11 岁。发热、咳嗽、咽痛 1 周。近 2 日颈背痛，头部不能屈伸、旋转，四肢无异常。

10. 患者最可能的诊断是

A. 落枕　B. 颈椎结核

C. 寰枢椎半脱位　D. 风湿性肌炎

E. 强直性脊柱炎

11. 最简便、有效的检查是

A. 颈段 MRI　B. 颈部 CT

C. 风湿全套检查　D. 外周血白细胞计数和分类

E. 颅底侧位和张口正位 X 线检查

12. 患者应采取的治疗措施是

A. 卧床休息　B. 加强全身支持疗法

C. 手术复位固定
D. 激素治疗
E. 卧床颏枕带持续牵引＋抗生素治疗

（13～16题共用题干）

患儿，男，4岁。被牵拉上楼时突然哭闹，拒绝使用右上肢。

13. 患儿最可能出现的阳性体征是
A. Dugas 征阳性
B. 肘内翻
C. 桡骨头压痛阳性
D. 肘关节肿胀
E. 肘后三角关系异常

14. 最可能的诊断是
A. 肘关节脱位
B. 肘部软组织损伤
C. 肩关节脱位
D. 桡骨头半脱位
E. 肱骨髁上骨折

15. 患儿进一步的处理是
A. 手法复位，不必固定
B. 手法复位，并固定
C. 肘关节 X 线检查
D. 肩关节 X 线检查
E. 肩关节、肘关节 X 线检查

16. 该病的发病因素是
A. 前臂旋转外力
B. 桡骨颈部环状韧带薄弱
C. 外展与外旋力量同时作用于肱骨头
D. 肱骨纵轴与尺骨长轴延长线之间的提携角
E. 肱骨干轴线与肱骨髁轴线有前倾角

（17～20题共用题干）

患者，女性，45岁。外伤致左股骨颈骨折，X线片显示股骨完全骨折，股骨头有旋转并且部分移位，骨折位于股骨颈中部。

17. 该患者股骨颈骨折按 Garden 分型法为
A. Ⅰ型
B. Ⅱ型
C. Ⅲ型
D. Ⅳ型
E. Ⅴ型

18. 当地医院为其进行了骨折复位内固定治疗，复位后复查X线片，正位片上见股骨干内缘与股骨头内侧压力骨小梁呈148°，侧位片上股骨头轴线与股骨颈轴线呈190°。按

照 Garden 对线指数判断复位的等级为

A. Ⅰ级　　B. Ⅱ级

C. Ⅲ级　　D. Ⅳ级

E. 不适用

19. 手术后 10 个月，患者感左髋部疼痛，行走时加重，休息后好转，来我院做 X 线检查后发现内固定在位，骨折线清晰，左侧股骨头变扁，密度不均。患者可能出现下列哪种情况

A. 骨折不愈合　　B. 左髋骨关节炎

C. 骨折畸形愈合　　D. 股骨头缺血性坏死

E. 髋关节脱位　　F. 髋关节感染

20. 此时可选择的治疗有

A. 更换内植物　　B. 取出内植物，进行功能锻炼

C. 服用调节骨代谢的药物　　D. 继续观察，注意休息

E. 植骨　　F. 人工全髋关节置换

（21~23 题共用题干）

患者，男性，28 岁。创伤后右髋部疼痛，不能活动，右股后侧及右小腿后外侧有麻木感。查体：右下肢短缩、屈曲，内收、内旋畸形，手法复位后畸形矫正，髋关节活动恢复正常，但上述区域麻木感仍存在，膝以下感觉迟钝，小腿和足部肌力Ⅲ级。X 线片显示右髋臼后上缘有 1cm×2cm 骨块，无移位。

21. 患者最可能的诊断是

A. 髋关节前脱位并髋臼骨折

B. 髋关节后脱位并髋臼骨折

C. 髋关节中心性脱位并坐骨神经损伤

D. 髋关节前脱位并髋臼骨折及坐骨神经损伤

E. 髋关节中心性脱位并髋臼骨折

F. 髋关节后脱位并髋臼骨折及坐骨神经损伤

G. 髋关节中心性脱位并髋臼骨折及坐骨神经损伤

22. 最恰当的处理是

A. 闭合复位 + 严格卧床休息 1 个月后，进行功能锻炼

B. 闭合复位 + 骨牵引 2 个月

C. 闭合复位 + 髋人字石膏固定 3 个月

D. 全髋关节置换术

E. 开放复位、内固定及探查坐骨神经

F. 闭合复位 + 骨牵引 3 个月

G. 闭合复位 + 皮肤牵引 2 个月

23. 闭合复位 + 骨牵引 2 个月后，坐骨神经损伤无任何恢复，应进行的处理是

A. 继续观察 3 个月，无好转再予处理
B. 继续观察并对症治疗
C. 手术切除骨折块
D. 物理治疗、按摩及针灸治疗
E. 手术探查坐骨神经
F. 电生理治疗
G. 手术松解坐骨神经
H. 药物治疗及功能锻炼

（24～26 题共用题干）

女性，67 岁。不慎摔倒，左髋部着地，当即左髋剧痛，不能站立，急诊来院。查体：见左下肢缩短，外旋畸形。

24. 患者最可能的诊断是

A. 左髋关节前脱位
B. 左髋关节后脱位
C. 左髋关节中心脱位
D. 左股骨颈骨折
E. 左股骨干骨折
F. 转子间骨折

25. X 线检查见左股骨颈基底骨折，断端无明显移位，测 Pauwels 角 $< 30°$，心肺功能较差，最佳的治疗方法是

A. 持续皮牵引 6～8 周
B. 人工关节置换术
C. 转子间截骨术
D. 切开复位内固定
E. 植骨或血管移植术
F. 空心钉内固定术

26. 股骨颈骨折采用保守治疗或空心钉内固定，常见的并发症有

A. 关节僵硬
B. 股骨头缺血性坏死
C. 创伤性骨化
D. 坐骨神经损伤
E. 骨折不愈合
F. 髋关节滑膜炎

（27～30 题共用题干）

患者，男性，27 岁。练习跳高落地时，左膝屈曲位向前冲倒，并突然用力伸直，当即感觉左膝剧痛，不能起立，随即髌骨上部肿起，膝不能屈伸。急诊检查关节明显肿胀、积血，不能屈伸。

27. 此时患者最应进行的检查是

A. X 线检查
B. MRI
C. 血肿穿刺
D. 关节镜探查

E. 直抬腿高试验

28. 若此时 X 线检查发现骨质未见异常，髌腱有弯曲、松弛现象，该患者最有可能的诊断是

A. 髌腱断裂　　B. 髌腱腱病

C. 股四头肌肌腱断裂　　D. 股四头肌肌腱病

E. 膝关节创伤性关节炎

29. 患者最应接受的治疗是

A. 物理治疗　　B. 血肿清理术

C. 冰敷　　D. 石膏固定

E. 切开探查，断端重叠缝合，减张钢丝牵拉固定

30. 该患者在当时因忽视伸膝装置完整性的检查而漏诊，当时处理为抽出血肿液，加压包扎。1 年来患者膝关节不能屈伸，不能直抬腿，走路时膝不敢屈曲，明显不稳。查体：髌骨下移，屈曲时髌骨上极有凹陷，可以摸到股骨滑车软骨面。此时的诊断是

A. 膝关节创伤性关节炎　　B. 髌腱陈旧，部分断裂

C. 髌腱陈旧，完全断裂　　D. 股四头肌肌腱陈旧，完全断裂

E. 股四头肌肌腱陈旧，部分断裂

（31~35 题共用题干）

患者，男性，27 岁。足球运动员，比赛时与对方相撞，致右膝突然减速，造成外翻、外旋损伤，伤后 2 小时即出现严重关节血肿。受伤时曾听到破裂声，膝立即感到无力。

31. 患者最可能的诊断是

A. 内侧半月板损伤　　B. 前交叉韧带损伤

C. 后交叉韧带损伤　　D. 内侧副韧带损伤

E. 外侧副韧带损伤

32. 若患者被诊断为前交叉韧带损伤，下列检查结果正确的是

A. X 线检查无明显异常　　B. 侧方应力试验阳性

C. 轴移试验阳性　　D. 屈膝 90°，前抽屉试验阳性

E. Lachman 试验阳性

33. 为了更好地明确诊断，重要的辅助检查是

A. X 线检查　　B. B 超检查

C. CT 检查　　D. MRI 检查

E. 关节镜检查

34. 若已确诊为急性前交叉韧带撕裂，则治疗方法是

A. 单纯修复韧带

B. 韧带修复和半腱肌肌腱或髂胫束转位术

C. 外侧髁顶端固定术

D. 转移部分伸膝结构，即股四头肌、髌骨、髌韧带装置

E. 带血管蒂移位术并转移部分脂肪垫

35. 若该患者早期没有明确诊断，未做相应治疗，导致前外侧旋转不稳定，治疗目的应是

A. 消除膝关节疼痛　　B. 避免发生外伤性关节炎

C. 减轻膝关节肿胀及关节积液　　D. 消除轴移现象

E. 加强股四头肌力量，达到膝关节稳定

（36~38题共用题干）

患者，男性，28岁。骶髂部被撞伤后疼痛1小时。查体：T 36.5℃，P 110次/分，R 22次/分，BP 85/60mmHg。神志清楚，表情淡漠，口唇苍白。头、胸、腹部检查无异常发现。肛门指检：肛门括约肌收缩有力。右侧腹股沟和骶髂关节处压痛，骨盆挤压分离试验（+）。双下肢感觉、运动、血运均正常。

36. 急诊应重点进行的检查项目是

A. 血常规检查　　B. 骨盆X线检查

C. 骨盆MRI检查　　D. 导尿和尿常规检查

E. 躯体感觉诱发电位（SEP）检查　　F. 数字减影血管造影（DSA）检查

37. 检查发现右侧耻骨上下支骨折伴骶髂关节完全性脱位，右侧骨盆向上移位2cm。导尿顺利，尿液清亮，尿常规正常，目前应考虑的诊断是

A. 骨盆骨折，Tile分型A型　　B. 骨盆骨折，Tile分型B型

C. 骨盆骨折，Tile分型C型　　D. 失血性休克，重度

E. 失血性休克，中度　　F. 失血性休克，轻度

38. 入院以来一直抗休克，经快速输注平衡溶液和红细胞悬液2500ml，血压稍有上升后又开始下降，根据患者目前情况，应采取的治疗措施是

A. 紧急转入ICU救治　　B. 继续进行液体复苏

C. 紧急手术打开腹膜后间隙止血　　D. 紧急动脉造影并进行骶内动脉栓塞

E. 紧急剖腹探查　　F. 紧急进行骨盆骨折切开复位内固定

G. 紧急进行骨盆外固定支架固定

（39~40题共用题干）

患者，男性，43岁。右足跟部疼痛3个月，于晨起开始行走时明显，运动后加重。MRI显示跟腱内高信号，局部增粗呈梭形，跟骨结构正常。患者既往因急性肠炎应用环丙沙星静

脉注射。无局部注射史。

39. 该患者的诊断是

A. 跟腱部分断裂　　B. 跟腱腱病

C. 跟腱断裂　　D. 跟腱腱围炎

E. Haglund 病

40. 患者应接受的治疗是

A. 手术治疗　　B. 加强运动

C. 复方倍他米松局部封闭　　D. 非甾体抗炎药

E. 物理治疗 + 离心肌肉力量训练

(41~43 题共用题干)

患者，男性，19 岁。踢球时扭伤膝关节，休息 2 周后，行走时感右膝关节疼痛、无力，常出现关节交锁、弹响。

41. 患者最可能的诊断是

A. 交叉韧带损伤　　B. 盘状半月板

C. 髌骨骨折　　D. 半月板损伤

E. 单纯软组织损伤　　F. 侧副韧带损伤

42. 若患者查体：右膝轻度肿胀，内侧关节间隙压痛（+），侧方应力试验（–），抽屉试验（–），麦氏征（+），过伸试验（+）。则损伤部位为

A. 内侧半月板前角损伤　　B. 内侧半月板后角损伤

C. 外侧半月板前角损伤　　D. 外侧半月板后角损伤

E. 内侧半月板体部损伤　　F. 外侧半月板体部损伤

43. 为明确诊断和及时治疗，最佳的处理是

A. X 线　　B. CT

C. MRI　　D. 关节造影

E. 关节镜　　F. 放射性核素骨显像

(44~48 题共用题干)

患者，男性，37 岁。跌倒致伤左肘部后疼痛、肿胀，肘关节活动障碍 1 小时。查体：左肘关肿胀、畸形，压痛试验（+），肱骨内、外上髁及鹰嘴突构成的倒等腰三角形关系改变。

44. 根据病史该患者有可能是哪些疾病

A. 左肘关节脱位　　B. 左肱骨髁间骨折

C. 左肱骨髁上骨折　　　　D. 左肱骨外上髁骨折
E. 左肱骨内上髁骨折

45. X 线检查提示“左肘关节脱位”，关于肘关节脱位的分型有
A. 肘关节后脱位　　　　B. 肘关节前脱位
C. 肘关节侧方脱位　　　　D. 肘关节分裂脱位
E. 以上都是

46. 单纯肘关节脱位后，需用上肢石膏将肘关节固定在功能位的时间为
A. 1 周　　　　B. 2 周
C. 3 周　　　　D. 4 周
E. 5 周　　　　F. 6 周
G. 7 周　　　　H. 8 周

47. 肘关节脱位手术治疗的适应证是
A. 闭合复位失败者或不适于闭合复位者
B. 肘关节脱位合并肱骨内上髁撕脱骨折
C. 陈旧性肘关节脱位，不宜实行闭合复位者
D. 某些习惯性肘关节脱位者
E. 以上都是

48. 肘关节脱位合并桡骨头粉碎性骨折的处理方法
A. 桡骨头切除，肘关节复位，石膏固定 3 周
B. 桡骨头切除，肘关节复位，石膏固定 4 周
C. 桡骨头切除，肘关节复位，石膏固定 5 周
D. 桡骨头切除，肘关节复位，石膏固定 6 周
E. 手法复位，石膏固定 3 周
F. 手法复位，石膏固定 4 周
G. 手法复位，石膏固定 5 周
H. 手法复位，石膏固定 6 周

（49～53 题共用题干）

患者，男性，66 岁，左手掌遭受绞割伤。查体：左手掌多处不规则裂口，活动性出血，左拇指感觉运动无障碍，示指呈过伸位，可见第 2 掌骨头关节面，中、环、小指近节指骨基部粉碎性骨折，关节面破坏，感觉、运动丧失，指远端毛细血管充盈不明显，背侧尚有皮肤相连，诊断为左手开放性骨折脱位，左手中、环、小指不完全断指。

49. 患者最合适的处理是
A. 彻底清创，肌腱、血管、神经修复，骨折内固定，伤口用皮瓣移植后再外固定

B. 彻底清创，肌腱修复，中、环、小指复位内固定并外固定

C. 彻底清创，肌腱、血管、神经修复，骨折内固定并外固定

D. 彻底清创，肌腱修复，中、环、小指截指，伤口一期缝合，功能位石膏固定

E. 彻底清创，肌腱、血管、神经修复，骨折内固定，伤口经游离植皮关闭后再外固定

50. 若患者为青年，损伤后为左手掌指关节平面不完全断离，左拇指功能无障碍。治疗方案为

A. 彻底清创后，左示、中、环及小指均断指再植

B. 彻底清创后，左示指再植，中、环、小指截指

C. 彻底清创后，左示、中指再植，环、小指截指

D. 彻底清创后，左示、中、环指再植，小指截指

E. 彻底清创后，用足趾移植术，再造示、中、环及小指

51. 若患者中、环及小指为完全断离，并决定断指再植，下列对断指的保存方法正确的是

A. 不要用任何液体浸泡断指

B. 到达医院后应迅速检查断指，后用无菌湿纱布包好，外层再用干纱布包好，放在无菌碗、盘上，放入4℃冰箱内

C. 分别将断指包好，标记好指别后再冷藏

D. 先放入塑料袋中再放在加盖容器内，外围以冰块保存

E. 经一般冲洗后，用无菌或清洁敷料包扎好后，用干燥冷藏法保存

52. 患者断指再植的平面已到达

A. 末节基底部水平

B. 远指间关节水平

C. 中节指骨水平

D. 近指间关节水平

E. 近节指骨远端水平

53. 对该病例不考虑做尺侧三指断指再植的理由是

A. 年龄较大，多伴有不同程度器质性疾病

B. 指血管损伤，修复困难大

C. 尺侧三指仅占手部功能的30%左右

D. 断指系粉碎性骨折，并有严重软组织损伤

E. 手指的神经、肌腱均有损伤，再植后功能恢复不满意

（54~56 题共用题干）

患者，女性，47 岁。反复拇指掌面基底部疼痛及弹响 3 年。查体：局部可扪及一小结节，有压痛，伸屈拇指时可有弹响。

54. 患者最可能的诊断是

A. 腱鞘囊肿

B. 滑囊炎

C. 指屈肌腱狭窄性腱鞘炎　　D. 韧带损伤
E. 神经纤维瘤

55. 该患者适合的治疗是
A. 局部夹板固定　　B. 热敷 + 按摩
C. 减少手部活动　　D. 痛点局部封闭
E. 反复发作时行腱鞘切开术

56. 这种疾病又被称为
A. 网球肘　　B. 扳机指
C. 冻结肩　　D. 跳跃膝
E. 跟痛症

（57~60 题共用题干）

患者，女性，35 岁。5 小时前摔伤左前臂。检查发现前臂肿胀、皮肤破损流血、瘀斑、剧痛，并有短缩畸形。

57. 诊断首先要考虑
A. 前臂软组织挫裂伤　　B. 骨筋膜隔室压力增高
C. 尺桡骨骨折　　D. 桡骨骨折
E. 尺骨骨折

58. 该骨折的位置在
A. 肱二头肌止点与旋后肌止点之间　　B. 旋前圆肌止点与旋前方肌止点之间
C. 肱桡肌止点与旋前圆肌止点之间　　D. 旋后肌止点与旋前圆肌止点之间
E. 旋前方肌与肱桡肌止点之间

59. 患者在院外就诊曾经手法复位，小夹板固定。5 小时后感觉左前臂剧痛，手指麻木、肿胀、活动不灵活。其主要原因是
A. 神经受压　　B. 神经和静脉受压
C. 动脉和静脉受压　　D. 静脉受压
E. 动脉受压

60. 入院后处理给予清创复位，石膏外固定。48 小时后患者出现体温升高，伤口有少量脓性分泌物，白细胞计数明显增多。此时，最可能的情况是
A. 血肿吸收　　B. 伤口感染
C. 组织坏死　　D. 骨筋膜隔室综合征
E. 气性坏疽

（61~63 题共用题干）

患者，男性，29 岁。40 日前因锐器刺伤左肘前方，经清创缝合，创口已愈合，但左手逐渐出现猿手畸形，不能握笔写字。

61. 患者可能发生的损伤是

A. 尺神经损伤
B. 正中神经损伤
C. 屈拇指肌断裂
D. 屈拇指肌粘连
E. 左手关节失用性强直

62. 查体时可发现

A. 尺侧一半皮肤感觉消失
B. 左手指主动屈曲障碍
C. 手指夹纸试验阳性
D. 拇指对掌功能障碍
E. 掌指关节及指间关节被动屈曲障碍

63. 患者应采取的治疗措施是

A. 手术探查修补
B. 局部物理治疗
C. 电刺激治疗
D. 激光治疗
E. 药物治疗

（64~67 题共用题干）

患者，女性，38 岁。重物自高处落下砸在左肩部造成肩关节无法抬举、肘关节屈曲障碍 3 周。

64. 患者首先考虑的诊断是

A. 软组织损伤
B. 肩关节骨折
C. 肩关节脱位
D. 肩关节脱位 + 肘关节脱位
E. 臂丛损伤

65. 检查见肩关节内收、内旋位，肩、肘关节无压痛，被动活动正常。X 线检查提示肩、肘关节无骨折及脱位。可能性最大的诊断是

A. 臂丛神经上干损伤
B. 臂丛神经中干损伤
C. 臂丛神经下干损伤
D. 全臂丛神经损伤
E. 软组织损伤

66. 行肌电图检查，三角肌、冈上肌、肱二头肌及肱肌均显示失神经支配。该患者诊断应是

A. 全臂丛神经损伤
B. 臂丛神经上干损伤
C. 臂丛神经下干损伤
D. 腋神经损伤
E. 肌皮神经损伤

67. 手术中发现臂丛神经的连续性存在，神经周围有瘢痕组织形成，处理原则是

A. 无须特殊处理

B. 切除瘢痕松解神经

C. 切开神经外膜，观察神经轴索是否断裂

D. 重建肩、肘关节功能

E. 将神经和瘢痕同时切除，行自体神经移植术

（68～69题共用题干）

患者，男性，18岁。右腕部被锐器切割伤8小时，已行消毒包扎，注射抗生素和破伤风抗毒素等处理。检查发现小指不能外展。

68. 患者首先要考虑的诊断是

A. 骨间肌损伤

B. 屈指肌腱损伤

C. 桡神经损伤

D. 尺神经损伤

E. 正中神经损伤

69. 应采取的治疗措施是

A. 观察

B. 一期清创

C. 二期清创

D. 延期缝合

E. 二期缝合

（70～73题共用题干）

患者，男性，26岁。长跑运动员，主诉跟腱起点近端4cm处的足跟疼痛1.5年，起跑时疼痛加重。检查发现跟腱梭形增粗伴有压痛，前足呈下垂位。

70. 患者可能并存的体征是

A. 跟腱挛缩

B. 跟腱钙化

C. 跟腱缺损

D. 跟骨外翻

E. 小腿不等长

71. 如果疼痛加重，应首选的治疗方法是

A. 按摩

B. 局部封闭

C. 物理治疗

D. 石膏制动

E. 镇痛气雾喷剂

72. 如果不慎在运动中发生跟腱断裂，最恰当的治疗方法是

A. 卧床休息 + 物理疗法

B. 跖屈位小腿石膏固定

C. 跖屈、屈膝位长腿石膏固定

D. 短期观察，待纤维连结后加强功能锻炼

E. 手术修补 + 长腿跖屈、屈膝位石膏固定

73. 为了尽早恢复锻炼，下列处理中较为合适的是
    A. 石膏固定 2 周后拆除石膏 + 物理疗法
    B. 石膏固定 3 周后拆除石膏 + 物理疗法
    C. 石膏固定 4 周后拆除石膏 + 物理疗法
    D. 石膏固定 5 周后拆除石膏 + 物理疗法
    E. 石膏固定 6 周后拆除石膏 + 物理疗法

（74~76 题共用题干）

患者，男性，22 岁。体操运动员。在进行体操训练时突然听到“啪”的响声，随即感到右侧跟腱处剧烈疼痛 1 小时入院。查体：患者右踝活动受限，不能站立或行走，右侧腓肠肌部位疼痛及发胀感。患者临床表现不典型。

74. 患者的主要临床表现应该包括
    A. 右小腿明显肿胀
    B. 跟腱外形消失，触摸空虚感
    C. Cotton 试验阳性
    D. 汤普森（Thompson）试验阳性
    E. 右足跖屈肌力减弱
    F. 不能单足提踵
75. 要想确诊应进行的检查是
    A. X 线检查
    B. MRI
    C. B 超
    D. CT
    E. 手术探查
76. 该患者确诊为右跟腱闭合性断裂，因患者为运动员，对功能恢复要求较高，选择手术治疗。手术注意事项有
    A. 选小腿后正中偏内侧纵切口
    B. 选小腿后正中偏外侧纵切口
    C. 踝关节跖屈 30°时将跟腱断端缝合
    D. 若跟腱缺损较多，应行筋膜修复术
    E. 缝合后做捏小腿三头肌试验，与健侧对比
    F. 术后踝关节跖屈 30°，膝关节屈曲 135°，长腿石膏固定 3 周后改用短腿石膏

参考答案与解析

一、A1 型题

1. C【解析】锁骨骨折通常为间接暴力所致，肩部外侧或手掌跌倒时先着地，外力经肩锁关节传导至锁骨而发生骨折，以短斜或横断骨折情况为多。直接暴力打击锁骨可造成骨

折，通常为横断或粉碎骨折，常发生于外 1/3 处，临床较为少见，除非喙锁韧带断裂，骨折断端多无明显移位。

2. D【解析】肱骨近端骨折是指累及肱骨上端的骨折，如肱骨外科颈、肱骨解剖颈、肱骨头、肱骨大结节及小结节等骨性结构的骨折。肱骨近端骨折占全身骨折病例的 4%~5% 。

3. E【解析】国际内固定研究学会根据骨折线的部位的不同，用 A、B、C 来表示肱骨近端骨折的分类（关节外或关节内），并使用 1、2、3 来表示骨折的严重程度。而 80% 的肱骨近端骨折属于一部分骨折，骨折块有较好的软组织包裹，能允许早期的锻炼。

4. A【解析】Dugas 征：正常人将手搭在对侧肩上，肘部能贴近胸壁。肩关节前脱位时肘部内收受限，伤侧的手搭在对侧肩上，肘部则不能贴近胸壁，或者肘部贴近胸部时，则手搭不到对侧肩，此为 Dugas 征阳性。故选 A。

5. D【解析】骨折按损伤程度分为完全性骨折与不完全性骨折，不完全性骨折就包括裂缝骨折与青枝骨折。故选 D。

6. D【解析】极不稳定的四肢骨折是小夹板固定技术的禁忌证。

7. C【解析】新发的股骨颈骨折的手术治疗，主要有以下 5 种方法：①三翼钉内固定。②多针内固定。③滑动式鹅头钉内固定。④加压螺纹钉内固定。⑤Ender 钉内固定。

8. A【解析】肱骨外科颈骨折，若骨折断端成角 >45°、移位 >1.0cm 或超过肱骨干直径 50% 的患者；或有神经、血管损伤的患者；复位后不稳定或复位失败的患者；开放性骨折的患者；多发性创伤的患者都需要采取手术治疗。

9. B【解析】肱骨大结节骨折断端可以因为冈上肌的牵引而向上移位，也可以因为冈下肌和小圆肌的牵引向后内侧移位。肱骨大结节骨折移位超过 1.0cm 的患者，都会留下永久性残疾，而移位在 0.5cm 或更少的患者，预后则较好。

10. E【解析】肱骨外科颈为肱骨大、小结节移行为肱骨干的交界部位，是骨松质和骨密质的交接处，易发生骨折。其内侧有臂丛神经和腋血管，骨折时可合并神经、血管损伤。

11. A【解析】小夹板捆扎布带松紧要合适，其松紧度以束带在夹板上可以不费力地上下推移 1.0cm 为宜。故选 A。

12. C【解析】根据国际内固定研究学会的分类，三部分的骨折在肱骨近端骨折中占 10%，其中老年人、骨质疏松患者的发病率较高。男女比例为 1∶2。三部分骨折的缺血坏死率为 12%~25% 。

13. C【解析】特殊类型的骨折包括关节面压缩和劈裂骨折。关节面压缩的骨折常常伴随有肩关节的后脱位，治疗主要依据肱骨头缺损的范围。关节面劈裂或压缩超过 40% 的骨折通常要采用关节置换术治疗，范围 <40% 的尽量采用内固定的治疗方法。

14. E【解析】桡骨头半脱位是指构成肱桡关节和上尺桡关节的桡骨头异常脱出所导致的肘关节功能障碍损伤。桡骨头半脱位多发于 5 岁以下的男性婴幼儿，1~3 岁高发，多见于右侧。发生桡骨头半脱位时，患儿会出现疼痛、哭闹，不愿活动患处肢体，不敢抬手接物，抗拒外力提拉等症状。

15. A【解析】根据骨折受伤的机制，将肱骨髁上骨折分为三类。①伸直型肱骨髁上骨折：最为多见，约占95%以上。是肘关节伸直状态下手掌撑地时发生的骨折，暴力间接传到肱骨髁上，近折端向前移位，按移位情况又可分为尺偏型和桡偏型。②屈曲型肱骨髁上骨折：跌倒时上肢内收位，使远折端内收，近折端相应外展。形成两骨折断端向内成角移位，较为少见，儿童患者多年龄偏大。③粉碎型肱骨髁上骨折：多为巨大暴力作用于骨折部位，形成三块以上的粉碎性骨折，此型较为少见，临床中治疗较为困难，预后较差。

16. B【解析】根据国际内固定研究学会推荐的分类方法，肱骨干骨折可分为三种类型。A型：简单骨折，包括发生在近、中、远侧1/3部位的螺旋形、斜形、横形骨折。B型：楔形骨折，为A型基础上有楔形骨折块。C型：复杂骨折，有两个以上粉碎骨折块或多段骨折。每一类骨折又可分为1、2、3亚型，每一亚型又分为近、中、远三组，因此肱骨干骨折可分为3型、9个亚型、27个组。A1表示骨折预后较好，C3预后则最差。

17. E【解析】肱骨髁上3~4cm处的骨折，多为横形骨折，两骨折断端有软组织嵌夹，远折端向前旋转。此型骨折不容易复位，每当伸肘时，远折端向前旋转更甚，可达90°。屈肘90°时，远折端仍向前旋转达30°左右。高度屈肘时，才能对线好，但仍可有前后错位。

18. A【解析】肱骨干骨折的固定：骨折整复满意后，放置夹板同时以四条布带固定。上1/3骨折及下1/3骨折，分别用超肩夹板或超肘夹板加以固定，中段骨折用局部夹板固定，酌情超上、下关节固定。夹板固定后，前臂可用木板托起，然后用吊带悬于胸前，或者以三角巾将前臂吊于胸前，前臂处于中立位置，肘关节屈曲呈90°。

19. E【解析】积极适当的功能锻炼既能促进骨折愈合，又能减少并发症。故选E。

20. B【解析】发生于老年人的严重粉碎性骨折，粉碎部位不超过滑车切迹1/3者（小于80%鹰嘴），可切除粉碎骨片后重建伸肘装置。术后可能出现骨折不愈合、创伤性关节炎、肘关节活动障碍、尺神经损伤等并发症。

21. C【解析】耻骨骨折属稳定性骨折，无其他并发症的情况下无须特殊处理，卧床即可。故选C。

22. A【解析】对于严重开放性骨折，碎骨块要格外珍惜，不应当随便去除，否则容易发生骨缺损，给后续治疗造成困难。

23. E【解析】股骨颈骨折共分3型。其中Ⅰ型骨折（外展骨折）是指Pauwels角（远端骨折线与两髂嵴连线所成的角度）小于30°的骨折，属于稳定性骨折；Ⅱ型骨折Pauwels角为30°~50°，稳定性次之；Ⅲ型骨折（内收骨折）是Pauwels角大于50°的骨折，属于不稳定性骨折。

24. B【解析】Ⅰ型桡骨头骨折的治疗可以使用石膏托或石膏管形外固定2~3周。

25. C【解析】单纯桡骨颈骨折、断端嵌插者，无须进行特殊处理，仅短期制动即可。近折端桡骨头关节面倾斜大于30°者，可试行闭合复位，或者在透视下用克氏针经皮撬拔复位。闭合复位不成功者行切开复位术，复位后骨折多较稳定，一般无须内固定，术后用石膏托保护3周。

26. A【解析】孟氏骨折的分类：1967年，Bado将此类型骨折脱位归纳为4型。Ⅰ型：尺骨中或近1/3骨折伴桡骨头前脱位，其特点是尺骨向前成角。约占60%。Ⅱ型：尺骨中或近1/3骨折伴桡骨头后脱位，其特点是尺骨向后成角，并常伴有桡骨头骨折。约占15%。Ⅲ型：尺骨骨折为尺骨近侧干骺端骨折，在冠状突远侧，伴桡骨头侧方或前侧脱位。此类型仅见于儿童。约占20%。Ⅳ型：尺骨中或近1/3骨折，桡骨头前脱位，桡骨近1/3骨折在肱二头肌结节下方。约占5%。

27. A【解析】骨折段移位的影响因素：①外界暴力的性质、大小和作用方向。②肌肉的牵拉。③远折端肢体重量的牵拉。④不恰当的搬运和治疗。与患者的年龄无关。

28. B【解析】骨盆骨折如同其他部位骨折一样，会产生一系列的并发症，比如神经损伤、直肠损伤、膀胱或尿道损伤。另外，骨盆常常伴有严重的合并症，而且常较骨折本身更为严重，应当引起高度重视。骨盆骨折最严重的并发症就是出血性休克。骨盆骨折多为骨松质骨折，本身出血就很多。骨盆骨折错位，常会损伤靠近盆壁的血管，加以盆壁静脉丛众多，且无静脉瓣阻挡回流，以及中小动脉损伤，会造成大量的出血。大量的出血会导致患者脉搏减弱、意识丧失、休克、死亡。因此，对于骨盆骨折要尽早复位，避免出血增加，及时大量的输血，以抢救生命。

29. B【解析】股骨干骨折处髓腔内血肿张力过大，骨髓被破坏，脂肪滴进入破裂的静脉腔内，可引起脂肪栓塞。故选B。

30. B【解析】肘后尺神经管为骨性纤维管道，畸形愈合后，尺神经在管内受压、摩擦引起肘管综合征，最后出现手内肌萎缩。故选B。

31. A【解析】骨折复位后经适当的外固定不易发生再移位者称稳定性骨折，如裂缝骨折、青枝骨折、嵌插骨折、长骨横形骨折等。骨折复位后易于发生再移位者称不稳定性骨折，如斜形骨折、螺旋形骨折、粉碎性骨折。故选A。

32. D【解析】第10胸椎下缘对应脊髓腰段，在胸椎下端椎间孔中走行的神经多为下2个或2个以上节段的神经经过，因而骨折后损伤的为腰段脊髓。

33. A【解析】足下垂多由腓总神经损伤引起，腓浅神经行于腓骨长肌、腓骨短肌之间，小腿中下1/3至皮下；腓深神经穿过腓骨长肌进入前肌群，伴随胫前血管下降。

34. A【解析】腹膜后出血，多系髂内动脉及其分支出血所致，DSA栓塞髂内动脉效果较好。且由于盆腔血管交通支丰富，不会造成子宫等器官的坏死。

35. B【解析】坐骨神经从梨状肌孔穿出，可因坐骨支骨折而损伤，耻骨支骨折可伤及闭孔神经或股神经。故B错误。

36. B【解析】骨盆骨折由于其解剖的特殊性，畸形及反常活动均不明显，骨擦音与骨擦感有时可查到，而局部压痛及骨盆挤压分离试验阳性最具诊断意义，故选B。肿胀及瘀斑对骨折无诊断及鉴别意义。

37. D【解析】在腕骨骨折中，腕舟骨骨折较为多见。手舟骨是近侧列腕骨中最大的一个，它与桡骨下端及 4 个腕骨形成关节，在腕背屈、掌屈、尺偏、桡偏中起重要作用。

38. C【解析】爆裂骨折的特点就是粉碎的骨折块向四周移位，向后移位可突向椎管，压迫脊髓或神经根。其他选项均不易压迫脊髓。故选 C。

39. B【解析】脊髓自主反射表现为占优势肌的运动，在下肢表现为屈髋、屈膝、背屈踝关节。故选 B。

40. A【解析】股骨颈骨折一直是创伤骨科领域中的重点研究对象之一。股骨颈骨折通常发生于老年人，随着社会人口年龄的增长，股骨颈骨折的发生率不断上升。年轻人中股骨颈骨折的发生主要是高能量创伤导致，常合并有其他骨折。

41. C【解析】股骨颈骨折，按骨折线的部位可分为：①股骨头下骨折。②股骨颈基底骨折。③经股骨颈骨折。按 X 线表现可以分为：①内收骨折。②外展骨折。按移位程度，根据 Garden 分类可分：①不完全骨折。②部分移位的完全骨折。③无移位的完全骨折。④完全移位的完全骨折。

42. C【解析】骨盆骨折本身不会危及患者生命，且治愈需要很长时间，所以放在最后，由其导致的血管损伤易引起失血性休克，故首先处理休克，必要时手术纠正，保证患者生命体征平稳前提下，下一步纠正尿道损伤，保证患者排尿生理功能正常，同时也可避免尿液外渗到盆腔引起严重并发症。

43. A【解析】脊柱压缩性骨折保守治疗一般采用仰卧过伸位，可避免进一步损伤脊髓，又可利用过伸时的牵张力使骨折处复位。故选 A。

44. B【解析】中央脊髓损伤综合征的特点是上肢功能障碍明显而下肢功能障碍较轻或无，痛觉和温觉在损伤平面以下消失或减退，但位置觉、振动觉等深感觉存在。颈椎损伤时，血液供应不足会加重病情，颈椎中央型脊髓损伤以过伸型多见。故选 B。

45. D【解析】尿道损伤的诊断不难，断裂者应细心放入较细的软尿管，不可放入较硬的导尿管以免加重损伤，持续导尿 10~20 日，此后定期扩张尿道以免狭窄。经此处理多可治愈，少数需行手术，故选 D。

46. B【解析】脊神经由前根即运动纤维和后根即感觉纤维组成。前、后根合二为一后分为前后两支均为混合纤维，后支走行近，支配脊柱后侧肌肉的运动与皮肤感觉，前支则走行较远，支配四肢或躯体的运动与感觉。

47. E【解析】正中神经感觉支配区在手掌桡侧三个半手指，故正中神经损伤后感觉障碍区在手掌桡侧三个半手指。

48. A【解析】骨折不愈合是股骨颈骨折的常见并发症之一，其主要原因：①年龄过大，骨质疏松程度显著，合并有高血压、糖尿病等其他疾病。②手术或复位不及时。③复位手法过重。④移位程度太大，周围软组织损伤严重。⑤固定的稳定性不足。⑥负重活动过早。

49. A【解析】尺神经在肘下部损伤者，支配指深屈肌尺侧半的肌支已发出，指深屈肌尺侧半的功能正常，小指及环指的指间关节可屈曲，但由于手内肌瘫痪，使其屈掌指关节及伸指间关节的功能丧失，指伸肌及指屈肌无手内肌的对抗出现小指及环指掌指关节过伸，指间关节屈曲，不能在屈掌指关节的同时伸指间关节而呈典型的爪形。故选 A。

50. D【解析】胫骨营养血管从胫骨干上、中 1/3 交界处进入骨内，在中、下 1/3 的骨折使营养动脉损伤，供应下 1/3 段胫骨的血量显著减少；同时下 1/3 胫骨几乎无肌肉附着，由胫骨远端获得的血量很少，因此下 1/3 骨折愈合较慢，容易发生延迟愈合或不愈合。

51. A【解析】骨折患者的典型全身临床表现如下。①休克：多见于多发性骨折、股骨骨折、骨盆骨折、脊柱骨折和严重的开放性骨折。患者常因广泛的软组织损伤、大量出血、剧烈疼痛或并发内脏损伤等引起休克。②体温增高：一般骨折后体温正常，只有在严重损伤如股骨骨折、骨盆骨折有大量内出血，血肿吸收时，体温略有升高，通常不超过 38℃。开放性骨折患者体温升高时，应考虑感染。

52. C【解析】骨筋膜隔室内组织压上升到一定程度：前臂 65mmHg、小腿 55mmHg，就能使供给肌肉血运的小动脉关闭，但此压力远远低于患者的收缩血压，因此还不足以影响肢体主要动脉的血流。

53. C【解析】股骨颈骨折时，股骨头的血液供应被切断，有可能发生股骨头缺血性坏死。故选 C。

54. D【解析】股骨颈外部由滑膜及关节囊覆盖，无骨外膜，所以即使骨折愈合也不出现外骨痂。

55. B【解析】股骨颈的长轴与股骨干纵轴之间形成的角度称为颈干角。正常值为 110°~140°，男性平均为 132°，女性平均为 127°。颈干角随年龄的增大而减小，儿童的颈干角大于成年人，儿童平均为 151°。

56. D【解析】腘动脉断裂时触诊足背动脉消失，故选 D。

57. A【解析】半月板破裂多为膝关节扭伤引起，患肢运动时，如果半月板破裂的边缘卷曲，即可发生交锁。故选 A。

58. C【解析】半月板损伤患者，只有部分急性损伤病例有外伤病史，慢性损伤病例无明确外伤病史。故选 C。

59. A【解析】单纯股骨小转子撕脱骨折主要发生于儿童及少年。85% 的患者 <20 岁，12~16 岁为高发年龄。老年人中的单纯股骨小转子骨折通常继发于骨质疏松。

60. C【解析】当儿童发生股骨干骨折时，通常选用以下两种方法。①外展板固定法：适用于 1 周岁以内儿童或无移位的儿童股骨干骨折。方法为患肢用小夹板固定后，外侧用一外展板固定 2~3 周。因为幼儿骨折愈合快，自行矫正能力强，有移位成角都能自行矫正。②骨牵引法：适用于 8~12 岁的患儿，因胫骨结节骨骺没有闭合，为了避免损伤，可以在胫骨结节下 2~3 横指处的骨皮质上穿牵引针，牵引重量为 3~4kg，牵引时间为 6~8 周。

61. A【解析】由于人体姿势特点及受伤时的不自主保护性动作，脊柱的屈曲型损伤最常见。故选 A。

62. A【解析】诊断为脊髓损伤后，还应进行的诊断包括：①脊髓损伤平面的诊断。②脊髓损伤性质的诊断。③脊髓损伤严重度分级。④脊髓损伤的影像学诊断。⑤脊髓损伤的电生理检查。前三项诊断均需要通过神经系统检查作出判断，因此神经系统检查最重要。

63. B【解析】布朗-塞卡综合征又称脊髓半切综合征，表现为损伤平面以下同侧肢体的运动与深感觉消失，对侧肢体痛觉和温觉消失。其原因主要是皮质脊髓束、薄束、楔束（传导来自同侧躯体的本体觉和精细触觉）、脊髓丘脑侧束（在脊髓内交叉，传导对侧躯体的痛觉、温度觉）受损。

64. E【解析】脊髓休克是指当脊髓与高位中枢离断后，断面以下的脊髓暂时丧失反射活动能力，进入无反应状态的现象。脊髓休克的产生并不是横切刺激本身引起的，因为第二次切断脊髓并不能使脊髓休克重新出现。脊髓休克产生的原因是断离的脊髓节段失去高级中枢的调节性影响，特别是来自大脑皮层、前庭核和脑干网状结构的易化性影响。在正常情况下，这些部分通过其下行的纤维与脊髓神经元所构成的突触联系，使这些脊髓神经元保持一种阈下的兴奋状态，这可称为易化作用。由于横断脊髓，失去此种易化性影响，脊髓神经元兴奋性暂时地降低就表现为脊髓休克。

65. C【解析】侧位 X 线片可显示关节突的排列异常。应用伸屈动力性 X 线片以显示损伤节段的不稳定。相邻椎体所形成角 $>11°$，或椎体移动距离 $>3.5mm$ 表示损伤节段不稳定。

66. B【解析】骨盆骨折治疗原则是首先救治危及生命的内脏损伤以及出血性休克等并发症，其次才是治疗骨盆骨折本身。故 B 错。其余选项均正确。

67. E【解析】胫神经损伤瘫痪者，行走时足跟离地困难，不能走快，足内肌瘫痪高弓足和爪形趾畸形，其感觉丧失区较大，足底部常有溃疡，足部易受外伤、冻伤、烫伤，常因溃疡不能走路。而腓总神经损伤瘫痪者足呈下垂状，走路时仅需要抬高患肢即可，感觉障碍为足背部较小范围。故胫神经损伤引起的瘫痪重。

68. C【解析】滑动式鹅头钉内固定，此类装置由固定钉以及带柄套筒两部分构成，固定钉可借助周围肌肉的收缩在套筒内滑动，以形成加压，当骨折面有吸收时，固定钉则向套筒内滑动缩短，以保持骨折断端的密切接触，术后早期负重可使骨折断端更加紧密嵌插，有利于骨折愈合。此类钉更适合于低位的股骨颈骨折，甚至转子间骨折。

69. D【解析】加压螺纹钉内固定，可使骨折两断端紧密接触，并且固定牢固，有利于骨折愈合，钉子不易滑出。

70. A【解析】股骨转子间骨折具有与股骨颈骨折类似的发病原因，可为跌倒或直接暴力撞击所导致，根据骨折线的形态、位置或走行，分为顺转子间、反转子间和转子下骨折。顺转子间骨折最为常见，约占本病的 85%。

71. E【解析】肱骨外科颈骨折的手术方法大体包括闭合复位经皮固定和切开复位内固定两种。对于骨折可以通过手法复位，但是不稳定性骨折的患者，可以考虑复位后，在C臂机的监控下，用克氏针进行固定。适应证是可以进行闭合复位的不稳定的两部分骨折，并且患者的骨质要良好。克氏针固定的优点是创伤小，可减少由于组织剥离而带来的坏死。其缺点是会增加周围血管、神经结构的潜在危险，以及后期克氏针的游走。以下患者都需要采取手术治疗：骨折成角 >45°、移位 >1cm 或超过肱骨干直径50%的患者；有血管、神经损伤的患者；复位后不稳定或复位失败的患者；开放性骨折的患者；多发性创伤的患者。

72. B【解析】肱骨干骨折的手术方法主要有以下几种①接骨板板螺丝钉内固定：上臂前外侧切口，显露骨折断端，使用6孔或8孔接骨板板将骨折部位固定，如有神经或血管损伤再将其修补处理。术后使用三角巾将患肢固定4周。②髓内针内固定：适合肱骨中上段骨折或多段骨折。③螺丝钉内固定：对于长斜或螺旋形骨折也可用1~2枚螺丝钉内固定，术后再辅助以外固定。④加压接骨板：适用于肱骨中段和下段的骨折。因对骨端有加压作用，使骨折断端接合更为紧密，故可促进骨折愈合。

73. A【解析】超关节小夹板固定或长腿石膏固定，适合于无移位的骨折患者。在无菌操作下抽出关节腔内积血，超膝关节小夹板或长腿石膏固定。固定后即可进行有计划的股四头肌锻炼，患肢不负重的情况下持拐下地4~6周，之后去除固定做膝关节伸屈锻炼10~12周，此后如股四头肌加强有力，患肢逐渐锻炼负重活动。

74. E【解析】切开复位及内固定术，此法适合于单髁或双髁骨折移位严重并合并压缩畸形或手法不能整复的病例。用长螺丝钉、骨栓钉和接骨板内固定，复位治疗后远折端有空隙时，应自胫骨前嵴取合适的移植骨块进行充填。手术时发现骨折严重粉碎内固定困难者，日后可考虑采用人工关节置换或膝关节融合术。

75. D【解析】持续合牵引复位，此法适合于移位严重的粉碎性骨折，尤其是关节面破碎严重无法复位者。先在局部麻醉下行跟骨或胫骨下端骨牵引，在牵引下可运用双手掌在膝内、外侧向中心挤压，促进骨折复位。经照片显示临床愈合，即可解除牵引作用，改用超膝关节小夹板或长腿石膏固定。

76. E【解析】肱骨干下1/3骨折的移位方向与暴力作用的方向、前臂和肘关节所处的位置有关，通常有成角、短缩及旋转畸形。

77. E【解析】寰椎骨折的治疗目的在于恢复枕寰部的稳定性及其生理功能，解除神经压迫和防止迟发性损伤。不管骨折是否稳定，非手术治疗都能获得满意的疗效。单纯的寰椎后弓骨折仅需要颈托固定便可愈合。

78. D【解析】对于不同种类的骨盆骨折并发症，应及时采取不同的方法进行治疗。①出血性休克：一般应该输血治疗，快速输入一定血量后血压仍不能维持者可先结扎髂内动脉，同时采取继续输血治疗。此时，仍不能稳定血压者，再找出血处止血，也可行血管造影和血管栓塞。②膀胱破裂及尿道损伤：膀胱破裂应采取手术治疗；尿道部分撕裂可保留导尿管，然后定期扩张尿道，可以防止尿道狭窄。③神经损伤：先保守治疗，无效者可以手术探查。④直肠肛管损伤：可给予彻底清创，缝合修补，局部引流，合理应用抗生素。⑤女性骨盆骨折合并生殖道损伤：应该及时修补破裂阴道。

79. A【解析】盂肱关节脱位的并发症主要包括以下几种。①肩袖损伤前脱位：合并肩袖损伤较为多见。②血管损伤肩关节脱位：可合并腋动脉、静脉或腋动脉分支的损伤。③神经损伤肩关节前脱位：合并神经损伤比较常见。④复发肩关节脱位：是急性创伤性肩脱位的常见并发症。⑤肱二头肌腱滑脱：肱骨头向前脱位时可使连接大、小结节的肩横韧带损伤，造成二头肌腱滑向头的后外侧。⑥合并肩部骨折。

80. E【解析】股骨颈骨折通常发生于老年人，随着社会人口老龄化，股骨颈骨折的发生率不断上升。年轻人中股骨颈骨折的发生主要由高能量创伤导致，常合并有其他骨折。老年人骨质疏松，只需要很小的扭转暴力，即可引起骨折。而中青年则需要较大的暴力才能导致骨折。

81. E【解析】手外伤的清创时间没有统一的规定，通常为伤后 12 小时以内，最佳时间是伤后 6~8 小时以内。但是应该考虑受伤当时的情况：致伤的原因、环境、污染程度、组织损伤的程度、患者的年龄、机体状况、受伤的季节、医院的设备及技术等。

82. B【解析】关节强直是指炎症所致的关节软骨及软骨下骨破坏后，关节间隙狭窄，甚至有骨小梁通过而形成了关节的骨性强直。其余各项均为骨折并发症。

83. C【解析】骨折早期并发症包括休克、脂肪栓塞、重要血管及神经损伤、骨筋膜隔室综合征；骨折晚期并发症包括压疮、坠积性肺炎、下肢静脉血栓、感染、损伤性骨化、创伤性关节炎，关节僵硬、缺血性骨坏死等。故选 C。

84. C【解析】腕舟骨骨折是指手部腕骨中位于近腓桡侧，外形似舟状的小骨骨折。舟骨表面大部分为关节软骨所覆盖，与头状骨，月骨和大、小多角骨相邻，有关节面相接，故血液供应较差。只有两处有血管进入舟骨，即结节部及腰部。骨折多位于腰部，其近端骨折血运受影响较严重，以致骨折愈合缓慢。伤后常常在鼻烟壶处有肿胀及压痛。

85. B【解析】骨折临床愈合标准：①局部无压痛。②局部无纵向叩击痛。③局部无异常活动。④X 线片显示骨折线模糊，有连续性骨痂通过骨折线。⑤外固定解除后，上肢能向前举 1kg 重量达 1 分钟，下肢不扶拐能在平地上连续行走 3 分钟，不少于 30 步。⑥连续观察 2 周骨折不变形。

86. D【解析】胫骨两端有许多小孔，许多小血管于关节囊、韧带、肌腱等附着处穿入这些小孔进入骨内，故胫骨两端有充足的血液供应。而在胫骨干中、下 1/3 内完全没有血管孔，自上而下的滋养动脉承担整个中、下 1/3 胫骨干的大部分血液供应。该处骨折后，自上而下的滋养动脉断裂，远侧骨折段丧失了大部分血液供应，故愈合最慢。而 A、B、C、E 均为骨松质，血液供应充足。

87. B【解析】对于开放性骨折，清创是重要的治疗措施，清创术必须从严要求。清创时选择适当的麻醉；以纱布盖好伤口，先用乙醚或汽油清除皮肤的污垢及油泥；戴上手套，以软毛刷子蘸消毒肥皂水及 3% 的过氧化氢溶液刷洗伤口周围及手术野的全部皮肤，剃毛，并用生理盐水冲洗；去除伤口敷料，再清洗伤口边缘及伤口，去除伤口异物，泥沙，最后用生理盐水洗净。用无菌纱布将皮肤擦干，以碘酊、乙醇常规消毒，铺盖手术巾，显露出手术野，一般清创争取在伤后 6~8 小时内进行，消灭污染，清除异物，切除一切无活力的组织，使一个污染伤口变成一个外科伤口。清创时，由外而内，由浅及深，逐层将原来污染的创面、挫灭而无活力的组织彻底清除，仔细止血，清创时可用止血带。对较大的游离骨块和有软组织联系的骨块，都不应去除，以免造成骨折不愈合，可用骨凿或咬骨钳去除骨端被污染的部分，尽量少剥离骨膜，将骨折复位，用少而有效的内固定物，固定骨折，术后根据情况采用石膏固定和牵引治疗。

88. A【解析】开放性骨折急救的处理原则是首先止血，包扎伤口，抗休克，抢救生命，其次保护患肢，妥善固定骨折，之后尽快转移到医院。因骨折外露可能存在感染，故禁止先行骨折整复。故选 A。

89. B【解析】骨折功能复位，指经复位后两骨折断端虽未恢复正常的解剖关系，但在骨折愈合后对肢体功能无明显影响者。不同类型骨折移位的复位标准：①骨折部位的旋转移位、分离移位必须完全矫正。②缩短移位在成人下肢骨折不超过 1cm；儿童若无骨骺损伤，下肢缩短在 2cm 以内，在生长发育过程中可自行矫正。③成角移位：下肢骨折轻微地向前或向后成角，与关节活动方向一致，日后可在骨痂改造期内自行矫正；向侧方成角移位，与关节活动方向垂直，日后不能矫正，必须完全复位；否则关节内、外侧负重不平衡，易引起创伤性关节炎。上肢骨折中，肱骨干稍有畸形，对功能影响不大；尺桡骨骨折则要求对位、对线均好，否则影响前臂旋转功能。④长骨干横形骨折，骨折断端对位至少达 1/3，干骺端骨折至少应对位 3/4。

90. A【解析】骨折切开复位及内固定指征包括：①骨折断端间有肌肉、骨膜或肌腱等软组织嵌入。②关节内骨折手法复位后对位不好，将影响关节功能者。③手法复位与外固定未能达到功能复位的标准而将严重影响功能者。④骨折并发主要的血管损伤，在处理血管时，宜同时开放复位与内固定手术。⑤多处骨折为了便于护理及治疗，预防并发症，可选择适当的部位切开复位和内固定。⑥局部血运不佳，如股骨颈骨折。⑦陈旧性骨折，骨折已畸形愈合。

91. C【解析】X 线检查对治疗骨折的主要意义是判断患者是否存在骨折以及骨折的粉碎程度、移位方向，临床上骨科医生常通过 X 线片来判断患者是否存在骨折。X 线检查的优点在于价格低廉，可以快速得到结果，X 线检查，可满足临床医生对多数患者的诊断需求。

92. A【解析】影响骨折愈合的因素包括全身因素、局部因素和治疗方法。全身因素包括年龄和健康状况。局部因素包括骨折的类型和数量、骨折部位的血液供应、软组织损伤程度、软组织嵌入和感染。治疗方法包括手法复位、切开复位、摘除碎骨片、牵引、固定和功能锻炼等。从重要性来说，骨折断端的血液供应是最重要的因素，血运丰富则愈合快，若其中一个断端血供差则愈合慢。

93. A【解析】对于开放性骨折的清创，原则上清创越早，感染机会越少，治疗效果越好。一般认为在伤后6~8小时清创，创口绝大多数能一期愈合。故选A。

94. E【解析】清创后，应在直视下将骨折复位，选择适当的内固定。必要时术后可适当加用外固定。二度及三度开放性骨折在伤后6小时之后清创者，不宜应用内固定。故选E。

95. B【解析】侧方移位：远侧骨折断端移向侧方，一般以近折端为基准，以远折端的移位方向称为向前、向后、向内或向外侧方移位。分离移位：两骨折断端在同一纵轴上互相分离。成角移位：两骨折断端之轴线交叉成角，以角顶的方向称为向前、向后、向内或向外成角。缩短移位：两骨折断端互相重叠或嵌插，骨长度因而缩短。旋转移位：骨折断端围绕骨的纵轴而旋转。分离移位的骨折，软组织（如肌、肌腱等）容易嵌入两骨折断端之间，不仅影响骨折的复位，而且阻碍两骨折断端的对合及接触，骨折难以愈合甚至不愈合。故选B。

96. C【解析】骨折没有达到解剖复位不影响骨折愈合，因为骨折复位对位对线不良时也可畸形愈合。故选C。

97. A【解析】骨折的专有体征：①畸形：长骨骨折，骨折断端移位后，受伤体部的形状改变，并可出现特有畸形，如科利斯（Colles）骨折的餐叉样畸形。②反常活动：在肢体非关节部位，骨折后出现不正常的活动。③骨擦音或骨擦感：骨折断端接触及互相摩擦时，可听到骨擦音或摸到骨擦感。以上三种体征只要发现其中之一，即可确诊。故选A。

98. D【解析】骨的塑形沉积主要受应力的影响，应力大的部位有更多的新骨沉积，不足的部位通过膜内化骨而得到补充，而不影响机械功能的多余骨痂则被吸收。故选D。

99. C【解析】影响骨折愈合的因素较多，包括全身因素及局部因素。局部因素又包括局部血运、局部损伤程度、骨折端的接触情况、固定方式等。不当的术式选择等，可能造成局部血运的破坏，从而引起骨不愈合或延迟愈合等。故选C。

100. B【解析】在上肢损伤中，肱骨髁上骨折常伴有血管损伤，大多系挫伤和压迫导致的。若不及时处理可发生前臂肌肉缺血性坏死。纤维化以后形成缺血性肌挛缩，导致爪形手畸形。故选B。

101. E【解析】骨筋膜隔室综合征是肢体创伤造成四肢特定的骨筋膜隔室进行性病变，而引发的一组症状主要是肌组织和神经干发生进行性缺血性坏死，要早诊断，早治疗。一经确诊，保守治疗不见好转，尽快手术切开，宁可过早不可延误。故选E。

102. A【解析】成人股骨闭合性骨折出血量一般在500~1000ml，体温升高是出血后血肿吸收引起，通常不超过38℃。

103. B【解析】影响骨折愈合的最根本因素是局部的血液供应，切开复位时，势必剥离局部的骨外膜，使从骨外膜进入骨内的营养血管损伤，影响骨折断端血运。骨折断端血运不良不但影响骨折断端修复组织的生长，还会造成骨折断端骨坏死，直接影响骨的愈合过程。

104. A【解析】骨折急救固定的目的：①避免搬运时骨折断端移位而更多地损伤软组织、血管、神经或内脏。②骨折固定后即可给予镇痛，有利于预防休克。③便于运输。

105. A【解析】搬运脊柱骨折的患者应注意以下几点：脊柱骨折从受伤到运输到医院的急救搬运方式至关重要，一人抱头一人抱腿的方法进行搬运会增加脊柱的弯曲程度，可能将骨碎片向后挤入椎管内，加重脊髓的损伤。脊柱骨折的患者的搬运要2~4人，用硬担架，严禁用软担架。无担架时也可采用门板、木板等平板运送，先使患者双下肢伸直，木板放在患者的一侧，四个人搬运时，一个人在患者的头部，双肘夹于患者的头部的两侧，双手放于患者的肩下，固定头颈部。另外三个人在患者的同侧，分别在患者的肩背部、腰臀部、脚踝部，双手掌从患者一侧背下平伸到对侧，然后四个人单膝跪地缓缓地把患者抬起，扶头的人一般为指挥者，四个人同时用力患者整体保持在一条轴线，平稳地抬起患者放于平板或硬担架上，并用多条固定带固定。如果怀疑有颈椎骨折，应先用颈托（无颈托时可自制简易颈托）将该患者的颈部固定，然后再进行搬运。也可采用平托法，如三个人将患者平托至木板上，或采用滚动法，如两人或三人搬运，先使患者保持整体平直的状态，再像滚动一根木头一样整体滚动至木板上。

106. C【解析】原始骨痂形成期，骨内膜和骨外膜的成骨细胞增生，在骨折断端内、外形成的骨组织逐渐骨化，形成新骨，这一过程称为膜内成骨。紧贴在骨皮质内、外面形成的新骨分别称为内骨痂和外骨痂，它们逐渐向骨折断端生长，彼此会合成梭形。骨折断端及髓腔内的纤维组织亦逐渐转化为软骨组织，并随软骨细胞的增生、钙化而骨化，这一过程称为软骨内成骨，骨化的软骨组织可在骨折处形成环状骨痂和髓腔内骨痂。内骨痂和外骨痂会合后，这些原始骨痂不断钙化而逐渐加强，当其达到足以抵抗肌肉收缩及成角、剪应力和旋转力时，则骨折达临床愈合，一般需4~8周。此时，X线片上可见骨折处四周有梭形骨痂阴影，但骨折线仍隐约可见。

107. A【解析】胫骨结节牵引适用于有移位的股骨及骨盆环骨折、髋关节中心脱位及陈旧性髋关节脱位等。临床上，因胫骨结节位置表浅，易定位，周围软组织少，操作简便，胫骨结节牵引较股骨髁上牵引更常用。操作步骤：将患肢放在牵引支架上，助手用双手牵引踝部固定患肢，以减少患者痛苦和防止继发性损伤。在胫骨结节最高点垂直向后2cm，再向下2cm处穿克氏针或骨圆针。在确定牵引针出入点后，由助手将膝关节下端软组织用力向近侧和稍下方按捺，使该处软组织绷紧，然后在选定点进针，进针应从外向内，防止损伤腓总神经。将床脚抬高20~25cm，以作对抗牵引。牵引总重量成人一般按体重的1/7或1/8计算，年老体弱者、肌萎缩、粉碎性骨折或有病理性骨折者，可用体重的1/9重量。

108. C【解析】骨折的外展架固定适用于：肱骨骨折合并桡神经损伤或肱骨干骨折手法

复位，小夹板固定；肿胀严重的上肢闭合性骨折，严重的上臂和前臂开放性损伤；臂丛神经牵拉伤；肩胛骨骨折；肩、肘关节化脓性关节炎或关节结核。

109. C【解析】拇指掌骨基底部骨折可分为不波及关节面的骨折和波及两种类别。不波及关节面的骨折发生在掌骨基底 1cm 附近，没有关节面损伤。近折端受拇长展肌的牵拉，向桡侧背侧移位，远折端受拇长屈肌以及拇内收肌的牵拉，向掌侧尺侧移位，骨折断端向背侧、桡侧成角畸形。

110. A【解析】股骨干骨折的位置不同，其断端受暴力方向、肌肉牵拉和肢体重力影响也不一样，可分为以下三种类型：①股骨上 1/3 骨折时，近折端受髂腰肌，臀中肌、臀小肌及外旋肌的作用力，产生屈曲、外展及外旋移位，而远折端则向上、向后、向内移位。②股骨中 1/3 骨折时，通常为重叠移位或者断端在外力的直接作用下向内或向外成角。③股骨下 1/3 骨折时，附着在大腿后侧内、外上髁的腓肠肌牵拉远折端，使其向后倾斜移位，可能压迫或损伤行经其后的血管、神经。

111. A【解析】参见 A1 型题第 85 题解析。

112. C【解析】手部损伤后，手指不能主动活动，被动活动正常，多是肌腱断裂所致。手部血管、神经损伤，不会造成手指屈伸运动障碍。

113. C【解析】无移位骨折约占髌骨骨折的 20%，通常是直接暴力打击或屈膝跪倒于地而引起。髌骨骨折特点：骨折可呈粉碎或星状，偶尔有纵裂或边缘骨折。髌骨周围筋膜和关节囊保持完整，少数因为伤及股骨髁关节面而影响膝关节功能。

114. D【解析】图示为 Gartland Ⅲ型肱骨髁上骨折，骨折线常由后上向前下方走行。肱骨髁上有很多重要的神经、血管，如桡神经、正中神经、尺神经、肱动脉。大血管损伤可能造成远端肢体缺血坏死。大神经损伤会引起神经支配部位的运动和感觉功能障碍。

115. C【解析】膝关节没有较稳定的骨性结构，主要靠强大的肌肉和韧带维持关节稳定，当外力引起完全性脱位时，其脱位的方向决定于暴力方向、着地姿势和着力部位。根据胫骨移位方向可将膝关节脱位分为五种。①膝关节前脱位：胫骨平台相对于股骨髁向前方脱出，称为膝关节前脱位，在所有类型脱位中，发生率最高。②膝关节后脱位：胫骨平台相对于股骨髁向后方脱出，称为膝关节后脱位，发生率约 33%。③膝关节外侧脱位：胫骨平台相对于股骨髁向外侧脱出，称为膝关节外侧脱位。④膝关节内侧脱位：胫骨平台相对于股骨髁向内侧脱出，称为膝关节内侧脱位，发生率约为前脱位的 1/8。⑤膝关节旋转脱位：胫骨平台和股骨髁受旋转暴力时容易出现旋转移位，发生率相对较低。

116. B【解析】神经损伤后，要经历变性、再生、穿越吻合瘢痕及终末器官生长成熟等过程，一般来说，其再生速度以平均每天 1~2mm 计算。故选 B。

117. B【解析】第 1 掌骨基底部骨折脱位又称 Bennett 骨折脱位，是一种极不稳定的骨折。拇指腕掌关节是由第 1 掌骨与大多角骨构成的鞍状关节，灵活而稳定。当第 1 掌骨处于轻度屈曲位，受到沿纵轴的外力作用时，于第 1 掌骨基底部发生骨折其骨折线由内上斜向外下方的关节内骨折，在内侧基底部形成一个三角形的骨块。该骨块一般小于基底部关节面的 1/3，由于掌侧副韧带附着，它将继续保持与大多角骨的位置关系；骨折远侧段，亦即第 1 掌骨则由于拇长展肌的牵拉，导致向桡侧和背侧脱位。

118. C【解析】股骨转子间骨折与股骨颈骨折的位置相近，在 X 线检查前不易鉴别。转子间骨折多为间接暴力引起。在跌倒时，身体发生旋转，在过度外展或内收位着地发生骨折；也可为直接暴力引起，跌倒时，侧方倒地，大转子直接撞击，发生转子间骨折。临床表现和诊断受伤后，转子区出现疼痛，肿胀，瘀斑，下肢不能活动。检查发现转子间压痛，下肢外旋畸形明显，可达 90°，这也是与股骨颈骨折的区别之处。题干中为极度外旋位，故选 C。

119. D【解析】腓总神经腘窝后方向外侧行走，经腓骨后方绕过腓骨颈走向腓骨前内侧（腓总神经易在腘窝部及腓骨上端处受损伤，该处骨折时可被伤及）并下行，发出分支支配胫前肌、趾长伸肌、踇长伸肌和腓骨长短肌，这些肌肉的功能是使足背伸和足外翻。腓肠神经为腓总神经的分支，主要是感觉神经，支配小腿外侧和足外侧。故选 D。

120. D【解析】正常情况下再植肢体的指（趾）腹饱满，如果切开指（趾）腹侧方，将在 1~2 秒流出鲜红色液体。如果指（趾）颜色由红润变成淡红色，则是动脉血供不足的表现；如果指（趾）颜色苍白、皮温下降、毛细血管回流消失、指（趾）腹干瘪，指（趾）腹切开不出血，则表示动脉供血中断；如果指（趾）腹由红润变成暗紫色且指（趾）腹张力高、毛细血管回流加快、皮温从略升高而逐渐下降、指（趾）腹切开流出暗紫色血液，则是静脉回流障碍的表现。患者发现患指指甲发绀，指腹肿胀，毛细血管反应存在，皮温尚正常，提示动脉灌注尚可，排除 A、C，故考虑为 D。

121. C【解析】肌电图（EMG）及神经传导速度（NCV）对有无神经损伤及损伤的程度有重要参考价值，一般在伤后 3 周进行检查。感觉神经动作电位（SNAP）和躯体感觉诱发电位（SEP）有助于节前节后损伤的鉴别。节前损伤时 SNAP 正常（其原因在于后根感觉神经细胞体位于脊髓外部，而损伤恰好发生在其近侧即节前，感觉神经无沃勒变性，可诱发 SNAP），SEP 消失；节后损伤时，SNAP 和 SEP 均消失。

122. E【解析】对常见的牵拉性臂丛神经损伤，早期以保守治疗为主，观察时期一般在 3 个月。若患者 3 个月之内未见恢复，则要进行手术探查。

123. C【解析】关节脱位按脱位的时间分类：脱位后以 3 周为限分为新鲜脱位和陈旧性脱位。关节脱位超过 3 周者为陈旧性关节脱位，此时常出现纤维愈合、功能丧失、关节周围异常骨质增生、韧带骨化和畸形等改变。

124. E【解析】端端缝合术包括：双十字缝合术、Bunnell 缝合术、鱼口式缝合术、减张缝合术及 Kessler 缝合术。其中，Kessler 缝合术是目前显微外科最为常用的一种缝合术式。其优点是对血液循环影响较小。

125. D【解析】骨筋膜隔室综合征是肢体受到创伤以后，股骨筋膜隔室内的压力增高，导致神经和肌肉严重缺血，甚至出现坏死，是一种严重的并发症。故选 D。

126. D【解析】开放性关节损伤程度不同，处理方法和术后效果也不同，一般可分为三度。其中第一度为锐性外力直接刺破皮肤及关节囊，创口较小，关节软骨及骨骼尚完整，污染较轻。此类损伤无须打开关节，以免污染进一步扩散。创口行清创缝合后，可在关节内注入抗生素，用骨牵引或石膏固定 3 周，3 周后开始功能锻炼，经治疗可保留关节功能。术后如有关节肿胀，可作关节穿刺抽液，并注入抗生素，按早期化脓性关节炎处理。故 D 错误，其余选项均正确。

127. C【解析】肱骨髁上骨折分为伸直型、屈曲型和粉碎型三种。若在伸肘位跌仆，手掌先着地，则引起伸直型肱骨髁上骨折，因地面的反作用力经手掌、前臂传达，将肱骨髁推向后方，由上而下的重力将肱骨干推向前方，容易合并神经、血管损伤。

128. B【解析】成角畸形愈合是肱骨髁上骨折的一种常见远期并发症，其中肘关节内翻畸形或“枪托”畸形最常见。临床工作中为降低肘内翻发生率，应对骨折的类型做出正确判断和评估，并在术前行三维 CT 检查，随后选择合适的术式来达到解剖复位。

129. E【解析】锁骨骨折移位时可造成臂丛神经根的牵拉损伤。损伤部位常在锁骨上，颈椎横突水平，或者在神经根自脊髓分支处。骨折块的移位也可在局部造成臂丛神经的直接损伤，构成尺神经的分支常易受累。

130. C【解析】锁骨骨折最常用的治疗方法是手法复位，横“8”字绷带固定。术后应严密观察双上肢血液循环及感觉运动功能。

131. A【解析】Smith 骨折是屈曲型桡骨远端骨折，受伤机制和出现的畸形正好与科利斯（Colles）骨折相反，也称反 Colles 骨折。腕关节屈曲手背着地，骨折远端向掌侧、桡侧移位。故选 A。

132. A【解析】最容易出现骨筋膜隔室综合征的是肱骨髁上骨折，尤其是伸直型，骨折的近折端向前下移位，容易压迫或者刺破肱动脉，加上损伤后的组织反应，局部肿胀严重，远端肢体的血液循环会受到影响，导致前臂骨筋膜隔室综合征，如果早期没有得到即时的诊断和正确的治疗，可导致缺血性肌挛缩，严重影响手部功能和肢体的发育。

133. D【解析】桡神经在肱骨中下 1/3 处贴近骨干，此处肱骨骨折时桡神经易受损伤。故选 D。

134. C【解析】肩关节脱位的典型症状如下。①疼痛肿胀：伤肩肿胀、疼痛，主动和被动活动受限。②体位异常：患者有以健手托住患侧前臂，头向患侧倾斜的特殊姿势。③肩三角肌塌陷：呈方肩畸形，在腋窝、喙突下或锁骨下可触及移位的肱骨头，关节盂空虚。④Dugas 征阳性：即将患侧肘部紧贴胸壁时，手掌搭不到健侧肩部，或者手掌搭在健侧肩部时，肘部无法贴近胸壁。Thomas 征用于检查髋关节有无屈曲畸形。

135. C【解析】Colles 骨折，远折端向背侧及桡侧移位，掌倾角和尺倾角改变。复位时应向远侧牵拉骨折远端，并掌屈尺偏挤压复位，复位后应固定在掌屈尺偏位。

136. B【解析】方肩畸形是指肩关节脱位后肩关节盂处空虚，三角肌塌陷，肩部失去正常的膨隆外形，呈方肩畸形。故选 B。

137. D【解析】Ⅲ型桡骨头骨折的治疗：以石膏固定3周，然后开始活动。如前臂旋前明显受限制，老年人可行桡骨小头切除术。如伴下尺桡关节脱位，可行桡骨小头切除，行硅胶桡骨小头置换术，或先复位下尺桡关节脱位，固定3周以上后行桡骨小头切除术。故 D 错误，其余选项均正确。

138. A【解析】端侧缝合法通常用于肌腱移位、肌腱移植。①编织缝合法：是进行肌腱移植时的最为常用的方法。将两肌腱断端相互从肌腱的侧方穿入，反复2~3次，最后将断端包埋在肌腱内。②残端包埋法：将一侧肌腱的断端在另一侧肌腱的侧面上方穿过后包埋此肌腱断端，最后做自身肌腱断端包埋。

139. A【解析】股骨干中1/3骨折，常因内收肌群的牵拉，使股骨向外侧成角。

140. B【解析】肱骨干骨折切开复位内固定的手术指征主要有：①反复手法复位失败，骨折断端对位对线不良，愈合后影响功能者。②骨折有分离移位或者骨折断端有软组织嵌入。③影响功能的畸形愈合。④同一肢体有多发性骨折。⑤陈旧性骨折不愈合。肱骨骨折合并桡神经损伤，多为牵拉伤，没有其他严重症状时，大部分可以自行恢复。

141. B【解析】前臂骨骼由尺、桡骨组成。尺桡骨骨折是临床骨科比较常见的骨折类型，可发生多种移位，如重叠、成角、旋转及侧方移位等。若治疗不当可影响旋转功能。

142. B【解析】肩关节脱位最常见的是前脱位，前脱位中又以喙突下脱位常见。肩关节的前、后、上部都有肌肉、肌腱与关节囊纤维层愈合，增强了其牢固性。而只有关节囊的前下部没有肌肉、肌腱的增强，这是肩关节的一个薄弱区。因此在上肢外展的情况下，受外力作用或跌倒，此时如果上肢外展、外旋、后伸着地，肱骨头可冲破关节囊前下方的薄弱区，移出到肩胛骨的前方，造成肩关节前脱位。

143. B【解析】桡骨小头半脱位是指肘关节突然受到牵拉，导致肘关节腔内的负压将关节囊和环状韧带一并吸入肱桡关节间隙，环状韧带向上越过桡骨头，阻碍了桡骨头恢复原位。桡骨小头半脱位常好发于1~4岁的儿童，主要临床表现包括疼痛和功能障碍，一般没有并发症。目前主要通过手法复位治疗，预后良好。X线检查：小儿桡骨头半脱位时无异常表现，个别患儿可能表现为桡骨头和肱骨小头空隙略增宽，检查目的主要是排除桡骨头、颈部骨折和肘部其他损伤的存在。

144. C【解析】股骨颈骨折的并发症主要包括：①骨折不愈合。②畸形愈合，主要是因为复位情况欠佳使骨折在畸形位愈合。③股骨头缺血性坏死，是股骨颈骨折最常见并且最严重的并发症，由于股骨头血液供应的特殊性，骨折发生时易使供血来源阻断而发生股骨头缺血性坏死。④创伤性关节炎：通常继发于上述三种并发症。

145. C【解析】手指再造长度的要求：拇指再造的长度一般需要5~6cm，再造的拇指应该略短于正常的拇指。再造手指的长度与拇指长度应该成比例，一般相当于原手指近侧两节的长度。

146. D【解析】拇指残端脱套加长术适应于Ⅲ度缺损残留 1/2 或 1/3 近节指骨，保留近节指骨在 1cm 以上，拇指残端皮肤很松弛，血液循环、感觉良好者。此种方法 1946 年首先在临床上用于加长残留拇指，至今临床上仍在使用。

147. A【解析】股骨转子间骨折的骨折线在关节囊和髂骨韧带附着点的远侧，故骨折远段处于 90°外旋位。股骨颈骨折在关节囊内，由于关节囊和髂骨韧带的限制作用，患肢表现为 45°~60°外旋位。故选 A。

148. D【解析】肱骨骨折合并有血管、神经损伤，多发性骨折，开放性骨折都有切开复位的手术指征。良性肿瘤导致的病理性骨折可以保守治疗。

149. B【解析】Colles 骨折即伸直型桡骨远端骨折。桡骨远端骨折是指距桡骨远端关节面 3cm 以内的骨折。Colles 骨折受伤机制是腕背伸前臂旋前手掌着地引起，骨折典型的移位是骨折远端向背侧桡侧移位，正位看呈枪刺刀畸形，侧位看呈餐叉样畸形。

150. A【解析】Adson 征：患者坐位，昂首转向患侧，深吸气后屏气，检查者一手抵患侧下颌，给以阻力，一手摸患侧桡动脉。动脉搏动减弱或消失，则为阳性，提示血管受挤压，常见于前斜角肌综合征等。故 A 不属于病理征。B、C、D、E 均属于病理征。

151. B【解析】桡骨远端骨折分为轻度和重度。对于轻度、没有移位的桡骨远端骨折，可以通过简单的固定、适当的功能锻炼，完全恢复手的功能；对于移位比较重的骨折，可以通过手法复位、夹板或者石膏固定的方法，多数情况下可以恢复正常的骨折形态，达到比较好的临床治疗效果。而对于更严重的粉碎性骨折、关节面已经明显破坏的骨折，则需要通过手术的方法治疗。

152. A【解析】Garden 根据骨折移位程度，将股骨颈骨折分为四型：①不完全骨折。②部分移位的完全骨折。③无移位的完全骨折。④完全移位的完全骨折。

153. C【解析】长腿石膏管型固定范围包括膝踝两个关节，适用于胫腓骨骨干骨折。股骨中、上段骨折多采用持续胫骨结节牵引或股骨髁上牵引，有指征时手术治疗；内外髁骨折无须固定膝关节；跖骨骨折更是无须固定膝踝两个关节。故除 C 项外，都不适合长腿石膏管形固定。

154. E【解析】骨每天反复承受负荷，可发生显微镜下损伤，这种损伤不断积聚，超过机体修复能力，就会产生骨的疲劳性骨折。

155. B【解析】弹性固定是关节脱位的特有体征，由于关节周围的肌肉痉挛收缩，使患肢保持在某一位置上，被动活动时虽然有一定的活动度，但会感到弹性阻力，当外力去除后，脱位的关节骨端又回到原来的位置。故选 B。

156. A【解析】参见 A1 型题第 114 题解析。

157. D【解析】颈椎骨折脱位受伤机制与病理如下。①颈椎屈曲型损伤：颈椎受轻重不等的屈曲暴力所致，重者常表现有泪滴样骨折。②屈曲旋转型损伤：旋转以健侧为轴心，导致关节囊破裂，韧带、椎间盘损伤，关节突交锁。此类损伤应做斜位 X 线检查以确定有无关节突骨折。③伸展性损伤：包含有伸展泪滴样骨折、寰椎后弓骨折、伸展性骨折脱位（第3~7颈椎），以及枢椎椎弓根骨折。④伸展旋转损伤：颈椎的伸展旋转型损伤又称为单侧伸展损伤。损伤暴力集中在颈椎中部和下部的骨突关节上，使侧块产生垂直骨折即关节柱骨折。⑤垂直压缩性骨折：包含寰椎挤压分离骨折和爆裂性骨折。⑥火器伤：脊柱火器伤的后果以及类型因高速与低速暴力而异，无一定规律。

158. C【解析】正常胫骨干并非完全平直，而是有一个向前外侧10°左右的生理弧度，胫骨干中上段略呈三角形，胫骨前内侧面仅有皮肤覆盖，胫骨中下1/3交界处较细弱，略呈四方形，是骨折好发部位。胫骨的营养血管由胫骨干上1/3后侧穿入，在致密骨内行一段距离后进入骨髓腔，故胫骨中下段骨折，由于营养血管损伤，软组织覆盖少，血运差等特点，骨折延迟愈合或不愈合的发生率较高。

159. A【解析】转移正常示指再造拇指的方法，称为示指拇指化。Ⅳ度以上拇指缺损，如不能采用其他方法再造拇指，可考虑转移正常示指。此种方法优点是保留神经、血管及肌腱的连续性，容易成功，再造的拇指感觉、运动功能良好。它的缺点是用正常示指，代价较大，手术方法与残指转移方法相同，但应注意再造拇指不可过长。

160. D【解析】Kocher 法是一种肩关节脱位的手法复位方法。步骤：一手握腕部，屈肘到90°，使肱二头肌松弛，另一手握肘部，持续牵引，轻度外展，逐渐将上臂外旋，然后内收使肘部沿胸壁近中线，再内旋上臂，此时即可复位，并可听到响声。注意不可用力过猛，防止发生肱骨颈骨折。

161. B【解析】战伤处理中伤口不宜早期闭合，越是开放越安全。由于清创需赶在感染发生以前进行，因此清创时间以伤后6~8小时为宜。但这一时间内的失活组织与正常的健康组织不易相区别，所以除一些特殊部位（头皮、面部、手和会阴等）外，一般在清创后不做初期缝合，以免因坏死组织和细菌存留而发生感染。

162. B【解析】手压止血法是现场急救最简捷的应急止血措施。可用手指或手掌压迫于动脉干近端（静脉干则压迫于远端），将血管压向深部骨骼，以此争取时间采取其他止血措施。

163. D【解析】止血带法的适应证主要是四肢动脉干损伤，以及出血又不能用其他临时止血法控制者。使用恰当可挽救一些大出血伤员的生命，使用不恰当则可带来严重并发症，引起肢体坏死、肾衰竭，严重时甚至死亡。

164. B【解析】股骨颈骨折是大腿根部股骨头至转子区区域的骨折。此处骨折与股骨头血供具有特殊性，骨折容易破坏股骨头血供，所以易出现骨折延迟愈合或不愈合，甚至股骨头坏死。故B错误。

165. E【解析】钳夹止血法通常需在术中或有手术条件的前沿医疗救治机构进行，将止血钳或血管钳一起包扎在伤口内，迅速后送。

166. A【解析】四肢血管损伤大多采用加压包扎法止血。方法为以无菌纱布、敷料填充覆盖伤口，外用绷带加压包扎，加压的力量以能止血为限度，肢体远侧仍保持有循环。

167. B【解析】多针内固定的主要优点是操作方法简便，能消除两骨折断端的剪应力，并有明显防止头旋转的作用，因此固定牢固可靠，如可折断螺纹针内固定等。

168. C【解析】髌骨全切术适用于不能整复又不能部分切除的严重粉碎性骨折。尤其是50岁以上的老年人，可选择将髌骨全部摘除，缝合修复股四头肌腱和关节囊。术后2~3周进行股四头肌收缩及伸屈膝关节功能锻炼。

169. A【解析】拇指损伤的严重程度以其损伤范围的大小进行分度，分度方法较多，但临床通常使用的是Ⅵ度缺损分度法。此分度是决定是否需要再造的重要依据。Ⅰ度：缺损位于末节指骨，未波及指关节。Ⅱ度：拇指指间关节处缺损；其他指位于远指间关节。Ⅲ度：缺损的拇指位于近节指骨，指骨部分缺损；其他指位于中节指骨部分缺损。Ⅳ度：拇指自掌指关节缺损；其他指位于近指间关节的部分缺损。Ⅴ度：拇指经掌骨缺损；其他指与近节指骨部分缺损。Ⅵ度：拇指位于腕掌关节甚至整个拇指连同大多角骨缺损；其他指于掌指关节部缺损。

170. B【解析】手法整复及局部外固定：运用于单髁压缩性骨折或压缩粉碎性骨折。以胫骨外侧髁骨折为例：在麻醉情况下患者仰卧，抽净关节腔内积血。助手一手推住膝关节内侧，一手握住踝关节向内牵拉，使膝关节内翻，膝关节的外侧间隙变宽，术者将骨折块向上、向关节中线推挤，并且借侧副韧带张力使骨折块复位。复位满意后，用超膝关节小夹板或长腿石膏固定。

171. B【解析】肩袖损伤主动活动受限、被动活动不受限；肩关节周围炎主动活动受限、被动活动也受限。故选B。

172. B【解析】各选项几种情况均可出现迟发性瘫痪，本题答案主要根据时间来确定。血肿压迫多于术后1~2周发生。外伤后的纤维增生多发生于伤后半年以上。脊髓血运障碍病情进展快，而黄韧带增厚则进展缓慢。迟发性脱位多见于外伤后，因X线无异常且无神经症状而疏于警惕。由于颈椎外伤后周围软组织与韧带的损伤，颈椎的稳定性下降，若没有很好制动，会发展为脱位而出现神经症状。根据外伤史及伤后离床活动后出现渐进性瘫痪的时间，B为最佳答案。

173. A【解析】肩关节脱位主要为间接传导暴力导致，即间接外力传导至肩时肩关节处于外展、外旋、后伸的位置。所以当复位成功后，需要避免关节再次脱位，避开引起外展、外旋的情况，或者理解为固定在与受伤姿势相反的位置，通常将患肢以绷带固定在胸壁，或者用三角巾将患肢肘关节屈肘90°悬吊在胸前。故选A。

174. B【解析】肩袖组织出现损伤，最常见临床表现为肩关节疼痛，尤其是肩关节活动时疼痛会明显加重，疼痛的程度和持续时间与损伤程度有明显的相关性。

175. E【解析】稳定性骨折包括：横行骨折、凹陷骨折、嵌插骨折、青枝骨折、裂纹骨折等。不稳定性骨折包括：斜行骨折、螺旋形骨折、粉碎性骨折、多段骨折。股骨横行骨折，因有肌肉牵拉，仍属不稳定性骨折。故选 E。

176. B【解析】参见 A1 型题第 76 题解析。

177. B【解析】桡骨远端骨折多数是外力作用所致，包括直接暴力和间接暴力，以间接暴力多见，如跌倒时手部先着地，间接暴力向上传导至桡骨，使靠近手部的桡骨远端骨折。可受疾病因素影响，如营养不良、骨质疏松症。多见于老年人，身体机能下降，胃肠道吸收功能不良，对食物不能进行有效的消化吸收，导致营养不良，进而造成骨骼缺钙、骨质疏松症，在正常外力作用下就会导致骨折的发生。

178. A【解析】锁骨骨折常发生于中外 1/3 交界处，即在喙锁韧带附着的近侧。该处锁骨最窄，又是前后弧形的交界处。儿童时期锁骨骨膜比较发达，骨折后，其断端被坚韧的骨膜固定，故很少发生移位，常为青枝骨折。有移位的骨折，内侧骨折断端受胸锁乳突肌的牵拉向上移位。外侧骨折断端主要受上肢重力作用向前下移位。锁骨骨折不易穿破皮肤，因为锁骨的受力方向是从前向后的，所以骨折断端会刺向肺部而不会穿过皮肤。

179. B【解析】在清创的过程中，如果伤肢处于活动性出血状态，可以用在上臂上段扎止血带加压的方式止血，在止血的情况下进行清创。

180. C【解析】处理开放性骨折，最关键的因素是对伤口做彻底的清创处理，清除坏死组织及异物，避免骨折感染。开放性骨折，一旦感染，后果可能会非常严重。有的时候需要伤口旷置，选用敏感抗生素防止感染。

181. D【解析】骨折部的血液供应情况会影响愈合。两骨折段的血液供应均良好的愈合快；骨折段之一的血液供应减弱，愈合较慢；两骨折段的血液供应均减弱时不易愈合，两骨折段血液供应完全丧失或一骨折段血液供应完全丧失，骨折均不能愈合。故选 D。

182. B【解析】患者出现锁骨骨折后，如果受到胸锁乳突肌牵拉，近折端会向上向后移位，而远折端会受到上肢重力的牵拉和胸大肌锁骨止点部位牵拉，出现向下向前的移位，并且移位的程度相对比较大，往往会出现骨折断端重叠的情况。

183. E【解析】髌骨是人体内最大的籽骨，位于股四头肌腱内。剧烈运动中髌骨中段骨折应是股四头肌剧烈收缩所致。

184. D【解析】神经损伤属于神经传导功能障碍和神经轴索断裂，多能自行恢复。因此，需观察一定时间，如仍无神经功能恢复表现，或者已恢复部分神经功能，但停留在一定水平后不再有进展，或者主要功能无恢复者，则应行手术探查。

185. B【解析】前后位开口位片通常能清晰地反映出寰椎骨折与解剖结构改变，其他摄片方法不能清晰反映该处情况。故选 B。

186. D【解析】开放性创伤的处理原则，除遵守一般创伤处理原则外，还应注意以下几点：①若创口仅打开一部分关节囊，则冲洗时应在创口的正常皮肤处，将粗针头穿过软组织插入关节囊，快速注入冲洗液（无菌生理盐水），使冲洗液自关节囊内向外流出，待清创后，仍可用大量生理盐水自外向内冲洗。②切除失去活力的组织时，要爱惜关节囊，清创完毕时，应缝合关节囊或滑膜。若关节囊丧失过多而不足以缝合时，可利用邻近的软组织拼凑缝合，应想尽一切办法闭合关节腔，引流物放在关节囊之外。③全身和局部应用抗生素，抗生素放于关节囊内。④术后用持续皮牵引或骨牵引作外固定。⑤术后若发现关节腔内有较多积液，可行关节穿刺抽液，并注入抗生素。

187. C【解析】Colles 骨折出现枪刺刀畸形和餐叉样畸形，是该骨折不同于其他部位骨折的体征，有诊断意义。

188. D【解析】手部骨关节损伤的类型包括：腕舟骨骨折、拇指掌骨底部骨折，掌骨、指骨骨折，以及掌指关节脱位。

189. B【解析】Colles 骨折可同时有尺骨茎突骨折，下尺桡关节脱位，也可合并三角骨软骨破裂，但 Colles 骨折为骨端骨折，位于桡骨远端骨松质与骨皮质的交界处，血液供应良好，不愈合罕见。复位不满意可畸形愈合。

190. D【解析】肱骨体的后面中段有由内上向外下斜行的桡神经沟，为桡神经所通过。因此肱骨中段骨折最易损伤桡神经。桡神经损伤后，出现垂腕畸形，各指掌指关节不能伸直，拇指不能外展等表现。故选 D。

191. C【解析】由骨折断端的挤压或挫伤引起的不完全性桡神经损伤，一般于 2~3 个月恢复，如无神经功能恢复，再行神经探查。故选 C。

192. B【解析】Allen 试验用于检查手部的血液供应，桡动脉与尺动脉之间的吻合情况。方法步骤：①术者用双手同时按压桡动脉和尺动脉。②嘱患者反复用力握拳和张开手指 5~7 次至手掌变白。③松开对尺动脉的压迫，继续保持压迫桡动脉，观察手掌颜色变化。若手掌颜色 10 秒之内迅速变红或恢复正常，表明尺动脉和桡动脉相互吻合并且通畅良好，即 Allen 试验阴性，可以经桡动脉进行穿刺，若桡动脉发生闭塞也不会出现缺血；相反，若 10 秒手掌颜色仍为苍白，Allen 试验阳性，表明手掌侧支循环不良，不应选择桡动脉进行穿刺。

193. E【解析】髋关节脱位包括：髋关节后脱位、髋关节前脱位、髋关节脱位合并骨折、陈旧性髋关节脱位、小儿髋关节脱位以及髋关节中心性脱位。

194. A【解析】髋关节脱位并发症主要有：坐骨神经损伤、股骨头坏死、创伤性关节炎、异位骨化。其中，坐骨神经损伤发生率为 8%~19%，并发于后脱位，多因受到移位股骨头或骨折块的牵拉、卡压所致。

195. A【解析】任何肌腱断裂，伤口在 12 小时以内，伤口较整齐，污染不重，肌腱没有或很少缺损者，只要条件允许，都应争取早期 I 期缝合肌腱，以预防关节僵直、肌肉痉挛等继发性病变。

196. C【解析】鱼口式缝合法在两侧肌腱粗细相差较大时较为适用。其操作方法是将粗的一端肌腱断面剪除楔形一段形成鱼口状，将细的一端包埋在鱼口内作褥式缝合。

197. C【解析】小儿的股骨干骨折多采用手法复位，小夹板固定，皮肤牵引维持等方法治疗。①6 个月以下的股骨干骨折患儿，手法复位后选用纸板或树皮外固定。②6 个月至不满 4 岁的股骨干骨折患儿，手法复位后选用垂直悬吊皮肤牵引及小夹板外固定治疗。③4 岁以上不满 11 岁的股骨干骨折患儿，手法复位后选用水平皮肤牵引及小夹板外固定或弹性髓内钉固定。④11 岁以上至骨发育停止的股骨干骨折患儿，切开钢钉、锁定加压接骨板及弹性髓内钉固定。

198. B【解析】肘关节屈曲呈直角时，肱骨内、外上髁和尺骨鹰嘴 3 点构成等腰三角形，称为肘后三角。当肘关节伸直时，上述三点成一条直线。肘关节脱位三者的等腰关系发生改变。

199. B【解析】前列腺部尿道和膜部尿道损伤多并发于骨盆骨折，伤情较重，处理复杂，后遗症多，典型症状包括尿道出血、疼痛、排尿困难、尿外渗、休克。会阴部骑跨伤所致的球部尿道损伤，伤情轻，处理也较容易。因此，骨盆骨折后急诊导尿无尿液流出时首先需除外后尿道损伤。

200. B【解析】骨盆骨折多为闭合性损伤。骨盆附近血供丰富，骨折后可导致广泛出血，巨大血肿可沿着腹膜后疏松结缔组织间隙蔓延至肠系膜根部、肾区及膈下，还可向前至侧腹壁。

201. A【解析】临床上，研磨试验是针对患者发生膝关节半月板损伤后而做的一种检查手段。具体的检查方法是嘱患者取俯卧位，然后小腿向上抬起至 90°，医生用手握住患者足跟，然后用力向下旋转。如果向外侧旋转时患者出现疼痛，可以诊断为患者发生外侧半月板损伤；如果向内侧旋转时出现疼痛，可以诊断为患者内侧半月板出现损伤。故选 A。

202. B【解析】第 8 颈神经根、第 1 胸神经根损伤时，表现为上肢远端肌群瘫痪，腕、手指活动功能丧失，手部小肌肉萎缩，手部感觉缺失，手心无汗。如出现 Horner 征，提示有下干神经根性撕脱可能。神经根的撕脱伤又称臂丛的节前性损伤，这是臂丛神经损伤中最为严重的一种类型，往往造成患者肢体终身残疾。

203. B【解析】根据临床表现可分为开放性血管损伤和闭合性血管损伤。当血管受到损伤或创伤时，身体通常会通过收缩血管来减少出血和保护受伤的组织。这种收缩反应被称为血管痉挛，它可以在受伤后立即发生。根据损伤的程度可分为：轻度血管损伤，主要表现为血管壁的部分外膜和肌层受到损伤，或者血管内膜轻度挫伤；中度血管损伤，主要表现为血管壁部分裂伤或内膜、肌层的挫伤；重度血管损伤，主要表现为血管壁全层切断或内膜撕脱、卷曲与血栓形成阻塞，甚至血管完全断裂。外伤性假性动脉瘤是指动脉因损伤而破裂出血，在周围形成血肿，以后血肿外周机化，中心部分的血液与动脉管腔相通，形成的瘤样膨隆，这种动脉瘤由于其瘤壁不含动脉壁的组织成分，故称为假性动脉瘤。

204. B【解析】踝部骨折是最为常见的关节内骨折，青壮年易发生。

205. E【解析】膝关节脱位的治疗方法如下。①复位：闭合复位是治疗的首要步骤，而且应尽快施行。记录肢体的血管、神经症状十分重要，即使是在肢体有明显血供障碍时，也需先行闭合复位，审视血供的变化。②血管损伤的处理：腘动脉穿行于腘窝之中，近侧固定于股部的内收肌管，远侧固定于腓肠肌上缘的纤维弓。这一解剖特点决定了其损伤部位即在此两固定点之间，而且概率很大。③神经损伤的处理：神经损伤不急于立即处理，在血供改善后神经也随之改善者显然可以继续观察。肯定为神经本身损伤者，可以在病情稳定后再做进一步的诊治。④韧带损伤的处理：全脱位的韧带损伤在所有膝关节韧带损伤中最广泛、最严重，必须予以修复或重建。⑤术后处理：膝关节全脱位往往遗留显著的功能障碍或不稳定。如果膝关节活动范围可以满足生理运动的要求（主要是行走，其次是上、下楼），晚期再做重建术以解决或改善关节不稳定较易达到目的。膝关节全脱位容易引起血管损伤，以及髌-股关节紊乱及伸膝装置的损伤则仍需加以注意。

206. E【解析】臂丛上干损伤较常见，为第 5～6 颈神经在厄氏点损伤所致，无 Horner 综合征。臂丛下部损伤多因上肢过度外展或上抬引起，可出现 Horner 综合征。臂丛神经支配上肢所有的肌肉，故完全性损伤出现上肢全瘫，但由于皮肤感觉有交叉支配的情况，完全性损伤仅表现为部分区域的感觉消失，故选 E。

207. C【解析】桡神经在桡神经沟处紧贴骨面，并在穿臂外侧肌间隔时被固定于骨面上，活动性小，因此，当肱骨骨干中部或中下 1/3 交界处骨折时，易伤及桡神经。

208. A【解析】B、C、D、E 均为半月板损伤需要做的体格检查。膝关节的轴移试验是检查膝关节前交叉韧带损伤，准确率高达 99% 的试验。故选 A。

209. C【解析】手指移位术转移邻近手指再造拇指，此种方法是利用功能不大的伤残邻指或正常手指，连同其神经、血管、肌腱等移植于拇指位置。采用拇指再造术，利用残指应为首选，但要求转移的残指循环、感觉良好，神经、血管未受损伤。此种方法再造的拇指具有伸屈功能，血供和感觉正常，外形较佳，但手指的数目未增加，一些患者不愿接受。

210. C【解析】踝部骨质较松，反复整复，容易造成骨折断面不整齐，还会对手术治疗造成困难，如果手法整复不容易成功，不要勉强，要争取尽早手术。

211. B【解析】手部关节破坏，日后难以恢复功能者，手部各关节应该固定于功能位。

212. C【解析】局部加压包扎是手部创伤最简单有效的止血方法。可直接压迫伤口处，或者按压手指两侧面，或者使用具有弹力的条状物作为止血带（捆扎在上臂上 1/3 处）进行止血。

213. B【解析】移位性锁骨骨折可采用双肩“8”字绷带固定法、双侧棉花绷带圈固定法、单肩“8”字绷带固定法等。锁骨骨折整复固定后，晚间平躺硬板床、肩胛部垫高，使肩部后伸。一般儿童固定 3 周，成人固定 4 周，粉碎性骨折延长固定时间至 6 周左右。

214. C【解析】跟腱断裂后主要表现：①患足不能提踵，即患侧足跟不能提起。②跟腱外形消失，触之有凹陷感。③跟腱部皮肤有敏锐的压痛，肿胀不显著。④休息位时，跟腱延长。⑤捏小腿三头肌试验呈阳性，试验方法为患者俯卧，两足置于床沿外，用手捏小腿三头肌的肌腹，正常侧踝关节出现跖屈，而跟腱断裂侧不动。跟腱断裂一般不伴神经损伤，故选C。

215. E【解析】屈曲型肱骨髁上骨折，检查可发现肘上方压痛，后方可扪及骨折断端，X线检查可发现骨折及典型的骨折移位，即近折端向后下移位，远折端向前移位，骨折线呈由前上斜向后下的斜形骨折。

216. A【解析】肱骨近端骨折的Neer分型是肱骨近端骨折分型系统中应用最广泛的。其分型依据两个标准，一个是骨折线的解剖位置，即肱骨头、大结节、小结节和干骺端，另外一个是骨折块之间的移位程度，移位的标准是骨折间隙大于1cm或骨折段的成角大于45°。故选A。

217. D【解析】采用接骨板固定尺骨鹰嘴时，选择长度合适的尺骨鹰嘴解剖接骨板放置于尺骨鹰嘴后方，位于尺骨嵴上，鹰嘴部用骨松质螺钉固定，尺骨干部用骨皮质螺钉固定。

218. E【解析】Ender钉内固定：应用3~4枚Ender钉在X线监控下经股骨内上髁上方切口开窗，打入固定，该方法最多用于固定转子间骨折。如固定得当，也可用于股骨颈骨折的治疗。

219. E【解析】肘关节后方无重要神经、血管，屈曲型肱骨髁上骨折合并神经、血管损伤不常见。故选E。

220. B【解析】经关节突多节段"V"形截骨术式的优点是椎管在矢状面上无成角，因而发生神经系统并发症的可能性小，且矫正度数大，可根据矫正的要求适当增加或减少截骨节段；术中也不会发生脊柱的失稳，术后背部外形改善好。缺点是术中可能使截骨面闭合不紧密，融合不良；骨质疏松严重时，因前纵韧带硬化，在闭合截骨面时，脊柱前柱的张开不发生在椎间隙，而是造成椎体骨折。因而要求脊柱前柱骨化轻、椎间隙无明显狭窄、无病理性骨折。该患者符合要求，故选B。

221. A【解析】肩锁关节脱位的非手术疗法即为Zero位固定，其原理是利用Zero位时上臂外展与上举达到155°，使肩胛骨的肩峰端与锁骨外侧端靠拢，达到肩锁关节的复位与固定，使受伤的韧带、关节囊得到修复。此方法的适应证：3周以内的肩锁关节部分脱位或部分不能接受手术的完全性脱位患者；患臂上举或外展范围能达到130°以上；能耐受较长时间（3周以上）的卧床牵引者。根据适应证选择恰当的治疗方法，可以获得预期的治疗效果。

222. B【解析】与一般的化脓性炎症不同，结核脓液中溶软骨酶较少，故关节一般不易发生骨性强直而融合。故选B。

223. A【解析】病理性骨折时，因骨本身存在病变，骨折愈合困难，采用内固定可使患肢的功能迅速并尽可能得到完全恢复。髓内针内固定多用于长管骨（如股、肱、尺、胫、桡骨等）骨干骨折。优点是髓内针本身比较坚实牢靠，术后可以少用或不用外固定，有利于患肢的早期活动锻炼；皮肤切口较小，骨膜剥离范围有限，损伤较小；髓内针长而有不同形状棱角，嵌入髓腔，可以达到牢靠的内固定，能够避免旋转、侧移及成角移位的发生。

224. A【解析】任何肌腱断裂，只要条件允许，如果受伤时间在12小时以内，伤口较整齐，污染不重，肌腱没有或很少缺损者，都应争取早期Ⅰ期缝合肌腱。防止关节僵直、肌肉痉挛等继发性病变。

225. E【解析】手部损伤包扎固定很重要。骨关节损伤，手术后应包扎固定在功能位置。肌腱神经损伤修复后应包扎固定于无张力位置。故E错误。其余选项均正确。

226. A【解析】参见A1型题第23题解析。

227. C【解析】各项检查中，抽屉试验检查前交叉韧带完全断裂的特异性最高。故选C。

228. C【解析】髋关节后脱位多因间接暴力引起，当髋关节及膝关节处于屈曲、内收、内旋位时，股骨头转向后方，如遇到强大暴力时造成髋关节后脱位。髋关节后脱位时，患肢呈现的典型畸形是患肢缩短，髋关节呈屈曲、内收、内旋畸形。

229. A【解析】膝关节后交叉韧带是维持膝关节稳定、防止胫骨向后移位的重要结构，因此当胫骨上段向后方过度移位时容易造成膝关节后交叉韧带损伤。

230. D【解析】手术治疗中血管吻合术的血管吻合方法包括如下三种。①对端吻合法：是最为常用的吻合方法。血管对端吻合的缝合方法包括连续缝合法及间断缝合法。连续缝合法适用于大血管和中血管，可在肉眼下进行。间断缝合法适用于小血管，需要在手术显微镜下进行。②端侧吻合法：适用于血管一端不适合切断或两断端口径相差过大的血管。端侧吻合的角度，以45°为宜；角度不可过小，以免影响血流。③套叠吻合法：适用于两断端口径不同的血管，尤其是近心端动脉或远心端静脉的管径较细时，按照血流方向，将其套入另一血管端的管腔内，进行套叠吻合。血管直径小于0.5mm或大于3mm时，套叠缝合法的通畅率不如对端吻合法高。

231. B【解析】挤压伤累及肌肉丰富的部位，肌肉坏死，释放大量代谢产物，其中有肌红蛋白大分子物质及其他离子，肌红蛋白是诊断挤压综合征的重要依据。不会出现大量的红细胞。

232. D【解析】股骨下1/3的后方，有强大的屈膝肌、腓肠肌附着。因此股骨下1/3骨折后，远折端受其牵拉向后倾斜移位，有伤及腘动、静脉和胫神经、腓总神经的可能。其次是肢体的重力作用所致。

233. D【解析】股骨干闭合性横形骨折行切开复位、内固定。切开复位、内固定适应证：①股骨干上、中1/3横行及短斜面、蝶形骨折或陈旧性粉碎性骨折。②股骨多段骨折。③股骨中上、上1/3陈旧性骨折，骨折延迟愈合或骨折不愈合。④股骨上中1/3骨折，并发大腿神经、血管损伤，需修复者。⑤多发性骨折（包括股骨骨折）或多发伤。

234. B【解析】Pilon骨折是胫骨远端受垂直暴力造成穹隆部的骨折，多数是坠落伤造成的骨折。Pilon骨折多伴有关节面压缩，因此若不能很好地恢复关节面，踝关节创伤性关节炎很难避免。

235. E【解析】四肢血管损伤的救治应遵循先整体后局部的原则，分清缓急情况，在保证生命安全的情况下，尽早恢复肢体的血供，防止肌肉等组织发生因缺血而导致的不可逆性损害。手术治疗原则：①及时止血，减少失血量。②及时输血、输液，补充血容量，纠正休克。③并发头颅、胸腹合并伤者，应该首先处理。④彻底清创，同时探查血管损伤情况，及早进行血管修复。⑤大血管可在肉眼下吻合，中、小血管应该在手术显微镜下吻合，保证吻合质量，提高成功率。⑥血管缺损者，不可勉强在张力作用下吻合，可采用血管移植术。⑦伴有骨关节损伤的四肢血管损伤，在修复血管之前应该妥善进行整复及固定，以免血管出现继发性损伤。

236. B【解析】股骨转子间骨折是老年人常见损伤，伤后髋部疼痛，不能站立或行走。股骨转子间骨折畸形愈合很容易出现下肢短缩，伴有下肢的外旋畸形，可发现足部外旋接近90°。较股骨颈骨折明显。

237. E【解析】参见A1型题第197题解析。

238. C【解析】股骨转子间骨折容易愈合，不容易出现股骨头缺血性坏死，关节功能一般恢复良好。无论保守或手术治疗，常见的并发症是髋内翻，治疗重点是防止髋内翻。

239. E【解析】脂肪栓塞综合征是骨髓腔脂肪入血，栓塞末梢血管而出现的一系列症状。脂肪入血不可能发生在骨折晚期，故脂肪栓塞也不可能发生在骨折晚期。故选E。

240. A【解析】跖骨头无菌性坏死确切病因尚不明确，通常认为与反复微创伤，血供破坏，生物力学改变，全身性疾病如糖尿病、高凝血症、长期服用激素，以及遗传等因素有关。

241. E【解析】由于胫骨表浅，又是负重的主要骨，易遭受直接暴力损伤，可引起胫骨横形、短斜形或粉碎性骨折。由于直接暴力需通过皮肤作用于骨骼，因此常合并软组织损伤，成为开放性骨折。

242. B【解析】根据血管壁受损程度与病理解剖特点，可将四肢血管损伤分类如下。①完全断裂：四肢主要动脉血管完全性断裂可引起喷射状大出血，常伴随有休克，还可导致肢体缺血。如血管断端回缩、管腔闭塞或血栓形成时，出血便可自行停止。②部分断裂：由于血管壁尚有部分相连，多数四肢主要动脉部分断裂的裂口常不能自行闭合，因此，出血量常较完全断裂多且不易自止，即使暂时停止，还有再度出血的危险。动脉部分断裂后，少数会形成假性动脉瘤或动静脉瘘。③血管壁挫伤：血管壁的连续性仍然存在，没有明显破口，但血管壁各层组织造成不同程度的损伤，随后此段血管可以发生血管痉挛、血栓形成，亦易继发外伤性动脉瘤以及血栓脱落造成远端末梢血管受阻。④血管痉挛：主要发生于动脉，通常由损伤、骨折断端刺激或较长时间的暴露与手术牵拉造成。长时间血管痉挛可以导致血管栓塞，血流中断，甚至造成肢体坏死，后果与动脉完全断裂相同。⑤外伤性假性动脉瘤及动静脉瘘：为血管损伤的并发症或者后遗症。

243. C【解析】臂丛神经上干主要由第5～6颈神经根组成。损伤后，腋神经、肌皮神经、肩胛上神经麻痹，桡神经与正中神经部分麻痹。临床表现与上臂丛神经损伤的临床表现基本一致。上臂丛神经损伤临床表现为肩关节不能做外展和上举，肘关节不能屈曲而能伸，腕关节虽然能屈曲但肌力减弱。上肢外侧感觉大部缺失，拇指感觉减退，第 2~5 指、手部及前臂内侧感觉正常。肩部肌肉萎缩以三角肌部位明显，上臂肌肉萎缩以肱二头肌为主。前臂旋转受限制，手指活动正常。

244. E【解析】参见 A1 型题第 110 题解析。

245. C【解析】伤口分为污染伤口与感染伤口。①污染伤口：开放性的、新的、意外性的伤口；肠胃道内容物有明显溢出、手术过程有明显的污染者；有急性发炎，但未化脓。②感染伤口：有坏死组织的外伤伤口；内脏穿孔；已有感染的伤口。

246. A【解析】原始骨痂形成期：骨内膜和骨外膜的成骨细胞增生，在骨折断端内、外形成的骨组织逐渐骨化，形成新骨，称为膜内成骨。随新骨的不断增多，紧贴在骨皮质内、外面逐渐向骨折断端生长，彼此会合形成梭形，称为内骨痂和外骨痂。骨折断端及髓腔内的纤维组织亦逐渐转化为软骨组织，并随软骨细胞的增生、钙化而骨化，称为软骨内成骨，而在骨折处形成环状骨痂和髓腔内骨痂。骨折愈合过程中，膜内成骨与软骨内成骨在其相邻处互相交叉，但前者远比后者为快，故应防止在骨折处形成较大的血肿，以减少软骨内骨化范围，加速骨折愈合。且骨性骨痂主要是经膜内骨化形成，并以骨外膜为主。因此，骨外膜在骨痂形成中具有重要作用，任何对骨外膜的损伤均对骨折愈合不利。

247. D【解析】患者仰卧，将健侧髋膝关节尽量屈曲，大腿紧贴腹壁，使腰部接触床面，以消除腰前凸增加的代偿作用。再让其伸直患侧下肢，若患肢随之翘起而不能伸直平放于床面上，即为 Thomas 征阳性。说明该患侧髋关节有屈曲挛缩畸形，并记录其屈曲畸形角度。

248. B【解析】浅部软组织的挫伤可在体育活动、意外碰撞或有意打击等情况下发生。临床表现为局部疼痛、肿胀、触痛，还可出现皮肤发红、继而转为青紫。病理变化先是发生在真皮与深筋膜之间也可有浅层肌的部分组织细胞受损，微血管破裂出血；继而发生炎症。经过一段时间，局部的损伤组织产物可以吸收，炎症消退而组织修复（可留有少量纤维在修复组织内）。

249. A【解析】参见 A1 型题第 247 题解析。

二、A2 型题

1. E【解析】对骨折患者治疗顺序：首先抢救患者生命，其次处理重要脏器、血管损伤，最后处理骨折。本题干中患者骨盆骨折，会大量失血，且出现创伤性休克，故首先抗休克，挽救生命，其次处理尿道损伤，最后处理骨盆骨折。故选 E。

2. C【解析】如损伤平面较高，常因呼吸肌麻痹等引起呼吸困难，肺部痰液无法咳出，导致呼吸衰竭。必要时应尽早气管切开，机械辅助呼吸。

3. E【解析】McMurray 试验的检查方法为：患者仰卧，膝关节完全屈曲，检查者一手放在关节外间隙处做触诊，另一手握足跟做小腿大幅度环转运动，在维持旋转位置下将膝关节逐渐伸到90°，出现响声为McMurray试验阳性，提示半月板损伤。再结合病史和“右膝前内侧关节间隙处有压痛”可进一步判断为内侧半月板损伤。内侧副韧带损伤常表现为侧方应力试验阳性。前十字韧带损伤常表现为抽屉试验阳性。创伤性关节炎常表现为关节活动时出现疼痛。

4. B【解析】血肿越大，机化时间越长，却并不能加快骨折愈合速度。故B错。

5. D【解析】由于小儿桡骨头未发育好，桡骨颈部的环状韧带只是一片薄弱的纤维膜，一旦小儿的前臂被提拉，桡骨头即向前端滑移；恢复原位时，环状韧带的上半部不及时退缩，卡压在肱桡关节内，称为桡骨头半脱位。常见于5岁以下小儿，有上肢被牵拉病史。小儿诉肘部疼痛，不肯用该手取物和活动肘部，拒绝被触摸。检查所见体征很少，无肿胀和畸形，肘关节略屈曲，桡骨头处有压痛。X线检查阴性。

6. A【解析】股神经来自腰丛，沿髂肌表面下行，穿腹股沟韧带并于其下3~4cm的股动脉外侧分前、后两股，感觉支主要支配大腿前方和膝关节内侧，运动支主要支配股四头肌。伤后表现为股四头肌麻痹所致的膝关节伸直障碍及股前、小腿内侧感觉障碍。该患者符合股神经损伤的临床特点。

7. E【解析】患者为骨折不愈合，可考虑手术切开复位内固定，予接骨板内固定，并在骨折处植骨。对于肱骨干骨折合并局部软组织条件差者，可采用外固定（支架），待骨折愈合后拆除外固定。

8. E【解析】桡神经与肩胛下肌大圆肌表面斜向后下，绕经肱骨后方桡神经沟至臂外侧，肱骨中段斜形骨折易损伤；缺血性肌挛缩由骨筋膜隔室综合征所致，最多见于前臂掌侧和小腿。故选E。

9. C【解析】对于无移位或移位较小的新生儿产伤骨折，用小夹板或圆形纸板固定2~3周。垂直悬吊牵引适用于4岁以下的患儿。水平位皮牵引适用于5~8岁患儿。水平位骨牵引适用于8~12岁患儿。

10. A【解析】该患者手外伤后未超过6小时，故应在清创后立即设法一期覆盖创面，除非伤口污染严重。因伤指系示指末节，对功能影响较小，如患者不愿扩大手术，亦可考虑在清创后缩短缝合创面。用凡士林纱布覆盖创面易引起创面渗出，甚至感染。故选A。

11. B【解析】患者左胫腓骨骨折，手法复位小夹板固定后，出现高张力肿胀，皮温低，感觉异常，足趾主动活动障碍，被动活动剧痛，足背动脉不能触及等一系列骨筋膜隔室综合征的典型临床表现，应考虑发生了此并发症。发生原因与患者受伤机制和小夹板固定有关。直接外力砸伤软组织损伤重，组织损伤性水肿及骨折后出血的血肿使骨筋膜隔室内容物体积增大，而来院前的小夹板固定使骨筋膜隔室体积变小，造成骨筋膜隔室内压力增高而发生骨筋膜隔室综合征。

12. B【解析】本题考察骨盆骨折的常见并发症。后尿道损伤常见于骨盆骨折，表现为尿道口有血，此题中耻骨骨折10小时内无尿，跟尿道和膀胱损伤关系密切，而B项（插入导尿管做膀胱造影，以排除膀胱损伤）相对于A项是最简单敏捷的方法。

13. C【解析】根据患者典型的年龄、受伤机制和体征畸形，符合伸直型肱骨髁上骨折。根据肘后三角存在可除外肘关节脱位、尺骨鹰嘴骨折；桡骨头半脱位的受伤机制为牵拉手及前臂向上，体征是肘伸直不敢屈曲、无明显肿胀等，与本例不符；屈曲型肱骨髁上骨折是跌倒时肘屈曲位肘后着地所致，肘后方可及近折端，也与本例不符。

14. A【解析】锁骨青枝骨折为不完全骨折，一般无明显移位，因此不需任何特殊处理，三角巾悬吊患肢3周即可。故选A。

15. C【解析】骨折后大量清除游离骨片，会导致骨膜破坏严重，部分骨缺损，而可能使骨折断端不连续，故骨折不愈合的主要原因为清创时清除过多的碎骨块。故选C。

16. D【解析】腰椎骨折是指外伤或病理等原因导使腰段脊柱骨质的完整性或连续性受到破坏，以局部疼痛（腰痛）、腰背部肌肉痉挛、翻身困难、不能站立等为主要表现的疾病。需要通过影像学检查来判断腰椎骨折的严重程度，如果合并有脊髓和马尾神经损伤，还会出现截瘫症状，即双下肢瘫痪，不能活动，受伤部位以下失去知觉，大小便失禁等。

17. B【解析】患者摔倒后膝部着地，加上股四头肌牵拉，容易发生髌骨骨折。髌骨骨折后仍然可以行走，骨折后断面出血，膝关节肿胀，局部触摸有空虚感，所以首先应当考虑髌骨骨折。故选B。

18. B【解析】治疗开放性骨折不同于闭合性骨折，它容易发生感染和坏死。因此处理开放性骨折要求迅速，尽量减少对组织的再损伤。骨折的固定方法应以简单、迅速、有效为原则。石膏、夹板、骨牵引虽然简单、迅速，但不能达到骨折的有效固定，骨折断端的异常活动不仅不利于伤口皮肤的愈合，还会增加污染扩散的机会；内固定方法操作复杂，严重污染创伤者感染的发生率也将因内固定手术而大大增加。外固定器操作迅速简便、固定可靠，调节容易且便于局部创面的处理，故在处理开放性骨折中具有独特的优越性。骨折固定方法的选择，应根据患者全身情况、伤口能否安全闭合及骨折类型来判断：Ⅰ型骨折可考虑Ⅰ期闭合伤口和骨折内固定；Ⅱ型和Ⅲ型骨折应优先选用外固定器行骨折外固定，后者具有方法简便、创伤小，并兼有骨折固定和便于观察处理伤口的优点。

19. A【解析】尺桡骨骨折可发生重叠、成角、旋转及侧方移位四种畸形。桡骨干单骨折较少见，因有尺骨支持，骨折断端重叠，移位较少，主要发生旋转移位。尺骨干单骨折极少见，因有桡骨支持故移位不明显，除非合并下尺桡关节脱位。该患者有成角畸形，提示存在尺桡骨骨折。同时，在解剖学上尺桡骨之间由坚韧的骨间膜相连。由于尺骨和桡骨均有一定的弯曲幅度，使尺桡骨之间的宽度不一致，最宽处为1.5~2.0cm。前臂处于中立位时，骨间膜最紧张，在极度旋前或旋后位时最松弛。当单一尺骨或桡骨骨折时，暴力可由骨间膜传达到另一骨干，引起不同平面的尺桡骨骨折，或发生一侧骨干骨折，另一骨的上端或下端脱位。故其解剖学的特点也决定了容易发生尺桡骨骨折。

20. A【解析】右股骨转子间骨折右下肢皮肤牵引，患者需长期卧床，多发性肋骨骨折及胸带固定会影响患者胸廓活动度，影响呼吸，患者长期卧床胸廓活动受限易误吸造成坠积性肺炎。故选A。

21. A【解析】骨盆骨折往往见于强大暴力外伤后，患者可以出现骨盆分离试验或挤压试验阳性，肢体长度不对称，会阴部的瘀斑是耻骨和坐骨骨折的特有特征。

22. B【解析】髌骨中段横形骨折，移位超过0.5cm，多采用切开复位、张力带钢丝内固定治疗。故选B。

23. E【解析】3岁以上的儿童股骨干骨折多采用手法复位、小夹板固定，皮肤牵引的方法治疗。故选E。

24. C【解析】对于青少年有移位的股骨颈骨折，应尽量达到解剖复位，宜采用手术治疗。闭合复位不切开关节囊，对股骨头血运干扰较少。在X线引导下的复位及固定很可靠，术后骨折不愈合及股骨头坏死的发生率较低。故选C。

25. B【解析】肱骨干骨折并有桡神经损伤，患者伸指、伸腕功能均会出现障碍。故选B。

26. C【解析】患者为老年女性，右手掌着地跌倒后出现腕部疼痛、肿胀、压痛及餐叉样畸形，应诊断为Colles骨折。餐叉样畸形是骨折远端背侧移位所致，是Colles骨折的典型症状。

27. E【解析】骨折对位对线良好只需要外固定即可。故选E。

28. A【解析】根据题干描述“右肩关节呈方肩畸形”可知右肩关节空虚，“Dugas征阳性”更进一步说明有肩关节脱位，“患肢远端感觉血运正常”说明无神经、血管损伤，根据题干信息无法判断是否有骨折存在。故选A。

29. A【解析】对于第Ⅰ型肩锁关节脱位，治疗采用三角巾悬吊数天即可。

30. E【解析】高龄、完全移位的不稳定股骨颈骨折复位及固定困难，发生股骨头坏死的概率较大，卧床时间长。选择关节置换术可减少卧床时间，避免并发症。另外，全髋关节置换术相对较复杂，不适于高龄、活动量少的患者。

31. D【解析】股骨颈骨折是老年人常见的骨折，骨折后往往仍然可以行走。股骨颈骨折后会出现患肢缩短，并且有不同程度外展、外旋畸形。故选D。

32. B【解析】该患者诊断为前交叉韧带损伤，胫骨撕脱骨折，应当进行韧带重建，常用钢丝将骨块复位固定。

33. B【解析】长骨干骨折后突然出现呼吸困难、发绀等症状，应高度怀疑脂肪栓塞综合征的发生。脂肪栓塞综合征是骨折后常有的严重并发症之一，是指直径为10~40微米的脂肪颗粒阻塞血管腔，从而引起的一系列病理生理改变的临床综合征，多发生于骨盆或长骨骨折后24~48小时，患者可出现呼吸困难、意识障碍和皮肤瘀点等症状。

34. A【解析】反射性交感神经营养不良综合征。好发于手、足骨折后，典型症状是疼痛和血管舒缩功能紊乱。患者骨折愈合后右踝部仍肿胀，局部烧灼样疼痛，局部皮温低，汗毛脱落，是骨折晚期并发症急性骨萎缩的表现。

35. C【解析】小腿胫骨为主要承重骨，腓骨为次要承重骨，当腓骨发生骨折，对线尚可时，一般石膏外固定即可；骨折移位明显，影响到踝关节时，可行切开复位板螺丝钉内固定；腓骨髓腔较小，故不能采用髓内针内固定；因该患者骨折为部分移位，可不行牵引治疗。故选 C。

36. B【解析】桡神经在肘部分支以下损伤，引起拇指掌指关节和指间关节以及其他 4 指的掌指关节不能伸直，拇指不能外展，前臂旋后障碍，但无垂腕畸形。

37. A【解析】膝关节骨关节炎继发较严重膝内翻时，膝部稳定结构正常，故行髁型人工膝关节置换为好。髁型人工膝关节适用于韧带基本正常的患者。在切除关节时，可借提高胫骨平台或降低股骨髁，以恢复副韧带的紧张度，术后作用于骨、人工关节间的主要是压力，剪应力和张力都很小。因此，不易松动。此外，此类人工关节保留骨质多，失败后还可用其他方法补救。

38. A【解析】患者手部尺侧皮肤感觉消失，拇指不能内收，余 4 指并指无力是尺神经损伤症状，尺神经易在腕部和肘部损伤，肘部损伤主要表现为骨间肌、蚓状肌、拇收肌麻痹所致环、小指爪形手畸形及手指内收、外展障碍和 Froment 征，还有环、小指末节屈曲障碍。

39. C【解析】Dugas 征（–），排除 A；臂丛神经损伤不会出现头向患侧偏斜，排除 B；肱骨外科颈骨折、桡骨头半脱位不应有肩下沉，头向患侧偏斜，排除 D、E；锁骨骨折时会出现肩部疼痛症状，由于疼痛刺激出现保护体位：患肩下沉、头向患侧偏斜。故选 C。

40. D【解析】患者有此表现是因为发生了血管危象，如果是在 24 小时内，是以血管栓塞为主，应该手术探查，现在已经过了 24 小时，考虑血管痉挛为主，应积极的解痉治疗，故 D 错误。

41. D【解析】去除椎管内骨片，解除对神经的压迫，恢复脊柱稳定性为治疗原则，故必须手术，只有 D 符合。

42. E【解析】肩部外伤后不愿活动上肢，拒绝将手伸入衣袖，可能是传导暴力造成锁骨骨折，由于儿童皮下脂肪饱满，畸形不明显。故选 E。

43. A【解析】手外伤后敷料包扎时各手指应该分开包扎，并露出手指尖，以利于观察手指的血运。故选 A。

44. D【解析】肌腱外露不适合游离植皮，邻指带蒂皮瓣较简单，对于小的手部软组织缺损较合适。故选 D。

45. E【解析】具有生理弧度的骨干，可允许与其弧度一致的 10°以内的成角，长骨干横形骨折，骨折断端对位至少应达 1/3；儿童下肢骨折缩短移位不应超过 2cm，故该患儿不需治疗。

46. B【解析】患者主要体征为右肩下沉，右上肢功能障碍，胸骨柄至右肩峰连线中点隆起，并有压痛，根据其骨折处位于胸骨柄至右肩峰连线中点，可以诊断为锁骨骨折，为进一步明确诊断可以行右肩部正位 X 线检查。选项 A，肩关节脱位时可以出现 Dugas 征阳性；选项 C、D、E 不出现胸骨柄至右肩峰连线中点隆起的临床表现。故选 B。

47. C【解析】3 岁以下小儿股骨干骨折，最好选用垂直悬吊皮肤牵引。故选 C。

48. C【解析】肱骨髁上骨折常合并肱动、静脉和正中神经损伤，该患者桡动脉搏动弱，手指凉，麻木，提示动脉血供不良，考虑肱动脉损伤引起。

49. B【解析】离断的肢体的远侧部分全部断离，无任何组织相连，称为完全离断。此外，肢体断离时即使有少量失活组织相连，但在断端清创时需切除，此类损伤亦称为完全离断。故选 B。

50. C【解析】患者伤后 8 小时，伤口内沾有泥土，污染严重，不宜一期缝合；但组织挫伤不严重，创面换药无明显炎症反应后可以延期缝合。故选 C。

51. E【解析】半月板只有外侧 1/3 有血运，内侧没有血运，故半月板内侧损伤时无法愈合，如出现内侧 2/3 损伤，只能行关节镜下半月板修复术。故选 E。

52. D【解析】股骨干下 1/3 骨折，远折断端由于腓肠肌的牵拉以及肢体重力作用而向后方移位。故选 D。

53. A【解析】患者的皮损面积大，有骨外露，需要移植皮瓣，一般选中厚皮。皮片厚度的选择：在颜面、足跖、手掌及关节部位植皮时，皮片宜偏厚一些，以厚中厚和全厚片为佳。在躯干和四肢植皮时，若对活动要求不高，目的是消灭创面，可采用偏薄皮片。无菌新鲜创面植皮，皮片可偏厚，已有污染或肉芽组织创面植皮时，皮片不宜过厚。

54. A【解析】关节囊内外应分层清洗，在局部软组织清创完成后，更换手套、敷单和器械再扩大关节囊切口，充分显露关节，用大量生理盐水反复冲洗。关节囊和韧带应在切除其污染部分的前提下尽量保留；必要时关节腔内可放置硅胶管，术后用林格溶液加抗生素灌洗引流。

55. E【解析】踝关节活动障碍，说明胫神经及腓总神经都有损伤，而胫神经和腓总神经为坐骨神经的终末支，而且髋关节弹性固定，说明髋关节有脱位可能。故选 E。

56. D【解析】骨盆挤压试验阳性证明有骨盆骨折；膀胱胀满，证明膀胱未破裂，且积有尿液，此时导尿未引出尿液且有血，必定有尿道损伤。故选 D。

57. E【解析】尺偏型肱骨髁上骨折：骨折暴力来自肱骨髁前外方，骨折时肱骨髁被推向后内方。内侧骨皮质受挤压，产生一定塌陷。前外侧骨膜破裂，内侧骨膜完整。远折端向尺侧移位。因此复位后远端容易向尺侧再移位。即使达到解剖复位，因内侧骨皮质挤压缺损而会向内偏斜。尺偏型肱骨髁上骨折后肘内翻发生率最高。桡偏型肱骨髁上骨折：与尺偏型相反。骨折断端桡侧骨皮质因压挤而塌陷。外侧骨膜保持连续，尺侧骨膜断裂，远折端向桡侧移位。此型骨折不完全复位也不会产生严重肘外翻，但解剖复位或矫正过度时，亦可形成肘内翻畸形。考虑此种情况，故本题选 E。

58. A【解析】肘上部尺神经受损者，由于环指及小指的指深屈肌同时瘫痪，指间关节不呈屈曲状，不能表现为典型的爪形手畸形。而在肘下部损伤者，指深屈肌尺侧半的功能正常，小指及环指表现为掌指关节过伸，指间关节屈曲，不能在屈掌指关节同时伸指间关节而呈典型的爪形手畸形，故 A 错误。

59. D【解析】患者车祸致伤开放性胫腓骨骨折 4 小时后急诊入院手术，伤口属新鲜的伤口，故重点应放在彻底清创，确保伤口一期愈合上。胫腓骨骨折的复位和内固定可暂缓处理。故选 D。

60. A【解析】一次小外力导致的骨折首先应考虑病理性骨折。疲劳性骨折是因轻度损伤的累积引起的骨折。肱骨解剖颈骨折在临床上并不多见，其发病机制主要是在跌倒的过程中有上肢触碰地面，通过间接的暴力传导而导致肱骨解剖颈的骨骺损伤，或者是有肱骨头的直接的脱位，并伴有骨折。肱骨外科颈骨折多为间接暴力所致，如跌倒时手或肘着地，暴力沿肱骨干向上传导冲击引起骨折；肩部外侧直接暴力亦可引起骨折。肱骨大结节系肩袖附着部，肩袖肌群强力收缩可引起肱骨大结节撕脱骨折，常在上肢外展受阻时发生，与此患者受外力方向不符。

61. C【解析】由于患者右大腿下 1/3 向后成角畸形，故可判断股骨下 1/3 骨折；股骨后侧为股动脉走行区，骨折后向后成角，加之不能扪及足背动脉搏动，足趾发凉，故可判断股动脉损伤。

62. E【解析】股骨干骨折导致的骨折不愈合伴有畸形活动，此为手术治疗的指征。考虑患者目前情况为骨折不愈合，局部硬化骨需清除，同时取自体骨移植。故选 E。

63. B【解析】股骨干骨折的手术指征：①保守治疗失败或合并神经、血管损伤。②同一肢体或其他部位有多处骨折。③陈旧性骨折不愈合或功能障碍的畸形愈合。④无污染或者轻度污染的开放性骨折。⑤老年人骨折，不适宜长期卧床的患者。故选 B。

64. D【解析】上臂中部出现异常活动提示可能有右肱骨中段骨折，伤侧腕下垂，各掌指关节不能主动伸直，拇指不能外展，手臂桡侧麻木感是桡神经损伤的表现。故选 D。

65. E【解析】对未骨折的髋关节脱位，应早期手法复位，复位成功后患肢皮牵引 3 周，并行股四头肌收缩锻炼，4 周后扶双拐下地，3 个月后可完全负重活动。故选 E。

三、A3/A4 型题

1. B【解析】肱骨髁上骨折好发于儿童，外伤后肘部出现肿胀、疼痛及肘关节活动障碍，髁上部有明显压痛，甚至有异常活动和骨擦音，伸直型肱骨髁上骨折可以引起肱动脉的压迫或受损。与肘关节脱位的区分在于肘关节的等腰三角形解剖关系仍存在。本病例为儿童，有手着地受伤史，左肘部出现疼痛、肿胀，桡动脉搏动减弱，也支持肱动脉受压，故可诊断为肱骨髁上骨折。

2. D【解析】垂腕为桡神经损伤的典型表现。腕损伤主要表现为疼痛。尺神经损伤后小鱼际肌萎缩，可出现爪形手畸形。正中神经损伤后因鱼际肌萎缩而手掌显平坦，呈现猿手畸形表现。缺血性肌挛缩主要表现为早期患肢出现进行性加重的疼痛，动脉搏动减弱或消失，肢端麻木、肿胀、苍白、发凉，感觉迟钝或丧失，晚期出现典型的福尔克曼（Volkmann）缺血性肌挛缩。

3. E【解析】桡骨中下 1/3 骨折合并下尺桡关节脱位。患者主要表现为受伤后前臂出现疼痛、肿胀、畸形及功能障碍。检查时可发现骨擦音及假关节活动，骨传导音消失或减弱。好发人群为体力劳动者、运动员、老年人、骨质疏松症患者。尺骨上 1/3 骨折合并桡骨头脱位，临床少见。临床常见症状一般也是骨折脱位的典型症状，主要为前臂、肘部疼痛、肿胀，以及前臂旋转受限、畸形或伴有骨擦音。肘关节脱位时，肘后三角相互关系改变。肱骨干骨折好发于青壮年人群，患者常主诉上臂疼痛、肿胀及畸形，有反常活动、骨擦音或骨擦感。肱骨髁上骨折以小儿最多见，儿童嬉戏打闹中容易跌倒，手掌撑地，间接暴力通过肘关节传导，作用于肱骨髁上，进而引起肱骨髁上骨折，这种间接暴力引起的肱骨髁上骨折最为常见。因此，患者应考虑为肱骨髁上骨折。

4. D【解析】受伤时间短，局部肿胀轻，没有血液循环障碍者进行手法复位。对于手法复位失败，估计骨折难以愈合，或愈合后会产生严重畸形，污染不重且有小的开放性伤口，以及合并血管、神经损伤的肱骨髁上骨折需要手术治疗。

5. C【解析】骨筋膜隔室综合征是骨、骨间膜、肌间隔和深筋膜形成的骨筋膜隔室内肌肉和神经因急性缺血而产生的一系列早期症状，最多见于前臂掌侧和小腿，是骨折的最严重的并发症，根据其缺血的不同程度可导致：①濒临缺血性肌挛缩。②缺血性肌挛缩。③坏疽，广泛长时间完全缺血，大量肌肉坏疽，常需截肢。

6. A【解析】X 线检查足以辅助诊断，不需要 CT 检查。而 MRI、B 超、放射性核素骨显像对诊断无明显意义。

7. E【解析】患者症状、体征均支持腕舟骨骨折诊断，腕舟骨骨折后尤其是腰部骨折受血供较差影响，易发生骨折延迟愈合或骨缺血性坏死。

8. B【解析】对石膏固定后的患者，如出现患者疼痛加重、末梢血液循环不良、皮肤感觉异常等症状时必须立即解除石膏外固定，以解除压迫。故选 B。

9. C【解析】骨筋膜隔室综合征为疼痛（进行性转为无痛）、苍白、无脉、感觉异常、肌麻痹。根据题干信息，患者症状符合此征表现。故选 C。

10. A【解析】对骨筋膜隔室综合征患者，最主要的是缓解局部压力，故应立即行切开筋膜隔室减压。故选 A。

11. D【解析】距骨、月骨滋养血管数目较少，故发生骨折或脱位后容易出现缺血性坏死；手舟骨腰部骨折导致手舟骨下部血液供应障碍，故容易坏死；股骨颈骨折会导致股骨头滋养血管的损伤，故容易发生股骨头坏死。股骨转子间骨折一般不影响股骨头血液循环。故选 D。

12. E【解析】老年人骨质疏松症较为严重，故容易发生股骨颈骨折；股骨颈骨折破坏局部血液循环及股骨头血运，故容易导致骨折不愈合及股骨头坏死；股骨颈骨折保守治疗后需要长时间卧床，可能会导致其他疾病的发生，故常需要手术治疗；儿童股骨颈骨折，多为严重创伤导致，经骺型股骨头坏死率达 20%~100%，经颈型股骨头坏死率达 50%。老年人股骨颈骨折 5%~10%。故选 E。

13. C【解析】Garden 分型：Ⅰ型为不完全骨折。Ⅱ型为完全骨折但无移位。Ⅲ型为骨折有部分移位，股骨头外展，股骨颈段轻度外旋及上移。Ⅳ型为骨折完全移位，股骨颈段明显外旋和上移。故选 C。

14. E【解析】年龄较大的患者，不能长时间卧床，故 A、B、D 排除；患者年龄较大行连接手术后，骨折愈合的概率较小，故 C 排除；患者身体情况可，故髋关节置换术后，可短时间内离床活动。故选 E。

15. B【解析】该患者年龄较大，保守治疗是不恰当的；关节置换中人工股骨头置换恢复较快，对老年人减少并发症，尽快恢复自理能力是最合适的。故选 B。

16. E【解析】青年股骨颈骨折患者，治疗以挽救股骨头为主；股骨颈骨折时受到的暴力较大，骨折愈合困难，容易发生骨折延迟愈合或不愈合，应当采取切开复位，可靠的内固定，然后植骨。故选 E。

17. C【解析】对于青年股骨颈骨折患者，骨折不愈合与股骨头缺血性坏死是常见问题，而骨折不愈合是最大的问题。

18. D【解析】保守治疗的疗程较长，治疗结果难以预料，对该患者来说，采取保守治疗，挽救股骨头显然是不合适的，应当采用全髋关节置换术治疗。与人工股骨头置换相比，该患者全髋关节置换既能免除保守治疗的不可预料性，又能够度过全髋关节置换的恢复期，一般不用再次手术，与患者的平均寿命相当。

19. A【解析】患者为高处坠落，出现胸背部疼痛，要考虑此处存在骨折或软组织损伤，双下肢不能活动说明存在神经功能障碍。故选 A。

20. C【解析】首先要确定患者是否存在骨折及骨折大体位置，之后再针对局部位置的严重程度做进一步检查。故选 C。

21. E【解析】椎体爆裂性骨折，椎体压缩，关节突交锁，椎管内有较大骨块说明患者骨折较为严重，并且出现了精神的严重压迫症状，为手术的绝对适应证，手术恢复骨折稳定的同时，还要解除神经的压迫症状。故选 E。

22. A【解析】患者出现截瘫症状，双下肢感觉运动全部丧失，不能翻身及调整姿态，故最容易、最可能先发生下肢的压疮。

23. E【解析】静息痛及被动牵拉痛是骨筋膜隔室综合征的重要体征。故选 E。

24. D【解析】福尔克曼（Volkman）畸形即缺血性肌挛缩畸形。肱骨髁上骨折的主要并发症如下。①缺血性肌挛缩：是最严重的并发症，处理不当可丧失前臂和手的功能。②肘内翻：是常见的肱骨髁上骨折晚期畸形。③肘外翻：很少发生，可见于肱骨外侧髁骨折复位不良患者。④神经损伤：正中神经损伤较多见，桡神经及尺神经损伤少见。⑤肘关节骨化性肌炎：在功能恢复期，强力被动伸曲肘关节，可导致关节周围出现大量骨化块，致使关节又肿胀，主动屈伸活动逐渐减少。

25. C【解析】桡神经由第 5~8 颈神经和第 1 胸神经的前支进入后束发出而形成，损伤后的主要运动障碍是前臂伸肌瘫痪，表现为抬前臂时呈垂腕畸形，各手指掌指关节不能背伸，拇指不能伸，前臂旋后障碍，手臂桡侧皮肤感觉减退或消失。故选 C。

26. A【解析】正中神经损伤可导致拇对掌受限，拇指处于手掌桡侧，不能掌侧外展以完成对掌及对指并存在大鱼际肌萎缩，称为猿手畸形。患者症状符合正中神经损伤表现。故选 A。

27. B【解析】尺神经在腕部损伤时，尺侧手掌及一个半手指掌面感觉消失或减退；在前臂远侧 1/3 以上损伤时，因手背支累及而致尺侧手背及一个半手指背面感觉障碍。故选 B。

28. A【解析】正中神经损伤可导致拇对掌受限，拇指处于手掌桡侧，不能掌侧外展以完成对掌及对指并存在大鱼际肌萎缩，称为猿手畸形。故选 A。

29. D【解析】神经移植为体表感觉神经，常用自体腓肠神经，因其易于显露，分支少，切取后遗留的麻木区小，而且不在持重区，其次为桡浅神经。故选 D。

四、X 型题

1. ABCDE【解析】创伤后常见的并发症主要包括如下几种。①感染：开放性创伤一般都有污染，如果污染严重，处理不及时或不当，加之免疫功能降低，很容易发生感染。闭合性创伤如累及消化道或呼吸道，也容易发生感染。②休克：早期常为失血性休克，晚期由于感染发生可导致脓毒症，甚至脓毒症休克。③脂肪栓塞综合征：常见于多发性骨折，主要病变部位是肺，可造成肺通气功能障碍甚至呼吸功能不全。④应激性溃疡：发生率较高，多见于胃、十二指肠，小肠和食管也可发生。溃疡可为多发性，有的面积较大，且可深至浆膜层，可发生大出血或穿孔。⑤凝血功能障碍：主要是由于凝血物质消耗、缺乏，抗凝系统活跃，低体温和酸中毒等，常表现为出血倾向。⑥器官功能障碍：创伤多伴有组织的严重损伤，存在大量的坏死组织，可造成机体严重而持久的炎症反应，加之休克、应激、免疫功能紊乱及全身因素的作用，容易并发急性肾衰竭、急性呼吸窘迫综合征等严重内脏并发症。此外，在缺血、缺氧、毒性产物、炎症介质和细胞因子的作用下，还可发生心脏和肝脏功能损害。⑦创伤后应激障碍：经历创伤事件后，延迟出现和/或长期持续的精神障碍。

2. ABCDE【解析】脊髓继发性损伤的可能机制有炎细胞浸润，细胞坏死和凋亡，少突胶质细胞及其前体细胞的反应，自由基产生，甘氨酸、谷氨酸的产生，细胞内钙含量，一氧化氮的作用。故选 ABCDE。

3. ABCDE【解析】骨折的晚期并发症包括：坠积性肺炎、压疮、下肢深静脉血栓形成、缺血性骨坏死、关节僵硬、急性骨萎缩、感染、损伤性骨化、创伤性关节炎等。

4. ADE【解析】骨折愈合分为三个阶段：第一个阶段是血肿炎症机化期，这是由于骨折之后会形成断端水肿和血肿，而血肿通过机体的逐渐作用之后形成纤维性连接。此阶段完成之后，骨折断端会有一定程度的稳定性产生，但不牢靠。第二个阶段是原始骨痂形成期，在此阶段肢体逐渐形成骨性愈合，甚至已经临床愈合。第三个阶段是骨痂塑形改造期，骨折完全愈合之后，在肢体逐步负重后会使骨折断端逐渐改造，骨折受力的部位会逐渐增强，而不受力的部位骨痂会逐渐吸收。

5. ABCDE【解析】锁骨骨折不愈合者极少，愈合后即使稍有畸形，亦无碍于上肢功能。因此，除有血管或神经压迫等症状外，无须采用手术切开复位。有以下情况时可考虑行切开复位内固定术：①患者不能忍受“8”字绷带固定的痛苦。②复位后再移位，影响外观。③合并神经、血管损伤。④开放性骨折。⑤陈旧性骨折不愈合。⑥锁骨外端处骨折，合并喙锁韧带断裂。

6. AE【解析】斜方肌、肩胛肌、肩胛提肌、肱二头肌的起、止点不在肱骨上，故不影响骨折的移位，肱三头肌外侧头、内侧头在肱骨上段，而影响骨折的移位，三角肌、喙肱肌、胸大肌、背阔肌和大圆肌均止于肱骨上段，故影响骨折的移位。故选 AE。

7. ABD【解析】髌腱末端病是指股四头肌末端区受慢性反复牵拉引起的骨腱结合部位损伤，可出现的一系列病理表现。故对于运动慢性损伤应给予休息，可行肌肉牵拉锻炼，增加股四头肌力量，局部物理治疗。禁止局部给予激素，因为这会导致肌腱韧性降低，容易断裂。故选 ABD。

8. ABE【解析】最易脱位的是肩关节，A 错误；桡骨头半脱位一般手法复位后悬吊 3 周，不需要手术治疗，B 错误；肱骨髁上骨折容易引起前臂缺血性肌挛缩，E 错误。C、D 正确，故选 ABE。

9. AD【解析】肱骨髁上骨折并未累及肘关节，因此肘后三角关系无改变；而肘关节脱位后肘后三角关系肯定有改变。故鉴别肱骨髁上骨折和肘关节脱位最可靠的体征是肘后三角关系改变。

10. ABE【解析】桡骨远端骨折是指距桡骨远端关节面 3cm 以内的骨折。根据受伤的机制不同，可分为伸直型桡骨远端骨折（Colles 骨折）、屈曲型桡骨远端骨折（Smith 骨折）、桡骨远端关节面骨折伴腕关节脱位（Barton 骨折）。故选 ABE。

11. ABCDE【解析】跟骨骨折手术开放复位内固定术指征如下。①跟骨长度（轴长和水平长）：缩短明显。②跟骨的宽度：增加 1cm。③跟骨的高度降低：跟距高、骰骨至底线高、手舟骨至底线高和跟骨高，降低≥2cm。④跟骨的 Bohler's 角：缩小≥15°、消失或反角。⑤跟骨的 Gissane's 角：缩小≥90°或增大≥130°。⑥跟骨距下关节的不平整：骨折块移位≥2mm。⑦跟骰关节的不平整：骨折块移位或间隙≥2mm。⑧伴有跟骨周围的脱位：跟骨骨折伴有跟骰关节、距下关节或后关节面的脱位或半脱位。⑨跟骨外膨明显：影响外踝下腓骨长短肌腱的活动通道。⑩跟骨轴线有明显的内外翻：大部分发生的是内翻，成角≥15°。⑪跟骨粗隆有明显的外翻。⑫其他有关角度：距骨倾斜角明显缩小和消失，跟距角、第一舟距角、跟骨倾斜角等有明显的变化或异常。

12. ABCDE【解析】开放性骨折即骨折部位皮肤或黏膜破裂，骨折与外界相通。它可由直接暴力引起骨折部位软组织破裂，肌肉挫伤，亦可由间接暴力，导致骨折断端自内向外刺破肌肉和皮肤，严重者可致肢体功能障碍、残疾，甚至引起生命危险。故 ABCDE 均属于开放性骨折。

13. ACD【解析】体征有局部凹陷，直腿抬高试验阳性，髌骨位置上移或下移。而局部肿胀、压痛，不敢用力伸膝在其他疾病也有体现。故选 ACD。

14. ABCDE【解析】股四头肌肌腱断裂的主要原因是创伤。受伤机制是在股四头肌强烈收缩的作用下，股四头肌肌腱被动拉长超过其负荷而断裂。因疾病因素引起的股四头肌肌腱断裂十分罕见，多以自发性股四头肌肌腱断裂出现。与代谢紊乱、慢性肾衰竭、痛风、风湿性关节炎等相关。

15. ABDE【解析】胫骨结节骨牵引适用于青少年及成人股骨干骨折。在胫骨结节处穿针，如有伤口可在股骨髁部穿针。患肢安放在托马氏夹架上，做平衡牵引，有复位及固定两种作用。故不适用于 10 岁儿童，C 错误。其余选项均正确。

16. CDE【解析】股骨头坏死的早期症状是疼痛，表现为隐痛、钝痛，疼痛常位于关节、膝盖、大腿内侧，还可出现关节活动障碍，外展、内旋受限，逐渐出现间歇性跛行。晚期症状是患者患肢活动功能受限，疼痛感会逐步扩散至周围区域，甚至会出现有骨骼畸形、严重关节炎、股骨头塌陷等继发性症状。

17. ABCDE【解析】胫骨平台骨折属于关节内骨折，根据关节内骨折应达到解剖复位的原则，其治疗要点是使下陷及劈裂的骨折片复位，并用接骨板支撑，恢复关节面的平整、平台宽度、韧带的完整，纠正膝内、外翻畸形，减少创伤性关节炎的发生，早期活动关节，减少粘连的发生。

18. ABCDE【解析】足趾移植拇指再造术适应证包括：①拇指Ⅱ度以上的缺损，特别是伴随有两指以上缺损者。②手指全部缺损，残端没有功能长度。③除拇指外，其他手指缺损不能完成对掌者。④手指缺损影响功能和外形者。⑤先天性畸形符合上述条件者。

19. BCDE【解析】在切取皮瓣时，保留内侧 3cm 长、0.5~1.0cm 宽的舌形皮瓣，以利于残留趾的血液供应及感觉。其余选项说法正确。

20. BD【解析】闭合性单纯膝外侧副韧带断裂罕见，只有在暴力作用于膝关节内侧或小腿外侧，造成突然膝内翻的情况下，才有可能发生膝关节外侧副韧带断裂。此类损伤易发生在摔跤运动员、舞蹈演员和体力劳动者。临床上膝关节外侧副韧带断裂，多合并外侧关节囊的损伤，以及合并腘肌腱、后交叉韧带、半月板、腓肠肌外侧头、腓总神经、髂胫束或股二头肌腱等的损伤。

21. ABCD【解析】牵引疗法是通过牵引装置，利用悬垂重量为牵引力，身体重量为反牵引力，以缓解肌肉紧张和强烈收缩，整复骨折、脱位，预防和矫正软组织挛缩，以及对某些疾病术前组织松解和术后制动的一种治疗方法。多用于四肢和脊柱。骨牵引又称为直接牵引，是利用钢针或牵引钳穿过骨质，使牵引力直接通过骨骼而抵达损伤部位，并起到复位、固定与休息的作用。因此，选项 A、B、C、D 都是牵引的适应证，选项 E 描述错误。

22. ABCDE【解析】肱骨远端骨折常见的并发症：关节僵硬、畸形愈合、异位骨化、尺神经麻痹、关节囊粘连、骨折不愈合、感染。故选 ABCDE。

23. ABE【解析】臂丛神经探查术包括锁骨上臂丛神经探查术、锁骨下臂丛神经探查术，以及锁骨部臂丛神经探查术。①锁骨上臂丛神经探查术：可探查臂丛神经根、干部，同时可探查膈神经及副神经。②锁骨下臂丛神经探查术：可探查臂丛神经束部，上肢神经的近端，以及锁骨下腋部血管。③锁骨部臂丛神经探查术：可探查臂丛神经的束支部。病程大于 2 年，肌肉呈纤维化或年迈患者神经再生困难时，可选用肌肉、肌腱移位或移植的功能重建术。

24. ABCDE【解析】旋前圆肌综合征的病因主要包括以下几点：①旋前圆肌肥大。②正中神经在旋前圆肌两个头的背侧经过。③肱二头肌腱膜增厚。④指浅屈肌弓增厚。⑤起自尺骨的桡侧腕屈肌的一个腱性组织造成压迫。⑥旋前圆肌至指浅屈肌弓的异常纤维束带压迫。

25. BCD【解析】踝关节骨折脱位常见的并发症为骨折不愈合、骨折畸形愈合和创伤性关节炎。内踝骨折易发生骨折不愈合，复位不良、断端间分离或有软组织嵌入及不正确的内固定或外固定时间过短是内踝骨折发生不愈合的主要原因。外踝骨折不愈合比较少见，其症状与内踝骨折不愈合相比严重得多。踝关节骨折畸形愈合多由复位不良引起。踝关节骨折后创伤性关节炎的发生与原始损伤的程度、距骨复位不良或仍残存有关节脱位，以及骨折是否解剖复位密切相关。

26. ABE【解析】肱骨髁上骨折的并发症包括血管供血不足、神经损伤（正中神经、桡神经和尺神经都有损伤的潜在风险）、肘内翻畸形、肘外翻畸形和前臂骨筋膜隔室综合征导致的 Volkmann 缺血性肌挛缩等。

27. ABCDE【解析】四肢血管损伤的临床表现如下。①出血：肢体主要血管断裂或破裂都有较大量出血，开放性血管损伤时出血呈续流状或喷射状。闭合性血管损伤时肢体通常因内出血而显著肿胀，有时形成张力性或者搏动性大血肿。②肢体远端血供障碍：主要表现是肢体主要动脉血管断裂造成肢体远端缺血的 5P 征，以及肢体皮温下降，毛细血管充盈时间延长等。③感觉障碍：伴随着缺血时间的延长，肢体由疼痛转为感觉减退、麻木，最后感觉可完全丧失。④运动障碍：肌肉对缺血较为敏感，缺血时间稍长，肌肉运动力即减退以至完全丧失。⑤肢体远端皮肤切开无活跃性出血或出血较慢。

28. ACE【解析】1970 年 Enders 等人首先应用 3 根较细而且更有弹性的髓内针，治疗股骨转子间骨折。与 Kuntcher 髓内针相比，Enders 针更容易插入。可分别放置于股骨转子部的压力、张力骨小梁处，提高固定的稳定性。在二十世纪七八十年代曾得以广泛应用。Enders 针固定的优点：①手术时间短，创伤小，出血量少。②患者肢体功能恢复快。③感染率低。④骨折延缓愈合及不愈合率低。

29. ABCDE【解析】股骨转子间骨折主要是指由股骨颈基底至小转子水平以上部位所发生的骨折，多数与骨质疏松症有关。患者多是老年人，女性多于男性，尤其是骨质疏松症的老年患者。股骨转子间骨折属于髋关节囊外骨折，很少影响到股骨头血运，因此一般不会导致骨折不愈合和股骨头缺血性坏死。根据骨折后股骨矩的完整性，股骨转子间骨折可分为稳定性骨折和不稳定性骨折。稳定性骨折可采用胫骨结节骨牵引或股骨髁上骨牵引治疗，牵引时间为6~8周。股骨转子间骨折的治疗可选择手术治疗或保守治疗，但是保守治疗的恢复时间较长且恢复的效果与临床预期有一定差距，并且制动时间长、并发症多。因此，临床上对于股骨转子间骨折手术治疗为首选，除非患者全身情况差无法耐受手术。手术治疗的可选方式很多，包括髓外接骨板固定、髓内钉固定，半髋关节置换和全髋关节置换，不同手术方式治疗结果也不相同，各种手术方式的选择主要结合患者的情况而定。

30. ABCDE【解析】手术内固定对于大多数转子间骨折患者应当是治疗首选。外固定的适应证很少，内固定手术治疗可良好复位，并固定转子间骨折，允许早期活动，减少并发症，可在最短时间内消除痛苦，成功率更高，死亡率更低。内固定方法有最早的多钉固定，也有后来出现的各种髓外固定，比如鹅头钉、动力髋螺钉（RiChard 钉）、动力髁螺钉、锁定接骨板等。近年不断改进了多种髓内钉内固定，包括 Gamma 钉、重建钉、股骨近端髓内钉（PFN）、股骨近端防旋髓内钉（PFNA）、InterTan 等。可以说，内固定是转子间骨折首要、最佳的治疗方法。

31. ABCDE【解析】膝关节骨性结构虽不稳定，但关节周围和关节内有较坚强的韧带和肌肉保护，故膝关节脱位较为少见。偶有脱位也是在强大的直接暴力撞击胫骨上端，或者间接暴力使膝关节受旋转或过伸性损伤，致胫骨上端向后、向前两侧脱位。完全脱位时，不仅关节囊破裂，前、后交叉韧带、内外侧副韧带、半月板及周围肌肉的撕裂，甚至合并胫骨棘、胫骨结节撕脱性骨折和股骨髁骨折。内侧脱位严重者可发生腓总神经牵拉性损伤。严重后脱位者，可致腘动、静脉破裂、栓塞、压迫，引起肢体坏死和缺血性肌挛缩。

32. ABCDE【解析】慢性腰腿痛是骶骨肿瘤的主要症状，发病缓慢，容易误诊，肿瘤生长迅速，后期出现排尿困难、便秘、剧烈疼痛、足踝运动障碍。

33. BCD【解析】参见 A1 型题第 175 题解析。

34. ABCD【解析】腕尺管综合征的手术适应证：①手尺侧麻痛，环指尺侧半及小指针刺痛觉减退或丧失者。②骨间肌、小鱼际肌萎缩，爪形手畸形者。③电生理检查提示尺神经腕部卡压者。④保守治疗无效，或者患者坚决要求手术者。选项 E，各种原因引起的尺神经断裂、部分损伤，或者尺神经炎，是尺神经损伤的手术适应证，故排除。

35. BCDE【解析】骨的完整性或连续性全部中断，管状骨骨折后形成远、近两个或两个以上的骨折段。横形骨折、斜形骨折、螺旋形骨折、粉碎性骨折、嵌插骨折、压缩性骨折、凹陷性骨折及骨骺分离均属完全骨折。青枝骨折属于不完全骨折。

36. ABC【解析】"臀部十字吻合"是指在臀大肌深面，大转子和股方肌附近，存在的动脉性十字吻合。十字吻合的两侧由旋股内、外侧动脉构成，上部来自臀下动脉，下部来自第一穿动脉，由此组成一个吻合丰富的血管网。

37. ABE【解析】神经损伤不是截肢的指征。合并脾破裂，失血性休克，应先抗休克治疗，必要时行脾破裂手术，不适宜截肢手术。其他选项均正确，故选 ABE。

38. ABCDE【解析】臂丛神经血管受压综合征的主要病因包括：①颈肋。②第 7 颈椎横突过长。③斜角肌解剖异常。④第一肋抬高、肋锁间隙变狭窄。⑤异常束带。⑥锁骨下动脉抬高。

39. ABCDE【解析】桡骨头骨折临床上分为六种类型。①青枝骨折：桡骨颈外侧骨皮质压缩或皱褶，内侧骨皮质被拉长，骨膜未完全破裂，桡骨头颈向外弯曲，仅见于儿童。②裂缝骨折：桡骨头部或颈部呈裂缝状的无移位骨折。③劈裂骨折：桡骨头外侧劈裂，骨折块约占关节面的 1/3~1/2，且常有向外下方移位的表现。④粉碎性骨折：桡骨头呈粉碎状，骨碎片有分离，或者部分被压缩而使桡骨头关节面中部产生塌陷缺损。⑤嵌插骨折：桡骨颈骨质嵌插，在颈部有横形骨折线，无明显移位。⑥嵌插合并移位骨折：桡骨颈骨折或桡骨小头骨骺分离，近折端向外移位，桡骨关节面向外倾斜，呈"歪戴帽"式移位。

40. ABCDE【解析】前四项是骨折治疗的原则，最后一项是重要的一条，患者不配合是治疗失败的重要因素之一。

41. CDE【解析】由于该骨折处的椎管包含脊髓和神经根，故可造成脊髓和神经根损伤。可发生脊髓完全横断损伤，神经根完整；脊髓和部分神经根损伤；脊髓和全部神经根损伤。脊髓横断后，其功能不能再恢复，造成完全性截瘫，如神经根损伤不严重，经过神经再生，可有部分功能恢复。

42. ABCDE【解析】胫腓骨骨折的带锁髓内针治疗分为扩髓和不扩髓两种方式。扩髓式带锁髓内针治疗：①扩髓腔后，可以使用足够粗度的髓内针来替代骨折部位的功能。②扩髓腔可以增加针与髓腔内壁的接触面积和接触精确度，使力学稳定性提高，同时也可避免插针困难和骨劈裂。③扩髓后的骨屑在骨折处有植骨作用。不扩髓式带锁髓内针治疗：采用不扩髓技术不仅简化了扩髓的复杂步骤，更重要的是，它避免了扩髓造成的不良影响，如对营养血管的破坏，使髓腔内压力增高，扩髓产生的热量造成的骨坏死，脂肪或者骨屑造成的血管栓塞等。

43. ABCDE【解析】尺桡骨干骨折的治疗方法主要有闭合复位外固定与开放复位内固定。大多数闭合性尺桡骨骨折都可以采用闭合复位外固定治疗。出现以下情况时即可考虑行开放复位内固定术：①开放性骨折。②多段骨折或不稳定骨折，不能满意复位手术或不能维持复位效果时。③多发性骨折，尤其是同一肢体多发性骨折，手术复位加简化外固定并且可以在早期开始功能锻炼。④对位不良的陈旧性骨折或影响功能的畸形愈合者。⑤骨折断端间软组织嵌入，影响复位。

44. ABC【解析】桡骨远端骨折有多种分类方法，AO的分类法是将尺桡骨下端都包含在内。A型为关节外骨折：A1型为尺骨骨折，桡骨完整；A2型为桡骨简单骨折或嵌插骨折，如果伴有背侧旋转，即为Colles骨折，伴有掌侧旋转即Smith骨折；A3型为桡骨粉碎性骨折，可以是楔形、嵌插或复杂的粉碎性骨折。B型为部分关节内骨折：B1型为桡骨矢状面部分关节内骨折；B2型为桡骨背侧缘部分关节内骨折，即巴顿（Barton）骨折，伴随腕关节向背侧脱位；B3型为桡骨掌侧缘部分关节内骨折，即反Barton骨折，伴随腕关节向掌侧脱位。C型是完全关节内骨折，C1型为桡骨干骺端及关节内简单骨折。C2型为桡骨干骺端粉碎性骨折，关节内简单骨折。C3型为桡骨关节面粉碎性骨折，伴随有干骺端简单骨折或者粉碎性骨折。

45. ABC【解析】对于股骨颈骨折的分类，主要有三种方法，分别是：根据骨折线的部位分类、根据X线表现分类以及根据移位程度进行分类。①按骨折线的部位可分为：a. 股骨头下骨折。b. 基底骨折。c. 经股骨颈骨折。d. 经转子骨折。②按X线表现可以分为：a. 内收骨折，是指远端骨折线与两髂嵴连线所成的角度（称为Pauwels角）大于50°的骨折，属于不稳定骨折，通常容易变位。b. 外展骨折，是指Pauwels角小于30°的骨折，属于稳定骨折，但如果处理不当，或者继续扭转，也会变位，变为不稳定骨折。③按移位程度，根据Garden分类可分：a. 不完全骨折。b. 部分移位的完全骨折。c. 无移位的完全骨折。d. 完全移位的完全骨折。

46. ABCDE【解析】参见A1型题第79题解析。

47. ABCDE【解析】腕舟骨骨折虽然常常是单独发生，但伴发腕部其他结构损伤的情形并不少见。根据损伤时限、稳定程度、骨折线走向及所在的部位的不同，有多种分类。侧方移位幅度超过1mm的，有背向成角移位的骨折，伴发近排腕骨背伸不稳定（DISI）或者腕关节脱位的骨折都是不稳定骨折。近侧1/3骨折，由于断端缺少血液供应不愈合和骨坏死率高于其他类型腕舟骨骨折，可以视为不稳定骨折。

48. ABC【解析】手部骨折脱位治疗目的和原则如下。①手部骨折脱位治疗目的：保持和恢复关节的活动功能。②手部骨折脱位治疗原则：早期准确复位和牢固的固定，闭合创口防止感染引起关节功能障碍，早期功能锻炼防止关节僵硬。

49. ABCE【解析】股骨颈骨折的手术治疗的指征包括：①内收型骨折和有移位骨折。②头下型骨折，股骨头缺血性坏死率高，高龄患者不适合长期卧床者。③青壮年及儿童的股骨颈骨折要求达到解剖复位要求。④陈旧性股骨颈骨折及骨折不愈合，股骨头缺血性坏死或并发筋关节骨关节炎。

50. ABCDE【解析】在对此病进行诊断时，应注意以下几点：①首次外伤性肩关节脱位史或反复脱位史。②肱骨头推挤试验：存在前方不稳定征象。被动活动关节各方向活动度一般不受限。③向下牵拉，存在下方不稳定表现。④肩盂前方存在局限性压痛。⑤恐惧试验阳性：当被动外展、外旋、后伸患臂时，患者出现恐惧反应。⑥X线检查结果。⑦CT及CT血管成像。⑧关节镜诊断。

51. ABCDE【解析】复发性肩前方脱位诊断一旦确立，非手术治疗一般难以获得长期疗效。应当针对病因和主要病理改变进行手术修复或盂肱关节稳定结构的重建。手术治疗的方法包括：①前关节囊紧缩或成形术。②前关节囊及肩胛下肌重叠缝合，加固前关节囊的Putti-platt方法。③利用骨挡阻止肱骨头向前方脱位。④利用肌腱移植构筑防止肱骨头脱位的动力性结构。⑤肩盂或肱骨头下截骨术用于治疗存在肩盂发育不良，或者肱骨头前倾角过大的发育畸形的矫正术。

52. ABCD【解析】诊断复发性肩关节后脱位时，要注意以下几点：①损伤性后脱位病史。②复发性脱位伴疼痛，不能自行复位。③肩盂前方空虚感，后方可扪及突出的肱骨头。④肩部轴位X线片可显示肱骨头后脱位及肱骨头凹陷性缺损。⑤CT断层扫描更能清晰显示并确定肱骨头后脱位的诊断。

53. ABCD【解析】髋关节后脱位多因间接暴力引起，当髋关节及膝关节处于屈曲、内收、内旋位时，股骨头转向后方，如遇到强大暴力时造成髋关节后脱位。髋关节后脱位的症状：①患髋关节肿胀剧痛，不能活动或站立。②患肢呈屈曲、内收、内旋畸形，膝关节靠在对侧大腿上。患肢短缩，又称“粘膝征”阳性。③腹股沟部触诊有空虚感。在髂骨翼部（髂骨部脱位）或坐骨部（坐骨部脱位）可触及移位的股骨头。④患肢呈弹性固定位。⑤大转子位置上移。患侧臀后可摸到圆球状骨性隆起，股骨大转子的上缘，位于Nelaton线以上。此外，如果有合并损伤存在，应出现相应的体征。

54. BCE【解析】股骨颈骨折患者常在外伤后感到腹股沟处疼痛，下肢活动受限，不能站立和行走。部分患者受伤后可行走，但数日后髋部疼痛逐渐加重，活动后更疼。Kaplan氏点仰卧位，两腿并拢伸直，分别从左、右大转子尖经同侧髂前上棘各做一条延长线，正常情况下，二线在脐上相交，其交点称Kaplan点。当一侧大转子因股骨颈骨折或髋关节脱位而向上移位时，此交点则移至脐下，并偏向健侧。Nelaton氏线为坐骨结节至髂前上棘的连线，正常情况下，此线经过大转子尖端，当股骨颈骨折或髋关节脱位时，大转子尖端可向上移位超过此线。颈干角是股骨颈的长轴与股骨干纵轴之间形成的角度，在骨折时会发生改变。

55. ABCD【解析】在足部固定的情况下，膝关节在半屈曲位时，做内收、外展，或者内外旋转，这时半月板卡在股骨髁和胫骨平台之间，在突然伸直或屈曲膝关节的情况下，半月板会遭受股骨和胫骨的夹挤、研磨而损伤。

56. ABCD【解析】骨盆骨折的并发症主要包括如下四种。①腹膜后血肿：骨盆骨折容易导致腹膜后动静脉破裂出现腹膜后血肿，患者表现为腹部疼痛、腹部膨隆，患者可因大量失血出现意识模糊，未及时治疗者可迅速死亡。②神经损伤：盆腔比邻的腰骶神经和坐骨神经最容易损伤，表现为下肢肢体麻木或感觉异常。③脂肪与静脉栓塞：周围脂肪可进入盆腔破裂的血管，随静脉血液循环进入肺部，患者突发呼吸困难窒息而死。④盆腔内脏损伤：盆腔内主要有膀胱、尿道和直肠，骨盆骨折容易引起尿道损伤和周围皮肤撕裂。性功能障碍主要由尿道损伤继发，故排除 E。

57. ABCDE【解析】肘关节脱位主要包括肘关节后脱位、肘关节前脱位、肘关节内侧和外侧脱位、肘关节爆裂脱位以及单纯尺骨脱位。

58. ABCDE【解析】参见 A1 型题第 193 题解析。

59. ABCD【解析】髋关节脱位并发症主要有如下四种。①坐骨神经损伤：发生于后脱位，多因收到移位股骨头或骨折块的牵拉、卡压所致。②股骨头坏死：主要发生于后脱位病例中，尽早复位有利于减少坏死概率。③创伤性关节炎：是髋关节脱位最常见的并发症。④异位骨化：多见于髋关节后脱位，尤其是切开复位后的病例。

60. ABCE【解析】跌倒时使头肩部分离，常引起臂丛神经上干损伤，严重者累及中干，上肢被向上牵拉时，常引起臂丛神经下干损伤，牵拉损伤严重时可引起全臂丛神经损伤，因而臂丛神经损伤以这几种类型多见。臂丛神经中干损伤，其独立损伤临床上极少见，且损伤除短期内对伸肌群肌力有影响外，无明显临床症状及体征。

61. CE【解析】周围神经损伤是神经损伤的一种表现，手术时尽量采用无创技术，神经缝合处不能有瘢痕阻挡及瘢痕卡压，如果已存在瘢痕，应从瘢痕组织周围到瘢痕部位的松解顺序松解，缝合神经时不能存在张力，如果有神经缺损，可以给予神经移植。故选 CE。

62. BC【解析】前臂尺侧由前臂内侧皮神经支配，鱼际肌（拇内收肌及拇短屈肌内侧头除外）及第 1、2 蚓状肌为正中神经支配，因而尺神经肘部受损后，不会出现前臂内侧感觉障碍、鱼际肌萎缩及示、中指爪形手畸形。故选 BC。

63. ABCDE【解析】伴有骨折的踝关节脱位大部分需要手术治疗，其适应证为：①手法复位失败。②内踝骨折块大，累及胫骨下关节面 1/2 之上。③外展、外旋型骨折，内踝的撕脱骨折，其间隙有软组织卡压，影响骨折愈合。④胫骨下段前缘大块骨折。⑤胫骨下段后缘骨折复位失败。⑥下胫腓关节部分或完全分离。⑦三踝骨折。⑧开放性骨折经彻底清创后。⑨陈旧性骨折愈合不良。⑩对于踝关节复发性脱位或半脱位，若对症治疗无效者，应采用手术治疗，并同时行外踝韧带重建术。

64. ABCDE【解析】手部损伤的原因，大体可以归纳为以下几种。①交通事故：多为碾挫伤和挤压伤，随着交通工具数量的剧增，此类型患者越来越多。②机械因素：是导致手外伤的主要损伤原因，在临床上最为常见。③日常生活的损伤：通常为刀、剪、玻璃划伤。④打架斗殴：通常是锐器或钝器打击造成的损伤。⑤火器伤枪弹伤、炸药的炸伤：伤情比较复杂，处理起来比较困难。

65. ABCDE【解析】手部损伤清创术的步骤如下。①伤口清洁：清洁的目的是清除伤口内的污物及异物，使污染伤口变成清洁伤口（不是无菌伤口）以此预防感染。②清创：清创虽然方法简单，却是预防伤口感染的重要步骤，医务工作者，应该十分认真进行。③组织重建：初次处理手外伤，解剖关系清楚，继发变性症状轻微，不仅手术操作容易，而且效果好，功能恢复快。只要条件允许，应尽可能地进行一期修复损伤组织。④闭合伤口：闭合伤口是预防伤口感染的重要措施，正确无张力的闭合伤口是处理手外伤的关键因素。⑤包扎固定：手部损伤包扎固定很重要。骨关节损伤，手术后应包扎固定在功能位；肌腱、神经损伤修复后应包扎固定于无张力位置。

66. ACDE【解析】影响骨折愈合的因素如下。①全身因素：包括年龄、健康状况、激素的影响、运动和骨折的局部应力状态。②局部因素。a. 骨折损伤程度：一般大骨块缺损的骨折，或者软组织严重损伤，断端血肿较大，骨膜损伤严重，则骨折的愈合速度较慢。如果软组织损伤较轻且血肿较小，或者骨折移位小且骨膜损伤较轻，则骨折愈合得就较快。b. 断端接触面积大小：一般来讲，断端接触面积大者，容易愈合，断端接触面积小者，则愈合较难。c. 断面接触紧密程度：接触越紧密，越容易愈合。d. 骨折的类型：骨松质骨折，由于其接触面大，血运良好，则愈合较快，而骨皮质的愈合过程较复杂，如果整复差，对位不良，固定不合理，则愈合时间较长。e. 特殊暴力。f. 过早活动与负荷：骨折复位后，患者过早从事不合理的活动或患部过早负重，亦不利于骨折愈合。g. 软组织嵌入：如骨折断端间有肌肉、肌腱等软组织嵌入，则使骨折愈合难或不愈合。h. 感染。i. 断端血供：血液供应良好的部位愈合较快，反之，愈合速度缓慢，甚至发生骨折延迟愈合、不愈合或缺血性坏死。j. 病理骨折。③医源性因素：包括治疗不当、过度牵引、固定不当、活动不当、术后感染。

67. BD【解析】为了提高大面积皮肤剥脱伤治疗后的皮肤功能，不宜采用刃厚皮片植皮，全厚皮片不易成活，肌腱外露者必须用有血液循环的深部组织覆盖后植皮。故选 BD。

68. AB【解析】椎体的脱位包括前后脱位与侧方脱位，均适用于Ⅳ度分类：不超过椎体前后或左右径 1/4 者为Ⅰ度，1/4~1/2 为Ⅱ度，1/2~3/4 为Ⅲ度，大于 3/4 为Ⅳ度，完全错开者为完全脱位。

69. ACDE【解析】参见 A1 型题第 188 题解析。

70. ADE【解析】鸭步、跛行，Telescoping 征阳性，Trendelenburg 征阳性为先天性髋脱位脱位期的主要体征。Barlow 试验阳性、Ortolani 试验阳性有先天性髋脱位站立前期的体征。故选 ADE。

71. ACD【解析】O'Donoghue 三联征又称灾难三联征，是由膝内侧副韧带、前交叉韧带和内侧半月板同时受伤引起。

72. AE【解析】尺神经在前臂的肌支支配尺侧腕屈肌，第 3、4 指深屈肌，掌短肌，小指展肌，小指对掌肌，小指屈肌，第 3、4 蚓状肌，骨间肌，拇收肌及拇短屈肌深侧头；尺神经发出的感觉支有：掌皮支，分布小鱼际肌表面的皮肤；背皮支，分布于手背尺侧和小指、无名指尺侧半背面的皮肤；终末浅皮支，分布于手掌尺侧面远端皮肤和小指、无名指尺侧掌面的皮肤。故当肘部尺神经损伤会出现小鱼际肌萎缩、手部尺侧 1 个半手指感觉障碍。故选 AE。

73. BCDE【解析】先天性髋脱位主要病理改变发生在髋臼、股骨头、颈和关节囊四部分。其他均为继发性病变。

74. BCE【解析】股骨转子间骨折，受伤后，转子区出现疼痛，肿胀、淤血斑、下肢活动受限，检查发现转子间压痛，下肢外旋畸形明显，可达 90°，有轴向叩击痛，测量可发现下肢短缩。

75. AC【解析】肱骨中下 1/3 骨折易合并桡神经损伤，只要功能复位对功能无影响，不需要解剖复位，复位后给予石膏、外展架或小夹板外固定。只有手法复位失败或开放骨折或多发骨折及合并神经血管损伤需要手术治疗，可以采用接骨板螺钉、加压接骨板及髓内针固定。

76. DE【解析】骨折段通过复位，恢复了正常解剖关系，对位、对线完全良好，称解剖复位。解剖复位是骨折固定和功能锻炼的良好基础，可使骨折愈合获得满意的生理功能。但不可片面追求解剖复位。因为有些骨折如粉碎性骨折，本身就不具备解剖复位的条件，如果不顾客观困难而一味追求解剖复位，则可能事与愿违。因此，在解剖复位难以达到的情况下，功能复位也是可以接受的。内固定后，骨折断端之间有微动，能刺激骨痂生长，有利于骨折的愈合。功能锻炼是骨折治疗的重要组成部分，是促进骨折愈合防止并发症和及早恢复患肢功能的重要条件。在医务人员的指导下，充分发挥患者的积极性，遵循动静结合、整体和局部结合、主动和被动结合、阶段性和持续性结合的原则，尽早进行功能锻炼及其他康复治疗。

77. ABCD【解析】上颈椎骨折脱位的治疗主要包括寰椎骨折的治疗、寰椎横韧带损伤的治疗、寰枢椎半脱位的治疗以及枢椎骨折的治疗。

78. ABCDE【解析】脊髓损伤的治疗主要包括如下几点。①早期治疗：合适的固定治疗，在搬运过程中避免加重脊髓损伤。②药物治疗。③手术治疗：整复脊柱骨折、脱位，使得脊髓减压，对不稳定脊柱损伤立即行内固定，以此防其移位导致压迫脊髓。④康复治疗和功能锻炼：行电针、按摩、推拿、高压氧舱等促进神经功能恢复。⑤积极预防及治疗并发症。

79. ABCDE【解析】半月板损伤时患者常有股四头肌萎缩，尤其是股内侧肌的萎缩，有“交锁、解锁”症状，关节间隙有压痛，病程较长者可形成创伤性滑膜炎，形成积液。Mc-Murray 征阳性，其中内旋环转为检查外侧半月板损伤，外旋环转为检查内侧半月板损伤。研磨试验阳性提示内侧半月板损伤。

80. ABDE【解析】上肢关节脱位包括：肩锁关节脱位、肩关节脱位、肘关节脱位，以及桡骨头脱位。

81. ABCD【解析】急性前脱位的临床表现为肩部疼痛、畸形、活动受限、患者常以健手扶持患肢前臂、头倾向患侧以缓解疼痛症状。上臂处于轻度外展、外旋、前屈位。肩部失去圆钝平滑的曲线轮廓，形成典型的方肩畸形。患肩呈弹性固定状态位于外展约30°位。试图任何方向的活动都可引起疼痛加重。陈旧性肩脱位的体征基本同新鲜脱位，但肿胀、疼痛较轻，依脱位时间长短和肢体使用情况不同，肩关节可有不同程度的活动范围。肩部肌肉萎缩明显，尤以冈上肌及三角肌为著。

82. ABCDE【解析】胫骨平台骨折的治疗方法包括如下几点。①超关节小夹板固定或长腿石膏固定：适合于无移位的骨折患者。②手法整复及局部外固定：运用于单髁压缩性骨折或压缩粉碎性骨折。③撬拨复位法：常规无菌操作下，用合适的细钢针（一般选用直径2~3mm为宜）撬拨。④持续闭合牵引复位：此法适用于移位严重的粉碎性骨折，尤其是关节面破碎严重无法复位者。⑤切开复位及内固定术：此法适用于单髁或双髁骨折移位严重并合并压缩畸形或手法不能整复的患者。

83. ABCD【解析】距骨颈骨折是临床最常见的距骨骨折类型，且因处于主要滋养血管进入部分，易损伤血供，发生距骨缺血坏死的概率主要受移位和脱位程度的影响。股骨颈骨折后若出现长期血运障碍可导致骨细胞死亡，造成股骨头缺血性坏死，坏死的股骨头可塌陷、碎裂、变形，引起创伤性关节炎，严重影响功能。手舟骨血运来自结节部及腰部，骨折后常影响近端血运，导致延迟连接甚至近端骨坏死。月骨骨折十分少见，这与月骨的解剖特点、位置、功能密切相关。由于约有20%的月骨是单一由掌侧或背侧供血的，这类单侧主干型供血的月骨，易发生骨折后的缺血性坏死。股骨转子间骨折属于关节囊外骨折，很少影响到股骨头血运，因此一般不会导致骨折不愈合和股骨头缺血性坏死。故选ABCD。

84. BCDE【解析】Charcot关节常因关节营养原因，出现关节骨质破坏、脱落，多不伴有疼痛，关节活动范围扩大或异常活动的神经性、创伤性关节炎，常见于脊髓空洞症。故排除A。其余选项均正确。

85. ACDE【解析】发病原因主要考虑坐骨支骨折刺破直肠形成开放性骨折。早期直肠指诊有血是明确诊断的重要手段，及时的清创，修补裂口是预防的关键，若直肠后腹膜撕裂，可进一步发展为腹腔感染。

86. ACDE【解析】跟骨长而略有弓形，与距骨形成距跟关节，跟骨与骰骨形成跟骰关节。跟骨结节关节角（Bohler角）正常呈40°，系跟骨结节与跟骨后关节突的连线与跟骨前后关节连线的夹角。足部的负重点为跟骨、第1跖骨头和第5跖骨头。故B错误。其余选项均正确。

87. BD【解析】指屈肌腱鞘滑车系统是腱纤维鞘在不同部位增厚所形成的一系列不同宽度、厚度和形态的致密结缔组织束，具有约束指屈肌腱、充分发挥其屈指功能的作用。滑车系统由5个环形滑车（分别为A_1、A_2、A_3、A_4、A_5滑车），4个交叉滑车（分别为C_0、C_1、C_2、C_3滑车）和1个掌腱膜滑车（PA滑车）组成，各滑车在手指由近及远排列顺序为：PA、A_1、C_0、A_2、C_1、A_3、C_2、A_4、C_3、A_5。松解屈指肌腱时应尽量保留的滑车是

A_2、A_4。

88. ABC【解析】在 Neer 的四部分骨折分型中，分为外展嵌插型、四部分骨折脱位和真正的四部分骨折。外展嵌插型骨折的特点是，骨折断端由于压缩，肱骨头嵌在大小结节骨折块内，由于胸大肌的牵引，骨干向内侧移位，肱骨头与骨干形成外展的状态。对于这种嵌插骨折特别要引起注意，因为，它通常会演变成真正的四部分骨折。粉碎型和压缩型不是 Neer 分型中四部分骨折的亚型。

89. ABCD【解析】人工肱骨头置换术的适应证：①对新鲜的肱骨头粉碎性骨折和随后发生的骨关节炎者。②肱骨近端三、四部分骨折。③高龄肱骨近端骨折患者。④肱骨上端肿痛（恶性或低度恶性）等。对外展嵌插型骨折的治疗，如果关节的骨折块没有向外侧移位，说明内侧的骨膜组织仍然是完整的，内侧的血供没有受到太大的影响。对这种移位较小的骨折，可以采用保守治疗或切开复位内固定治疗。

90. ABC【解析】导致胫腓骨骨折的损伤形式有 3 种：超越骨自身能力的损伤也就是疲劳性骨折；低能量暴力导致的较稳定的轻度移位骨折；高能量暴力造成的严重软组织损坏、神经及血管损伤、粉碎性骨折、骨缺损，这种高能量暴力通常导致肢体多种组织严重创伤，肢体存活困难。

91. ABCE【解析】锁骨骨折的并发症包括如下五种。①骨折畸形愈合：锁骨骨折因为其特殊的解剖位置，骨折容易移位，骨折移位未复位，或者复位后再移位，都可以导致骨折畸形愈合。②感染：特别是手术的患者，手术时无菌操作观念不强、伤口污染等，都可以导致感染。③骨折不愈合或延迟愈合：多数情况下锁骨骨折均可达到良好愈合，少数情况下，尤其是锁骨粉碎性骨折，可能会造成骨折不愈合或延迟愈合。锁骨骨折后固定不牢靠，或者接骨板薄弱，如果平时活动较大，容易造成骨折端反复错位，或者接骨板断裂，从而导致骨折不愈合。④神经、血管并发症：锁骨骨折后早期并发血管、神经损伤的可能性较低，而晚期则可能由于骨痂的生长，压迫神经、血管，出现这种情况时，常需要手术治疗。⑤创伤性关节炎：锁骨骨折后的创伤性关节炎常发生在锁骨外 1/3 骨折后的肩锁关节，主要是暴力在创伤的瞬间对关节的破坏所致，还有一部分是骨折涉及关节面所引起。

92. AD【解析】股骨干中下段骨折时，受腓肠肌的牵拉远折端向后外下移位。

93. ACD【解析】骨关节炎的主要病变是关节软骨的退行性变和继发性骨质增生，手的远、近指间关节，膝、肘和肩关节，以及脊柱关节容易受累。晨僵不超过半小时，类风湿性因子阴性。X 线片通常显示关节周围骨质增生，关节间隙变窄，软骨下骨质致密，骨小梁断裂，有硬化和囊性变。关节边缘有唇样增生。后期骨端变形，关节面凹凸不平。关节内软骨剥落，骨质碎裂进入关节，形成关节内游离体。骨关节炎目前并没有有效的根治方法，但是可以通过各种干预治疗方法来达到减轻疼痛，保持和改善关节的活动度，以及预防关节功能障碍的目的。应该对患者进行教育，以及指导其锻炼肌肉功能，配合物理及药物治疗，药物治疗以非甾体抗炎药和软骨保护剂为主。严格的保守治疗无效，可以考虑做手术治疗。

94. ABCDE【解析】胫腓骨骨折的外固定架治疗适应证：①Ⅱ或Ⅲ度（Gustilo 分类）开放性骨折损伤。②骨折后需进一步行交腿皮瓣、游离皮瓣和其他重建过程。③骨折伴肢体严重烧伤。④骨折后有严重骨缺损或需维持肢体长度。⑤关节融合。⑥肢体延长。⑦骨折后有或怀疑有或骨折不愈合。

95. ABCDE【解析】胫腓骨骨折的外固定架治疗的优越性：①可以在远离损伤、骨病或畸形的局部固定骨折。②Ⅰ期或Ⅱ期都可较易接近伤口。③对各种骨或软组织损伤，包括多个邻近肢体的固定能显示较大灵活性。④安装外固定架后可进行对骨折固定对位对线、长度及力学特性的调节。⑤可同时和/或随后进行内固定治疗。⑥对邻近关节影响小。⑦可早期使肢体或患者活动，包括完全负重运动。

96. AC【解析】伸直型骨折多为腕关节处于背伸位，手掌着地，前臂旋前时受伤。伤后局部疼痛，肿胀，可出现典型畸形姿势，即侧面看呈餐叉样畸形，正面看呈枪刺刀畸形，检查局部压痛明显，腕关节活动障碍。X 线片可见骨折远端向桡、背侧移位，近端掌侧移位，因此表现出典型的畸形体征，可同时伴有远端尺桡关节脱位。

97. ABCE【解析】胫腓骨开放性骨折治疗应遵循下列 5 项原则：①多次彻底清理创部和充分灌洗以稀释细菌浓度，切除可作为细菌繁殖培养基的坏死组织。②尽量减少进一步地破坏软组织而对骨折进行固定，为软组织修复提供稳定的力学环境。③合理使用抗生素。④尽可能地在 4~7 天以各种方法关闭伤口，皮肤覆盖的完整度对防止细菌污染有重要作用。⑤早期功能恢复以及早期植骨以延长内、外固定物的疲劳寿命。

98. ABCDE【解析】肱骨干骨折的手术适应证包括：开放骨折、合并血管损伤、多段骨折、漂浮肘、双侧肱骨干骨折、病理性骨折及多发性骨折等。

99. ABC【解析】桡骨远端骨折的病理分型如下。①无移位型：裂纹、嵌插、线形骨折。②伸直型：远折端向背桡侧移位，近折端向掌侧移位。可伴随掌成角或嵌插移位。③屈曲型：远折端向掌桡侧移位，近折端则向背侧移位。

100. ABCDE【解析】术前未将股骨头牵引至骨盆水平线以下，术中术式选择有误，髂腰肌等挛缩组织松解不够，前倾角矫正不够或矫正过多，关节囊重叠缝合过松等，均是造成先天性髋脱位手术治疗后再脱位的原因。故选 ABCDE。

101. ACD【解析】截瘫为脊髓受损，受损平面以下出现的瘫痪。颈椎骨折脱位伤及颈髓造成高位截瘫，可因呼吸肌麻痹，呼吸表浅，咳嗽无力，呼吸道分泌物不易排出而发生呼吸道感染；膀胱瘫痪尿潴留，需长期留置导尿管而易发生尿路感染和结石；截瘫平面以下皮肤失去感觉，长期卧床骨突处皮肤长期受压而易发生压疮；脊髓受伤后，自主神经系统功能紊乱，受伤平面以下皮肤不能出汗，对气温的变化丧失了调节能力，可产生高热达 40° 以上，但发热只是一种症状，不是并发症。截瘫一般不直接累及心血管系统。

102. ABCDE【解析】年轻人中股骨颈骨折发生率较低。年轻人骨骼最为致密，导致骨折的暴力必然很大，因此损伤更为严重。年轻人股骨颈骨折有以下几个特点：①骨密度正常。②创伤机制多为高能量暴力。③骨折不愈合率及股骨头缺血性坏死率均高于老年人股骨颈骨折。④股骨头缺血性坏死改变后多伴随有明显症状。⑤人工关节置换术效果不佳。

五、案例分析题

1. E【解析】肱骨头骨折多由强大的直接暴力所致，经过轴向暴力的挤压和扭转，则可发生肱骨头骨折（排除A）。肩关节不稳表现为肩部钝痛，在运动或负重时加重，关节失稳及弹响感（排除B）。肩峰撞击综合征以中老年人多见，部分患者有肩部外伤史，相当多的患者与长期过度使用肩关节有关。患者常感肩前方慢性钝痛，肩关节伸展和内旋动作时疼痛加重，并且夜间疼痛较为显著（排除C）。肩关节游离体常发生于老年人。主要表现为肩关节的剧烈疼痛，发展急骤，伴有肩关节活动受限（排除D）。创伤性关节炎是由创伤引起的以关节软骨的退行性病变和继发的软骨增生、骨化为主要病理变化，以关节疼痛、活动功能障碍为主要临床表现的一种疾病。多发于创伤后、承重失衡及活动负重过度的关节，膝关节和踝关节比较常见（排除F）。肩袖损伤的典型症状是肩关节疼痛、肩关节功能障碍（患肢不能上举或外展、上举无力，严重者有肩部不稳感）、肌肉萎缩（发病时间长者可以出现冈上肌、冈下肌和三角肌萎缩）。好发于运动员，特别是踢足球、打篮球等存在高速度身体撞击的运动的体育运动员。故选E。

2. H【解析】肩袖又被称为肌腱袖，由冈上肌、冈下肌、小圆肌及肩胛下肌组成，对肩关节的稳定和活动起关键作用。故选H。

3. BCDE【解析】肩袖损伤的手术治疗方法有如下四种。①单纯肩袖修补术：用于小的撕裂，且不伴有其他病理改变及撞击征者。肩袖缝合方法目前常用的有常规的冈上肌缝合法和锚钉固定缝合法。②McLuahing法：是目前常用的方法之一，是在肱骨大结节上方使肌腱与骨固定或以肩袖残端埋入解剖颈骨槽内并固定。③肩袖手术同时行肩峰成形术：此法由Neer提出并用于伴有肩峰撞击综合征者，包括切除喙肩韧带、增厚的肩峰下滑囊、肩峰前下部分，直到臂在上举外展时不发生撞击为止。④关节镜下手术：关节镜可对盂肱关节腔进行全方位检查，对病变原因、病理变化作出较全面、客观、准确的评估；关节镜下可行肩袖残端清理术、滑膜切除术、肩袖修补术、肱二头肌长头切断术等，疗效可靠、软组织损伤较小、术后疼痛较轻，可以更早进行功能锻炼，但缺点是不适用于大型撕裂者，操作困难，需要相当多的经验。

4. B【解析】肩关节盂下有腋神经（外侧束、内侧束、后侧束）走行，故肩关节下脱位时，损伤概率最高的神经是腋神经。

5. AC【解析】对于骨折脱位可能有神经压迫者，应尽量尽早解除神经压迫症状，否则神经受损恢复将较为困难。故选AC。

6. AD【解析】由影像可见为肩关节前脱位，肩关节大结节部位可见骨折块移位，故诊断为肩关节前脱位和肱骨大结节骨折。故选AD。

7. ACDE【解析】肩关节内部软组织、骨折块等填塞都会导致肩关节脱位复位困难，肩关节粘连不影响肩关节内部腔，故不会影响到肩关节复位。故选 ACDE。

8. ABCE【解析】肩关节复位，但是其软组织已经撕裂，故必须制动而使其愈合，为防止肩关节再次脱位，使肩关节处于内收、内旋位。综合考虑，选择 ABCE。

9. ABCDE【解析】肩关节由肩胛骨关节盂和肱骨头构成，为球窝关节。肩胛骨关节盂小而浅，肱骨头呈半球形，其表面积为肩胛骨关节盂的 4 倍，肩胛骨关节盂小，肱骨头大，肩关节囊薄弱松弛，前方缺乏韧带和肌肉覆盖，故肩关节活动范围大，稳定性差，易发生脱位。外伤后导致肩关节结构改变也是肩关节脱位的主要原因。故选 ABCDE。

10. C【解析】根据患者年龄及症状、体征可诊断为寰枢椎半脱位。

11. E【解析】患者寰枢椎半脱位，颅底侧位 X 线片及张口正位 X 线片能清楚显示齿状凸两侧明显不对称，当需要进一步检查时行 CT 或 MRI 检查。故选 E。

12. E【解析】寰枢椎半脱位时应采取卧床颏枕带持续牵引，患者有咽部感染病史，故应配合抗生素治疗。故选 E。

13. C【解析】小儿桡骨头未发育完全，桡骨颈部环状韧带薄弱，当受到牵拉时，容易发生桡骨头半脱位。故选 C。

14. D【解析】根据患者年龄、受伤原因，以及患者“拒绝使用右上肢”，可诊断为小儿桡骨头半脱位。

15. A【解析】由于小儿的环状韧带比较松弛，小儿桡骨头半脱位一般不会引起损伤，故一般复位后不需要固定。故选 A。

16. B【解析】小儿容易发生桡骨头半脱位的原因是小儿肱桡关节发育尚不完善，桡骨头较小，包绕于桡骨颈的环状韧带松弛薄弱。故选 B。

17. C【解析】Garden 分型：Ⅰ型为不完全骨折。Ⅱ型为完全骨折但无移位。Ⅲ型为骨折有部分移位，股骨头外展，股骨颈段轻度外旋及上移。Ⅳ型为骨折完全移位，股骨颈段明显外旋和上移。故选 C。

18. C【解析】Garden 对线指数：Ⅰ级为正位 160°、侧位 180°；Ⅱ级为正位 155°、侧位 180°；Ⅲ级为正位 <150°、侧位 >180°；Ⅳ级为正位 150°、侧位 >180°。故选 C。

19. AD【解析】根据题干，“骨折线清晰”说明骨折未愈合，“左侧股骨头变扁，密度不均”说明股骨头出现缺血性坏死。故选 AD。

20. CDF【解析】根据患者情况，可有两种治疗方法：第一，保守治疗，给予患者口服促进骨代谢的药物，适当锻炼，注意休息，观察患者骨折是否能够生长；第二，给予患者全髋关节置换手术。故选 CDF。

21. F【解析】由患者外伤后出现“右下肢短缩、屈曲，内收、内旋畸形，手法复位后畸形矫正，髋关节活动恢复正常”可诊断为髋关节后脱位；由“右股后侧及右小腿后外侧有麻木感，膝以下感觉迟钝，小腿和足部肌力Ⅲ级”可诊断为坐骨神经损伤；由“X 线片显示右髋臼后上缘有 1cm × 2cm 骨块，无移位”可诊断为髋臼骨折。故选 F。

22. B【解析】患者髋关节后脱位，故给予麻醉下闭合复位，患者髋臼后上缘不是主要承重部位，而且骨折块较小，无移位，故可采用牵引治疗，因患者存在骨折，牵引时间较长（骨折去除外固定时间为 4~8 周），故应选择骨牵引。故选 B。

23. E【解析】神经解除压迫后，一般 1 个月左右就应该有一定的变化，此患者 2 个月仍然无任何恢复，故应给予手术探查坐骨神经。故选 E。

24. DF【解析】由“下肢缩短，外旋畸形”可排除 B、C，左髋关节前脱位应有腹股沟肿胀，故排除 A，患者为髋剧痛，没有大腿疼痛，故排除 E。故选 DF。

25. AF【解析】根据“左股骨颈基底骨折，断端无明显移位，测 Pauwels 角 $<30°$”可知，患者骨折为相对稳定性骨折，加之患者心肺功能较差，不一定能承受手术创伤。故选 AF。

26. BE【解析】股骨颈骨折很可能破坏股骨头血液、股骨颈部供应，故无论手术还是保守治疗均不能修复其血液供应，容易导致股骨头缺血性坏死、骨折不愈合。故选 BE。

27. E【解析】根据患者受伤原因及疼痛部位，可知患者为髌骨上部损伤，为确定是否为股四头肌肌腱断裂，应行直抬腿高试验。故选 E。

28. C【解析】X 线检查发现骨质未见异常，说明无髌骨骨折，又有“髌腱有弯曲、松弛现象”，说明股四头肌的牵拉力不够或消失。故最可能的诊断为股四头肌肌腱断裂。

29. E【解析】根据患者症状，可诊断患者为股四头肌肌腱断裂，故应给予急诊手术治疗。故选 E。

30. D【解析】由“髌骨下移，屈曲时髌骨上极有凹陷，可以摸到股骨滑车软骨面”可诊断患者为股四头肌肌腱完全断裂，加之患者受伤已经达 1 年，为陈旧性损伤。故选 D。

31. B【解析】根据“右膝突然减速，造成外翻、外旋损伤”可考虑患者为内侧副韧带或前交叉韧带损伤，由“受伤时曾听到破裂声，膝立即感到无力”可诊断患者为前交叉韧带损伤。

32. ACDE【解析】X 线对软组织不能成像，故 A 正确；侧方应力试验主要用于检查内外侧副韧带的损伤，故前交叉韧带损伤时可为阴性，故 B 错误；膝关节的轴移试验是检查膝关节前交叉韧带损伤准确率高达 99% 的试验，故 C 正确；患者前交叉韧带损伤，前抽屉试验（+），Lachman 试验（+），故 D、E 正确。

33. E【解析】膝关节镜是诊断与治疗膝关节交叉韧带损伤的最准确的检查方法，故选 E。

34. B【解析】对急性前交叉韧带撕裂，单纯韧带修复后，可能会因为韧带力量不够而再次断裂，故韧带修复同时给予肌腱转移。故选 B。

35. D【解析】前交叉韧带断裂，会导致前外侧旋转不稳定，膝关节出现重力轴随着膝关节的屈伸而改变的现象，治疗目的应是消除轴移现象，故选 D。

36. ABD【解析】患者入院时有休克表现，骨盆挤压分离试验（+），高度怀疑骨盆骨折并发失血性休克，所以应进行血常规检查和骨盆 X 线检查。因骨盆骨折可能导致膀胱或尿道损伤，故应进行诊断性导尿和尿常规检查。骨盆 MRI、SEP 和 DSA 都不是首先重点考虑的检查项目。故选 ABD。

37. CE【解析】患者骨盆前后环均完全断裂，右侧骨盆向上移位 2cm，说明骨盆横向和直向均不稳定，属于 Tile C 型骨盆骨折。另外，失血性休克是严重骨盆骨折的并发症，从患者的血压、心率、口唇色泽、神志等综合判断，均符合中度休克的诊断。故选 CE。

38. ABDG【解析】重度骨盆骨折应进入 ICU 监护治疗。血压经大量输血和补液仍未好转，说明仍在继续失血，此时应紧急进行动脉造影并进行单侧或双侧髂内动脉栓塞止血。骨盆骨折禁止打开腹膜后间隙止血。不稳定骨盆骨折主张手术复位和内固定，但在血压不稳定的情况下手术是危险的，骨盆外固定支架可在局部麻醉下操作，可以简便、快速地稳定骨盆环，减少骨盆容积，对控制出血有利。故选 ABDG。

39. B【解析】患者有氟喹诺酮类药物应用史，加上患者"MRI 显示跟腱内高信号，局部增粗呈梭形，跟骨结构正常"可诊断为跟腱腱病。故选 B。

40. E【解析】患者跟腱腱病尚可，可暂行保守治疗，排除 A；高强度的运动会增加患者病情，排除 B；复方倍他米松局部封闭，可能会导致跟腱韧性降低，排除 C；非甾体抗炎药可起到镇痛作用，但对本病效果不明显，排除 D。故选 E。

41. D【解析】由"踢球时扭伤膝关节，右膝关节疼痛、无力"可知患者为膝关节损伤，"关节交锁、弹响"为半月板损伤的特征性表现，故可诊断为膝关节半月板损伤。

42. A【解析】患者"右膝轻度肿胀，内侧关节间隙压痛（+）"可知患者为内侧半月板损伤或为内侧副韧带损伤，由"侧方应力试验（-），抽屉试验（-）"可排除内侧副韧带损伤，由"麦氏征（+），过伸试验（+）"可知患者为内侧半月板前角损伤。故选 A。

43. E【解析】因膝关节镜可以直接看到膝关节内部结构，故诊断最为准确，现阶段对半月板损伤的修复，膝关节镜是最合理的方法。故选 E。

44. ABCDE【解析】左肘关节畸形、活动受限、障碍、肘后三角形骨性结构改变，为左肘关节脱位表现。根据外伤史，伤后左肘部疼痛、肿胀明显，可知有左肱骨骨折，故 BCDE 均有可能。故选 ABCDE。

45. E【解析】肘关节脱位的分型：肘关节后脱位，肘关节前脱位，肘关节尺侧脱位，肘关节桡侧脱位，肘关节分裂脱位。故选 E。

46. C【解析】一般软组织修复需要 3 周时间，故肘关节脱位复位后需要固定 3 周，以利于软组织恢复，故选 C。

47. E【解析】肘关节脱位手术治疗的适应证：闭合复位失败或不适于闭合复位者；肘关节脱位合并尺骨鹰嘴骨折或肱骨内上髁撕脱骨折或神经、血管损伤；超过 3 周的陈旧性肘关节脱位，不宜试行闭合复位者；某些习惯性肘关节脱位。故选 E。

48. A【解析】桡骨头为粉碎性骨折，可能会导致肘关节疼痛、活动严重受限。故为改善上述症状应给予切除桡骨头；给予肘关节复位及外固定3周，以使软组织修复。故选A。

49. D【解析】患者手部绞割伤较重，故必须给予患者彻底清创，肌腱修复，尤其是左手中、环、小指，不仅存在粉碎性骨折，而且已经出现了感觉、运动丧失，指远端毛细血管不充盈，再结合中、环、小指在手的功能上占有比例较小，患者年龄较大，故给予中、环、小指截指。术后行石膏固定以利于骨折恢复。故选D。

50. A【解析】青年患者对手部的要求较高，需要尽量保留手指，而且青年恢复较快，故当左手掌指关节平面不完全性断离时，可以给予患者彻底清创后，行左示、中、环及小指断指再植。

51. ABCD【解析】正常情况下，发生手指离断后，首先找到断指，然后用塑料袋，或者无菌或清洁敷料包扎好，放入4℃左右的环境中，不能放入过冷的环境中，也不能将断指放入液体浸泡。故E错误，ABCD正确。

52. A【解析】根据患肢中、环、小指近节指骨基部粉碎性骨折，关节面破坏，可知患者损伤平面已达到末节基底部水平。

53. A【解析】患者年龄较大，体质差，经常合并有慢性器质性疾病，对长时间手术耐受差，断指再植后并发症多。故选A。

54. C【解析】根据患者疼痛部位，并可局部扪及一痛性小结节，有“弹响”，符合指屈肌腱狭窄性腱鞘炎表现，故选C。

55. BCDE【解析】指屈肌腱狭窄性腱鞘炎是一种常见的腱鞘疾病。保守治疗：减少活动，热敷，长效激素鞘管内注射有较好的疗效；如保守治疗无效，可考虑行腱鞘切除术。本病治疗是减少活动，不是静止不动。故选BCDE。

56. B【解析】指屈肌腱狭窄性腱鞘炎发生在拇指或手指的指屈肌腱称为扳机指。

57. C【解析】从短缩畸形可以判断尺桡骨骨折。患者X线检查显示尺桡骨骨折，近折端平行排列，而远折端则桡骨重叠于尺骨之上。故选C。

58. D【解析】前臂骨折，为直接暴力所致，骨折在同一水平，当骨折在旋后肌止点与旋前圆肌止点之间时，旋后肌近端桡骨后旋，与近端尺骨平行排列，而旋前圆肌使远端桡骨旋前而重叠于远端尺骨之上。故选D。

59. C【解析】感觉前臂剧痛，手指麻木、肿胀、活动不灵活等是手指缺血的临床表现。故选C。

60. B【解析】开放性骨折伤后出现体温升高，白细胞计数升高及伤口脓性分泌物，应首先考虑伤口感染。故选B。

61. B【解析】正中神经在臂部沿肱二头肌内行走，降至肘窝后，穿旋前圆肌二头之间，损伤后可导致拇对掌受限，拇指处于手掌桡侧，不能掌侧外展以完成对掌及对指并存在大鱼际肌萎缩，称为猿手畸形。根据患者损伤部位及患者的“猿手畸形”，故选B。

62. D【解析】正中神经损伤后可导致拇对掌受限，拇指处于手掌桡侧，不能掌侧外展以完成对掌及对指并存在大鱼际肌萎缩，称为猿手畸形。故选 D。

63. A【解析】患者为锐器刺伤，最有可能造成患者神经断裂损伤，故应该给予患者手术探查修补。故选 A。

64. E【解析】患者在重物砸到肩关节后，不仅出现了肩关节无法抬举，还出现了肘关节屈曲障碍的情况，而软组织损伤、肩关节骨折、肩关节脱位、肩关节脱位 + 肘关节脱位均不会出现肘关节屈曲障碍表现。故选 E。

65. A【解析】根据患者出现了肩关节、肘关节的活动障碍，而无局部疼痛，被动活动症状，且肘关节、肩关节运动肌主要由臂丛神经上干支配。结合影像学检查结果，故选 A。

66. B【解析】三角肌、冈上肌、肱二头肌及肱肌的神经支配来源于臂丛神经上干。故选 B。

67. B【解析】患者臂丛神经连续性完好，却有神经周围瘢痕组织形成，故可能为瘢痕组织压迫神经而引发的症状。此时的处理原则是去除神经周围粘连压迫因素，做神经松解术。故选 B。

68. D【解析】患者小指不能外展，而小指外展肌为尺神经支配。故选 D。

69. B【解析】患者损伤在 8 小时以内，且伤口早期已采取防治感染的措施，宜一期清创并探查修复神经。故选 B。

70. A【解析】根据患者为长跑运动员，疼痛部位及对患者检查出现的“跟腱梭形增粗伴有压痛，前足呈下垂位”表现，判断患者最有可能为跟腱挛缩。

71. B【解析】局部疼痛加重可能是患者发生肌肉挛缩后局部牵拉而导致的无菌性炎症所引起。对于无菌性炎症，最快、最有效的方法为局部封闭治疗。

72. E【解析】保守治疗适用于年老体弱或麻醉风险高的患者，对于运动员等对功能恢复要求高的患者，保守治疗应慎重，因保守治疗后跟腱再断裂的发生率较高，故应采取手术治疗。故选 E。

73. E【解析】跟腱断裂后固定时间与骨折固定时间一致，即需要石膏固定 6 周，拆除石膏后再给予患者物理治疗，以加快恢复。故选 E。

74. BDEF【解析】根据患者症状可判断患者为剧烈运动导致的跟腱断裂，跟腱断裂后可出现跟腱局部肿胀，但不会导致小腿明显肿胀，故排除 A；可出现局部跟腱外形消失，触摸空虚感，故 B 正确；Cotton 试验阳性主要用于检查下胫腓骨是否存在损伤，故排除 C；Thompson 试验用于检查跟腱是否存在断裂，故 D 正确；当跟腱断裂后会出现右足跖屈肌力减弱，不能单足提踵，故 EF 正确。故选 BDEF。

75. B【解析】MRI 检查对肌腱、韧带、半月板等软组织显示比较清楚，故 MRI 检查基本能诊断。

76. ABCDEF【解析】跟腱断裂手术治疗可选择小腿后正中偏内侧纵切口或小腿后正中偏外侧纵切口，术中观察跟腱断裂程度，如损伤较轻可踝关节跖屈 30°时直接编织缝合；如损伤较重可行筋膜修复术。为了防止跟腱缝合后跟腱过短，应在缝合后做捏小腿三头肌试验，与健侧对比，两侧相同为松紧合适。手术后为使肌腱愈合，患者应踝关节跖屈30°，膝关节屈曲135°，长腿石膏固定3周后改用短腿石膏固定，6周后去除固定。故选ABCDEF。

膝内翻

化脓性关节炎

骨与关节结核

第九章 关 节 病

踝关节韧带损伤

髋关节结核

一 A1 型题

1. 关于踝外侧副韧带损伤的现场急救，处理不正确的是
   A. 立即压迫痛点止血　　B. 热敷
   C. 关节穿刺抽积血　　D. 加压包扎
   E. 妥善固定
2. 对踝关节扭伤的分类，下列不属于按受伤机制分类的是
   A. 旋后伤　　B. 外旋伤
   C. 单纯伤　　D. 内翻伤
   E. 外翻伤
3. 髋关节结核多见于
   A. 儿童和青少年　　B. 中年人
   C. 老年人　　D. 成年女性
   E. 成年男性
4. 急性血源性骨髓炎好发于
   A. 关节　　B. 长骨干骺端
   C. 骨干　　D. 骨膜下
   E. 肌肉间隙
5. （　　）是髋关节病变最为常用的检查方法，是诊断髋关节结核最常用和首选检查方法
   A. 超声检查　　B. X 线检查
   C. 放射性核素骨显像　　D. 磁共振成像
   E. CT 检查
6. 哪支动脉损伤最易引起股骨头缺血性坏死
   A. 旋股内侧动脉　　B. 腹壁下动脉
   C. 旋股外侧动脉　　D. 股骨干滋养动脉升支
   E. 股圆韧带内的小凹动脉
7. （　　）是骨折移位和关节软骨骨折的晚期并发症
   A. 风湿性关节炎　　B. 关节结核

C. 创伤性关节炎
D. 急性血源性骨髓炎
E. 急性化脓性骨髓炎

8. （　　）常发生于负重关节如膝关节和髋关节
A. 风湿性关节炎
B. 关节结核
C. 创伤性关节炎
D. 急性血源性骨髓炎
E. 急性化脓性骨髓炎

9. 原发性骨关节炎大多常见于（　　）以上的肥胖患者，伴随着年龄增长，包括软骨下骨、半月板、韧带在内的结缔组织发生不同程度的退行性病变及磨损
A. 10 岁
B. 20 岁
C. 30 岁
D. 40 岁
E. 50 岁

10. （　　）是一种病因尚未明确的慢性全身性炎症性疾病，以慢性、对称性、多滑膜关节炎和关节外病变是主要临床表现，属于自身免疫性疾病
A. 类风湿关节炎
B. 髋关节结核
C. 骨关节炎
D. 膝关节结核
E. 化脓性关节炎

11. 关于腰椎的骨性解剖，描述不正确的是
A. 在所有脊椎骨中，腰椎体积最大，上下扁平
B. 自腰椎椎体前缘高度逐渐递减，后缘高度逐渐递增，参与形成腰椎生理性前凸
C. 椎板较厚，并略向后下倾斜，因此椎管在下部比上部大
D. 椎弓根呈椭圆或扁圆形，后端致密，为最大负荷区
E. 神经根管内宽外窄，是神经根最易受卡压的部位

12. （　　）通常为多关节发病，手足小关节受累
A. 急性血源性骨髓炎
B. 关节结核
C. 创伤性关节炎
D. 类风湿关节炎
E. 风湿性关节炎

13. （　　）一般起病较急，通常伴随有髋关节剧烈疼痛、寒战、高热，患侧下肢呈外展、外旋畸形，白细胞计数增多
A. 髋关节结核
B. 化脓性关节炎
C. 膝关节结核
D. 创伤性关节炎
E. 类风湿关节炎

14. 全身骨关节结核中发病率最高的是
A. 髋关节结核
B. 膝关节结核
C. 脊柱结核
D. 肘关节结核

E. 肩关节结核

15. 对全关节结核说法正确的是

A. 关节疼痛严重　　B. 关节内积液增多

C. 红细胞沉降率明显增快　　D. X 线片可见骨质破坏

E. 病变累及骨、软骨及滑膜

16. 创伤性关节炎的手术治疗中，（　　）适用于关节内有边缘骨刺比较明显的游离体，但关节负重面尚完整的患者

A. 关节清理术　　B. 截骨术

C. 闭孔神经切除术　　D. 关节融合术

E. 关节成形术

17. 创伤性关节炎的手术治疗中，（　　）适用于明显的膝内、外翻和骨折明显成角畸形愈合者，通过截骨可以减少骨内压力，矫正重力线，并使比较完整的关节面承担更多的体重负荷

A. 关节清理术　　B. 截骨术

C. 闭孔神经切除术　　D. 关节融合术

E. 关节成形术

18. 创伤性关节炎的手术治疗中，（　　）适用于单发的下肢负重关节、关节破坏严重而又比较年轻需要从事行走或站立工作的患者

A. 关节清理术　　B. 截骨术

C. 闭孔神经切除术　　D. 关节融合术

E. 关节成形术

19. 创伤性关节炎的手术治疗中，（　　）适用于疼痛严重、关节破坏严重的老年人

A. 关节清理术　　B. 截骨术

C. 闭孔神经切除术　　D. 关节融合术

E. 关节成形术

20. （　　）以上儿童较明显的膝外翻畸形不可能自行矫正，应考虑手术治疗

A. 3 岁　　B. 5 岁

C. 7 岁　　D. 8 岁

E. 10 岁

21. 引起类风湿关节炎关节强直的主要原因是

A. 软骨被破坏　　B. 肌肉萎缩，关节挛缩

C. 关节面上形成纤维性粘连　　D. 关节长期固定于屈曲位

E. 瘢痕组织增生

22. 女性，32 岁。以往有肺结核史，近 1 个月来腰背痛，伴低热，盗汗，体格检查：胸 11～

12 棘突明显压痛。问该患者可能的诊断考虑是

A. 化脓性脊椎炎
B. 强直性脊柱
C. 椎体肿瘤
D. 脊柱结核
E. 胸椎间盘脱出

23. 骨关节炎最常累及的关节是

A. 腕关节，踝关节，远指间关节
B. 膝关节，肩关节，近指间关节
C. 腕关节，肘关节，近指间关节
D. 膝关节，髋关节，远指间关节
E. 掌指关节，远指间关节，近指间关节

24. （　　）以下小儿除非膝外翻畸形特别严重或有特殊病因需要处理者外，一般无须治疗

A. 3 岁
B. 5 岁
C. 7 岁
D. 8 岁
E. 10 岁

25. 先天性髋关节脱位的病理改变发生部位主要在

A. 髋部的肌肉、韧带
B. 髋臼、股骨头、颈和关节囊
C. 髋部的神经、血管
D. 骨盆
E. 脊柱

26. 婴儿期先天性髋关节脱位的典型体征是

A. 鸭步
B. 摇摆式跛行
C. 屈髋畸形
D. 弹跳征（Ortolani）阳性
E. 单腿站立试验阳性

27. （　　）的病因主要有日光照射不足，含维生素 D 食物摄入不足、生长速度过快，以及胃肠和肝、肾疾病

A. 佝偻病
B. 原发性甲状旁腺功能亢进性骨病
C. 骨质软化症
D. 氟骨病
E. 平足症

28. 关于平足症的病因，下列说法不正确的是

A. 足骨结构畸形，如足舟骨结节过大、跗骨桥、副舟骨、第 1 跖骨过短等
B. 韧带或肌肉发育异常
C. 外伤造成骨及软组织畸形
D. 跗骨化脓性感染导致骨破坏
E. 足内在肌失去功能，使足伸肌和屈肌挛缩所致

29. 肩关节周围炎的临床特点为

A. 活动时疼痛，功能受限
B. 活动时无痛，功能受限
C. 活动时疼痛，功能无受限
D. 静息时无痛，功能受限

E. 静息时疼痛，功能受限

30. 早期骨关节结核首先应采用的治疗措施是

A. 积极进行功能锻炼以防关节强直　B. 尽早手术清除病灶

C. 绝对卧床休息　D. 物理治疗促进病灶吸收

E. 抗结核药治疗，充分休息加强营养

31. 化脓性膝关节炎重要的治疗方法是

A. 全身支持治疗　B. 局部固定

C. 关节腔灌洗引流　D. 关节穿刺注入抗生素

E. 全身抗生素治疗

32. 肩关节周围炎的主要表现特点是

A. 多见于中年人，女性发病率高于男性

B. 早期肩关节呈阵发性疼痛，以后逐渐发展为持续性疼痛，逐渐加重，昼轻夜重

C. 肩关节向各方向活动均可受限，以外展，上举、内旋、外旋更为明显

D. 三角肌、冈上肌等肩关节周围肌内早期可出现痉挛，晚期可发生失用性肌萎缩

E. 以上都是

33. 先天性肌性斜颈是指

A. 一侧胸锁乳突肌挛缩　B. 一侧斜方肌纤维断裂

C. 颈部和头面部向健侧偏斜　D. 颈部偏向健侧，头面部偏向患侧

E. 由于颈椎侧弯引起

34. 关于高弓足的病因，下列说法正确的是

A. 外伤造成骨及软组织畸形　B. 腓肠肌瘫痪时出现继发性高弓足

C. 韧带或肌肉发育异常　D. 高跟鞋穿用过久

E. 跗骨化脓性感染导致骨破坏

35. 在骨髓炎早期（　　）即可显示病变部位骨内和骨外的变化，包括病变部位的骨髓破坏、骨膜反应等

A. X 线检查　B. B 超

C. CT 检查　D. 磁共振成像

E. 放射性核素骨显像

36. 急性化脓性骨髓炎的辅助检查中，（　　）可清楚显示髓内及软组织脓肿内气体，可以更早期显示骨质破坏，特别是一些解剖特殊部位：例如骨盆、下颌骨、脊柱、锁骨等应用更多

A. X 线检查　B. B 超

C. CT 检查　D. 磁共振成像

E. 放射性核素骨显像

37. 急性化脓性骨髓炎的辅助检查中，（　　）虽然不能穿过骨骼，但是能够检测到早期软组织的改变，可以弥补X线检查对软组织病变不易显示的不足

A. 关节穿刺
B. B超
C. CT检查
D. 磁共振成像
E. 放射核素骨显像

38. （　　）主要病变及压痛感在干骺端，不在关节处。关节活动早期影响不大。关节液穿刺和分层穿刺可以明确诊断

A. 急性血源性骨髓炎
B. 关节结核
C. 风湿性关节炎
D. 创伤性关节炎
E. 强直性脊柱炎

39. 以下哪项不是先天性肌性斜颈的病因

A. 臀产位，产伤
B. 子宫内、外感染
C. 胸锁乳突肌血肿形成
D. 动脉血栓
E. 药物

40. 先天性髋关节脱位的病理改变不常见于

A. 髋臼
B. 股骨头
C. 股骨颈
D. 关节囊
E. 臀部神经

41. 婴儿先天性斜颈的主要体征是

A. 颈部疼痛、活动受限
B. 颈部淋巴结肿大、压痛
C. 除头颈向一侧斜外，并有歪嘴、斜眼等体征
D. 患侧胸锁乳突肌内可摸到梭形、质硬且较固定的肿块
E. X线片可见颈椎骨骼异常

42. 最常发生先天性脱位的关节是

A. 肩锁关节
B. 踝关节
C. 髋关节
D. 肩关节
E. 上尺桡关节

43. 有关原发性（姿态性）脊柱侧凸，下列说法不正确是

A. 多发生在胸段或胸腰段，脊柱多凸向右侧
B. 多发生于儿童及青少年，女性较多见
C. 占脊柱侧凸畸形的80%
D. 在原发性曲度上下可发生代偿性次发曲度
E. 脊柱除侧凸外，不会同时有纵轴旋转

44. 特发性脊柱侧凸，其发展速度加快的年龄在

A. 41~47 岁　　B. 31~37 岁

C. 21~27 岁　　D. 11~17 岁

E. 1~7 岁

45. 特发性脊柱侧凸的病因是

A. 椎体发育畸形，楔形椎体或半椎体

B. 尚不清，可能与营养缺乏、生长失调、肌力不平衡有关

C. 椎间盘退行性病变及膨出

D. 神经纤维瘤病

E. 脊柱骨折及脱位畸形愈合

46. 原发性功能性脊柱侧凸有

A. 无原发性曲度

B. 功能性脊柱侧凸不能发展为结构性脊柱侧凸

C. 有代偿性次发曲度

D. 有明显的结构改变

E. 以上都不是

47. (　　) 是一种原因未明的血清阴性反应的结缔组织疾病

A. 类风湿关节炎　　B. 创伤性关节炎

C. 手指关节炎　　D. 强直性脊柱炎

E. 急性血源性骨髓炎

48. 狭窄性腱鞘炎最常发生的部位是

A. 拇指　　B. 示指

C. 中指　　D. 环指

E. 小指

49. 骨与关节结核不适合手术治疗的情况是

A. 有明显死骨及脓肿　　B. 经久不愈的窦道

C. 早期全关节结核，为抢救关节功能　　D. 脊椎结核并截瘫

E. 全身中毒症状严重、衰弱、重度贫血

50. 腰椎间盘突出症引起坐骨神经痛，向下肢放射的典型部位

A. 髂部以下整个腿痛　　B. 大腿后侧与小腿内侧痛

C. 大腿前侧，小腿内侧与足背内侧痛　　D. 大腿后侧，小腿外侧与足背外侧痛

E. 小腿后侧与足底部痛

51. 骨关节结核在某些部位好发，其原因中不包括

A. 该部位负重大　　B. 该部位活动多

C. 该部位易于遭受慢性或积累性劳损　D. 该部位肌肉附着少
E. 该部位血运丰富

52. 骨关节结核的临床表现，下列错误的是
A. 低热、盗汗　B. 局部肿痛
C. 红细胞沉降率增快　D. 多为多发
E. 寒性脓肿

53. 患者右小腿反复肿胀，发热，X 线检查如右图所示，考虑为慢性化脓性骨髓炎。下列描述错误的是

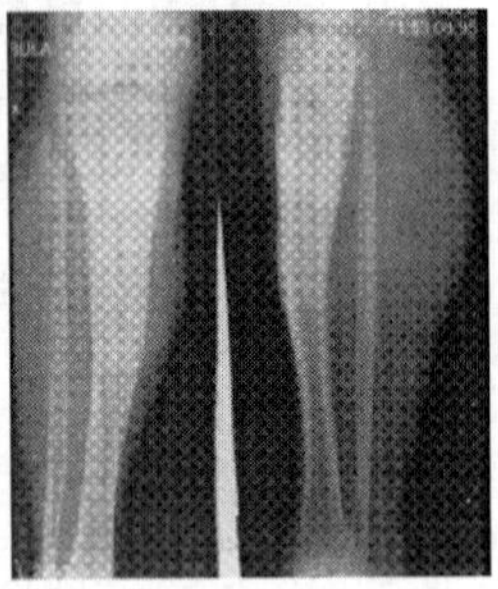

A. 可见泥沙样死骨
B. 骨髓腔变窄，消失
C. 骨干增粗，变形
D. 骨质以增生硬化为主
E. 以上都是

54. 急性骨髓炎转为慢性骨髓炎的主要原因是
A. 机体抵抗力低　B. 细菌数量多，毒力强
C. 治疗不及时和不恰当　D. 局部血运不好
E. 肢体活动过早

55. 膝关节滑膜结核的 X 线片表现不正确的是
A. 关节肿胀，关节骨端骨质疏松
B. 关节边缘非持重面相对局限骨质破坏
C. 关节间隙狭窄则较早
D. 骨质破坏较广泛时合并发生关节脱位
E. 愈合后关节多为纤维性强直

56. 先天性高肩胛症患者，若畸形严重，肩活动受限，可行手术治疗，最合适的手术时机是
A. 1~2 岁　B. 1~3 岁
C. 3~7 岁　D. 8~9 岁
E. 10~12 岁

57. 与强直性脊柱炎不同的是，骨关节结核
A. 多发于男性青壮年　B. 常为对称性
C. 活动时症状可减轻　D. 多为单发
E. 多起始于骶髂关节

58. 骨关节结核与化脓性关节炎的鉴别点是
A. 化脓性关节炎好发于小关节
B. 关节穿刺液细菌学检查可鉴别

C. 化脓性关节炎多高热而骨结核多低热

D. 化脓性关节炎多为多发

E. 化脓性关节炎常为对称性

59. 有助于骨关节结核与化脓性骨髓炎的鉴别是

A. 细菌学检查及病理学检查

B. 化脓性骨髓炎好发于干骺端

C. 化脓性骨髓炎多高热，而骨结核多低热

D. 化脓性关节炎多为多发

E. 化脓性关节炎常为对称性

60. 成人脊椎结核和椎体肿瘤 X 线检查的主要鉴别点是观察

A. 椎体破坏的程度　B. 椎体破坏的数目

C. 椎旁软组织阴影的形态　D. 椎间隙是否变狭窄或消失

E. 椎体骨质疏松的程度

61. 下列有关骨与关节结核治疗的描述中，不正确的是

A. 全身支持治疗，联合应用抗结核药　B. 局部制动

C. 局部注射抗结核药　D. 必要时手术治疗

E. 以上都不正确

62. 下列有关骨与关节结核影像学检查的描述中，不正确的是

A. X 线检查不能作出早期诊断，一般 2 个月方有 X 线片改变

B. 放射性核素骨显像可早期显示病灶，但不能作出定性诊断

C. CT 对显示病灶周围寒性脓肿有独特优点

D. B 超对深部寒性脓肿的位置、大小诊断价值不大

E. MRI 具有早期诊断的价值

63. 骨关节结核的手术治疗适应证除外

A. 有明显死骨者　B. 髓腔内积脓压力过高者

C. 窦道流脓经久不愈者　D. 脊柱结核有脊髓受压表现者

E. 合并严重肺结核者

64. 骨关节结核的初期临床表现不包括

A. 结核中毒症状　B. 反射性肌痉挛

C. 关节功能障碍　D. 局部肿胀、疼痛、压痛及关节积液

E. 寒性脓肿破溃形成瘘管或窦道

65. 骨关节结核的术前准备错误的是

A. 术前至少抗结核两周　B. 纠正贫血及低蛋白血症

C. 先控制混合感染再行病灶清除术　　D. 提供充分的热量、蛋白质和维生素

E. 先治愈肺结核再行病灶清除术

66. 骨关节结核的诊断要点中，错误的是

A. 有结核病史

B. 脊柱疼痛、僵直、畸形，脊柱压迫征，拾物试验阳性

C. 关节部位出现疼痛、肿胀、跛行，活动受限

D. 虽有贫血，红细胞沉降率加快，PPD试验阳性，但结核中毒症状不明显

E. X线检查可见关节间隙变窄及骨质疏松、破坏等病变

67. X线检查发现骨干骺部出现一局限的类圆形影像，边缘清楚，骨质破坏，其内见碎屑状死骨，邻近无明显骨质增生，也无骨膜反应。最大的可能是

A. 骨脓肿　　B. 骨囊肿

C. 骨肉瘤　　D. 骨结核

E. 骨巨细胞瘤

68. 应用滑膜切除术治疗类风湿关节炎的手术治疗原则是

A. 将软骨边缘的类风湿肉芽组织及血管翳刮除干净

B. 滑膜组织应切除70%以上

C. 尽量保留肌腱和重要的韧带组织，保持关节的稳定性

D. 不截断骨组织，早期术后功能锻炼

E. 以上都是

69. 关于强直性脊柱炎，不正确的说法是

A. 强直性脊柱炎的治疗以保守治疗为主，只有严重屈曲畸形的患者才采用手术治疗

B. 手术目的为矫正畸形，并改变疾病的进程

C. 通过手术应使患者直立，双目可直视前方

D. 中度肺功能减退，不是手术禁忌

E. 是一种进行性疾病，严重者自骶髂关节发生，逐渐累及整个脊柱

70. 关于慢性骨髓炎的临床表现，下列说法不正确的是

A. 临床上进入慢性炎症期时，有局部肿胀，骨质增厚，表面粗糙，有压痛感

B. 如有窦道，伤口长期不愈合，偶尔有小块死骨排出

C. 有时伤口暂时愈合，但由于存在感染病灶，炎症扩散，会引起急性发作，有全身发冷、发热症状，局部红肿，经切开引流，或者自行穿破，或者药物控制后，全身症状消失，局部炎症也逐渐消退，伤口愈合，如此反复发作

D. 全身健康状况较差时，也容易引起发作

E. 如渗出液为浆液性时，关节肿胀仅中等度，疼痛感也不甚显著，局部稍有灼热感，表浅关节可有波动感

71. 急性骨髓炎在骨膜下或骨髓内抽得脓液后，最关键的治疗措施是

A. 局部引流
B. 多次抽脓并注入抗生素
C. 联合使用大量抗生素
D. 局部固定防止病理性骨折
E. 进行脓液细菌培养及药物敏感试验，根据结果调整用药

72. 单纯滑膜结核的 X 线表现是

A. 关节间隙狭窄，软组织肿胀
B. 关节间隙增宽，骨质破坏
C. 骨质疏松，软组织肿胀
D. 骨质密度增高
E. 骨膜反应性增生

73. 关于创伤性炎症反应的描述，不正确的是

A. 如不发生感染、异物存留等，炎症可在 3~5 日趋向消退
B. 伤后不久周围组织血管通透性升高，血浆渗出，使局部红、肿、痛
C. 创伤性炎症不利于创伤的修复
D. 炎症反应是由一些炎性介质和细胞因子激起
E. 伤后组织裂隙内充有血液、血凝块、脱落的细胞

74. 新鲜髋关节脱位是指髋关节脱位

A. 未满 1 个月
B. 未满 3 周
C. 未满 2 周
D. 未满 1 周
E. 未满 2 个月

75. 脊柱类风湿关节炎的典型症状为

A. 面部或耳痛
B. 头晕
C. 颈枕区疼痛
D. 吞咽困难
E. 眩晕

76. 下列先天性髋关节脱位的分类中，错误的是

A. 单纯性和畸形性髋关节脱位
B. 完全性髋关节脱位
C. 髋关节脱位
D. 髋臼发育不良
E. 髋关节半脱位

77. (　　) 的治疗中，对婴儿和年龄较小的儿童，可做被动牵引和主动锻炼，以保持肩关节的最大活动度，增进肌肉力量

A. 先天性高肩胛症
B. 先天性肌性斜颈
C. 强直性脊柱炎
D. 化脓性关节炎
E. 创伤性关节炎

78. 早期关节结核 X 线检查的主要表现是

A. 以骨质增生为主
B. 骨质增生与破坏并存

C. 以骨质破坏为主
D. 局限性脱钙
E. 关节间隙消失

79. 下列有关强直性脊柱炎的叙述，正确的是
A. 主要发生于20~40岁的男性患者，男女比例为5:1
B. 与人类白细胞抗原B27（HLA-B27）无关
C. 疾病的分布与HLA-B27在人群中的分布无关，无家族发病倾向
D. 病变通常起始于骶髂关节和腰椎，呈头向渐进性累及胸腰椎、胸椎和颈椎
E. 与HLA-B27有关，患者中HLA-B27阳性率为100%

80. 化脓性脊椎炎最多发生的脊柱节段是
A. 颈椎
B. 颈胸段
C. 胸椎
D. 胸腰段
E. 腰椎

81. 最常见的化脓性脊椎炎的致病菌是
A. 大肠埃希菌
B. 铜绿假单胞菌
C. 金黄色葡萄球菌
D. 变形杆菌
E. 链球菌

82. 指间关节骨性关节炎的典型体征是
A. 梭形肿胀
B. 腊肠样肿胀
C. Heberden（赫伯登）结节
D. 扣眼畸形
E. 鹅颈畸形

83. 化脓性关节炎与关节结核的关节液区别点在于
A. 黏稠度
B. 臭味
C. 白细胞总数及中性粒细胞占比
D. 积液量的多少
E. 红细胞量的多少

84. 髋关节脱位越早治疗越有效，因为（　　）以内是儿童髋关节发育最快的时候，及早矫治，大部分儿童可以完全正常发育
A. 1岁
B. 2岁
C. 3岁
D. 4岁
E. 5岁

85. 应用关节清理术治疗类风湿关节炎的手术治疗原则与滑膜切除术相比，其不同点是
A. 凿除骨刺和骨嵴
B. 刮除软骨内和骨内的病灶
C. 切除已增厚、纤维化或骨化关节囊

D. 在髋关节需凿去已骨化的臼缘，在膝关节常需切除半月板，在肘关节常需切除桡骨头，在腕关节常需切除尺骨下端

E. 以上都是

86. 先天性肌性斜颈的手术疗法适于（　　）以上的患儿

A. 1 岁　　B. 2 岁

C. 3 岁　　D. 4 岁

E. 5 岁

87. 有关化脓性关节炎与关节结核的鉴别，下列哪项无价值

A. 局部是否有红肿、疼痛、皮温明显增高

B. 是否有高热等急性全身表现

C. 血和关节液的白细胞总数和中性粒细胞计数增多的程度

D. 浮髌试验（+）

E. 关节液是否培养出革兰阳性球菌

88. 关于大骨节病的描述，不正确的是

A. 病因不明，可能是一种慢性食物中毒

B. 体形呈侏儒状，膝内翻或外翻，骨端粗大，关节变形

C. 指短而粗，肌肉萎缩，关节活动受限，步态不稳

D. 主要见于流行区的中老年人

E. X 线片表现为生长期中骺板因变形而发生早期骨骺融合

89. 化脓性关节炎最常发生于

A. 肩关节和肘关节　　B. 髋关节和膝关节

C. 腕关节和髋关节　　D. 肘关节和踝关节

E. 肘关节和腕关节

90. 早期滑膜结核与类风湿关节炎鉴别的可靠依据是

A. 累及关节的数目　　B. 红细胞沉降率是否正常

C. 关节间隙是否狭窄　　D. 结核菌素试验

E. 滑膜组织病理学检查

91. 有关“骨关节炎”的论述，以下哪项是正确的

A. 患病率随着年龄而增加，女性比男性多见

B. 主要病理改变为软骨退行性病变和消失、骨赘形成

C. 临床表现和 X 线变化往往不尽一致

D. 血清类风湿因子阴性、红细胞沉降率不增快、C 反应蛋白不升高，X 线片检查有助于诊断

E. 以上都正确

92. 对诊断原发性甲状旁腺功能亢进症有价值的X线表现是

A. 指骨内侧骨膜下皮质吸收，颅骨毛玻璃样或颗粒状

B. 关节面出现虫蚀样破坏

C. 脊柱竹节样改变

D. 骨皮质增厚，骨小梁增多、变粗

E. 股骨头囊肿样变

93. 甲状旁腺功能亢进症最常见的类型是

A. 甲状旁腺增生　　B. 甲状旁腺腺瘤

C. 甲状旁腺腺癌　　D. 多发性内分泌肿瘤1型

E. 多发性内分泌肿瘤2型

94. 早期鉴别强直性脊柱炎与其他脊柱疾病的最重要检查方法是

A. 类风湿因子　　B. HLA-B27

C. 红细胞沉降率　　D. 腰椎正侧位X线片

E. 骨盆正侧位X线片

95. 与强直性脊柱炎发病密切相关的遗传基因是

A. HLA-DR4　　B. HLA-B7

C. HLA-B27　　D. HLA-B25

E. HLA-DR3

96. 慢性骨髓炎死骨摘除术的指征是

A. 发热，局部红肿，有死骨及死腔

B. 开放性骨折感染，骨折尚未愈合，有大块死骨

C. 有死骨、死腔，包壳形成薄弱

D. 死骨分界不清，有死腔与窦道

E. 骨包壳充分形成，有死骨、死腔

97. 高钙血症采用皮质醇抑制试验血清钙不下降，考虑的疾病是

A. 多发性骨髓瘤　　B. 维生素D中毒

C. 乳碱综合征　　D. 结节病

E. 甲状旁腺功能亢进症

98. 膝内翻的治疗中，（　　）以下小儿一般不需要手术，体位性膝内翻一般可在发育中自行纠正，或者仅使用足弓支持垫或矫形鞋

A. 1岁　　B. 2岁

C. 3岁　　D. 4岁

E. 5岁

99. 佩吉特病最常见的临床症状是
A. 骨痛
B. 骨畸形
C. 病理性骨折
D. 继发性骨关节炎
E. 耳聋

100. 急性化脓性骨髓炎的治疗中，（ ）是防止病灶扩散和死骨形成的有效措施
A. 全身支持治疗
B. 联合应用抗菌药物
C. 切开减压引流
D. 局部固定
E. 局部治疗

101. 骨关节炎的治疗原则不包括下列哪项
A. 避免剧烈运动
B. 关节内注射透明质酸钠
C. 抗感染治疗
D. 非甾体抗炎药
E. 局部物理治疗

102. 骨关节炎的特点不包括
A. 关节软骨退化
B. 关节边缘骨赘形成
C. 关节软骨下骨硬化
D. 好发于年轻人
E. 是一种非感染性病变

103. 小儿股骨上端急性骨髓炎并发化脓性髋关节炎的主要途径是
A. 血行感染
B. 脓肿穿破骺板进入关节
C. 脓肿穿破干骺端骨皮质进入关节
D. 骨膜下脓肿破入关节
E. 软组织脓肿破入关节

104. 有关人工髋关节置换术的并发症，下列描述不正确的是
A. 深静脉血栓形成
B. 感染
C. 腓总神经麻痹
D. 假体无菌性松动
E. 骨关节炎

105. 人工全髋关节的髋臼常用下列哪种材料做成
A. 聚甲基丙烯酸甲醇
B. 超高分子高密度聚乙烯
C. 聚对苯二甲酰
D. 甲基丙烯酸甲酯-苯乙烯共聚物
E. 钛合金

106. 半月板移植的指征不包括
A. 年龄 50 岁以下
B. 无明显膝关节骨关节炎表现
C. 下肢力线正常
D. 膝关节稳定
E. 出现大量增生骨赘

107. 早期诊断急性化脓性骨髓炎的可靠依据是
A. X 线检查
B. 分层穿刺

C. 局部炎症表现　　D. 剧烈疼痛
E. 明显的全身表现

108. 造成慢性骨髓炎的原因是
A. 窦道形成　　B. 死骨的存留
C. 脓液未能及时清除　　D. 细菌毒性强
E. 瘢痕组织增生

109. 急性血源性骨髓炎最常发生的部位是
A. 胫骨和股骨　　B. 髂骨和骶骨
C. 脊柱和骨盆　　D. 肱骨和肩胛骨
E. 桡尺骨和胫骨

110. Sprengel 畸形是指
A. 先天性肌性斜颈　　B. 先天性髋关节脱位
C. 先天性高肩胛症　　D. 先天性椎体畸形
E. 先天性手并指畸形

111. 先天性肌性斜颈的非手术治疗适用于（　　）以内的幼儿，包括局部热敷、按摩、手法扳正和固定头部
A. 1 岁　　B. 2 岁
C. 3 岁　　D. 4 岁
E. 5 岁

112.（　　）的发病部位以髋臼最多，其次是股骨颈、股骨头
A. 髋关节结核　　B. 膝关节结核
C. 化脓性关节炎　　D. 化脓性骨髓炎
E. 类风湿关节炎

113. 轻度（　　）可能与子宫内或出生后体位有关，有些因代谢障碍所致，有些是继发于创伤、感染或其他疾病
A. 膝外翻　　B. 膝内翻
C. 高弓足　　D. 平足症
E. 骨软化症

114. 类风湿关节炎患者的发病年龄大多在（　　），女性比男性患病率高
A. 1~5 岁　　B. 5~10 岁
C. 10~20 岁　　D. 20~45 岁
E. 50~80 岁

115.（　　）发病年龄主要为 15~30 岁，40 岁以后发病少，有明显的家族聚集现象
A. 强直性脊柱炎　　B. 化脓性关节炎

C. 膝关节结核　　D. 类风湿关节炎
E. 化脓性骨髓炎

116. 属于细胞周期特异性化学治疗药物是
A. 阿霉素　　B. 顺铂
C. 异环磷酰胺　　D. 氨甲蝶呤（MTX）
E. 氮芥

117. 关于慢性骨髓炎的诊断依据，不正确的是
A. 反复发作　　B. 患肢较健肢短缩
C. 有长期不愈合的窦道　　D. 从窦道有死骨排出
E. 患肢皮肤菲薄，色泽暗

118. 有关膝关节结核的临床表现，不正确的是
A. 低热　　B. 拾物试验阳性
C. 红细胞沉降率增高　　D. 浮髌试验阳性
E. 膝关节屈曲挛缩

119. 在治疗膝关节滑膜结核中，除全身治疗外，下列局部治疗应首选
A. 制动　　B. 穿刺抽脓，注入抗结核药 + 制动
C. 穿刺抽脓，注入抗结核药　　D. 滑膜切除术
E. 膝关节加压融合术

120. 急性化脓性骨髓炎和关节炎最常见的致病菌是
A. 溶血性链球菌　　B. 变形杆菌
C. 金黄色葡萄球菌　　D. 铜绿假单胞菌
E. 大肠埃希菌

121. 在膝关节内形成游离体数量最多的疾病是
A. 骨关节炎　　B. 分离性骨软骨炎
C. 关节面骨块撕脱骨折　　D. 滑膜软骨瘤病
E. 以上均不是

122. （　　）最早最典型的病变在骶髂关节，因此早期放射学检查有助于早期诊断
A. 强直性脊柱炎　　B. 化脓性关节炎
C. 膝关节结核　　D. 类风湿关节炎
E. 化脓性骨髓炎

123. 骨关节炎最先出现病理改变的关节组织是
A. 骨组织　　B. 软骨组织
C. 滑膜组织　　D. 韧带
E. 关节囊

124. 脊柱结核的X线表现正确的是

A. 椎体相对骨质破坏，椎间隙变窄

B. 椎体相对骨质破坏，塌陷镶嵌，少有骨质增生和硬化

C. 易形成脓肿和脊柱侧弯后突畸形

D. 椎体相对骨质破坏，并产生大量骨质增生和硬化

E. 椎体相对骨质破坏，椎间隙变宽

125. 舒尔曼（Scheuermann）病典型的临床表现不包括

A. 鹅颈畸形

B. 腘绳肌和髂腰肌紧张

C. 后凸比较僵硬，过伸位不能纠正

D. 常伴神经功能障碍

E. 患者向前弯腰时通常会加重后凸畸形，出现角状后凸

二 A2型题

1. 患者，男性，55岁。右膝关节疼痛半年，加重5日，尤以上楼梯时加剧。X线检查显示膝关节退行性病变，诊断为髌骨软骨软化症。非手术治疗首先应制动膝关节

A. 1~2周

B. 3~4周

C. 4~5周

D. 6~7周

E. 8~9周

2. 患儿，男，15岁，2个月前跌伤右膝部，后感觉疼痛逐渐加剧，肿胀，有时发热，在38℃左右。查体：右膝部肿胀，关节呈屈曲位，不能完全伸直，表面温度升高，有压痛，浮髌试验（-）。最可能的诊断是

A. 恶性骨肿瘤

B. 化脓性骨髓炎

C. 股骨髁上骨折

D. 化脓性关节炎

E. 膝关节滑膜结核

3. 患者，男性，27岁。诊断为强直性脊柱炎（AS）。关于该病的临床特点，不正确的是

A. 常见于青年人，男性多见，随年龄增长发病率增加

B. HLA-B27阳性率高达90%~96%

C. 主要侵犯骶髂关节和脊柱

D. 多有明显腰背痛，血清类风湿因子阴性

E. 脊柱病变的X线表现特征为早期椎体可呈“方形”椎，病变发展形成椎体间骨桥，呈最有特征的“竹节样”脊柱

4. 患儿，男，10岁。髋部疼痛6个月。查体：消瘦，髋关节外展，外旋受限。X线片显示关节间隙变窄。最可能的诊断是

A. 类风湿关节炎

B. 股骨头缺血性坏死

C. 化脓性髋关节炎

D. 一过性滑膜炎

E. 髋关节结核

5. 患儿，男，5 岁。患有髋关节早期滑膜结核，有低热、盗汗、消瘦，右膝轻压痛，右髋关节半屈曲畸形，轻度跛行。首先应鉴别的疾病是

A. 风湿性关节炎　　B. 股骨头骨软骨病
C. 早期化脓性关节炎　　D. 暂时性滑膜炎
E. 类风湿关节炎

6. 患儿，女，6 岁。右小腿疼痛，跛行 5 年，既往无明显外伤史，右小腿 X 线正侧位片如右图所示，最可能的诊断是

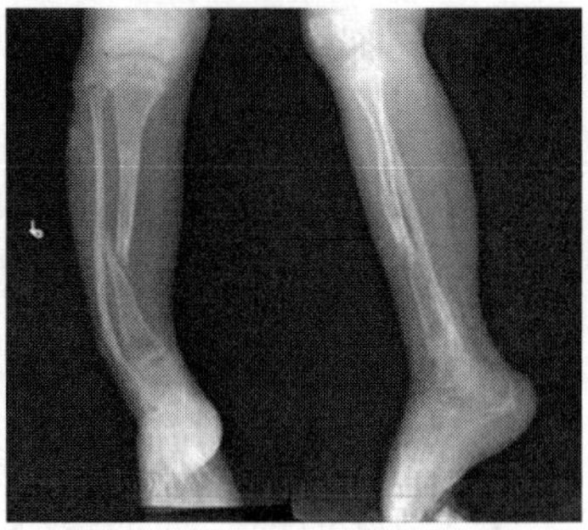

A. 先天性骨折不愈合
B. 先天性骨梅毒
C. 先天性假关节形成
D. 成骨发育不全
E. 进行性骨干发育异常

7. 患儿，男，6 岁。患腰椎结核 1 个月，下列可能阳性的是

A. 麦氏（McMurray）征　　B. 托马斯（Thomas）征
C. Gaenslen 征　　D. 拾物试验
E. 杜加斯（Dugas）征

8. 患者，女性，30 岁。重物砸伤致脊髓损伤。最能准确地确定脊髓损伤平面的物理检查是

A. 检查腱反射　　B. 检查肢体的运动和感觉
C. 检查肢体的温度　　D. 检查球海绵体反射
E. 压痛的部位

9. 患者，女性，52 岁。因右侧骶髂关节疼痛半年伴左下腹部疼痛，血尿 1 日入院 X 线检查如右图所示，最完整的诊断是

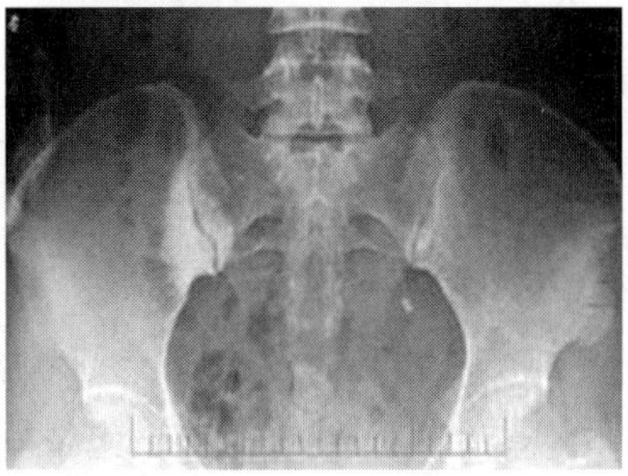

A. 右侧骶髂关节炎
B. 左侧输尿管上段结石
C. 左侧输尿管下段结石
D. 右侧致密性骶髂关节炎
E. 右侧致密性骶髂关节炎，左侧输尿管下端结石

10. 患儿，女，13 岁。突发右膝肿胀、剧痛 4 天，伴高热、寒战。查体见右膝红肿、压痛，浮髌试验（+），关节穿刺液呈浆液性，脓细胞满视野。下列治疗哪一项是错误的

A. 局部制动，待炎症消退后开始功能锻炼
B. 全身支持疗法，联合应用敏感抗生素
C. 关节穿刺冲洗，局部注入敏感抗生素

D. 立即切开引流，开放换药

E. 关节穿刺置管，抗生素盐水连续冲洗

11. 患者，男性，33 岁。车祸肩部外伤，半小时后来院，查左锁骨中外 1/3 处明显畸形，局部肿胀明显、瘀血，桡动脉搏不能触及，手部发凉，皮肤苍白，BP 80/40mmHg。该患者应首先做哪项处置

A. 立即做 X 线检查　　B. 立即做实验室各项检查

C. 做血管造影　　D. 立即补液，输血

E. 整复骨折、固定

12. 患者，男性，25 岁。由 8 米高处坠下，臀部着地，伤后 12 小时入院，脐下 3 指以下感觉明显减退或消失，除踇趾稍能活动，其余双下肢自主运动消失，小便潴留，X 线片显示第 10 胸椎椎体压缩，有骨折片突向椎管。下列哪项是早期关键性的治疗

A. 积极而强有力的抗生素治疗　　B. 导尿并留置导尿管

C. 做好护理，勤翻身以防压疮　　D. 尽早手术，解除压迫

E. 高低桌法复位后上石膏背心

13. 患儿，男，2 岁。因左肘关节全伸位跌倒而就诊。查体：左肘部肿胀、压痛，半屈位畸形，手法复位满意后行外固定，1 小时后出现手部皮肤苍白、发麻、发凉。如不及时处理，最可能出现的并发症是

A. 肱动脉损伤　　B. 尺神经损伤

C. 正中神经损伤　　D. 骨化性肌炎

E. 缺血性肌挛缩

14. 患儿，男，7 岁。左小腿轻微外伤后发冷发热 5 日，发热时测得体温 39.6℃左小腿上端肿胀，剧痛，局部皮温高，肤色正常，白细胞计数 25×10^9/L，X 线片未见明显变化，局部穿刺，针达骨膜下时抽出黄色脓液。首先应考虑的诊断为

A. 急性蜂窝织炎　　B. 化脓性骨髓炎

C. 滑囊炎感染　　D. 化脓性膝关节炎

E. 胫骨上端骨结核转变为膝关节全关节结核

15. 患者，女性，26 岁。化脓性关节炎经穿刺及关节内注入抗生素治疗后，未能控制症状时应

A. 切开引流　　B. 调整抗生素种类

C. 增加关节穿刺次数　　D. 增加关节内抗生素用量

E. 调整并加大抗生素全身用量

16. 患者，男性，48 岁。钳工，近 3 周来右肘关节外侧疼痛，向前臂外侧放射，用铁锤及旋螺钉后疼痛加重，近 5 日来拧毛巾痛，持物无力，易丢落。查体：肘关节活动正常，无

红肿，右肘外侧局限性压痛明显。最有助于诊断的试验是

A. 搭肩试验　　B. 神经干叩击试验

C. 握拳尺屈试验　　D. 伸肌腱牵拉试验

E. 屈腕试验

17. 患者，女性，39 岁。外伤致股骨内外侧髁骨折，关节面不平，相差 0.8cm。虽经治疗，骨折移位未见改变。最可能出现的晚期并发症是

A. 骨化性肌炎　　B. 压疮

C. 膝关节创伤性关节炎　　D. 膝关节僵硬

E. 膝关节外翻畸形

18. 患儿，男，8 岁。外伤致伸直型肱骨髁上骨折，经手法复位，石膏外固定 5 小时后出现手麻木、主动活动障碍、手发凉。此时的治疗应采取

A. 立即拆除石膏，改用骨牵引治疗　　B. 观察 2 天，视情况采取相应措施

C. 手术探查　　D. 应用血管扩张药

E. 对症处理

19. 患儿，男，8 岁。剧烈活动后左髋关节疼痛 1 日入院。查体：T 36.8℃，髋关节 X 线片正常。最有可能的诊断是

A. 化脓性关节炎　　B. 类风湿关节炎

C. 髋关节滑膜炎　　D. 强直性脊柱炎

E. 结核性滑膜炎

20. 患者，女性，35 岁。左上肢外展位跌倒，手掌着地，当即左肩肿痛。查体：左肩部饱满，局部稍下方凹陷有明显压痛，患肩活动障碍。最可能的诊断是

A. 左肩关节前脱位　　B. 左肩关节后脱位

C. 内收型肱骨外科颈骨折　　D. 外展型肱骨外科颈骨折

E. 肱骨外科颈骨折合并关节脱位

21. 患者，女性，36 岁。诊断为左膝关节单纯滑膜结核，已行滑膜切除术后 3 周，病情恢复平稳。此时对膝关节的处理原则是

A. 继续皮牵引 3 个月，避免关节活动

B. 待病情稳定后施关节融合术

C. 逐渐开始练习不负重关节活动

D. 必须大运动量加强练习关节活动

E. 用石膏管型固定于功能位促其骨性强直

22. 患儿，女，12 岁。左膝部疼痛跛行 2 年，有夜间痛。查体：左膝活动良好，左髋不能伸直，大腿肌肉萎缩，红细胞沉降率 28mm/h。X 线片显示髋关节骨质疏松。应考虑的诊

断为

A. 髋关节一过性滑膜炎　　B. 膝关节滑膜结核

C. 髋关节类风湿滑膜炎　　D. 髋关节风湿性滑膜炎

E. 髋关节结核性滑膜炎

23. 患者，男性，44 岁。肩部外伤致锁骨骨折。检查时发现肩外展，伸肘、屈肘功能，以及腕、手的功能完全丧失，并有感觉障碍。此患者的治疗宜采取

A. 早期手术切开复位、内固定，同时探查臂丛神经

B. 手法复位，横“8”字绷带固定

C. 手法复位，石膏外固定

D. 手法复位，夹板固定

E. 牵引复位

24. 患儿，男，5 岁。低热，颈痛数月。查体：颈部旋转受限。X 线侧位片可见寰椎向前脱位，咽后壁增宽。最有可能的诊断是

A. 外伤性寰椎脱位　　B. 自发性寰椎脱位

C. 咽后壁脓肿　　D. 寰枢椎结核

E. 寰枢椎畸形

25. 患儿，女，8 岁。左大腿下端肿痛。查体：T 39.5℃，局部皮肤温度高，深压痛，穿刺抽出少量脓性液体。进一步治疗中，最关键的是

A. 避免外伤骨折　　B. 联合应用大剂量抗生素

C. 患肢制动　　D. 局部减压引流

E. 全身支持疗法，注意水电解质平衡

26. 患儿，男，6 岁。左侧斜颈，左侧胸锁乳突肌内扪及一肿块，颈椎 X 线片正常。适当的处理是

A. 肿块切除　　B. 石膏矫形

C. 物理疗法　　D. 胸锁乳突肌全切除

E. 在锁骨上方切断胸锁乳突肌 + 石膏矫形

27. 患儿，男，11 岁。左膝关节反复肿胀，活动受限，伴低热 2 年，经抗生素药物治疗效果不明显，行左膝关节 X 线检查如右图所示。最可能的诊断是

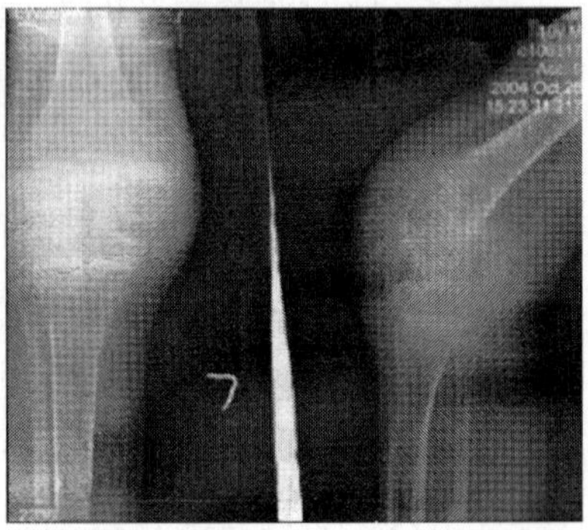

A. 左膝关节肿瘤

B. 左膝关节结核（骨型）

C. 左膝关节结核（混合型）

D. 左膝关节结核（滑膜型）

E. 左膝化脓性关节炎

28. 患儿，男，5 岁。突起高热、畏寒 3 天。查体：T 39.1℃，P 118 次/分。左侧膝关节明显红肿、压痛，活动时疼痛剧烈，浮髌试验（+）。目前的治疗措施中不宜采取的是

A. 局部制动　　B. 应用大剂量抗生素

C. 关节内注射抗生素　　D. 全身支持治疗

E. 切开引流

29. 患者，女性，54 岁。足跟痛，手指运动僵硬，结合下图影像图像，最可能的诊断是

A. 骨囊肿　　B. 骨脓肿

C. 类风湿关节炎　　D. 骨折

E. 骨质疏松症

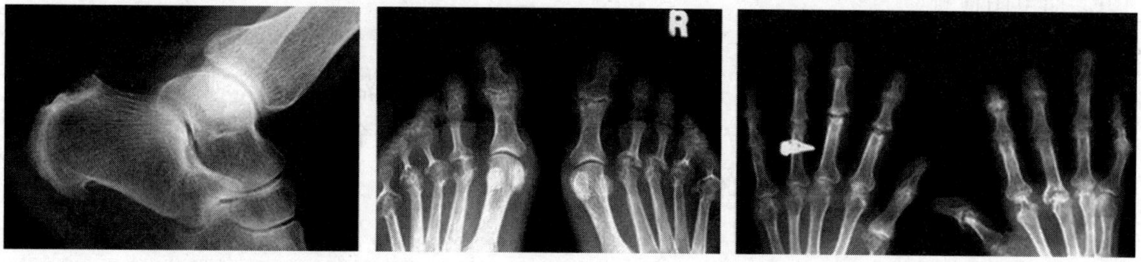

a　　b　　c

30. 患者，男性，28 岁。右膝关节扭伤 2 周，行走时打软、不稳，有“错位”感。下列哪项检查可诊断为交叉韧带损伤

A. 抽屉试验阳性　　B. 内外翻试验阳性

C. 过伸过屈试验阳性　　D. 浮髌试验阳性

E. McMurray 试验阳性

31. 患者，男性，65 岁，下台阶时摔伤，右下肢短缩约 3cm，足外旋 45°，髋部叩痛明显，肿胀不明显。最可能的诊断是

A. 右股骨头骨折　　B. 右髋臼骨折

C. 右股骨颈骨折　　D. 右股骨干骨折

E. 右股骨粗隆间骨折

三 A3/A4 型题

（1~4 题共用题干）

患者，男性，53 岁，右髋部疼痛 3 年，加重 2 个月。伴跛行，酗酒史 10 年。查体：直腿抬高试验（+），右“4”字征（+）。

1. 患者首先应做的检查是

A. 红细胞沉降率　　B. 髋关节镜

C. 双侧髋关节X线正位片
D. 髋关节穿刺＋细菌培养
E. 腰椎X线正侧位片

2. 患者初步诊断为
A. 右髋关节结核
B. 髋关节化脓性关节炎
C. 右髋关节创伤性滑膜炎
D. 右股骨头缺血性坏死
E. 强直性脊椎炎合并髋关节强直

3. 为进一步明确诊断，最有价值的检查是
A. 髋关节B超
B. 髋关节MRI检查
C. 空腹血糖
D. 选择性髋关节血管造影
E. 肌电图检查

4. 最有利于患者康复的措施是
A. 术后早期下地活动
B. 术后3个月下地活动
C. 采用膝关节功能康复器
D. 术后石膏固定3个月
E. 术后定期进行高压氧和活血化瘀治疗

（5~6题共用题干）

患儿，男，6岁。右膝疼痛2周。查体：右膝轻压痛，右髋关节半屈曲畸形，轻度跛行。

5. 若患儿存在低热、盗汗、消瘦病史4个月，患肢X线片仅显示右髋关节关节间隙稍宽。最佳治疗方法是
A. 营养、全身抗结核药治疗
B. 早期滑膜切除，保护关节功能
C. 卧床休息，营养支持，牵引，全身抗结核药治疗
D. 留置引流管，向关节腔内注入抗结核药
E. 局部制动，营养、关节内注入抗结核药治疗

6. 若患儿无明确低热、盗汗、消瘦等病史，则首先应鉴别的疾病是
A. 暂时性滑膜炎
B. 类风湿关节炎
C. 风湿性关节炎
D. 股骨头骨软骨病
E. 早期化脓性关节炎

（7~9题共用题干）

患者，男性，45岁。右膝关节疼痛反复发作3年，无外伤史，行走时有时可扪及不定位置的活动物。体格检查：右大腿肌肉轻度萎缩，膝关节肿胀，积液不明显。X线片显示轻度骨质增生，髁间窝处隐约可见黄豆大密度增高影。

7. 该患者最可能的诊断是

A. 骨关节炎　　B. 滑膜软骨瘤病

C. 关节内游离体　　D. 关节面撕脱性骨折

E. 痛风性关节炎

8. 关节内游离体数量最多的疾病是

A. 滑膜软骨瘤病　　B. 痛风性膝关节炎

C. 退行性骨关节病　　D. 创伤性骨关节炎

E. 关节体多发性骨折

9. 该患者的首选治疗方案是

A. 手术取出游离体即可

B. 关节镜下取出游离体即可

C. 手术取出游离体，同时尽可能切除病变滑膜

D. 关节成形术

E. 化学治疗

（10~13 题共用题干）

患者，女性，42 岁。右肘关节外侧疼痛 1 月余，不能提重物。查体：右侧肘关节局部皮肤无红肿，活动范围正常，局部有压痛点。X 线片检查未见任何异常。

10. 患者最可能的诊断是

A. 腱鞘囊肿　　B. 肱骨外上髁炎

C. 尺骨鹰嘴滑囊炎　　D. 肘关节骨肿瘤

E. 肱骨内上髁炎

11. 下列哪项体征检查可能为阳性表现

A. Mills 征　　B. 拉赫曼（Lachman）试验

C. Lasegue 征　　D. 蒂内尔（Tinel）征

E. Finkelstein 征

12. 下列治疗措施中，不适用于此患者的是

A. 局部固定和休息　　B. 痛点封闭

C. 手术治疗　　D. 物理治疗

E. 口服镇痛药

13. 关于患者所患疾病的描述，不正确的是

A. 好发于网球运动员　　B. 局封常有效

C. 伸腕抗阻力试验（+）　　D. 一旦确诊应行手术松解

E. 伸腕伸指肌腱止点处的慢性损伤性炎症

（14 ~ 16 题共用题干）

患者，男性，19 岁。高热，右膝关节肿痛 6 日。查体：右膝关节处于半屈曲位，皮肤红肿，局部压痛明显。

14. 对早期诊断最有价值的辅助检查是

A. 白细胞计数
B. 血培养
C. X 线检查
D. 关节镜检查
E. 关节腔穿刺，关节液检查

15. 若患者被确诊为右膝关节化脓性关节炎，早期治疗最好的方法是

A. 早期应用足量有效抗生素 + 功能锻炼及物理治疗
B. 早期应用足量有效抗生素 + 支持疗法
C. 早期应用足量有效抗生素 + 关节穿刺抽液及注入抗生素
D. 早期应用足量有效抗生素 + 石膏固定
E. 早期应用足量有效抗生素 + 早期关节切开引流

16. 若患者在治疗过程中，未对防治膝关节畸形采取有效措施，关节僵直在非功能位，需行矫形手术时，手术应至少选择在炎症完全消退后

A. 1 个月
B. 3 个月
C. 6 个月
D. 1 年
E. 2 年

（17 ~ 19 题共用题干）

患者，女性，72 岁。双膝关节疼痛 10 年余，加重 1 年，行走较长距离后疼痛感加重。查体：双膝关节内翻，浮髌试验（–），双膝关节活动范围屈 0° ~ 95°，伸 0° ~ 10°。X 线片可见内侧关节间隙狭窄、周缘骨赘形成。

17. 最有可能的诊断

A. 骨关节炎
B. 类风湿关节炎
C. 强直性脊柱炎
D. 化脓性关节炎
E. 创伤性关节炎

18. 应给予的治疗方式

A. 关节切开引流术
B. 关节镜检查
C. 物理治疗
D. 全膝关节置换术
E. 关节制动

19. 术后不会出现的并发症

A. 下肢深静脉血栓　　B. 假体松动

C. 肺栓塞　　D. 股骨干骨折

E. 假体感染

(20~22 题共用题干)

患儿，男，2 岁。头部向右侧倾斜，下颌转向左侧。查体：右侧胸锁乳突肌中下段挛缩，表面皮肤不红，温度正常。

20. 患者最可能的诊断是

A. 颅底凹陷　　B. 先天性肌性斜颈

C. 颈部淋巴结炎　　D. 先天性骨性斜颈

E. 右侧胸锁乳突肌纤维炎

21. 若不及时治疗，随着发育过程，哪种畸形不会出现

A. 右侧颜面短而扁　　B. 颈椎椎体畸形

C. 右侧颜面长而圆　　D. 面部逐渐不对称

E. 双眼、双耳不在同一平面

22. 最合适的治疗措施是

A. 局部热敷及按摩　　B. 手法矫治

C. 颈胸石膏固定　　D. 左侧胸锁乳突肌下端切断术

E. 右侧胸锁乳突肌下端切断术

(23~24 题共用题干)

患者，女性，72 岁。既往高血压 10 年，3 年前摔伤左髋部，当地医院诊断为“左侧股骨颈骨折”，行多枚空心钉内固定治疗，1 年半前骨折愈合取出内固定开始行走，半年前出现左髋疼痛，行走跛行并加重。

23. 患者最可能的诊断是

A. 创伤性关节炎　　B. 骨关节炎

C. 股骨头坏死　　D. 髋关节肿痛

E. 类风湿关节炎

24. 最好的治疗方法是

A. 卧床休息　　B. 口服糖皮质激素治疗

C. 股骨头置换术　　D. 抗感染治疗

E. 全髋关节置换术

（25~27 题共用题干）

患儿，女，4 岁。双下肢不对称、走路摇摆 1 年入院。查体：患侧会阴部增宽，双侧股内侧皮肤皱纹增多、加深。特伦德伦堡（Trendelenburg）试验（+），“打气筒”征（+）。

25. 患者最可能的诊断是

A. 先天性髋关节脱位
B. 先天性膝内翻
C. 先天性膝外翻
D. 先天性马蹄内翻足
E. 先天性髌骨脱位

26. 该患者还可能出现的阳性体征不包括

A. 膝内翻
B. 臀部后耸
C. 腰前突增大
D. 会阴部增宽
E. 髋关节外展受限

27. 关于临床诊疗，不正确的是

A. 骨盆 X 线检查应包括髋关节
B. X 线检查可确定脱位的性质和程度
C. 手法整复难以完成
D. 应进行手术治疗
E. 单侧髋关节脱位常见患侧肢体较健侧长

（28~32 题共用题干）

患者，女性，41 岁。右髋关节疼痛 8 年，下楼和活动后髋关节疼痛加重，髋关节无痛行走距离 800m，口服双氯芬酸二乙胺等镇痛药效果不佳，夜间疼痛不明显。查体：跛行步态，右髋关节前方压痛，右髋关节内外旋转明显受限，内旋诱发痛阳性。

28. 患者需要考虑的诊断是

A. 右髋关节结核
B. 强直性脊柱炎
C. 右髋关节骨关节炎
D. 右髋关节沙尔科（Charcot）关节炎
E. 右髋关节化脓性关节炎

29. 对诊断有帮助的实验室检查应首选

A. 髋关节超声
B. MRI
C. PET-CT
D. X 线检查
E. 关节穿刺，关节液涂片

30. X 线检查提示左髋关节间隙狭窄，软骨下骨密度增高，髋臼内下缘大量骨赘形成，髋臼呈斜坡状，股骨头和髋臼比例不对称。导致骨关节炎的原发疾病可能是

A. 髋关节结核
B. 强直性脊柱炎
C. 原发性骨关节炎
D. 髋关节发育不良
E. 髋关节类风湿关节炎

31. 若怀疑右髋关节发育不良伴骨关节炎，对治疗有帮助的实验室检查是

A. 髋关节超声　　B. 髋关节 CT 扫描三维重建

C. PET-CT　　D. MRI

E. 关节镜

32. 诊断成人髋关节发育不良的常用影像学指标是

A. CE 角　　B. 颈干角

C. Q 角　　D. 髌骨关节夹角

E. 髋关节超声 α 和 β 角

(33~35 题共用题干)

患儿，男，8 岁。右髋曾有外伤，逐渐出现右下肢跛行，诉右膝疼痛，并有夜痛，同时伴有低热，食欲缺乏等。查体：腰椎轻度前凸，右髋 Thomas 征（+），股内收肌有痉挛，并股四头肌有萎缩。

33. 临床诊断首先考虑为

A. 髋关节暂时性滑膜炎　　B. 髋关节早期滑膜结核

C. 早期类风湿关节炎　　D. 髋关节的慢性低毒性感染

E. 股骨头骨软骨病

34. 为明确诊断的辅助检查首先采用哪项

A. 实验室检查、血常规及红细胞沉降率等

B. 结核菌素试验

C. 关节穿刺做一般细菌和结核分枝杆菌培养

D. 放射性核素骨显像

E. 骨盆 X 线正位片对比两侧髋关节

35. 早期选用的治疗方法是

A. 早期做滑膜切除术，术后木板鞋制动 3 周

B. 全身支持及应用抗结核药，右下肢皮牵引，关节腔内注射抗结核药

C. 及早施行病灶清除术，经搔刮后遗留的较大空腔，可用骨松质充填

D. 切开引流，清除脓液后，伤口闭合做抗结核药灌洗

E. 卧床休息，全身支持，牵引并抗结核药治疗，必要时病灶清除术

(36~39 题共用题干)

患儿，男，7 岁。突发右大腿下方剧痛伴寒战，高热，烦躁不安 3 日。查体：体温 39.8℃，右大腿远端压痛、拒按，膝关节呈半屈曲状。

36. 最可能的诊断是
A. 风湿性膝关节炎
B. 化脓性膝关节炎
C. 结核性膝关节炎
D. 创伤性膝关节炎
E. 股骨下端化脓性骨髓炎

37. 早期确诊的主要依据是
A. 高热、肢体肿痛
B. X 线检查
C. CT 检查
D. 局部分层穿刺抽出脓液
E. 白细胞总数及中性粒细胞计数增多

38. 该病最常见的致病菌是
A. 乙型溶血性链球菌
B. 链球菌
C. 大肠埃希菌
D. 金黄色葡萄球菌
E. 无细菌生长

39. 最关键的治疗措施是
A. 局部引流
B. 多次抽脓并注入抗生素
C. 脓液细菌培养 + 药物敏感试验，依结果调整用药
D. 局部固定防止病理性骨折
E. 联合使用大剂量抗生素

（40~42 题共用题干）

患儿，男，10 岁。左大腿下端疼痛伴高热达 39.5℃，持续 1 天，怀疑为急性化脓性骨髓炎。

40. 查体有可能出现的体征不包括
A. 左股骨下端皮肤温度升高
B. 左膝关节伸屈受限
C. 左股骨下端肿胀
D. 局部血管充盈怒张
E. 左股骨下端（干骺端）深压痛

41. 最有价值的辅助检查是
A. X 线检查
B. 局部穿刺
C. 血培养
D. CT 检查
E. 血常规检查

42. 患儿左股骨下端穿刺出脓性液，确诊为急性化脓性骨髓炎，下列哪些治疗措施是恰当的
A. 卧床休息
B. 在细菌培养结果出来前应用广谱抗生素
C. 肢体制动
D. 钻孔引流

E. 输液、注意水电解质平衡　　F. 以上都是

（43~45 题共用题干）

患者，男性，42 岁。由高处跃下时，出现髋关节疼痛，伸屈活动髋关节时出现弹响，出现髋关节交锁，行走时自觉关节不稳。

43. 患者最可能的诊断是

A. 股骨头坏死　　B. 髋关节脱位

C. 髋关节骨关节炎　　D. 股骨颈骨折

E. 髋关节盂唇损伤

44. 为明确诊断，对该患者应采用的检查是

A. 磁共振成像　　B. CT 检查

C. X 线检查　　D. B 超

E. 髋关节镜探查

45. 髋关节镜常用的入路包括

A. 前内侧入路　　B. 外侧入路 + 前外侧入路

C. 内侧入路　　D. 前侧入路

E. 单纯外侧入路

（46~48 题共用题干）

患者，女性，46 岁。双手腕关节及掌指关节肿痛 3 个月。无明显的外伤史，晨起后双手关节僵硬、握拳不紧。

46. 最有可能的诊断

A. 骨关节炎　　B. 类风湿关节炎

C. 化脓性关节炎　　D. 结核性关节炎

E. 强直性脊柱炎

47. 最有可能出现异常的实验室检查

A. 红细胞沉降率　　B. 红细胞计数

C. 寻找狼疮细胞　　D. 类风湿絮状沉淀试验

E. 抗链球菌溶血素“O”滴定度

48. 最合适的治疗是

A. 糖皮质激素　　B. 抗疟疾药金制剂

C. 免疫抑制药，如环孢素　　D. 中医中药

E. 免疫调节药 + 非甾体抗炎药

（49~51 题共用题干）

患者，男性，25 岁，下腰部疼痛 1 个月，多于阴雨天加重，伴有腰部活动不便，并逐渐累及胸部。

49. 初步诊断应考虑为
    A. 强直性脊柱炎
    B. 腰肌劳损
    C. 类风湿脊柱炎
    D. 腰椎间盘突出症
    E. 化脓性脊柱炎
50. X 线检查提示两侧骶髂关节密度增高，HLA-B27（+），最可能的诊断是
    A. 类风湿脊柱炎
    B. 多发性脊柱结核
    C. 强直性脊柱炎
    D. 腰椎管狭窄症
    E. 椎管内占位性病变
51. 下列治疗方案中哪项是错误的
    A. 保暖
    B. 注意姿势
    C. 卧硬板床
    D. 手术软组织松解
    E. 适当药物治疗

四 X 型题

1. 化脓性骨髓炎包含
   A. 急性化脓性骨髓炎
   B. 慢性骨髓炎
   C. 脊椎化脓性骨髓炎
   D. 强直性脊柱炎
   E. 髂骨化脓性骨髓炎
2. 急性化脓性骨髓炎的辅助检查包括
   A. X 线检查
   B. CT 检查
   C. B 超
   D. 磁共振成像
   E. 放射核素骨显像
3. 急性骨髓炎的诊断是综合性诊断，有下列表现应该考虑有急性骨髓炎的可能
   A. 急骤的高热与毒血症表现
   B. 长骨干骺端疼痛并且不愿活动肢体
   C. 病变区有明显的压缩痛感
   D. 白细胞计数和中性粒细胞计数增多
   E. 在压痛明显处进行局部分层穿刺，边抽吸边深入，不要一次性穿入骨内，抽出混浊液体或者血性液做涂片检查与细菌培养涂片中发现大量脓细胞或细菌，便可明确诊断
4. 肩关节的组成包括
   A. 盂肱关节
   B. 胸锁关节

C. 肩锁关节　　D. 喙锁关节

E. 肩肱关节

5. 关于骨重建的描述，正确的有

A. 骨的成熟期，生长与构形活动几乎消失，但骨重建或骨转换活动终生持续，器官、组织与细胞水平上的骨转换是骨的细胞生理活动的结果，是通过骨的重建过程来实现的

B. 骨重建只能传递或调节内分泌、营养、力学等有益因素对骨组织的影响

C. 骨重建的替换速度和程度可调节特异部位与时间上的骨的增加或减少的速率，其结果是它的积累效应决定了骨的数量与三维空间上的分布

D. 骨转换率决定了骨组织的年龄及与年龄有关的骨的物理、化学性质

E. 骨重建过程对治疗效果产生影响，并在很大程度上决定了治疗的有效性

6. 急性化脓性骨髓炎的治疗中，下列说法正确的是

A. 全身支持治疗，包括充分休息和良好护理，注意水、电解质平衡，少量多次输血，预防发生压疮及口腔感染等，给予易消化的富于蛋白质和维生素的饮食，使用镇痛药，使得患者能够得到较好的休息

B. 联合应用抗菌药物，及时采用足量并且有效的抗菌药物，开始可选用广谱抗生素，通常用两种以上联合应用，以后再依据细菌培养和药物敏感试验的结果及治疗效果进行调整

C. 治疗主要是应用抗生素、卧床、制动，以及增加营养，提高体质等方法以促进康复

D. 切开减压引流，是防止病灶扩散和死骨形成的有效措施。如果联合应用大剂量抗生菌治疗不能控制炎症或者已经形成脓肿，应该及早切开引流，以防止脓液自行扩散，造成广泛骨质破坏

E. 局部固定用适当夹板或者石膏托限制活动，抬高患肢，以防止畸形，减少疼痛、避免病理骨折

7. 滑液检查包含的内容有

A. 滑液物理性质的分析，如颜色、黏性、自发黏集试验、清亮度及黏蛋白凝集试验等

B. 滑液内晶体的检查

C. 滑液的细胞计数及分类

D. 滑液病原体的培养、分离

E. 生化检查，如免疫球蛋白、葡萄糖、总蛋白定量等

8. 关于牵引技术的主要作用，正确的有

A. 骨折、脱位的整复和维持复位

B. 炎症肢体的制动和抬高

C. 挛缩畸形肢体的矫正治疗

D. 解除肌肉痉挛，改善静脉回流，消除肢体肿胀

E. 便于患肢伤口的观察、冲洗和换药

9. 有关急性血源性骨髓炎的病因病理描述，正确的是

A. 骨质破坏，坏死与新骨形成动态平衡

B. 以骨质吸收、破坏、坏死为主

C. 全身情况差是诱因之一

D. 儿童干骺端血供丰富，不易发病

E. 死骨形成是髓腔血供和骨膜下血供双重不足所致

10. 有关骨关节结核的表现，正确的是

A. 常形成流注脓肿

B. 常形成窦道

C. 关节结核可出现梭形肿胀

D. 死骨可经窦道流出

E. 寒性脓肿不会穿破肠管、膀胱等空腔脏器

11. 肩关节前脱位常见的类型有

A. 盂下型

B. 喙突下型

C. 肩胛骨下型

D. 肩峰下型

E. 锁骨下型

12. 踝关节周围的韧带主要有

A. 三角韧带

B. 外侧副韧带

C. 内侧副韧带

D. 环状韧带

E. 下胫腓韧带

13. 类风湿关节炎的关节表现主要是

A. 关节痛与压痛

B. 关节畸形

C. 关节肿胀

D. 功能障碍

E. 以上都不是

14. 类风湿关节炎手部关节破坏严重，常出现的畸形是

A. 扣眼畸形

B. 尺偏畸形

C. 鹅颈畸形

D. 峰谷畸形

E. 望远镜畸形

15. 脊柱化脓性骨髓炎手术指征有

A. 由于严重下腰痛或背痛而不能行走超过1个月时间

B. 存在中到重度的持续疼痛或者已造成残疾

C. 严重的临床症状如高热及体重下降，保守治疗不能控制病情

D. 出现硬膜外脓肿或者肉芽组织压迫导致的神经症状

E. 有关节损害的放射学证据

16. 慢性骨髓炎常见的形成原因有

A. 在急性期未能及时和适当治疗，有大量死骨形成

B. 有死骨或弹片等异物，以及无效腔的存在

C. 局部广泛瘢痕组织及窦道形成，循环不佳，有利于细菌生长，而抗菌药物又不能到达

D. 其他诱因有糖尿病、服用糖皮质激素、营养不良及免疫缺陷等

E. 损伤是慢性骨髓炎的重要发病原因之一

17. 应用滑膜切除术治疗类风湿关节炎的手术适应证是

A. 关节病变尚在早期者，虽经 1 年以上药物治疗，关节肿胀和疼痛仍比较严重

B. 关节肿胀主要因滑膜肥厚而持续不消

C. 关节病变局限在四肢少数关节者

D. 患者一般情况好，病情比较稳定

E. 患者无发热、贫血和心、肺、肝、肾功能障碍

18. 骨关节结核的治疗中，单纯依靠抗结核药治疗有哪些不足之处

A. 长期用药结核分枝杆菌容易产生耐药性

B. 单纯药物治疗的疗程比较长，但复发率不高

C. 早期骨结核或滑膜结核如单纯用药有发展为全关节结核的可能

D. 为提高治愈率，还要辅以局部治疗和病灶清除术

E. 单纯药物治疗只对早期滑膜结核和骨结核疗效较好，对有较大死骨或脓肿的晚期全关节结核疗效多不显著

19. 骨关节炎的临床表现错误的是

A. 初期轻微钝痛，并不严重，以后逐步加剧

B. X 线片早期关节间隙狭窄

C. 膝关节浮髌试验阳性

D. Thomas 征阴性

E. 关节交锁征阳性

20. 哈氏棒（Harrington）手术治疗特发性脊柱侧凸适应证为

A. 主凸角度 >40°，主凸的顶点在第 10 胸椎以上

B. 年龄 10~18 岁

C. 主凸角度 >40°的特发性脊柱侧凸

D. 主凸角度 >70°，术前采用石膏或牵引矫形

E. 主凸角度在 40°~70°的特发性脊柱侧凸

21. 骨关节炎的 X 线片表现包括

A. 关节间隙狭窄　　B. 骨赘形成

C. 软骨下骨有硬化　　D. 关节面凹凸不平

E. 软骨下骨有囊性变

22. 化脓性关节炎的治疗方法包括

A. 早期足量应用有效抗生素　　B. 病灶清除术

C. 关节内抗生素治疗　　D. 局部固定

E. 功能锻炼

23. 关于骨科人工植入物感染的手术治疗，下列说法正确的是

A. 人工关节感染的治疗主要是手术治疗，辅助以适当的抗生素治疗

B. 手术治疗有很多方法，抗生素的应用方案因而也有差别，通常需要去除假体，彻底清创

C. 最经常采用二期翻修手术，首先去除关节假体，彻底清创，经过一段时间的抗生素治疗，再行二期翻修手术

D. 两次手术间隔时间并无严格规定，但是6周以上时间比较稳妥

E. 两次手术间隔时间有严格规定，必须在3~6周

24. 目前常用的抗结核药有

A. 异烟肼　　B. 利福平

C. 链霉素　　D. 乙胺丁醇

E. 对氨基水杨酸

25. 关于在骨关节结核的诊断中对CT或MRI检查的评价，正确的是

A. CT检查对骨关节结核的诊断比传统X线检查更有优势

B. 用于比较隐蔽或难于明确诊断和定位的脊柱结核和髋关节结核

C. 也可早期发现髋关节内结核病灶位置和破坏范围

D. MRI可以观察脊柱结核病灶是否累及脊髓

E. 可以发现椎体、附件病变和腰大肌脓肿，明确椎管内或椎管外病变

26. 关于膝关节结核的临床特征，下列说法正确的是

A. 骨关节结核多发生于60岁以上人群

B. 关节结核多为单关节病变，很少累及其他关节

C. 全身症状包括低热、疲乏无力（特别在下午表现明显）、潮热、盗汗、食欲缺乏、体重减轻、心率过快及贫血

D. 局部症状和体征包括膝关节局部疼痛、小儿夜哭，关节疼痛时关节活动受限制，失用性肌萎缩，局部淋巴结大

E. 在急性期可出现保护性肌痉挛

27. 在脊髓灰质炎后遗症的临床表现中，正确的是

A. 皮肤感觉正常　　B. 肌肉呈不同程度的弛缓性瘫痪

C. 行走时呈“剪刀式”步态　　D. 走路不稳，影响功能

E. X 线片显示骨骼变细，下肢不等长

28. 有关骶骨骨折的叙述正确的是

A. 多为直接打击所致

B. 裂隙骨折，未发生移位者不影响骨盆稳定性

C. 骶骨翼区的骨折可伤及第 5 腰神经根

D. 一般不伤及坐骨神经

E. 伤及骶管内马尾神经时可出现会阴区麻木及括约肌障碍

29. 可供踇外翻选择的手术方法有

A. 跖趾内侧关节囊紧缩术　　B. MCBride 手术

C. Keller 手术　　D. 跖骨基底截骨术

E. 跖骨颈部截骨术

30. 有关婴儿先天性髋脱位的 X 线检查，下列哪些是正确的

A. 髋臼角增大

B. 颈闭孔线不成一完整的弧形

C. 股骨头的骨化中心在 Perkin 线的外侧，即不在内下区

D. 股骨头骨化中心较健侧为小

E. 中心边缘角（CE 角）减小

31. 关于骨关节结核的手术治疗，恰当的是

A. 术前使用抗结核药 2~4 周

B. 病灶内有大块死骨或较大脓肿，应行病灶清除术

C. 全关节结核，患者年龄不足 15 岁时仅做病灶清除，不融合关节

D. 有明显混合感染的冷脓肿，应广泛切开引流

E. 全身中毒严重，病变处于活动期而应用抗结核药治疗效果不佳，全身情况在用药后无明显改善

32. 关于慢性骨髓炎的描述，正确的是

A. 窦道口反复流脓，局部皮肤可发生癌变

B. 儿童骨骺常因局部炎症刺激而发生肢体延长

C. 常有急性发作，窦道口开放，排出脓液和死骨

D. 常以混合感染为主，而不是单纯的金黄色葡萄球菌感染

E. X 线检查可见无骨小梁结构的死骨

33. 关于化脓性骨髓炎的叙述，错误的是

A. 急性化脓性骨髓炎都应加以固定

B. 慢性骨髓炎均有持续或反复流脓窦道

C. 致病菌均经血液循环传播至骨内

D. X 线检查对骨髓炎诊断没有很大意义

E. 在死骨未游离及包壳未充分形成前不能切开引流

34. 骨关节炎的特点包括

A. 发病率与年龄密切相关，年龄越大，发病率则越高

B. 女性发病率高于男性，尤其是绝经后妇女更为多见

C. 男性发病率高于女性，尤其中老年男性

D. 种族、生活习惯与发病率有一定相关性

E. 发病率与体重因素相关，根据流行病学研究发现，肥胖人群骨关节炎发病率较高，肥胖女性膝关节骨关节炎的发病率是正常体重女性的 4 倍

35. 继发性骨关节炎常见的发病因素有

A. 先天性或发育性关节结构异常，比如膝内翻畸形、膝外翻畸形

B. 关节邻近骨干骨折复位后对线不良，引起关节面倾斜

C. 关节韧带损伤引起关节不稳定而导致关节损伤

D. 某些关节疾病破坏关节软骨，比如化脓性关节炎、类风湿关节炎

E. 医源性因素，如创伤后长期不恰当地固定关节，引起关节软骨退行性病变

36. 肱骨外上髁炎的临床表现有

A. 局部肿胀

B. 有敏感的压痛点

C. 肘关节外侧疼痛，可向前臂外侧放射

D. 肘关节活动受限

E. 疼痛可牵涉到前臂屈肌中上部

37. 骨关节炎起病缓慢，病程较长，其主要症状是

A. 疼痛
B. 畸形
C. 肿胀
D. 高热
E. 功能障碍

38. 类风湿关节炎的病理包括

A. 滑膜炎改变
B. 关节外病变
C. 骨与软骨的破坏
D. 骨和肌肉的改变
E. 某些肌肉发生挛缩纤维化

39. 关于化脓性关节炎，下列哪几项是正确的

A. 本病好发于髋、膝关节

B. 本病多见于成人

C. 金黄色葡萄球菌是最常见的致病菌

D. 可以并发纤维性或骨性强直

E. 细菌多数是经血液循环进入关节

40. 类风湿关节炎的关节内表现包括

A. 关节疼痛和肿胀　　B. 晨僵

C. 多关节受累　　D. 关节活动受限或畸形

E. 10%~30% 患者在关节的隆突部位出现类风湿结节，坚硬如橡皮

41. 下列哪几项是急性血源性骨髓炎早期诊断的依据

A. 起病急，高热，有深压痛　　B. 患部持续剧痛及深压痛，不愿活动患肢

C. 局部温度升高，有深压痛　　D. 白细胞计数和中性粒细胞计数增多

E. X 线片可见骨质破坏和骨质增生

42. 类风湿关节炎的实验室检查包括

A. 血常规检查　　B. 红细胞沉降率

C. 瓜氨酸相关自身抗体群　　D. 其他血清学检查

E. 关节液检查

43. 类风湿关节炎的药物治疗中，非甾体抗炎药（NSAID）包括

A. 水杨酸制剂　　B. 吲哚美辛

C. 丙酸衍生物　　D. 灭酸类药物

E. 来氟米特

44. 骨关节结核病灶清除术适应证包括

A. 病灶内有大块死骨或脓肿

B. 脊柱结核伴有截瘫

C. 窦道长期不愈

D. 单纯滑膜结核经药物治疗效果不佳，即将发展为全关节结核者

E. 单纯性骨结核髓腔内积脓压力过高者

45. 关于胫骨结节骨软骨炎的治疗，正确的是

A. 减少活动　　B. 膝关节短期制动

C. 物理治疗　　D. 局部注射皮质类固醇

E. 成年以后症状持续存在可行手术治疗

46. 判断骨关节结核是否治愈的标准为

A. 全身情况良好，体温正常，食欲好，红细胞沉降率正常

B. CT 显示脓肿消失，死骨已被吸收，病灶轮廓清晰或关节已融合

C. 局部无明显症状，无脓肿或窦道

D. 起床活动 1 年无异常发现

E. 全身检查无结核灶

47. 关于骨关节结核，下列哪几项是不正确的
   A. 脊柱结核大多数为椎体结核
   B. 骨关节结核最好发于膝关节
   C. 骨关节结核大多发生于原发性结核的活动期
   D. 单纯滑膜结核最好发于骶髂关节
   E. 椎体中心型结核多见于成年
48. 美国风湿病学会（ARA）1987 年修订的类风湿关节炎（RA）的诊断标准包括
   A. 晨起关节僵硬至少 1h（病程≥6 周）
   B. 2 个或 2 个以上关节肿（病程≥6 周）
   C. 腕、掌指关节或近指间关节肿（病程≥6 周）
   D. 皮下类风湿结节
   E. 手 X 线片显示有骨质侵蚀或有明确的骨质疏松
49. 类风湿关节炎的药物治疗中，改善病情的抗风湿药包括
   A. 甲氨蝶呤（MTX）　　B. 抗疟药
   C. 柳氮磺吡啶　　D. 青霉胺
   E. 金制剂
50. 关于站立前期先天性髋关节脱位，正确的是
   A. 双大腿内侧皮肤皱褶不对称　　B. 患者髋关节外展受限
   C. 肢体可不等长，Allis 征（+）　　D. Ortolani 征（+）
   E. Trendelenburg 征（+）
51. 类风湿关节炎的手术治疗包括
   A. 滑膜切除术　　B. 关节清理术
   C. 截骨术　　D. 关节融合术
   E. 关节成形术
52. 下面有关 NSAID 说法正确的是
   A. 无耐药性　　B. 有依赖性
   C. 有剂量极限性　　D. 应于餐后服用
   E. 无剂量限制
53. 下列手术中，对脊髓灰质炎后遗症适用的是
   A. 畸形矫正术　　B. 关节稳定术
   C. 肌腱移位术　　D. 下肢等长术
   E. 肌力恢复术
54. 强直性脊柱炎的药物治疗主要包括使用
   A. 非甾体抗炎药（NSAID）　　B. 糖皮质激素

C. 沙利度胺　　D. 柳氮磺吡啶

E. 甲氨蝶呤

55. 下列哪些药物属于环氧化酶-2（COX-2）特异性抑制药

A. 双氯芬酸钠　　B. 布洛芬

C. 塞来昔布　　D. 罗非昔布

E. 萘丁美酮

56. 创伤性关节炎的致病因素主要包括

A. 坠压、撞击等造成骨关节内骨折　　B. 关节内异物存留

C. 重度肥胖　　D. 截肢后单侧肢体承重

E. 异常束带

57. 下列哪些因素与类风湿关节炎的发病有关

A. EB 病毒　　B. 奇异变形杆菌

C. HLA-DR4　　D. 雌激素或雄激素失调

E. HLA-B27

58. 创伤性关节炎的检查包括

A. 实验室检查　　B. X 线检查

C. CT 检查　　D. MRI 检查

E. 发射型计算机断层显像（ECT）检查

59. 指关节炎的非手术治疗主要是应用药物，常使用

A. 透明质酸钠　　B. 沙利度胺

C. 氨基葡萄糖　　D. 非甾体抗炎药

E. 水杨酸制剂

60. 颈椎病的 X 线片表现有

A. 颈椎椎体压缩变形　　B. 椎体前后缘骨质增生

C. 钩椎关节、关节突关节增生　　D. 椎间孔狭窄

E. 颈椎生理曲度变化

61. 治疗肩关节前脱位，下列哪些说法不对

A. 应首先手法复位，可在局部麻醉下进行

B. 复位成功，杜加斯（Dugas）征由阳性转为阴性

C. 常采用肩盂切骨成形术

D. 复位后次日应立即开始活动肩关节，以防粘连形成肩关节周围炎

E. 超过 2 周的肩关节脱位，试图复位失败后需及时切开复位

62. 高弓足的病因不明确，与发病相关的因素有

A. 足内在肌失去功能，使足伸肌和屈肌挛缩而发病，如脊髓灰质炎

B. 腓肠肌瘫痪时出现继发性高弓足
C. 遗传因素，通常有家族史
D. 外伤造成骨及软组织畸形
E. 穿高跟鞋时间过久

63. 平足症可由先天或后天因素导病，后天因素有
A. 外伤造成骨及软组织畸形
B. 跗骨化脓性感染导致骨破坏
C. 长期负重使足部肌肉疲乏不能维持正常的足弓
D. 韧带或肌肉发育异常
E. 足肌瘫痪纤维化萎缩

64. 骨软化症的病因主要有
A. 维生素 D 的合成（日光照射）或者摄入不足
B. 消化道疾病致维生素 D 的吸收和代谢障碍
C. 慢性肝、肾功能不良致维生素 D 转化为活性维生素 D 减少
D. 机体对于活性维生素 D 不敏感（维生素 D 抵抗）
E. 酸中毒、重金属中毒

65. 膝关节骨关节炎手术治疗的目的有
A. 增加活动范围
B. 解除症状
C. 增强关节稳定性
D. 延缓病程进展
E. 切除增生的骨赘

66. 骨软化症的临床表现有
A. 早期症状不明显，可自觉腰痛、腿痛，时好时坏
B. 轻微的外伤即可发生病理性骨折，多见于肋骨、脊柱骨和骨盆等部位
C. 常见脊柱弯曲度增加、侧凸等，还可有鸡胸、驼背、下肢长骨侧弯、骨盆倾斜、关节畸形、身高降低等
D. 高钙低磷血症为早期症状，常被忽视
E. 骨骼有压痛、畸形、局部隆起和身材缩短等

67. 原发性甲状旁腺功能亢进症（PHPT）的临床表现有
A. 早期无典型症状，随病变进展可出现骨痛、关节痛、骨质疏松、骨囊性变等症状
B. 高钙低磷血症为早期症状，常被忽视
C. 软组织钙化影响肌腱和软骨等处，可引起非特异性关节痛，累及手指关节，有时主要在近指间关节
D. 多数病例无特殊体征，在颈部可触及肿物者占 10%~30%
E. 骨骼有压痛、畸形、局部隆起和身材缩短等

68. 有关类风湿关节炎的叙述，正确的是

A. X 线片表现以关节软骨破坏为主

B. 类风湿关节炎的基本病变为滑膜炎

C. 主要累及远指间关节，症状经休息后可自行缓解

D. 晨僵不足 0.5 小时，类风湿因子阳性率达 75%

E. 需要长期接受非甾体抗炎药物和改善病情的抗风湿药治疗

69. 外伤性脊髓损伤，手术探查的适应证包括

A. 椎管内有骨折块压迫脊髓者

B. 腰椎严重骨折脱位，完全截瘫，估计马尾横断，拟行手术修复者

C. 不完全截瘫，伴有严重神经根疼痛者

D. 神经症状进行性加重者

E. 不全截瘫已行复位，但截瘫无恢复者

70. 强直性脊柱炎最常累及

A. 脊柱　　B. 手关节

C. 髋关节　　D. 骶髂关节

E. 膝关节

71. 嗜酸性肉芽肿含有

A. 组织细胞　　B. 嗜酸性粒细胞

C. 多核砼性细胞　　D. 淋巴细胞

E. 多核巨细胞

72. 关于脊髓灰质炎后遗症的描述，错误的是

A. 早期调整失衡肌力（肌腱移位），预防骨骼继发畸形

B. 手术的目的是恢复患肢肌力，预防和矫正畸形

C. 双下肢不等长者可行肢体延长术

D. 骨关节畸形严重，骨性手术无矫正作用

E. 骨关节畸形的矫正和关节融合术，需在患者 12 岁以前施行

73. 脊柱侧凸手术可能包括的并发症有

A. 脊髓神经损伤　　B. 脱钩、断棒

C. 椎板骨折　　D. 肺不张

E. 感染

74. 对于颈椎骨折截瘫患者，以下有关截瘫平面与骨折脱位平面的对应关系的叙述中，恰当的是

A. 创伤严重时，由于骨折脱位损伤了同平面的神经根，截瘫平面与骨折脱位平面一致

B. 一般情况下，下颈髓高于相应椎体一个节段，截瘫平面可略低于骨折脱位平面

C. 由于脊髓局部的冲击与爆震伤，颈椎骨折的截瘫平面可略高于骨折脱位平面

D. 局部的出血与水肿可使截瘫平面产生变化

E. 不可能发生截瘫平面超过骨折平面 2 节以上的情况

75. 关于氟骨症，下列说法正确的是

A. 早期有牙釉质失去色泽变暗或呈斑点石灰状

B. 晚期往往有慢性咳嗽，腰背及下肢疼痛，骨质硬化，肌腱、韧带钙化，关节囊肥厚，骨质增生，关节变形等

C. 引起氟骨症的氟主要来源于饮水和环境中的氟化物

D. 长期过量氟摄入可使骨形成增多，但所形成的骨排列多不规则，导致骨质和骨量不平衡

E. 肾性骨病与某些氟骨症极相似，骨质普遍致密和/或疏松，骨小梁粗糙模糊等，常难以单纯从 X 线表现区别，需结合流行病学、临床表现和肾功能检查进行鉴别

76. 骨关节炎的主要临床表现为

A. 晨僵时间不超过半小时

B. 活动多时疼痛加重，休息可缓解

C. 受累关节以疼痛和压痛为主，可有一过性滑膜炎

D. 活动时关节有摩擦音

E. 颈椎或腰椎病变可引起神经受压或刺激症状

77. 下述哪些为先天性髋关节脱位脱位期的病理变化

A. 髋臼前、上、后缘发育不良，平坦，髋臼浅

B. 股骨头向髋臼后上方脱出，小而扁平或形状不规则

C. 股骨颈前倾角略增大

D. 关节囊增厚呈葫芦形

E. 以上都是

78. 下列哪些实验室检查符合类风湿关节炎的改变

A. 抗链球菌溶血素“O”滴度正常　　B. HLA-B27 阳性

C. C 反应蛋白升高　　D. 类风湿因子阳性

E. HLA-B27 阴性

79. 绒毛结节性滑膜炎的临床表现包括

A. 关节内有黄色渗液，含有大量胆固醇或血液

B. 关节周围轻微疼痛和慢性肿胀

C. 病损可恶变

D. 多核巨细胞很常见

E. 手术切除后无复发

80. 下列哪种损伤可导致前臂缺血性肌挛缩（Volkmann 挛缩）

A. 肱骨髁上粉碎性骨折移位
B. 桡骨头半脱位
C. 肘关节脱位
D. 前臂骨折小夹板固定过紧
E. 科利斯（Colles）骨折

81. 踇外翻的临床表现包括

A. 足横弓浅，前足呈扁平状
B. 踇跖趾关节脱位
C. 第 2 趾锤状趾
D. 踇滑囊炎
E. 第 1 跖骨内收，第 1、2 跖骨间隙宽

82. 肩关节周围炎的病因包括

A. 肱二头肌长头或短头肌腱炎，冈上肌腱炎
B. 冈上肌腱或肩袖撕裂，肩峰下滑囊炎
C. 上肢外伤后肩关节固定过久
D. 颈椎间盘突出症
E. 颈椎病，心肺疾病发生的肩部牵涉痛，长期不愈者

83. 预防骨关节结核应包括

A. 开展体育活动，增强体质
B. 儿童接种卡介苗
C. 开展肺结核的普查工作
D. 发现骨关节结核患者应及时隔离
E. 及时诊治肺结核和肠结核

84. 下列为治疗类风湿关节炎的一线药物的有

A. 阿司匹林
B. 金制剂
C. 布洛芬
D. 泼尼松
E. 巯唑嘌呤

85. 导致脊柱侧凸程度进展的危险因素有

A. 神经麻痹型侧弯
B. Risser 指数 5 级
C. 青春期前少年
D. 双柱侧凸
E. 胸椎侧凸进展可能性一般大于腰椎侧凸

86. 可供类风湿性关节炎选择的手术方法有

A. 滑膜切除术
B. 关节清理术
C. 截骨术
D. 关节融合术
E. 关节成形术

87. 先天性髋关节脱位的治疗可能的并发症有

A. 股骨头缺血性坏死
B. 再脱位
C. 骨折
D. 神经损伤
E. 术后关节僵硬

88. 类风湿关节炎手术治疗前应完成哪些术前准备
A. 长期卧床不起的患者，应做力所能及的训练
B. 骨质疏松的患者，应先进行健骨治疗
C. 对于萎缩的患者，应给予物理治疗、按摩及自主功能锻炼
D. 长期服用皮质类固醇的患者，术前应尽量将之逐渐停用
E. 精心设计手术方案

89. 新生儿先天性髋关节脱位的主要体征有
A. 患儿的会阴部增宽
B. 患侧髋关节活动受限
C. 臀部、大腿内侧的皮肤皱褶加深、增多
D. 屈膝、屈髋、外展试验阳性
E. “弹进、弹出”试验阳性

90. 有关人工髋关节置换，正确的是
A. 60岁，股骨头坏死，髋关节破坏，屈曲畸形，可行人工髓关节置换术
B. 中老年陈旧性股骨颈骨折，可行人工髋关节置换治疗
C. 老年头下型股骨颈骨折，身体状况良好者，可一期行人工髋关节置换
D. 化脓性髋关节炎可在清创的同时行人工髋关节置换治疗
E. 年轻患者类风湿关节炎，也是人工关节置换的适应证

91. 颈椎间盘韧带复合体包括的结构有
A. 椎间盘
B. 前、后纵韧带
C. 黄韧带
D. 棘间韧带
E. 关节囊

92. 下面哪项是类风湿手部X线片的特点
A. 骨质硬化及增生
B. 关节间隙狭窄
C. 软组织肿胀，关节变形
D. 关节游离体
E. 骨质稀疏

93. 关节结核多继发于
A. 肺结核
B. 淋巴结核
C. 胸膜结核
D. 肠结核
E. 以上均是

五 案例分析题

（1~7题共用题干）

患儿，男，7岁。头颈部向左侧歪斜6年。患儿出生后发现头颈向左侧偏斜，随年龄增

长越来越明显。查体：头颈向左侧歪斜，左侧胸锁乳突肌呈条索状、质硬，其余未见明显异常。

1. 该患儿有可能的诊断是

A. 眼肌异常　　B. 骨性斜颈

C. 颈椎结核　　D. 肌性斜颈

E. 颈椎自发性半脱位

2. 颈椎正侧位 X 线片未见异常，则以下诊断正确的是

A. 眼肌异常　　B. 骨性斜颈

C. 颈椎结核　　D. 肌性斜颈

E. 颈椎自发性半脱位

3. 对先天性肌性斜颈的描述，正确的有

A. 胸锁乳突肌缺血　　B. 胸锁乳突肌营养血管栓塞

C. 胸锁乳突肌出血　　D. 胎儿胎位不正

E. 胸锁乳突肌静脉回流受阻　　F. 子宫壁不正常压力

G. 以上都是

4. 对该患儿的治疗，方法正确的是

A. 手术治疗

B. 不需治疗，随年龄增长可自行矫正

C. 暂不治疗，等到 18 岁以后再治疗

D. 采用局部热敷、按摩、卧位固定手法扳正等非手术治疗

5. 先天性肌性斜颈的手术指征是

A. 适用于 6 个月至 12 岁非手术治疗失败者

B. 12 岁以上者

C. 年龄较大，合并严重脸部畸形者

D. 斜颈明显者

E. 以上都是

6. 关于先天性肌性斜颈的手术治疗方法，描述正确的是

A. 胸锁乳突肌切除术

B. 自皮下做胸锁乳突肌的锁骨头切断术

C. 胸锁乳突肌转位术

D. 手术的方法是直视下切断胸锁乳突肌在锁骨和胸骨部的肌腱

E. 以上均是

7. 患儿手术后需采用石膏固定

A. 1~2 周　　B. 1~3 周

C. 2~3周　　D. 3~4周
E. 4~5周　　F. 4~6周

（8~10题共用题干）

患者，女性，65岁。左膝疼痛8年，加重1年，上下楼加重，休息后缓解，时有“打软腿”和膝关节“卡住”的现象，保守治疗效果不佳。查体：左膝内翻，左膝内侧关节间隙压痛，关节活动度可。左膝正侧位X线片显示关节内骨质增生，内侧关节间隙狭窄，软骨下骨板致密。

8. 首先考虑的诊断包括
A. 风湿性关节炎　　B. 类风湿关节炎
C. 骨关节炎　　D. 左膝游离体
E. 左膝内侧韧带损伤　　F. 左膝半月板损伤

9. 该患者目前左膝的病理改变可能有
A. 关节软骨破坏　　B. 滑膜大量增生
C. 关节肿胀　　D. 滑膜单核细胞浸润
E. 软骨下骨髓腔可见淋巴细胞　　F. 骨组织成骨性破坏

10. 对于该患者来说，下列哪一种治疗最合理
A. 物理治疗，加强膝关节周围肌肉的力量
B. 关节腔内注射玻璃酸钠润滑关节软骨
C. 胫骨近端楔形截骨矫正内翻畸形
D. 人工膝关节置换术
E. 关节镜下滑膜切除术
F. 关节镜下摘除游离体

（11~15题共用题干）

患儿，男，13岁。左下肢外伤后疼痛10日，加重伴活动受限、发热3日入院。10日前跑步时撞伤左大腿，明显疼痛，活动受限，卧床休息后稍缓解。3日前疼痛加重，伴发热，体温高达40℃，曾在当地医院静脉滴注青霉素治疗。X线检查未见异常。查体：T 38.8℃，P 110次/分。左大腿周径35cm，右大腿周径32cm，双小腿周径25cm。足背动脉搏动良好，皮肤感觉正常。

11. 患者入院后，应立即采取的处理措施是
A. 卧床，患肢制动
B. 物理降温
C. 全身应用抗生素

D. 全身支持治疗

E. 对症处理

F. 血常规、红细胞沉降率、肝、肾功能、血生化等常规检查

12. 实验室检查结果：白细胞计数 $22.44\times10^9/L$，中性粒细胞占比 0.87，RBC $3.75\times10^{12}/L$，Hb 90.6/L，血小板 $386\times10^9/L$，C 反应蛋白 182mg/L，红细胞沉降率 110mm/h，血钾 3.4mmol/L，血钠 130.2mmol/L。目前，临床初步诊断为股骨下段化脓性骨髓炎，早期确诊的主要依据是

A. 干骺端疼痛及深压痛

B. 全身中毒症状，高热

C. 局部分层穿刺在骨膜下或骨髓腔内抽到脓液做涂片检查，见脓细胞或细菌

D. 红细胞沉降率、C 反应蛋白、白细胞计数升高

E. X 线检查见虫蚀样骨质破坏及骨膜增生

13. 提示：局部穿刺未抽得脓液，仅抽出少量不凝血，革兰染色未发现细菌。患者出现明显寒战、高热，体温 40℃，立即抽血做血培养。此时，恰当的治疗措施是

A. 物理降温

B. 联合应用大剂量广谱抗生素

C. 全身支持治疗

D. 等待细菌培养结果决定下一步治疗

E. 局部石膏托固定

F. 纠正水电解质代谢失调，少量多次输血

14. 提示：MRI 检查显示左股骨中下段髓腔内多发斑片状长 T_1 和长 T_2 信号，周围软组织肿胀，脂肪间隙模糊，关节腔内可见少量积液。根据检查结果，最关键的治疗措施宜采取

A. 重复穿刺抽脓

B. 及时调整抗生素及用药剂量

C. 防止病理性骨折

D. 防治体液代谢失调

E. 物理降温

F. 局部骨皮质开窗引流并持续灌洗

15. 提示：采集的脓液送细菌培养 + 药物敏感试验。细菌培养最可能的致病菌是

A. 乙型溶血性链球菌

B. 变形杆菌

C. 链球菌

D. 大肠埃希菌

E. 肺炎球菌

F. 白色葡萄球菌

G. 金黄色葡萄球菌

（16~18 题共用题干）

患者，男性，28 岁。运动伤致左小腿肿胀、疼痛，伴功能障碍 1 小时。患者于 1 小时前踢足球，急速转身追球时，突然感左小腿剧痛，不能活动，遂被急送至医院。

16. 下列描述正确的有

A. 如果仅有小腿疼痛，而无其他特殊体征，可考虑为软组织损伤

B. 如果小腿疼痛伴有畸形，则提示可能有小腿骨折

C. 如果同时伴有下肢麻木，则提示可能有小腿神经损伤

D. 如出现足背、胫后动脉搏动减弱、消失则应考虑血管损伤

E. 如果伤后即不能屈曲膝关节及踝关节应考虑骨折伤及腓总神经

F. 如果伤后不能背伸踝关节，则应考虑胫神经损伤

17. 查体：生命体征平稳，神志清楚，无呼吸困难，左小腿肿胀明显，左小腿中上段畸形明显，局部假关节形成，触痛阳性，可扪及骨擦感。小腿外侧及足背的感觉减退，足下垂、踝关节不能背伸。该患者应采取的辅助检查包括

A. MRI　　B. 骨筋膜隔室内压测量

C. 放射性核素骨显像　　D. 血管造影

E. X 线片　　F. 诊断已明确，不需其他辅助检查

18. X 线片如右图所示，对于该患者的治疗，正确的是

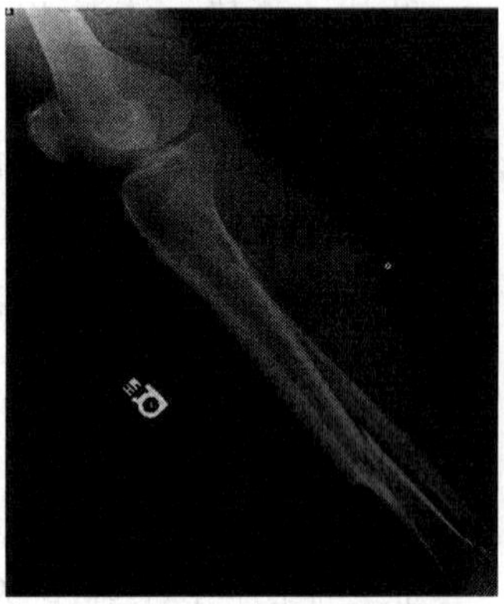

A. 神经损伤早期、症状轻者可行患肢制动、局部封闭、物理治疗等措施

B. 若有神经损伤的临床表现，应尽早手术探查

C. 一旦确诊为骨筋膜隔室综合征，应进行切开减压

D. 复位应矫正成角、旋转畸形

E. 复位应恢复胫骨上、下关节面的平行关系，恢复肢体长度

F. 骨折不稳定是切开复位内固定的绝对适应证

（19~22 题共用题干）

患者，男性，32 岁。患者于入院前 2 年间感右髋部疼痛，初期为活动、长时间行走后疼痛明显，休息后可缓解。后疼痛渐加重，并伴有夜间休息痛。期间曾因有腹股沟区疼痛在当地医院诊断为附睾结核，予以链霉素肌内注射治疗。治疗 10 日后感耳鸣、听力下降停止注射，改用口服头孢类抗生素。痛略缓解。至入院前 1 个月，右髋部再次出现明显疼痛、活动受限，在当地疾控中心就诊诊断为右髋关节结核，予以口服异烟肼、利福平、吡嗪酰胺治疗。期间患者无发热、盗汗，无咳嗽、咳痰。

19. 若患者右髋关节结核诊断成立，下列描述正确的是

A. 进一步发展会出现局部明显的红、肿、热、痛等急性炎症表现

B. 进一步发展可出现盆腔内脓肿

C. 继发于肺部结核的可能性较大
D. 晚期髋关节常发生屈曲、内收畸形
E. 结核病变可以先发生于滑膜，也可先发生于骨
F. 股骨头破坏明显时会形成病理性脱位，通常为前脱位

20. 进一步的问诊及辅助检查结果：右髋关节早期间歇性疼痛，活动时疼痛加重，近 1 年疼痛呈持续性，夜间休息痛。期间关节无明显红肿，无寒热，无其他关节肿痛。发病初期曾有潮热、盗汗，右阴囊处发热。期间体重减轻，食欲缺乏。无关节周围皮肤破溃、流脓，无咳嗽、咳痰。无结核患者接触史。关节活动度受限，上下楼梯、下蹲困难。影像学检查如下图所示。该患者最可能的诊断是

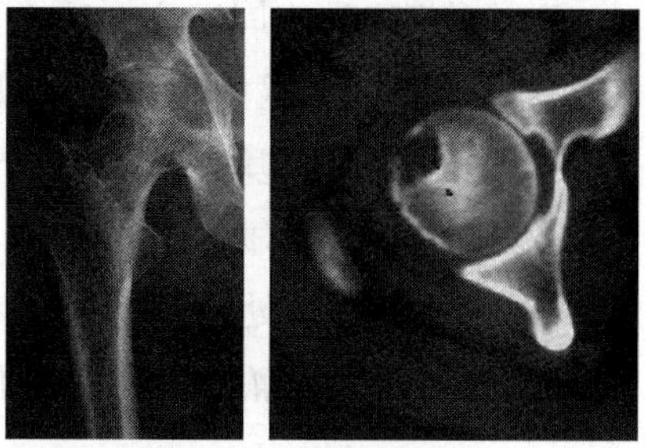

A. 右髋类风湿关节炎
B. 右髋关节结核
C. 右侧股骨头缺血性坏死
D. 右侧先天性髋关节脱位
E. 右髋骨关节炎
F. 化脓性感染治愈后继发骨关节炎

21. 进一步确诊髋关节结核的检查可选择

A. MRI
B. 结核菌素皮内试验（Mantoux 试验）
C. 豚鼠接种试验
D. 胸部 X 线检查
E. 髋关节穿刺活组织检查
F. 血液学检查

22. 关于与髋关节结核鉴别相关疾病的描述，错误的是

A. 原发性股骨头坏死多有服用激素、酗酒史
B. 化脓性关节炎常伴有髋关节剧烈疼痛、寒战、高热
C. 一过性滑膜炎关节周围稍饱满，但很少出现全身症状
D. 儿童股骨头坏死多发生于 3~9 岁儿童，男孩多于女孩
E. 类风湿关节炎 X 线片与髋关节滑膜结核有典型的区别
F. 髋关节骨关节炎以髋关节疼痛、髋部不适为主要表现，休息后疼痛可缓解

（23~25 题共用题干）

患者，男性，30 岁。右髋部疼痛 1 年，伴低热。查体：右髋关节呈屈曲畸形，活动受限，Thomas 征（+），红细胞沉降率（ESR）30mm/h。X 线片显示右髋关节间隙变窄，关节面有骨质破坏，右髋臼有 2cm 大小空洞，内有坏死骨片。

23. 有可能的诊断是

A. 髋关节化脓性关节炎
B. 全髋关节结核

C. 髋关节骨型结核
D. 髋关节滑膜结核
E. 髋关节类风湿关节炎
F. 右髋关节滑膜肉瘤
G. 右髋关节绒毛结节性滑膜炎

24. 最佳治疗方案是
A. 立即进行病灶清除
B. 关节置换手术
C. 髋“人”字形石膏固定
D. 关节穿刺抽脓，注入抗结核药
E. 抗结核治疗2~4周，之后行病灶清除术
F. 抗结核2~4周，之后行人工关节置换术

25. 在治疗期间右髋大转子处出现一8cm×6cm大小包块，表面皮肤红热，有波动感，体温39℃。为了解包块的性质，下列穿刺进针部位的选择哪项最正确
A. 脓肿波动明显处
B. 于脓肿低位处
C. 于脓肿高位处
D. 于脓肿外周健康皮肤处
E. 只要能抽出脓液，进针部位不限

（26~28题共用题干）

患儿，男，8岁，突发右大腿下端剧痛伴高热达40℃三天，有毒血症表现，白细胞计数 $18\times10^9/L$，中性粒细胞占比0.9，怀疑为急性化脓性骨髓炎。

26. 体格检查有力的证据是
A. 右股骨下端皮肤温度升高
B. 右股骨下端肿胀
C. 右膝关节伸屈受限
D. 局部血管充盈怒张
E. 右股骨下端（干骺端）深压痛

27. 最有价值的辅助检查是
A. X线检查
B. CT检查
C. 血培养
D. 局部分层穿刺
E. 放射性核素骨显像

28. 若已抽出脓液，最合适的治疗方法为
A. 卧床休息
B. 大量广谱抗生素
C. 钻孔或开窗引流术
D. 肢体制动
E. 输液，注意水、电解质平衡

（29~30题共用题干）

患者，女性，51岁。半年来双腕、掌指和指间关节对称性肿痛，实验室检查：红细胞

沉降率35mm/h，RF阴性（滴度1∶32）。

29. 进一步问诊，对患者诊断最有帮助的是

A. 发热 B. 消瘦、盗汗

C. 关节活动情况 D. 晨僵及持续时间

E. 关节是否存在畸形

30. 若不能确诊，以下哪项实验室检查最有意义

A. 手部X线检查 B. HLA-B27

C. 结核菌素试验 D. C反应蛋白（CRP）

E. 抗链球菌溶血素“O”

（31~32题共用题干）

患者，男性，25岁，2小时前运动时不慎扭伤右膝，剧痛。查体：右膝关节肿胀、活动受限，不能主动伸直膝关节，X线检查阴性，考虑半月板损伤可能，急诊入院。

31. 最佳的辅助检查是

A. CT B. 膝关节碘油造影

C. 膝关节镜检查 D. 膝关节空气造影

E. 膝关节空气、碘油双重造影

32. 若已确诊为内侧半月板桶柄状破裂，其治疗方案最好选用

A. 半月板全切除术 B. 局部用外敷药

C. 抽出膝关节内积血加压包扎 D. 石膏固定限制膝关节活动

E. 关节镜下切除半月板损伤部分

（33~35题共用题干）

患者，男性，17岁。右膝上肿痛2个月。持续性，逐渐加剧，夜间尤重。查体见患者消瘦，右膝肿胀，皮肤温度稍热，静脉怒张，关节活动受限。

33. 患者首先应考虑的诊断是

A. 骨髓炎 B. 骨结核

C. 风湿性关节炎 D. 骨关节炎

E. 骨肉瘤

34. 若做X线检查，应表现为

A. 磨砂玻璃样改变 B. 骨性突起呈蒂状改变

C. 肥皂泡样改变 D. “葱皮”现象

E. Codman三角或“日光射线”形态

35. 为获得最可靠的诊断，应做的检查是

A. 血常规检查
B. 红细胞沉降率检查
C. 病理组织学检查
D. 血尿酸检查
E. 血碱性磷酸酶检查

参考答案与解析

一、A1 型题

1. B【解析】踝外侧副韧带损伤的现场急救原则：立即压迫痛点止血，如用大棉块或海绵垫压迫止血。现场急救处理措施包括：①冰敷。②关节穿刺抽积血。③加压包扎。④妥善固定，如粘膏支持带、石膏、支具等。

2. C【解析】踝关节扭伤的分类不同，其损伤机制也有所不同，其分类方法包括以下几种：①按受伤机制分为旋后伤、旋前伤、外旋伤、内翻伤、外翻伤。②按解剖特点分为单纯伤、联合伤。③按损伤的病理特点分为部分断裂、完全断裂。④按病程分为新鲜断裂、陈旧断裂。

3. A【解析】髋关节结核曾经是儿童期常见病之一，近年来由于生活水平的提高、医疗卫生事业的发展，以及出生后卡介苗的普遍接种，该病已较为少见，但还是可以经呼吸道传播。在全身骨关节结核中约占 7.20%，仅次于脊椎结核而居第二位。7%～10% 的病例可见同时患骶髂关节结核或下段腰椎结核。多见于儿童和青少年，男性多于女性。

4. B【解析】干骺端血流缓慢，容易使细菌存留，故是急性血源性骨髓炎的好发部位。故选 B。

5. B【解析】X 线检查是髋关节病变最为常用的检查方法，是诊断髋关节结核最常用和首选检查方法。它可以确定结核病变的部位、大致范围及总体情况，有利于肺结核的发现，对结核诊断和治疗指导都有重要价值。

6. A【解析】旋股内侧动脉供应股骨头和股骨颈大部分血供，一旦损伤极易导致股骨头缺血性坏死。故选 A。

7. C【解析】创伤性关节炎的非手术治疗方法之一是矫正畸形，以防止关节软骨退行性病变。创伤性关节炎是骨折移位和关节软骨骨折的晚期并发症。

8. C【解析】创伤性关节炎患者年龄通常较大，可有创伤史，发展缓慢，负重或活动多时疼痛加重，可有积液，关节活动有响声，休息后则缓解，一般无剧烈疼痛。骨端骨质增生。常发于负重关节如膝关节和髋关节。

9. E【解析】根据应力负载增加学说，原发性骨关节炎大多常见于 50 岁以上的肥胖患

者，伴随着年龄增长，包括软骨下骨、半月板、韧带在内的结缔组织发生不同程度的退行性病变及磨损。软骨下骨退行性病变后增生硬化应力传导减弱，半月板退行性病变磨损后股骨髁负重面积减小，韧带退行性病变后膝关节稳定性下降，综合因素造成关节软骨负荷增加，软骨易受磨损，再加上老年患者修复能力下降，因此病情逐渐加重。

10. A【解析】类风湿关节炎是一种以侵蚀性、对称性多关节炎为主要临床表现的慢性、全身性自身免疫性疾病。确切发病机制不明，基本病理改变为关节滑膜的慢性炎症、血管翳形成，并逐渐出现关节软骨和骨破坏，最终导致关节畸形和功能丧失，早期诊断、早期治疗至关重要。

11. B【解析】腰椎的骨性解剖：①在所有脊椎骨中，腰椎体积最大，上下扁平。②自腰椎体前缘高度逐渐递增，后缘高度逐渐递减，参与形成腰椎生理性前凸。③其椎板较厚，并略向后下倾斜，因此椎管在下部比上部大。④椎弓根呈椭圆或扁圆形，后端致密，为最大负荷区。⑤神经根管内宽外窄，是神经根最易受卡压的部位。

12. E【解析】风湿性关节炎，通常为多关节发病，手足小关节受累。游走性疼痛，关节肿胀，不红。患病时间较长者，会有关节畸形和功能障碍。类风湿因子试验常为阳性，血清抗链球菌溶血素“O”阳性。关节液无脓细胞及致病菌，可以此鉴别诊断。

13. B【解析】化脓性关节炎一般起病较急，通常伴随有髋关节剧烈疼痛、寒战、高热，患侧下肢呈外展、外旋畸形，白细胞计数增多。对于慢性低毒性感染，或者已经使用过抗生素而尚未控制的化脓性感染，有时与结核不易区分开。需要做关节腔穿刺、脓液细菌培养或滑膜活检等措施鉴别。

14. C【解析】骨关节结核好发于负重大、活动多、易发生创伤的部位，脊柱发病率最高，约占50%，其次为膝、髋和肘关节。故选C。

15. E【解析】全关节结核是骨结核或滑膜结核自然发展的最终结果，此时关节内结构包括滑膜、软骨及骨组织均有破坏。

16~19　A、B、D、E、E【解析】创伤性关节炎的手术治疗：①关节清理术适用于关节内有游离体边缘骨刺比较明显，但关节负重面尚比较完整的患者。②截骨术适用于明显的膝内、外翻和骨折明显成角畸形愈合者，通过截骨可以减少骨内压力，矫正重力线，并使比较完整的关节面承担更多的体重负荷。③闭孔神经切除术适用于髋关节疼痛，但是关节面破坏较少者，因髋关节受闭孔神经、股神经和坐骨神经三重支配，而内收肌受闭孔神经和股神经的双重支配，所以切除闭孔神经不会使髋关节完全失去神经的控制，内收肌也不致全部瘫痪，并能使关节疼痛有明显改善。④关节融合术适用于单发的下肢负重关节，关节破坏严重而又比较年轻，需要从事行走或站立工作的患者。⑤关节成形术适用于疼痛严重，关节破坏严重的老年人，人工关节置换术效果比较可靠，如髋关节中心性脱位可致髋臼底部骨折或股骨头软骨骨折，破坏了髋关节的完整性，愈合后形成创伤性关节炎，或者外伤性股骨头缺血性坏死，若不采用全髋关节置换术，必将引起关节疼痛和功能障碍。

20. E【解析】7 岁以下小儿除非畸形特别严重或有特殊病因需要处理者外，一般无须治疗。10 岁以上儿童较明显的膝外翻畸形不可能自行矫正，应考虑手术治疗。故选 E。

21. C【解析】类风湿关节炎的早期滑膜表面有纤维蛋白渗出物覆盖，血管翳机化后关节面相互粘连，形成纤维性关节强直，以后发展成骨性强直，因此导致关节强直的主要原因是纤维性粘连，而其余选项是伴随的症状。

22. D【解析】有结核病史并伴有结核感染活动期全身中毒症状，椎体持续疼痛应该首先考虑脊柱结核。

23. D【解析】骨关节炎的常见受累关节有手关节、膝关节、脊柱、髋关节，其中以膝关节、髋关节和远指间关节最常受累。故选 D。

24. C【解析】参见 A1 型题第 20 题解析。

25. B【解析】先天性髋关节脱位的病理改变主要发生在髋臼、股骨头、颈和关节囊 4 个部位。其他如髋部的肌肉、韧带、神经、血管、骨盆和脊柱等可因长时间的脱位而引起继发性病理改变。故选 B。

26. D【解析】新生儿肌张力较低，容易引出 Ortolani 试验和 Barlow 征，最为可靠和典型。当年龄大时，患儿肌张力已增加，在检查时肌肉不能松弛，很难引出典型体征。在儿童期可出现鸭步。

27. A【解析】佝偻病是发生在小儿生长过程中的一种疾病，是一系列因素导致钙、磷代谢障碍所致。此病的病因主要有日光照射不足，含维生素 D 食物摄入不足、生长速度过快，以及胃肠和肝、肾疾病。

28. E【解析】平足症可由先天或后天的因素导病。先天因素：①足骨结构畸形，如舟骨结节过大、跗骨桥、副舟骨、第 1 跖骨过短等。②韧带或肌肉发育异常。后天因素：①外伤造成骨及软组织畸形。②跗骨化脓性感染导致骨破坏。③长期负重使足部肌肉疲乏不能维持正常的足弓。④足肌瘫痪纤维化萎缩。⑤高跟鞋穿用过久。

29. A【解析】肩关节周围炎是肩周肌、肌腱、滑囊及关节囊的慢性损伤性炎症，出现肩部疼痛，随着病程延长，疼痛范围扩大，并牵涉到上臂中段，同时伴肩关节活动受限。如增大活动范围，则有剧烈锐痛发生。因关节内、外粘连，以活动时疼痛、功能受限为其临床特点。故选 A。

30. E【解析】骨关节结核早期病情较轻，可给予患者支持治疗结合口服抗结核药治疗；中后期治疗必须配合局部抗结核药，或者局部病灶清除术。故选 E。

31. C【解析】化脓性关节炎的主要治疗方法：早期足量全身抗生素应用，关节腔内注射抗生素，经关节镜关节腔持续性灌洗，关节切开引流。因为膝关节较为表浅，要想清除彻底，关节腔持续性灌洗最为适合。故选 C。

32. E【解析】肩关节周围炎多发于50岁左右，主要表现是肩关节疼痛和活动受限，女性发病率略高于男性，多见于体力劳动者。肩关节周围炎的症状和表现：①肩关节向各方向活动均可受限，以外展、上举、内旋、外旋更为明显，随着病情进展，在长期废用引起关节囊及肩周软组织的粘连，肌力逐渐下降，以及喙肱韧带固定于缩短的内旋位等因素的作用下，肩关节各方向的主动和被动活动均受限。②三角肌、冈上肌等肩关节周围肌肉早期可出现痉挛，晚期可发生失用性肌萎缩，出现肩峰突起，上举不便，后弯不利等典型症状，此时疼痛症状反而减轻。③起初肩部呈阵发性疼痛，多数为慢性发作，以后疼痛逐渐加剧或钝痛，或呈刀割样疼痛，且呈持续性，气候变化或劳累后常使疼痛加重，肩痛昼轻夜重为本病一大特点。

33. A【解析】先天性肌性斜颈是胸锁乳突肌的先天性单侧挛缩，导致头和颈的不对称畸形，头倾向患侧，下颌转向健侧，是一侧胸锁乳突肌纤维性挛缩、颈部向同侧偏斜的畸形。故选A。

34. B【解析】病因不明确，但与以下因素有关：①足内在肌失去功能，足伸肌和屈肌挛缩所致，如脊髓灰质炎。②腓肠肌瘫痪时出现继发性高弓足。③遗传因素，通常有家族史。

35~37　D、C、B【解析】急性化脓性骨髓炎的辅助检查有以下几种。①X线检查：早期常无骨质改变，一般在发病2周后才开始显示病变。但是早期X线片可作为对照；早期X线表现为无骨质改变，并不能排除骨髓炎。应该以临床表现为依据，否则，会延误诊断和治疗。2周以后，X线表现骨质疏松，骨松质内可见微小的斑片状破坏区。通常在干骺端处有一模糊区，且因骨膜被掀起，会有明显的骨膜反应及层状新骨形成，并可见到肿胀的软组织阴影。数周以后出现骨皮质内、外侧虫蚀样破坏现象，骨质脱钙及周围软组织肿胀阴影，偶尔出现病理性骨折。②CT检查：CT可清楚显示髓内及软组织脓肿内气体，可以更早期显示骨质破坏，特别是一些解剖特殊部位：如骨盆、下颌骨、脊柱、锁骨等应用更多。CT显示骨皮质侵蚀和破坏不仅优于X线平片，甚至优于MRI和放射性核素显像，尤其是在显示死骨方面。③磁共振成像：在骨髓炎早期MRI即可显示病变部位骨内和骨外的变化，包括病变部位的骨髓破坏、骨膜反应等。④B超：超声虽然不能穿过骨骼，但是能够检测到早期软组织的改变，可以弥补X线检查对软组织病变不易显示的不足。⑤放射核素骨显像：对于早期诊断骨髓炎有着重要价值。常用的骨显像剂为^{99m}锝-亚甲基双磷酸盐（^{99m}Tc-MDP），可用来鉴别骨髓炎和软组织病变。应用^{99m}Tc扫描时应该结合血流相图像解释骨髓炎病变。

38. A【解析】化脓性关节炎的诊断与鉴别诊断如下。①急性血源性骨髓炎：主要病变及压痛感在干骺端，不在关节处。关节活动早期影响不大。关节液穿刺和分层穿刺可以明确诊断。②关节结核：起病缓慢，通常有午后低热、夜间盗汗、面颊潮红等全身症状，局部皮肤温度略高，但是关节肿而不红。③风湿性关节炎：通常为多关节发病，手足小关节受累。

游走性疼痛，关节肿胀，不红。患病时间较长者，会有关节畸形和功能障碍。类风湿因子试验常为阳性，血清抗链球菌溶血素“O”呈阳性。关节液无脓细胞及致病菌，可以此鉴别诊断。④创伤性关节炎：年龄通常较大，可有创伤史，发展缓慢，负重或者活动多时疼痛加重，可有积液，关节活动有响声，休息后则缓解，一般无剧烈疼痛。骨端骨质增生。常发于负重关节如膝关节和髋关节。

39. E【解析】先天性肌性斜颈的病因尚不完全清楚，因多发生在难产、臀产和剖宫产小儿，因此有人认为是分娩时产伤引起，此外还有人认为与胎位异常、先天血管畸形、局部缺血、感染、遗传等因素有关，睡姿不良也可能诱发先天性肌性斜颈。主要病因如下。①产伤：多数人认为臀位产、产伤等因素可导致胸锁乳突肌受到牵拉或血肿形成，随后可继发肌肉纤维化和血肿机化、挛缩而形成先天性肌性斜颈。②胎位异常：由于胎儿胎位不正，使胎儿头颈部姿态异常造成一侧胸锁乳突肌的血液循环障碍，引起肌肉缺血、萎缩、发育不良、挛缩而致先天性肌性斜颈。③动脉栓塞：胸锁乳突肌的营养动脉栓塞，静脉回流受阻，导致肌纤维退行性病变，最后形成挛缩的纤维结缔组织，引起斜颈。④先天性血管发育畸形：小儿先天性血管发育畸形可致胸锁乳突肌处静脉回流不畅，长此以往或可引发胸锁乳突肌的纤维化。⑤局部缺血：先天或后天原因导致胸锁乳突肌处的血管缺血可引发失营养性的肌纤维化，引起先天性肌性斜颈。⑥感染：新生儿免疫力低下，胎儿时期在子宫内的感染或出生后的感染均可引发先天肌性斜颈。

40. E【解析】参见 A1 型题第 25 题解析。

41. D【解析】先天性肌性斜颈的典型症状为新生儿有颈部肿块、斜颈，下颌转向健侧，眼睛不在一个水平线上。①颈部偏斜：斜颈一般在出生后的两周内发现，婴儿头部始终向一侧倾斜，额部也随之向对侧及其前方扭转，当搬动头颈部调整到正中位时，则感该侧较紧，受到牵制，此即为斜颈的患侧。随着患儿的成长，头逐渐被牵拉而倾向患侧，颈部扭转，面部倾斜，下颌偏向健侧。②颈部肿块：在患侧胸锁乳突肌中部可触到圆形硬质的肿块，可逐渐增大，持续发展2个月后肿块开始缩小，最后完全消失，而该肌即成为无弹性的纤维索。

42. C【解析】先天性髋关节脱位的发病率在0.1%~0.4%，不同的种族、地区发病情况差别很大。女多于男，比例约为6∶1，左侧多于右侧，双侧者也不少见，是小儿骨科最常见的下肢畸形之一。

43. E【解析】脊柱侧凸畸形中，原发性（姿态性）脊柱侧凸最为常见，约占80%，多发生于儿童及青少年，女性较多见，胸段或胸腰段多见，多凸向右侧；因为脊柱为一个整体，故原发性曲度上下可发生代偿性次发曲度，脊柱侧凸包括冠状位、矢状位和轴位上的序列异常。故选 E。

44. D【解析】青少年型特发性脊柱侧凸相对较常见。青少年脊柱侧凸早期临床表现隐匿，往往不易被发现。随着青少年进入青春期，骨骼生长发育速度加快，脊柱侧凸而未及时干预，往往会迅速进展。故选 D。

45. B【解析】特发性脊柱侧凸原因不明，而 A、C、D、E 为先天或后天因素造成的。故选 B。

46. E【解析】原发性功能性脊柱侧凸只有一个原发性曲度，无明显的结构改变，功能性脊柱侧凸可发展为结构性脊柱侧凸。原发性结构性脊柱侧凸不仅有一个原发性曲度，而且其上下尚可发生代偿性次发曲度。故选 E。

47. D【解析】强直性脊柱炎（AS）是一种原因未明的血清阴性反应的结缔组织疾病。

48. A【解析】拇指为狭窄性腱鞘炎最常见部位。故选 A。

49. E【解析】手术治疗脊柱结核主要是行病灶清除术，适应为：①死骨形成。②脓肿形成。③坏死组织、脓液死骨、肉芽组织等压迫脊髓形成截瘫。对于全身中毒症状严重、衰弱、重度贫血者，宜先改善全身情况后再考虑手术。故选 E。

50. D【解析】腰痛伴坐骨神经痛是腰椎间盘突出症的主要表现，坐骨神经痛常为单侧，疼痛沿大腿后侧向下放射至小腿外侧，足跟部或足背外侧。因此答案为 D。

51. E【解析】骨关节结核与血源性骨髓炎的感染途径类似，好发于血运差、劳损多、生长活跃的骨松质。脊柱椎体数量多，负重大，容易损伤，椎体以骨松质为主，很少有肌肉附着，椎体的滋养动脉多为终末动脉，因此脊柱结核可占骨关节结核的 50% 左右。

52. D【解析】骨关节结核发病多属隐渐，病程发展缓慢，早期症状轻微。全身表现在病变活动期内可表现为全身无力、食欲缺乏和体重减轻，常有午后低热、盗汗、贫血等结核中毒症状，幼儿常有夜啼现象。局部表现一般均为单发，可有轻微疼痛和压痛、肌肉痉挛、关节僵硬感和畸形，病程持续进展可出现病理性骨折，严重者可并发截瘫。血液检查红细胞沉降率多增快。①全身症状：起病缓慢，轻重不一，患者可有低热、乏力、盗汗、消瘦、食欲缺乏、体重减轻和贫血等症状。也可起病急骤，出现高热等急性感染症状，一般多见于儿童。②局部症状：病变部位疼痛，初起并不严重，活动后加剧，儿童患者常有夜啼。单纯骨结核者因髓腔内压力高、脓液积聚过多及脓液破入关节腔使疼痛剧烈。③脓肿与窦道形成：病灶部位积聚大量的脓液、结核性肉芽组织、死骨和干酪样坏死物质，易形成脓肿，由于缺乏红、热、压痛等急性炎症表现，故被称为寒性脓肿。脓肿向体表破溃，形成窦道，流出米汤样脓液。脓肿与内脏器官相通，可形成瘘。

53. A【解析】根据影像显示患者胫骨中上段出现骨干增粗，变形，骨髓腔变窄、消失，骨质以增生硬化为主；但是未见泥沙样死骨。正常骨结核时才出现泥沙样死骨，毛玻璃样外观。故选 A。

54. C【解析】主要原因是急性感染期未能彻底控制，反复发作，转为慢性。故选 C。

55. C【解析】胸部 X 线检查可用于了解有无活动性或陈旧性结核病灶。单纯性滑膜结核缺乏特异性表现，早期诊断困难。X 线检查表现常常不典型，可能只表现为髌上囊和软组织肿胀，病程较长者可见边缘骨质被侵蚀破坏。在单纯骨结核，中心型表现为骨质模糊，呈磨玻璃样，以后可形成死骨及空洞；边缘型者表现为边缘骨质被侵蚀破坏。在全关节结核，骨质被侵蚀破坏，关节间隙变窄或消失。窦道长期不愈者可出现骨质硬化现象。故选C。

56. C【解析】先天性高肩胛症的治疗：对婴儿和年龄较小的儿童，可做被动牵引和主动锻炼，以保持肩关节的最大活动度，增进肌肉力量。若畸形严重，肩关节活动受限，可行手术治疗，最合适的手术时机是3~7岁，超过年龄限度，手术可能会引起臂丛的牵伸性损伤。

57. D【解析】骨关节结核是由结核分枝杆菌侵入骨或关节而引起的一种继发性感染性疾病。好发部位为脊柱，其次为膝、髋及肘关节。局部表现一般为单发。本病好发于儿童、青少年及30岁以下的人。

58. B【解析】化脓性关节炎一般起病较急，通常伴随有髋关节剧烈疼痛、寒战、高热，患侧下肢呈外展、外旋畸形，白细胞计数增多。对于慢性低毒性感染，或者已经使用过抗生素而尚未控制的化脓性感染，有时与结核不易区分开。需要做关节腔穿刺、脓液细菌培养或滑膜活检等措施鉴别。

59. A【解析】骨与关节结核为结核分枝杆菌感染性疾病，化脓性骨髓炎为金黄色葡萄球菌、白色葡萄球菌等感染性疾病，故细菌学检查及病理学检查是准确鉴别这两种疾病的关键点。故选A。

60. D【解析】成人椎体结核多为边缘型，X线片表现为椎体边缘骨质破坏，椎间盘被侵犯，椎间隙狭窄，相邻椎体缘被累及。而椎体肿瘤为椎体骨破坏累及椎弓根，椎间隙正常不狭窄。

61. E【解析】骨关节结核的治疗原则是早期治疗，最大限度地保留骨关节功能，预防畸形，减少残废，全身治疗和局部治疗相结合，必要时采用手术疗法，需要通过长期服用抗结核药维持治疗。①药物治疗：抗结核药治疗应遵循早期、联合、适量、规律和全程的应用原则。②手术治疗：切开排脓，适用于寒性脓肿有混合感染、中毒症状明显或全身情况差，不能实行病灶清除术者，切开排脓后可形成慢性窦道，为以后的病灶清除术带来不便；病灶清除术，有可能造成结核分枝杆菌的血源性播散，故术前应使用抗结核药2~4周；关节融合术适用于关节不稳定者，截骨术用于矫正畸形，关节成形术可用于改善关节功能，人工关节置换术用于静止期全关节结核。③其他治疗：局部制动，可选用牵引、小夹板或石膏将肢体固定于功能位；全身支持治疗，病变活动期患者必须绝对卧床休息、改善营养，贫血严重者可给予少量、多次输血。

62. D【解析】早期X线片可无明显改变，以后有骨质疏松，关节间隙变窄，以及骨质破坏和寒性脓肿。放射性核素骨显像可以较早显示病灶，但不能作定性诊断。CT可以发现普通X线片不能发现的病灶，特别是病灶周围的寒性脓肿、死骨和病骨等。MRI具有早期诊断价值。B 超可早期发现寒性脓肿及关节积液，并确定脓肿的部位、大小和数量，对决定治疗方案和选择手术入路有重要价值。

63. E【解析】骨关节结核的病灶清除术的指征是：①骨与关节结核有明显的死骨及大脓肿形成。②窦道流脓经久不愈者。③单纯性骨结核髓腔内积脓压力过高者。④单纯性滑膜结核经药物治疗效果不佳，即将发展为全关节结核者。⑤脊柱结核有脊髓受压表现者。故选 E。

64. E【解析】骨关节结核的早期症状为低热、患处疼痛、肌肉痉挛、关节活动受限等情况。晚期症状为脓肿形成，脓肿破溃之后，形成窦道，混合感染，可能还会出现关节强直。故选 E。

65. E【解析】骨关节结核的术前准备：选用有效的抗结核药，一般用药 2~4 周，用量及品种适当增加，保证手术成功，避免术后结核病变复发或者扩散。积极改善患者体质，改进肝、肾、心、肺功能，改善营养状态，纠正贫血。混合感染的急性期，不宜做病灶清除手术，应先控制感染，引流脓肿使急性炎症消退后再手术。术后抗结核治疗，需要 1 年左右。故 E 错误。

66. D【解析】骨关节结核是继发性结核病，一般发病前有结核病史，排除 A；脊椎结核患者由于骨质的破坏，会出现局部疼痛，后期可见僵直、畸形，明显的拾物试验阳性，排除 B；关节部位的结核因骨质破坏而出现明显的疼痛、肿胀、活动受限，排除 C；关节结核有骨质破坏，可在 X 线明确显示，严重者出现关节间隙变窄，排除 E；骨与关节结核红细胞沉降率增快，PPD 试验阳性，说明在活动期，肯定伴有结核中毒症状。故选 D。

67. D【解析】骨脓肿其周边骨质常有较明显的硬化增生；骨囊肿内无碎屑状死骨；骨肉瘤常可见瘤骨形成，骨呈皂泡状改变；骨巨细胞瘤通常为灰褐色破碎软组织，间有黄褐色坏死灶和出血灶。故选 D。

68. E【解析】原则是尽可能多地切除滑膜组织，至少应切除 70% 以上，以减少复发率；必须将软骨边缘的类风湿肉芽组织及血管翳刮除干净，以防止进一步腐蚀关节软骨和骨端骨松质；尽量不切断肌腱和重要的韧带组织，不截断骨组织，保持关节的稳定性，以利术后早期功能锻炼。故选 E。

69. B【解析】强直性脊柱炎不能通过手术改变进程。故选 B。

70. E【解析】选项 E 为化脓性关节炎的临床表现。

71. A【解析】局部引流可直接减小骨髓腔或骨膜下的压力，阻断脓液继续向骨内或骨膜下浸润，能起到减少组织坏死、缓解疼痛、防止感染扩散的作用。故选 A。

72. C【解析】单纯滑膜结核病变只累及滑膜，主要为骨质疏松、滑膜肿胀、炎细胞浸润及渗出表现，骨质破坏、关节间隙变窄在进入全关节结核期才出现。故选 C。

73. C【解析】创伤性炎症反应主要是指外伤后导致局部组织血管通透性升高，血浆渗出，使组织裂隙内充有血液、血凝块，而导致局部红、肿、痛，之后由炎性介质和细胞因子激起炎症反应，如不发生感染、异物存留等，一般炎症短期（3~5日）即可消退，炎症反应期也是组织修复的过程。故选C。

74. B【解析】关节脱位按时间分为新鲜脱位与陈旧性脱位，以2周为界，超过2周为陈旧性脱位，故选B。

75. C【解析】脊柱类风湿关节炎指的是类风湿关节炎累及脊柱关节，最常受累的关节是颈椎的寰枢椎关节，患者可以出现颈部疼痛、颈无力。

76. B【解析】先天性髋关节脱位可分为单纯性和畸形性髋关节脱位，其中单纯性可细分为髋臼发育不良、髋关节脱位、髋关节半脱位。故选B。

77. A【解析】参见A1型题第56题解析。

78. C【解析】关节结核的早期X线检查的主要表现是骨质受到破坏，并伴有关节间隙变窄，在破坏的骨质当中很可能会发生空洞现象，有的患者还会出现死骨阴影。

79. D【解析】强直性脊柱炎起病先累及骶髂关节，随着病情发展再沿着脊柱关节上行蔓延至胸椎、腰椎、颈椎部位。病因尚不明确，遗传因素在强直性脊柱炎的发病中具有重要作用，患者中HLA-B27阳性率可达88%~96%，提示本病与HLA-B27高度相关。家族聚集患病现象较常见。我国强直性脊柱炎的患病率为0.25%~0.50%，男女比例约为（3~5）：1，男性病情较重。强直性脊柱炎发病年龄通常在13~31岁，好发于青壮年，发病高峰为20~30岁。

80. E【解析】化脓性脊椎炎临床比较少见，多发于成年男性。发病部位以腰椎为多，其次为颈椎、胸椎。

81. C【解析】化脓性脊椎炎多由金黄色葡萄球菌经血液回流传播所致。少部分也可由泌尿生殖系炎症经脊椎管静脉丛感染所致，也可由脊椎附近组织炎症直接感染所致。

82. C【解析】远指间关节，在纤维关节囊内有小的黏液样变性组织突出，然后骨化，形成Heberden结节。故选C。

83. C【解析】化脓性关节炎：关节液检查是诊断的关键，宜尽早进行。①滑液为浆液性或脓性，白细胞总数常大于$50\times10^9/L$，甚至高达（100~200）$\times10^9/L$，中性粒细胞占比大于75%。②革兰染色可找到细菌。在进行革兰染色检测时，可以找到细菌的存在。如果进行细菌培养后结果呈阳性，则说明检测到了病原菌的生长。如果结果是阴性，则需要重新进行检测，并且还要同时进行厌氧菌培养和药物敏感试验。关节结核：仅有10%患者有白细胞升高。红细胞沉降率在病变期明显增快，静止期正常。滑液呈渗出性为淡黄色，结核菌素试验结果呈强阳性。

84. A【解析】髋关节脱位越早治疗越有效，因为1岁内是儿童髋关节发育最快的时候，及早矫治，大部分儿童可以完全正常发育。如果能在儿童1岁以内发现先天性髋关节发育问题，通常采用夹板固定就可治愈，夹板可以使儿童的髋关节保持位置正确，正常发育。如果髋关节的问题直到儿童开始走路后才发现，会难治疗一些。

85. E【解析】关节清理术尚需做到刮除软骨内和骨内的腐蚀病灶；凿除妨碍关节活动的骨刺和骨嵴；如关节囊已增厚、纤维化或骨化，则必须将其切除；在髋关节必须凿去已骨化的臼缘，在膝关节常需切除半月板，在肘关节常需切除桡骨小头，在腕关节常需切除尺骨下端。故选 E。

86. A【解析】先天性肌性斜颈的手术治疗适于 1 岁以上的患儿。在 12 岁以上者，虽然脸部和颈部畸形已难于矫正，但手术治疗仍可使畸形有所改善。

87. D【解析】化脓性关节炎与关节结核均有滑膜反应渗出，浮髌试验不能用于鉴别，关节结核一般无急性炎症表现。故选 D。

88. D【解析】大骨节病是一种地方性变形性骨关节病，主要见于儿童和青少年，成人很少发病。病因不清，可能是一种慢性食物中毒。本病常常多发性、对称性侵犯软骨内成骨型骨骼，导致软骨内成骨障碍、管状骨变短和继发变形性关节病。临床表现为关节疼痛、增粗变形，肌肉萎缩，运动障碍，X 线片表现为生长期中骺板因变形而发生早期骨骺融合。故选 D。

89. B【解析】化脓性关节炎多见于儿童、婴儿，青少年次之，成人少见，男性多于女性。最常发生于髋、膝关节，其次为肘、肩、踝关节。一般病变多是单发性，但在儿童可累及多个关节。故选 B。

90. E【解析】早期滑膜结核关节软骨面是完好的。而类风湿关节炎原发性病理变化是一种非特异性滑膜炎；早期滑膜充血、水肿，有单核细胞、淋巴细胞和浆细胞浸润，纤维蛋白渗出；滑膜内皮细胞增生、肥厚，形成绒毛状皱褶，突入关节内，绒毛可坏死脱落，滑膜边缘部分长出肉芽组织血管翳，逐渐延伸并覆盖于关节软骨表面。

91. E【解析】骨关节炎是一种最常见的关节病变，其患病率随着年龄而增加，女性比男性多见；骨关节炎的主要病理改变为软骨退行性病变和消失、骨赘形成，而滑膜炎症不是本病的主要特征；骨关节炎患者的临床表现和 X 线变化往往不尽一致；血清类风湿因子阴性、红细胞沉降率不增快、C 反应蛋白不升高，X 线检查有助于诊断。故选 E。

92. A【解析】X 线检查典型表现为骨质疏松、弥漫性脱钙。颅骨毛玻璃样或颗粒状，指、趾有骨膜下吸收，皮质外缘呈花边样改变，牙周膜下牙槽骨硬板消失，纤维囊性骨炎在骨的局部形成大小不等的透亮区，长骨骨干多见。腹部平片可见肾或输尿管结石。

93. B【解析】引起甲状旁腺功能亢进症的原因中，最常见的是由单发的甲状旁腺腺瘤引起，少见的有多发腺瘤、旁腺增生及旁腺腺癌。故选 B。

94. E【解析】强直性脊柱炎进展缓慢，从骶髂关节开始逐渐向上蔓延至脊椎的关节及韧带附近，最后造成骨性强直和/或畸形。一般病变始发于骶髂关节，故骨盆片作为早期鉴别依据。类风湿因子、HLA-B27、红细胞沉降率阳性检查亦见于其他脊柱疾病。

95. C【解析】强直性脊柱炎与人类白细胞抗原B27（HLA-B27）密切相关，但是人群中HLA-B27流行性有显著的种族、地区性差异，世界范围内发病率与该抗原的流行成正比。

96. E【解析】手术治疗适应证：有死骨形成，有死腔及窦道流脓。手术禁忌证：急性发作期脓肿尚未形成，有大块死骨但包壳形成不充分。故选E。

97. E【解析】由于大量糖皮质激素具有抗维生素D的作用（抑制肠道吸收钙等），因此可降低由结节病、维生素D中毒、多发性骨髓瘤、乳碱综合征、转移癌或甲状腺功能亢进症引起的高钙血症，而对原发性甲状旁腺功能亢进症所致的高钙血症则无作用。故选E。

98. C【解析】3岁以下小儿一般不需要手术，体位性膝内翻一般可在发育中自行纠正，或者仅使用足弓支持垫或矫形鞋。

99. A【解析】骨痛是佩吉特病最常见的症状。疼痛是新骨的快速形成，可能导致骨折或夹伤至关重要的周围神经所引起的。在休息、夜间和运动时可能会出现疼痛，但不会集中在特定的附近关节周围。如果脊柱受到影响，可能会有一个或多个肢体瘫痪。

100. C【解析】切开减压引流是防止病灶扩散和死骨形成的有效措施。如果联合应用大量抗生素治疗不能控制炎症或者已经形成脓肿，应该及早切开引流，以防止脓液自行扩散，造成广泛骨质破坏。

101. C【解析】骨关节炎一般好发于髋关节、膝关节，可以根据不同发病部位，采取不完全相同的治疗方法。多数患者采取保守治疗方法，应用口服、外用抗炎镇痛药物，严重者可以配合关节腔内注射玻璃酸钠治疗，在此基础上使用针灸、推拿、电疗等物理治疗方法可以获得更好的治疗效果。避免出现不恰当的动作和运动，防止关节损伤加重。

102. D【解析】骨关节炎是一种以关节软骨退行性病变引发无菌性炎症为主，并累及整个关节组织的最常见的关节疾病，最终会引发关节软骨退行性病变、断裂、缺损，甚至整个关节面的损害。表现为关节疼痛、僵硬、肥大、活动受限，好发于膝、髋、颈椎和腰椎等负重关节。好发人群为肥胖、高龄、关节超负荷运动、女性。

103. C【解析】儿童化脓性骨髓炎，脓液很少进入关节腔形成化脓性关节炎的原因是骨骺板具有屏障作用。小儿股骨头骺板位于髋关节囊内，该处化脓性骨髓炎可直接穿破干骺端的骨皮质而进入关节腔。因为小儿的干骺端骨皮质比较薄弱，容易被穿破。而骺板较厚，难以穿破。因此，并发化脓性髋关节炎，是脓肿穿破干骺端骨皮质进入关节所引起的。

104. E【解析】全髋关节置换的一些并发症是此手术所特有的，而另一些并发症在任何老年人的大手术后都可能出现。神经麻痹、关节积血和血栓栓塞等发生于术后早期。假体松动、断裂、骨溶解一般为晚期并发症，发生于手术初期成功数年后。感染、脱位及股骨骨折根据情况不同，可发生于术后任何时期。骨关节炎发病的本质是病理因素，是软骨退行性病变引起的。故选E。

105. B【解析】超高分子高密度聚乙烯是人工全髋关节的髋臼常用材料。

106. E【解析】半月板移植的手术指征：①患者年龄在 50 岁以下。②曾接受过半月板全部切除或大部分切除手术。③最理想的情况是下肢力线正常、膝关节稳定性好并且膝关节出现早期退行性病变的征象。④有其他并发症，如韧带损伤、力线异常（膝内翻的内侧间室或膝外翻的外侧间室）、软骨病变。这些情况下，就需要在行半月板移植手术的同时，进行相应的改善力线或韧带重建手术。⑤无明显的膝关节骨关节炎表现，如股骨髁变扁平，关节间隙变窄甚至消失，胫骨平台出现退行性病变凹陷。

107. B【解析】早期诊断急性化脓性骨髓炎主要是根据症状和体征。局部分层穿刺的阳性结果对诊断更有重要意义。急性化脓性骨髓炎在发病后 2 周内，虽然临床表现明显，但骨骼可无明显变化。发病 2 周后才可见骨骼的改变。因此，X 线片可见骨质破坏和骨质增生不能作为早期诊断依据。急性血源性化脓性骨髓炎，早期会有局部的深压痛，但肿胀并不明显。故选 B。

108. B【解析】骨病患者未能及时接受恰当的治疗，有大量死骨形成，大块死骨经摘除后残留空腔，腔内积液引流不畅，长期慢性感染，脓液及炎性分泌物长期刺激伤口，使骨内或周围软组织产生坚韧的瘢痕组织，瘢痕组织有细菌潜伏，最终导致慢性骨髓炎。故选 B。

109. A【解析】急性血源性骨髓炎因为牵扯到骨骺，所以它往往是在长骨的干骺端。最常见的是胫骨上端和股骨下端。这是因为胫骨上下端及股骨下端骨松质多，血液循环丰富，细菌易于繁殖。

110. C【解析】先天性高肩胛症为较少见的一种先天性畸形。特征是肩胛骨处于较高的位置，患侧肩关节高于健侧，患肢上臂上举活动受限，可同时合并有肋骨、颈、胸椎的畸形。1863 年由 Enlenber 首先描述。1891 年 Sprengel 报告 4 例，并讨论病因，故本病又称 Sprengel 畸形。

111. A【解析】先天性肌性斜颈的非手术疗法：适用于 1 岁以内的幼儿，包括局部热敷、按摩、手法扳正和固定头部。目的在于促进局部肿块早期消散，防止肌肉挛缩。手法扳正于婴儿出生 2 周后才可开始，且需缓慢而轻柔，使头稍向健侧弯，颏部尽量旋向患侧，枕部旋向健侧。婴儿睡时用沙袋保持于上述矫正位。每次手法前后，应按摩患侧胸锁乳突肌，或者给予局部热敷。大多在 2~3 个月能治愈。

112. A【解析】髋关节结核早期以单纯滑膜结核多见，但是临床很少有单纯滑膜结核和单纯骨结核。患者就诊时通常表现为全关节结核。发病部位以髋臼最多，其次是股骨颈、股骨头。

113. B【解析】膝内翻的病因：轻度膝内翻可能与子宫内或出生后体位有关，有些因代谢障碍（如佝偻病）所致，有些是继发于创伤、感染或其他疾病。

114. D【解析】类风湿关节炎的发病比例：大约 80% 患者的发病年龄在 20~45 岁，以青壮年较多，女性比男性患病率高，比例为（2~4）：1。

115. A【解析】强直性脊柱炎的发病比例：本病发病年龄主要为 15~30 岁，40 岁以后发病少，有明显的家族聚集现象，并与 HLA-B27 密切相关，但是人群中 HLA-B27 流行性有显著的种族、地区性差异，世界范围内发病率与该抗原的流行性成正比。

116. D【解析】在序贯化疗中，一些增殖较快的肿瘤如绒毛膜癌、白血病，处于增殖期的细胞较多，通常先采用细胞周期特异性药物（CCSA）杀灭周期敏感细胞，之后再用细胞周期非特异性药物（CCNSA）杀灭其他各期的肿瘤细胞。甲氨蝶呤（MTX）属于 CCSA，其他选项属于 CCNSA。

117. B【解析】本病一般由急性骨髓炎迁延而来，为急性炎症消退后，有死骨、死腔、骨包壳、窦道形成。以探针伸入瘘管多能碰到粗糙骨质，部分患者可有死骨排出。诊断主要靠 X 线检查。故选 B。

118. B【解析】膝关节结核的全身症状可表现为低热、盗汗、贫血、消瘦、易疲劳、食欲缺乏和红细胞沉降率加快等；局部症状可表现为膝关节疼痛、肿胀、功能障碍、畸形；拾物试验用于判断患者是否存在脊柱功能障碍。故选 B。

119. B【解析】对关节结核的治疗不但要求提高治愈率，缩短疗程，而且要求最大限度地保存关节功能，保证患肢的正常生长发育。膝关节滑膜结核早期滑膜有炎性浸润，采用穿刺抽脓，注入抗结核药和制动，一般可达到满意效果，若病变继续发展，可采取滑膜切除术。故选 B。

120. C【解析】化脓性骨髓炎是由化脓性细菌感染引起的病变，包括骨膜、骨密质、骨松质及骨髓组织的炎症，致病菌以金黄色葡萄球菌最常见。化脓性关节炎是关节内的化脓性感染，致病菌以金黄色葡萄球菌最常见。故选 C。

121. D【解析】滑膜软骨瘤病是滑膜细胞化生而形成软骨或骨软骨性结构的游离体，游离体不断生长，然后脱落于关节腔内形成关节游离体，又称关节鼠。故选 D。

122. A【解析】强直性脊柱炎最早最典型的病变在骶髂关节，因此早期放射学检查有助于早期诊断。

123. B【解析】骨关节炎的原发病损是透明软骨的退行性病变，软骨软化、糜烂，最后骨端暴露，继发滑膜、关节囊和肌肉的变化。故选 B。

124. A【解析】X 线检查：早期征象主要为椎间隙变窄，椎体破坏情况随病理类型不同而异。椎体通常可见溶骨破坏、死骨、空洞形成，典型表现为“虫蚀样”改变、周围骨质疏松，但有的骨质反而显示致密，呈磨砂玻璃样。合并椎旁脓肿者检查可发现椎旁软组织阴影。

125. D【解析】Scheuermann 病是一种主要引起青少年结构性驼背的疾病。临床表现：①脊柱后凸畸形僵硬，脊柱过伸时畸形依然可见。②患者可出现明显的胸背部疼痛，可因站立及激烈的体力活动而加重。生长停止后本病亦停止发展，疼痛大多会自动消失，但当畸形严重时，患者亦可同时出现下腰部疼痛。③常有肩胛带前侧肌肉紧张，以及腘绳肌和髂腰肌紧张。④患者在出现明显腰背部畸形、疼痛的同时，往往会伴随易疲劳，心肺功能障碍和神经损害等症状，少数患者在胸椎或胸腰椎后凸同时，还会出现颈椎和腰椎过度代偿性前凸、脊柱侧凸和鹅颈畸形。

二、A2 型题

1. A【解析】髌骨软骨软化症以非手术治疗为主，出现症状后，首先制动膝关节 1~2 周，同时进行股四头肌抗阻力锻炼，以增加膝关节稳定性。故选 A。

2. E【解析】患儿外伤后出现低热而不是高热症状，故排除 A、B、D；股骨踝上骨折，会出现明显的股骨髁上肿胀及反常活动，无表面发热，故排除 C。综合考虑最有可能为 E。

3. A【解析】本病发病年龄主要为 15~30 岁，40 岁以后发病少。故 A 错误。

4. E【解析】根据患者全身消瘦，局部髋关节外展，外旋受限等症状，还有 X 线片显示关节间隙变窄，可推断该患者很可能为髋关节结核。故选 E。

5. D【解析】暂时性滑膜炎多为一过性，有过度活动病史，X 线未见异常，卧床休息 2 周即愈，没有后遗症。故选 D。

6. C【解析】先天性胫骨畸形一般是发生在胫骨下 1/3 处的节段性发育异常，无正常骨形成，产生向前成角畸形、病理性骨折和不连接的疾病。发育异常导致胫骨的畸形和特殊类型的不愈合，最终形成局部的假关节。根据影像显示符合胫骨畸形。最可能的诊断为先天性假关节形成。故选 C。

7. D【解析】脊柱结核主要累及椎体，以腰椎结核最多。患脊柱结核时脊柱不稳、肌肉痉挛，故腰椎结核时不能弯腰，需下蹲拾物，这种表现称为拾物试验阳性。髋关节结核见 Thomas 征阳性。故选 D。

8. B【解析】脊髓从颈椎到腰椎 1、2 损伤都可以引起神经损伤，神经损伤最直接体现在感觉和运动上。感觉和运动是通过脊髓节段的神经支配实现的，故选 B。腱反射检查是用于判断反射弧完整性的，腱反射消失或亢进本身不能被认为是异常的，腱反射消失伴肌无力常提示下运动神经元损伤，腱反射亢进伴肌无力常提示上运动神经元损伤，故不能确定脊髓损伤平面；脊髓损伤后尤其是颈部脊髓损伤后体温调节功能障碍，因而体温易受环境因素影响，故不能判断脊髓损伤平面；球海绵体反射检查是用于判断脊髓休克的。

9. E【解析】患者骨盆 X 线正位片可见右侧骶髂部位有明显的骨密度增高，故可诊断为右侧骶髂关节炎；骨盆 X 线正位片可见左侧盆腔内有钙化点，结合患者有“左下腹部疼痛，血尿 1 日”可知患者为左侧输尿管下段结石。故选 E。

10. D【解析】根据患者起病急骤，有寒战、高热等症状，膝关节迅速出现疼痛与功能障碍，关节积液，关节穿刺液呈浆液性，脓细胞满视野，可明确诊断为膝关节化脓性关节炎，早期应局部制动，全身性足量使用抗生素，关节腔内注射抗生素及持续性灌洗。关节切开引流适用于较深的大关节，以及穿刺插管难以成功的部位，如髋关节。故选D。

11. D【解析】患者外伤后桡动脉搏动不能触及，手部发凉，皮肤苍白，血压80/40mmHg，需立即补液，输血预防休克。

12. D【解析】患者有明显骨块压迫并有脊髓受压的表现，是手术的绝对适应证。故选D。

13. E【解析】骨筋膜隔室综合征的5P征为无痛、苍白、无脉、麻痹、感觉异常。根据患者手部皮肤苍白、发麻、发凉，外固定及受伤史判断，可能是固定太紧导致的骨筋膜隔室综合征，若不及时处理，会导致缺血性肌挛缩。缺血性肌挛缩是严重的骨折晚期并发症，是骨筋膜隔室综合征的严重后果，由于上、下肢的血液供应不足或包扎过紧超过一定时限，肢体肌群缺血而坏死，终致机化，形成疤痕组织，逐渐挛缩而形成特有畸形。

14. B【解析】急性化脓性骨髓炎起病急，通常有外伤史，全身中毒症状明显，患肢局部剧痛，白细胞计数及中性粒细胞计数明显增加。局部分层穿刺可明确感染位于软组织或骨的哪一层。故选B。

15. A【解析】化脓性关节炎治疗的目的是清洁关节，清除细菌产物和感染物，减轻疼痛和控制感染。要达到这一目的，需要恰当地应用抗生素以及运用穿刺抽液、冲洗、切开引流等方法。因此当症状未能控制时应积极切开引流，避免软骨和关节结构的进一步破坏，尽可能地挽救关节功能。故选A。

16. D【解析】根据患者症状及体征，可诊断患者为肱骨外上髁炎。搭肩试验用于检测是否存在肩关节脱位，故排除A；神经干叩击试验用以检测是否存在神经损伤，故排除B；握拳尺屈试验用于检查患者是否存在腱鞘炎，故排除C；屈腕试验用于诊断是否为腕管综合征，故排除E。伸肌腱牵拉试验是诊断肱骨外上髁炎的特异性体征检查。故选D。

17. C【解析】股骨内外侧踝骨折，关节面不平，长期摩擦，可能出现的晚期并发症是创伤性关节炎。故选C。

18. A【解析】伸直型肱骨髁上骨折出现手的感觉麻木、主动活动障碍，可能是石膏过紧压迫肱动脉所致，应立即拆除石膏，改用骨牵引治疗，密切观察患肢情况，视情况再决定进一步处理措施。

19. C【解析】患者体温36.8℃，可排除A、E；类风湿关节炎好发于20~45岁，典型症状为关节疼痛、肿胀、晨僵、畸形，可排除B；髋关节X线片正常，可排除D。患者发病在剧烈活动后，故最有可能的诊断为髋关节滑膜炎。故选C。

20. D【解析】肩关节脱位一般会出现肩关节关节盂空虚，题干中明确指出左肩部饱满，因此不考虑关节脱位。故排除A、B、E。外展型肱骨外科颈骨折跌倒时上肢处于外展位易于发生此种类型的骨折，骨折后，远折端呈外展，近折端相应内收，形成两骨折端向外成角移位，且常有两骨折端互相嵌插。内收型骨折：跌倒时上肢处于内收位，骨折后，远折端内收，近折端相应外展，形成两骨折端向内成角移位，两骨折端内侧常有互相嵌插。患者为左上肢外展位跌倒，故选 D。

21. C【解析】关节结核病情得到控制后即可进行关节功能锻炼，最大限度地保存关节功能。故选 C。

22. E【解析】膝部疼痛常为髋关节病变引起的牵涉痛，查体可明确病变部位，慢性疼痛、关节骨质疏松、红细胞沉降率增快均应该考虑为结核感染所致。故选 E。

23. A【解析】锁骨骨折患者，有患侧上肢运动感觉障碍，是伤及臂丛神经的表现，合并重要神经损伤，是切开复位内固定的适应证。故选 A。

24. D【解析】儿童寰椎关节脱位的原因除先天性畸形外，最常见的是感染。患儿无外伤史，病程长，全身表现较轻，咽后壁增宽考虑有寒性脓肿存在，支持结核诊断。故选 D。

25. D【解析】急性骨髓炎确诊后应该尽快行局部引流，可直接减小骨髓腔或骨膜下的压力，阻断脓液继续向骨内或骨膜下浸润，宁早勿晚，过晚可造成感染的广泛骨髓腔扩散，甚至骨坏死，使治疗更加困难。故选 D。

26. E【解析】根据患者的年龄，可知患者已经错过了保守治疗的阶段，故应给予患者手术治疗。对于肌性斜颈患者，应给予胸锁乳突肌在胸骨端及锁骨端切断，再给予石膏固定。故选 E。

27. D【解析】患者左膝关节反复肿胀，活动受限，伴有全身症状“低热 2 年”，且应用抗生素药物治疗效果不明显，故最可能为左膝关节结核，而影像未见骨质破坏，最有可能是左膝关节结核（滑膜型）。故选 D。

28. E【解析】对于较大的关节如膝关节、肩关节，经全身治疗和局部制动减轻疼痛后，关节穿刺抽出脓液并向关节内注入抗生素或连续冲洗即可有效地控制感染。故选 E。

29. C【解析】根据图 a 足跟 X 线侧位片，可诊断患者为跟痛症；图 b 双手 X 线正位片及图 c 双足 X 线正位片可见小关节破坏严重，并出现部分关节变形，结合患者存在手指运动僵硬，故可诊断为类风湿关节炎。

30. A【解析】抽屉试验主要是用于检查膝关节交叉韧带情况。如果是膝关节前交叉韧带断裂损伤，前抽屉试验为阳性；如果是后交叉韧带断裂损伤，则后抽屉试验阳性。内外翻试验是判断内、外侧韧带损伤的检查。过伸过屈试验阳性和 McMurray 试验阳性是诊断半月板损伤的常用体格检查。浮髌试验是确定膝关节损伤时是否出现关节积液的方法。

31. C【解析】股骨颈骨折多发于老年人，短缩、外旋畸形常见于股骨颈骨折。查体髋部叩痛支持诊断。故选 C。

三、A3/A4 型题

1. C【解析】根据患者疼痛部位、体征及生活习惯，患者最有可能为股骨头坏死，故应首先给予患者X线检查股骨头，以确定是否存在股骨头坏死及坏死的程度。故选C。

2. D【解析】根据患者右髋部疼痛、跛行、酗酒史、右“4”字征阳性等症状可初步诊断患者为右股骨头缺血性坏死。

3. B【解析】为确定患者是否为股骨头坏死，可给予患者髋关节X线正位片检查，一般情况下可以明确诊断；病变早期，X线表现可正常，此时MRI检查为阳性的可能性大，故MRI检查更有价值。

4. E【解析】患者为股骨头缺血性坏死，为长时间的饮酒导致股骨头的滋养血管阻塞所致，故应给予患者活血化瘀药物，疏通血液，故选E。

5. C【解析】根据患者“低热、盗汗、消瘦病史4个月”及“右髋关节关节间隙稍宽”诊断患者为髋关节结核，但是不能排除其他部位是否存在结核，故应给予患者卧床休息，营养支持，以改善患者身体状态；给予患者牵引，以防止髋关节变形；给予患者全身抗结核药，以控制病情进一步发展。故选C。

6. A【解析】暂时性髋关节滑膜炎是儿童时期的一种常见病，表现为跛行，可伴或不伴有肢体疼痛。轻者髋关节检查正常，严重者可有骨盆倾斜，表现为患侧肢体看起来比健侧长。Thomas征（+），X线检查多数正常。故首先应该鉴别暂时性滑膜炎。

7. B【解析】滑膜软骨瘤病特征为周身大关节易受累，以膝关节为著，临床表现以关节疼痛、异物感多见。本病的X线片特点是髁间窝处隐约可见黄豆大密度增高影。故选B。

8. A【解析】滑膜软骨瘤病患者可因滑膜细胞化生而形成软骨或骨软骨性结构的游离体，游离体不断生长，然后脱落于关节腔内形成关节游离体。故选A。

9. C【解析】滑膜软骨瘤病的治疗原则为手术切除，摘除关节腔内游离体。当滑膜肥厚水肿并有多个结节附着时，应同时做滑膜切除手术，但关节功能难以恢复正常。

10. B【解析】患者疼痛部位与前臂伸肌群的止点位置相近，而且无右关节局部皮肤无红肿，活动范围正常，可诊断为肱骨外上髁炎。

11. A【解析】Mills征又称为腕伸肌紧张试验，用以检查是否存在肱骨外上髁炎。

12. C【解析】肱骨外上髁炎一般是局部肌肉牵拉导致的无菌性炎症，故可以给予患者休息，局部物理治疗，口服镇痛类药物治疗，如效果不明显，可给予患者局部封闭治疗，一般治疗后症状都能缓解。故选C。

13. D【解析】肱骨外上髁炎好发于网球运动员，为长时间劳损导致的伸腕伸指肌腱止点处的慢性损伤性炎症，可出现明显的伸腕抗阻力试验阳性。本病局部封闭治疗效果明显，因为不存在局部组织的粘连，故不采用手术治疗。故选D。

14. E【解析】患者出现局部膝关节的红肿，压痛，提示感染；关节腔穿刺抽出关节液做涂片检查找到细菌，对确诊最直接且有意义。

15. C【解析】对于膝关节化脓性关节炎早期处理除应用足量的抗生素外，还应给予患者局部关节腔穿刺抽液，注入抗生素，以减少骨质破坏及阻止病情的进一步发展。故选 C。

16. D【解析】关节僵直在非功能位需行矫形手术时，首先要确定患者关节腔内细菌被完全消灭，以免手术导致病情复发加重，故要在炎症完全消退后观察患者 1 年，1 年内不复发，才可行矫形手术治疗。

17. A【解析】患者膝关节疼痛较久，活动范围受限，而且 X 线片可见内侧关节间隙狭窄、周缘骨赘形成，可知患者骨质增生明显，内侧关节间隙已经变窄，故可明确诊断为膝关节骨关节炎。故选 A。

18. D【解析】患者膝关节已有明显的内翻畸形，膝关节活动明显受限，故保守治疗后效果可能不明显，故排除 C、E；患者为骨关节炎，关节切开引流术及关节镜检查不能达到治疗效果，故排除 A、B；且根据患者的年龄，最合适的治疗方法为全膝关节置换术。故选 D。

19. D【解析】患者术后功能锻炼之前，需要卧床，故可能会出现下肢深静脉血栓，故排除 A、C；关节置换类手术，可能会因为假体或是患者自身骨质、手术区洁净程度等问题，出现假体松动或假体感染，故排除 B、E；患者手术部位在股骨髁部，故不会造成股骨干的骨折。故选 D。

20. B【解析】根据患儿“头部向右侧倾斜，下颌转向左侧”，再加上患儿有胸锁乳突肌的挛缩，最可能的诊断为先天性肌性斜颈。

21. C【解析】小儿斜颈畸形如未得到及时纠正，会导致颜面部严重不对称，颜面短平。长时间肌肉牵拉，也会导致颈椎椎体的变化。故选 C。

22. E【解析】患者 2 岁，已失去保守治疗的意义，应给予患者手术治疗，行患侧胸锁乳突肌下端切断术。故选 E。

23. C【解析】股骨颈骨折最常见的并发症为股骨头坏死，患者有股骨颈骨折病史，并出现“左髋疼痛，行走跛行并加重”，故患者最可能的诊断为股骨头坏死。

24. E【解析】对于股骨头坏死的患者，年龄较小、股骨头变形较轻者可给予保守治疗，否则应给予手术治疗，故该患者应行全髋关节置换术。

25. A【解析】根据患者“患侧会阴部增宽，双侧股内侧皮肤皱纹增多、加深”可知患者存在髋关节疾病的可能性大，加上患者 Trendelenburg 征阳性，“打气筒”征阳性，可知患者为先天性髋关节脱位。

26. A【解析】根据患者症状可诊断患者为先天性髋关节脱位，无膝内翻体征。故选 A。

27. E【解析】髋部 X 线正位片可明确诊断先天性髋关节脱位并提示脱位的性质、程度等；先天性髋关节脱位因存在髋臼发育不正常，关节囊松弛，故复位后容易固定，故应该给予患者手术治疗；先天性髋关节患侧由于股骨头向上脱位，患侧较健侧短。故选 E。

28. C【解析】患者无发热等其他全身症状，故排除 A、E；患者无骶髂关节、胸腰部症状，故排除B；患者有明显的疼痛症状，故排除D。故选C。

29. D【解析】根据患者症状，考虑患者很可能为髋关节骨关节炎，此类疾病主要是骨质的改变，X线片即可清楚显示。故选D。

30. D【解析】骨关节炎为一种退行性病变，是增龄、肥胖、劳损、创伤、关节先天性异常、关节畸形等因素引起的关节软骨退化损伤，以及关节边缘和软骨下骨反应性增生。故选D。

31. B【解析】超声、PET-CT及MRI对于骨关节炎患者而言，属于二线检查方法，适用于评价滑膜、半月板、关节软骨、韧带，以及其他X线检查不能显示的关节结构，排除A、C、D。关节镜适用于半月板、交叉韧带和软骨的诊治，排除E。CT扫描三维重建通过电脑对数据的后期处理，可以使骨骼、关节等更为清楚的显示，以方便确定诊断及后期处理，故选B。

32. A【解析】发育性髋关节发育不良的X线检查，适用于6个月以上患者，当患儿大于5岁，测量CE角的价值大，在成人患者，则是对于确诊最有用的指标之一。故选A。

33. B【解析】根据患者有“夜痛，同时伴有低热，食欲缺乏等”高度怀疑患者为髋关节结核，再由患者“腰椎轻度前凸，右髋Thomas征阳性，股内收肌有痉挛，并股四头肌有萎缩”，可诊断患者为髋关节早期滑膜结核，故选B。

34. E【解析】为确定患者是否为髋关节滑膜结核，看是否存在骨、滑膜破坏及关节腔改变，髋关节X线即可判断，因为小儿髋关节未完全发育完成，故应给予患者行双髋关节正位X线检查，对比两侧髋关节，以作出更明确的诊断。故选E。

35. B【解析】患者为早期髋关节滑膜结核，故应给予患者卧床休息，支持疗法，给予患者右下肢皮牵引，以防止关节变形，给予患者局部关节腔内注射抗结核药，以尽快控制病情，当患者病情未得到控制，才考虑病灶清除。故选B。

36. E【解析】凡小儿有化脓性病灶，如疖、急性扁桃体炎等，临床表现出急性寒战、高热，全身感染中毒症状明显，白细胞总数及中性粒细胞计数增多，患肢不肯移动、干骺端深压痛显著，均要考虑为急性化脓性骨髓炎。故选E。

37. D【解析】早期局部分层穿刺有助于确诊，即用骨髓穿刺针，先穿入压痛最明显的干骺端软组织内，取出针芯回抽无脓，再套插针芯依次穿至骨膜下、骨髓腔内。切勿一次穿进干骺端骨里，以免将软组织感染引到骨髓腔。抽得血性脓液后，常规涂片找脓细胞及细菌，并做细菌培养、药物敏感试验。故选D。

38. D【解析】最常见的致病菌为金黄色葡萄球菌。故选D。

39. A【解析】当骨膜下抽得脓液时应尽早切开排脓，以免脓液在骨膜下扩散造成更多的骨质破坏或发生脓毒血症。骨膜下虽未抽到脓，但全身中毒症状严重，局部疼痛明显，亦需钻孔排脓，必要时扩大骨窗，骨髓腔减压后，往往疼痛迅速减轻。近年来采用骨髓腔内置管，每日连续滴入1500~2000ml抗生素溶液，局部用药量约为全身用药量的2倍，入管较细，出管较粗，负压吸引持续2周左右，创口整层缝合，疗效较好。故选A。

40. D【解析】急性化脓性骨髓炎早期表现：患区剧痛，局部皮肤温度增高，有局限性压痛，肿胀并不明显。后期表现：局部水肿，压痛更为明显，说明此处已形成骨膜下脓肿。此后疼痛减轻，为脓肿穿破后成为软组织深部脓肿，但局部红、肿、热、压痛则更加明显。各关节可有反应性积液。如向髓腔播散，则症状更严重，整个骨干都有骨破坏后，可发生病理性骨折。故选D。

41. B【解析】局部穿刺后可直接行穿刺物的实验室检查，是最直接最准确的检查方法，故选B。

42. F【解析】早期诊断与治疗是急性化脓性骨髓炎患者由急性趋向于慢性的关键。嘱患者卧床休息，患肢制动，给予患者输液等基础治疗以防病情加重。细菌培养之前可给予患者广谱抗生素，对于已明确所感染细菌的患者，给予相应的敏感抗生素。钻孔引流治疗宜早，最好在抗生素治疗后48~72小时仍不能控制局部症状的情况下进行；行引流时，要尽量进行膝关节探查，以免造成未感染的膝关节发生感染。故选F。

43. E【解析】根据患者的损伤原因、疼痛部位及患者的特征性表现“出现弹响，出现髋关节交锁，行走时自觉关节不稳”，可诊断为髋关节盂唇损伤，故选E。

44. E【解析】磁共振成像能够对软组织显影，但是存在一定的误差，排除A；CT检查对软组织显影有限，尤其对关节腔内软组织显影更有限，排除B；X线不能显影软组织，排除C；B超对软组织损伤显影较差，排除D；关节镜检查是对关节腔内软组织最直接最准确的检查方法，故选E。

45. B【解析】髋关节周围的解剖结构较复杂，重要的神经、血管较多，手术入路较为困难。单纯外侧入路，术中盲点较大，且有损伤坐骨神经的潜在风险。前外侧入路位于关节镜检查安全区的最中央，而与相邻的臀上神经的距离平均为4.4cm，故常以外侧入路和前外侧入路联合应用。故选B。

46. B【解析】类风湿关节炎的典型症状为关节疼痛、肿胀、晨僵、畸形。发病初期，患者常常感觉关节疼痛，并在晨起时感觉关节僵硬，持续1小时以上可活动自如。发病的关节通常是对称的，最常见于近侧的指间关节，其次是两侧的掌指关节、腕关节、膝关节、肘关节等。关节肿胀是滑膜肿胀和关节腔积液导致的，患者此时的主动和被动关节活动均会受到限制。该患者“晨起后双手关节僵硬、握拳不紧”，故最可能的诊断是类风湿关节炎。

47. A【解析】红细胞沉降率（ESR）和C反应蛋白（CRP）常升高，是反映病情活动度的主要指标，病情缓解时可降至正常。类风湿关节炎患者红细胞沉降率可以升高，红细胞沉降率升高一般见于类风湿关节炎病情活动期，或者伴有贫血的患者，当类风湿关节炎病情处于活动期，患者的红细胞沉降率会明显增快，同时伴有C反应蛋白升高，患者可以出现多个关节的肿胀，疼痛，伴有明显的晨僵，甚至发热，消瘦，乏力等症状。

48. E【解析】非甾体抗炎药（NSAID）是治疗类风湿关节炎的首选药物。这类药物主要通过抑制环氧化酶（COX）活性，减少前列腺素合成而具有抗炎、镇痛、解热及减轻关节肿胀的作用，是临床最常用的类风湿关节炎治疗药物。NSAID 对缓解患者的关节肿痛，改善自身症状有重要作用。免疫调节剂主要作用是促进细胞免疫、纠正免疫紊乱，单独应用疗效不肯定，一般与其他抗风湿药联合应用。

49. A【解析】强直性脊柱炎临床表现主要为腰骶、腰背部疼痛，这种疼痛可以沿着脊柱向上，向胸椎、颈椎不断地发展，同时伴有脊柱关节的运动功能受限，甚至出现强直。环境寒冷、潮湿、冷水刺激等均可诱发强直性脊柱炎。根据患者症状，初步诊断为强直性脊柱炎。

50. C【解析】骶髂关节改变是诊断强直性脊柱炎的主要依据。可以说，一张正常的骶髂关节 X 线片几乎可以排除本病。一般来说，骶髂关节可有如下三期改变。①早期：关节边缘模糊，并稍致密，关节间隙加宽。②中期：关节间隙狭窄，关节边缘骨质腐蚀与致密增生交错，呈锯齿状。③晚期：关节间隙消失，有骨小梁通过，呈骨性融合。另外，强直性脊柱炎与 HLA-B27 密切相关，90% 左右的患者 HLA-B27 阳性。故选 C。

51. D【解析】强直性脊柱炎的一般治疗：对患者教育，消除恐惧心理，坚持进行正规治疗。注意立、坐、卧正确姿势，睡硬板床。做深呼吸运动以维持正常的胸廓扩展度。药物治疗：主要包括使用非甾体抗炎药（NSAID）、糖皮质激素、沙利度胺、柳氮磺吡啶（SSZ）、氨甲蝶呤（MTX）、帕米磷酸盐、生物制剂，也可选择中药，如雷公藤等。手术治疗：晚期严重驼背畸形不能平视的年轻患者，如果一般情况好，可行脊柱截骨矫形术。对于出现髋关节强直者，虽然患者多为青壮年，但因活动受限明显，可放宽手术指征行人工全髋关节置换术。强直性脊柱炎患者一定要注意保暖，避免身体着凉后引起血管收缩，血液循环不良，造成关节营养不良，诱发强直性脊柱炎。

四、X 型题

1. ABCE【解析】化脓性骨髓炎包含急性化脓性骨髓炎、脊椎化脓性骨髓炎、髂骨化脓性骨髓炎和慢性骨髓炎。

2. ABCDE【解析】急性化脓性骨髓炎的辅助检查包括 X 线检查、CT 检查、磁共振成像、B 超、放射核素骨显像。

3. ABCDE【解析】急性骨髓炎的诊断是综合性诊断，有下列表现都应该考虑有急性骨髓炎的可能。①急骤的高热与毒血症表现。②长骨干骺端疼痛并且不愿活动肢体。③病变区有明显的压缩痛感。④白细胞计数和中性粒细胞计数增多。⑤局部分层穿刺具有重要的诊断意义，即在压痛明显处进行穿刺，边抽吸边深入，不要一次性穿入骨内，抽出混浊液体或者血性液做涂片检查与细菌培养涂片中发现大量脓细胞或细菌，便可明确诊断。⑥影像学表现：X线检查，由于急性骨髓炎起病后14d内X线检查通常无异常发现，因此早期X线检查对诊断无太大帮助。通常早期的X线表现为层状骨膜反应与干骺端骨质稀疏。2周后必须复查X线片。CT检查可以提前发现骨膜下脓肿，对细小的骨脓肿仍难以显示。核素骨显像通常与发病后48h内即可有阳性结果，但是不能作出定性诊断，只能确定位置，因此只有间接助诊价值。

4. ABCDE【解析】肩关节是由6个关节组成，分为肩肱关节、盂肱关节、肩锁关节、胸锁关节、喙锁关节、肩胛胸壁间关节。肩关节是人体运动范围最大而又最灵活的关节，它可做前屈、后伸、内收、外展、内旋、外旋及环转等运动。

5. ACDE【解析】骨重建是骨生理学的一个重要方面。骨的成熟期，生长与构形活动几乎消失，但骨重建或骨转换活动终生持续，器官、组织与细胞水平上的骨转换是骨的细胞生理活动的结果，是通过骨的重建过程来实现的。能够对骨的重建过程有清晰的理解，对研究代谢性骨疾病，特别是骨质疏松症，有极大帮助。骨重建理论对骨生理学研究有重要意义，体现在以下几个方面：①骨重建可传递或调节内分泌、营养、力学等因素对骨组织的影响，不管是有益的还是有害的因素。②其替换速度和程度可调节特异部位与时间上的骨的增加或减少的速率，其结果是它的积累效应决定了骨的数量与三维空间上的分布。③骨转换率决定了骨组织的年龄，以及与年龄有关的骨的物理、化学性质。④骨重建过程对治疗效果产生影响，并在很大程度上决定了治疗的有效性。

6. ABDE【解析】急性化脓性骨髓炎的治疗如下。①全身支持治疗：包括充分休息和良好护理，注意水、电解质平衡，少量多次输血，预防发生压疮以及口腔感染等，给予易消化的富于蛋白质和维生素的饮食，使用镇痛药，使得患者能够得到较好的休息。②联合应用抗菌药物：及时采用足量并且有效的抗菌药物，开始可选用广谱抗生素，通常用两种以上联合应用，以后再依据细菌培养和药物敏感试验的结果及治疗效果进行调整。③切开减压引流：这是防止病灶扩散和死骨形成的有效措施。如果联合应用大量抗生菌治疗不能控制炎症或者已经形成脓肿，应该及早切开引流，以防止脓液自行扩散，造成广泛骨质破坏。④局部固定：用适当夹板或者石膏托限制活动，抬高患肢，以防止畸形，减少疼痛、避免病理骨折。

7. ABCDE【解析】滑液检查主要包括：①滑液物理性质的分析如颜色、黏性、自发黏集试验、清亮度及黏蛋白凝集试验等。②滑液内晶体的检查。③滑液的细胞计数及分类。④滑液病原体的培养、分离。⑤生化项目的测定：免疫球蛋白、葡萄糖、总蛋白定量等。⑥特殊检查：滑液类风湿因子、抗核抗体、补体等。

8. ABCDE【解析】牵引可达到复位和固定的双重目的。其主要作用如下：①骨折、脱位的整复和维持复位。②炎症肢体的制动和抬高。③挛缩畸形肢体的矫正治疗。④解除肌肉痉挛，改善静脉回流，消除肢体肿胀，为骨与关节的手法或手术治疗创造条件。⑤便于患肢伤口的观察、冲洗和换药。

9. ABCE【解析】急性血源性骨髓炎以骨质吸收、坏死、破坏为主，骨质破坏，坏死与新骨形成动态平衡，A、B正确；一般抵抗力低，身体状态差时容易发病，C正确；骨质的血供主要靠骨膜下及髓腔内供应，故当髓腔血供和骨膜下血供双重不足时才导致骨坏死，E正确；本病多发生于儿童及青少年，起始于长骨的干骺端，成团的细菌在此处停滞繁殖，D错误。故选ABCE。

10. ABCD【解析】骨关节结核所产生的炎性渗出物和坏死组织积聚起来形成寒性脓肿，脓肿可沿软组织间隙扩散并侵及周围组织，穿破皮肤或肠管形成窦道，脓液及其中的坏死组织均可从窦道内排出。故E错误。ABCD正确。

11. ABE【解析】肩关节前脱位根据肱骨头的位置可分为喙突下脱位、盂下脱位和锁骨下脱位。

12. ABCE【解析】踝关节周围主要有三组韧带维持关节稳定。根据其解剖位置可分为：外侧副韧带复合体、内侧韧带（三角韧带）和连接胫腓骨远端的下胫腓联合韧带。

13. ABCD【解析】类风湿关节炎的关节表现有：对称性多关节炎，好发在掌指关节、近指间关节及腕关节，也可出现在膝关节、肘关节、肩关节及踝关节等，有晨僵、关节疼痛和压痛、关节梭形肿胀、关节畸形和关节功能障碍。故选ABCD。

14. ABCDE【解析】“类风湿手”常见的畸形有以下几种。①尺偏畸形：因软组织松弛无力，除拇指外其余四指的远端，均以掌指关节为轴心，向小指一侧（尺侧）偏斜，形如鱼鳍。②鹅颈畸形：掌指关节屈曲，近指间关节过伸，远指间关节屈曲，从侧面看上去很像鹅的颈部。③扣眼畸形：近指间关节完全丧失主动伸直能力，固定于屈曲位，远指间关节过伸，手呈扣眼状。④望远镜畸形：因掌指骨骨端大量吸收，以致手指明显缩短，手指皮肤有明显风琴样皱纹，手指关节松弛不稳，受累手指可被拉长或缩短，好像古老的望远镜。⑤峰谷畸形：因掌指关节背侧明显肿胀及背侧骨间肌萎缩，患者握拳时，掌指关节背侧如山峰样隆起，相邻指蹼间的软组织则下陷如山谷。

15. ACD【解析】脊柱化脓性骨髓炎手术指征为：①由于严重下腰痛或背痛而不能行走超过1个月时间。②尽管行保守治疗，椎体破坏仍然进展迅速，红细胞沉降率或者C反应蛋白持续不降。③严重的临床症状如高热及体重下降，保守治疗不能控制病情。④出现硬膜外脓肿或者肉芽组织压迫导致的神经症状。

16. ABCD【解析】慢性骨髓炎常见的形成原因如下：①在急性期未能及时和适当治疗，有大量死骨形成。②有死骨或弹片等异物以及无效腔的存在。③局部广泛瘢痕组织及窦道形成，循环不佳，有利于细菌生长，而抗菌药物又不能到达。④其他诱因有糖尿病、服用糖皮质激素、营养不良及免疫缺陷等。

17. ABCDE【解析】手术的适应证包括：①虽经1年以上中、西药物治疗，关节肿胀和疼痛仍比较严重，尚无明显骨质破坏或畸形，关节病变尚在早期者。②关节肿胀持续不消，且关节肿胀主要原因为滑膜肥厚，而非因关节积液者。③关节病变不过于广泛，局限在四肢少数关节者。④患者一般情况好，病情比较稳定，患者无发热、贫血和心、肺、肝、肾功能障碍者。

18. ACDE【解析】单纯依靠抗结核药治疗时间长，容易复发，长期应用容易产生耐药性；对早期骨结核或滑膜结核控制不良可能发展为全关节结核，而且单纯药物治疗对病情严重的较大死骨或脓肿的晚期全关节结核疗效不良，为提高治疗效果可辅以局部治疗和病灶清除术。

19. BD【解析】疼痛是骨关节炎的早期症状，开始的时候并不严重，多在活动时发生，休息后症状好转。X 线平片于早期并无明显异常，约数年后方逐渐出现关节间隙狭窄，此表明关节软骨已开始变薄。膝关节骨关节炎有浮髌试验阳性和关节交锁征阳性。早期髋关节骨关节炎时没有特殊体征，严重的时候有 Thomas 征阳性。

20. ABD【解析】Harrington 手术是用于治疗脊柱和胸廓疾病的手术方法。治疗特发性脊柱侧凸的适应证：年龄 10～18 岁；主凸角度 >40°，主凸的顶点在第 10 胸椎以上；主凸角度 >70°，术前采用石膏或牵引矫形。

21. ABCDE【解析】在骨关节炎早期仅有软骨退行性病变时，X 线检查多为正常。随着病情发展，X 线片显示关节边缘有骨赘形成，关节间隙变窄，软骨下骨有硬化和囊腔形成。到后期，骨端变形，关节面凹凸不平边缘有骨质增生。

22. ABCDE【解析】治疗原则是早期诊断，应该及时正确处理，以保全生命与肢体，尽量保持关节功能。治疗方法：①早期足量应用有效抗生素。②病灶清除术。③关节内抗生素治疗。④局部固定。⑤功能锻炼。⑥关节切开引流术。⑦后遗症处理。

23. ABCD【解析】人工关节感染的治疗主要是手术治疗，辅助以适当的抗生素治疗。手术治疗有很多方法，因而抗生素的应用方案也有差别，通常需要去除假体，彻底清创。最常采用二期翻修手术，首先去除关节假体，彻底清创，经过一段时间的抗生素治疗，再行二期翻修手术。两次手术间隔时间并无严格规定，但是时间在 6 周以上比较稳妥。

24. ABCDE【解析】抗结核治疗应早期联合、规律、适量、全程用药治疗。目前常用的抗结核药有异烟肼、利福平、链霉素、乙胺丁醇、对氨基水杨酸、卡那霉素。异烟肼可用于任何一种化学治疗组合方案。用药期间应注意药物的不良反应。

25. BCDE【解析】在骨关节结核的诊断中，CT 或 MRI 较 X 线检查更为细致，可早期发现某些部位的破坏病灶，但是 X 线检查可整体观察某部位的骨质变化，是初步检查的必要措施，与 CT 相比，各有特点。故 A 错误，BCDE 正确。

26. BCDE【解析】骨关节结核多发生于 40 岁以下人群，部分亦可发生于老年。关节结核多为单关节病变，很少累及其他关节。全身症状包括低热、疲乏无力（特别在下午表现明显）、潮热、盗汗、食欲缺乏、体重减轻、心率过快及贫血。局部症状和体征包括膝关节局部疼痛、小儿夜哭，关节疼痛时关节活动受限制，失用性肌萎缩，局部淋巴结大。在急性期可出现保护性肌痉挛。

27. ABDE【解析】“剪刀式”步态是大脑瘫后遗症患者，因内收肌痉挛所形成的特有步态。而脊髓灰质炎后遗症期患者，肌肉可发生不同程度的迟缓性瘫痪，骨骼变细，走路不稳，但感觉正常，不存在“剪刀式”步态。

28. ABCE【解析】骶骨不是力的传导路径，一般不发生间接损伤，多为直接打击伤所致，为裂隙骨折，未发生移位者不影响骨盆稳定性，挤压伤严重所致的移位骨折属不稳定骨折。第5腰神经从骶骨翼前方经过，骨折后可伤及；坐骨神经的部分从第1、2、3骶孔穿出，骨折后可伤及；马尾神经受损者可出现会阴区麻木及括约肌功能障碍。

29. ABCDE【解析】保守治疗不能缓解症状，或者严重影响生活的踇外翻患者，需要手术治疗。可选择的手术方法有跖趾内侧关节囊紧缩术、MCBride手术、Keller手术、跖骨基底截骨术、跖骨颈部截骨术等。

30. ABCDE【解析】①髋臼指数：又称髋臼角，即髋臼顶的斜度。髋臼角正常值1岁及以下者为30°，1岁以上不满3岁者为25°，3岁以上者为20°。一般认为超过30°则有明显脱位趋向，可认为髋臼发育不良。②Perkin方格：连接两侧髋臼“Y”形软骨作一水平线，再自髋臼顶外缘作一垂线。此二线将髋臼分为四个象限，正常股骨头应位于内下象限。新生儿和婴儿股骨头骨骺尚未出现时，可观察股骨上干骺端的角形突起与Perkin线的关系。如角形突起位于外下或外上象限时，即可诊断为先天性髋关节半脱位或全脱位。脱位侧骨化中心常较小。③CE角：正常时为20°~40°，小于此度数说明头臼关系失常。15°~19°为可疑；小于15°，甚至负角，表示股骨头外移，为脱位或半脱位。④Shenton线：闭孔的上缘正常时应与股骨颈内侧形成一完整的弧线。髋关节向上脱位时，此曲线的完整性受到破坏，弧线的外侧孔高。

31. ABCD【解析】骨关节结核的手术治疗禁忌证包括以下几项。①患者有尚处于活动期的其他脏器结核性病变。②有混合感染，体温高，中毒明显者。③患者合并有其他重要疾病难以耐受手术者。故E属于手术禁忌证。为提高手术的安全性，术前要用抗结核药2~4周。故选ABCD。

32. ACDE【解析】儿童往往因骨骺破坏而影响骨骼生长发育，使肢体出现缩短畸形。故B错误，其余各项均正确。

33. BCDE【解析】慢性骨髓炎不是一定会有窦道，在病变不活动的阶段，可以没有症状，也可能会有肢体的增粗及变形，皮肤色泽暗淡，可以有多处的斑痕，稍有破损即可引起经久不愈的溃疡。在炎症活动的情况下，可以有红、肿、热、痛及局部皮肤温度升高，也可能产生窦道。化脓性骨髓炎的感染途径主要有三条：①血源性。②创伤后骨髓炎。③邻近软组织感染直接蔓延。急性化脓骨髓炎起病14日内X线检查往往无异常发现，用过抗生素的患者可以延迟 1 个月左右。早期 X 线检查对骨髓炎诊断没有很大意义，当微小的骨脓肿合并成较大的脓肿时，才会在 X 线片上出现干骺区散在性虫蛀样骨破坏。在死骨未游离及包壳未充分形成前不能行病灶清除术。故选 BCDE。

34. ABDE【解析】骨关节炎的特点：①发病率与年龄密切相关，年龄越大，发病率则越高。随着医学的发展，从 20 世纪开始人均预期寿命明显增加，骨关节炎发病率也随之急剧上升。②女性发病率高于男性，尤其是绝经后妇女更为多见。每年约有 1% 的妇女会出现骨关节炎症状，而男性发病多见于既往有关节外伤史的人群。③发病率与体重因素相关，根据流行病学研究发现，肥胖人群骨关节炎发病率较高，肥胖女性膝关节骨关节炎的发病率是正常体重女性的 4 倍之多。骨关节炎除了受到肥胖引起的机械性因素影响外，还和肥胖者的全身代谢因素有关。④生活习惯与发病率有一定相关性，如某些人习惯下蹲，膝关节骨关节炎的发病率比较高。矿工、职业运动员、重体力劳动者或舞蹈演员等，由于长期受高强度应力磨损或者关节软骨损伤，易患骨关节炎。

35. ABCDE【解析】继发性骨关节炎是指在发病前关节本身有其他病变存在，从而导致关节软骨的破坏。继发性骨关节炎常局限在单个关节，病程发展比较快，预后效果较差。常见的发病因素有：①先天性或发育性关节结构异常，比如膝内翻畸形、膝外翻畸形。②创伤，关节内骨折复位后对位不良，导致关节面不平整；关节邻近骨干骨折复位后对线不良，引起关节面倾斜；关节韧带损伤引起关节不稳定而导致关节损伤。③某些关节疾病破坏关节软骨，如化脓性关节炎、类风湿关节炎。④医源性因素，如果创伤后长期不恰当地固定关节，引起关节软骨退行性病变。

36. BC【解析】患者逐渐出现肘关节外侧痛，疼痛可向前臂桡侧、腕部或上臂放射。在用力握拳、伸腕时疼痛加重以致不能持物。严重者做拧毛巾、扫地等生活动作时均感困难。检查时，仅在肱骨外上髁、桡骨头以及二者之间有局限性、极敏锐的压痛。皮肤无炎症，肘关节活动一般不受影响。

37. ABCE【解析】骨关节炎起病缓慢，病程较长，其主要症状是疼痛、肿胀、功能障碍、畸形。

38. ABC【解析】类风湿关节炎的病理包括滑膜炎改变、关节外病变、骨与软骨的破坏等。

39. ACDE【解析】化脓性关节炎为关节内化脓性感染，多见于儿童，好发于髋、膝关节。最常见的致病菌为金黄色葡萄球菌。多数是身体其他部位的化脓性病灶内的细菌通过血液循环进入关节内。病变发展至晚期可并发纤维性或骨性强直。

40. ABCD【解析】类风湿关节炎的关节内表现如下。①关节疼痛和肿胀：最先出现关节疼痛，开始可为酸痛感，随着关节肿胀逐步明显，疼痛也趋于严重。关节局部积液，皮肤温度增高。反复发作后，由于关节的肿痛和运动的限制，关节附近肌肉的僵硬和萎缩也日益显著。②晨僵：在早晨睡醒后，出现关节僵硬或全身发紧感，活动一段时间后症状即可缓解或者消失，持续 1 小时或者更长时间。③多关节受累：通常为掌指关节或指间关节发病，其次是膝关节。发病时受累关节通常为 1~2 个，而以后受累关节逐渐增多。受累关节常为对称性，少部分患者为非对称性。④关节活动受限或畸形：随着病变的发展，病变关节活动范围逐渐减小，最后关节僵硬而畸形，膝、腕部、肘、手指都固定在屈位。手指常在掌指关节处向外侧成半脱位，形成特征性的尺侧偏畸形。

41. ABCD【解析】急性骨髓炎的诊断为综合性诊断，凡有下列表现均应想到有急性骨髓炎的可能：①急骤的高热与毒血症表现。②长骨干骺端疼痛剧烈而不愿活动肢体。③该区有一个明显的压痛区。④白细胞计数和中性粒细胞计数增多。因 X 线片表现出现甚迟，不能以 X 线检查结果作为诊断依据。

42. ABCDE【解析】类风湿关节炎的实验室检查包括如下 5 种①血常规检查。②红细胞沉降率增快表明炎症活动，可作为疾病活动的指标。③瓜氨酸相关自身抗体群：包括抗环瓜氨酸肽抗体（抗 CCP 抗体）和抗角蛋白抗体（AKA）。④其他血清学检查：血清白蛋白降低，球蛋白增高。免疫球蛋白电泳显示 IgG、IgA 及 IgM 增多。抗核抗体（ANA）在类风湿关节炎的阳性率 10%~20%。血清补体水平多数正常或轻度升高，重症者以及伴关节外病变者可降低。C 反应蛋白在病变活动期增高明显。⑤关节液检查。

43. ABCD【解析】非甾体抗炎药（NSAID）用于初发或轻症病例，主要抑制环氧化酶使前列腺素生成受抑制而发挥作用，以达到抗炎镇痛的效果。但不能阻止类风湿关节炎病变的自然过程。本类药物因体内代谢途径不同，彼此间可发生相互作用的药物不主张联合应用，并应该注意个体化应用。包括水杨酸制剂、吲哚美辛、丙酸衍生物、灭酸类药物、选择性环氧化酶抑制药（COX）。来氟米特属于改善病情的抗风湿药。

44. ABCDE【解析】骨关节结核病灶清除术的指征：①骨关节结核有死骨及大脓肿形成。②窦道流脓经久不愈。③单纯性骨结核髓腔内压力过高者。④单纯性滑膜结核经药物治疗效果不佳，即将发展为全关节结核者。⑤脊柱结核有脊髓受压者。故选 ABCDE。

45. ABCE【解析】胫骨结节骨软骨炎在 18 岁前只要减少膝关节剧烈活动，症状自会缓解，有明显疼痛者可以辅以物理治疗或膝关节短期制动。一般无须服镇痛药，亦不宜局部注射皮质类固醇，因注入皮下不会起效，而骨骺又难以注入。成年以后症状持续存在可行钻孔或植骨术以促进愈合。

46. ABCD【解析】一般健康情况较好，食欲佳，红细胞沉降率正常；局部不痛，不肿，无脓肿，无窦道；影像学检查，病灶部位无死骨，有新生骨出现或相邻的骨融合，未有软组织肿块出现；起床正常活动 1 年，未见局部复发者。

47. BCDE【解析】骨关节结核最好发于脊柱，其次为膝关节，而且脊柱结核主要为椎体结核，很少发生椎弓、椎间盘、椎旁软组织等非椎体部位的结核，故选 B；脊柱结核好发于儿童，30 岁以上发病率明显下降，是一种继发性结核，原发病灶为肺结核或消化道结核，故选 C、E；单纯滑膜结核最好发于股骨头，故选 D。故选 BCDE。

48. ACDE【解析】1987 年美国风湿病学会（ARA）类风湿关节炎分类标准如下。①晨僵：关节及其周围僵硬感至少持续 1 小时（病程≥6 周）。②3 个或 3 个以上区域的关节炎：医生观察到下列 14 个区域（左侧或右侧的近指间关节、掌指关节，以及腕、肘、膝、踝及跖趾关节）中累及 3 个，且同时软组织肿胀或积液（不是单纯骨隆起）（病程≥6 周）。③手关节炎：腕、掌指或近指间关节炎中，至少有 1 个关节肿胀（病程≥6 周）。④对称性关节炎：双侧关节同时受累（双侧近指间关节、掌指关节及跖趾关节受累时，不一定绝对对称）（病程≥6 周）。⑤类风湿结节：医生观察到在骨突部位，伸肌表面或关节周围有皮下结节。⑥类风湿因子阳性：任何检测方法证明血清类风湿因子含量异常，而该方法在正常人群中的阳性率小于 5%。⑦放射学改变：在手和腕的后前位相上有典型的类风湿关节炎放射学改变，必须包括骨质侵蚀或受累关节及其邻近部位有明确的骨质脱钙。以上 7 条满足 4 条或 4 条以上，并排除其他关节炎即可诊断 RA。

49. ABCDE【解析】改善病情的抗风湿药（DMARDs），包括抗疟药、青霉胺、金制剂、柳氮磺吡啶和细胞毒类药物，如甲氨蝶呤、环磷酰胺、环孢素 A、硫唑嘌呤和来氟米特等。这些药物起效慢，能部分阻止病情的进展，是目前控制 RA 的主要药物。

50. ABCD【解析】站立前期先天性髋关节脱位患者可出现：双侧大腿内侧皮肤皱褶不对称；患侧髋关节活动减少，常处于屈曲不能伸直状态，外展受限；Allis 征、Ortolani 征为阳性。Trendelenburg 征阳性为站立后期出现的阳性体征。故选 ABCD。

51. ABCDE【解析】类风湿关节炎的手术治疗包括如下。①滑膜切除术。②关节清理术：通常用于慢性期病变，除慢性滑膜炎外，同时有软骨及骨组织改变。③截骨术：适用于有成角畸形，病变已经稳定的患者，以矫正畸形、改变关节负重力线为主要目的。④关节融合术：适用于关节严重破坏，从事体力劳动的青壮年患者，为保持肢体的稳定，可行关节融合术。⑤关节成形术：最佳适应证为肘关节强直，不但能切除病变骨组织，还能恢复肘关节活动。⑥人工关节置换术：类风湿关节炎患者经保守治疗效果不显著，疼痛症状或关节畸形明显，严重影者日常生活，可考虑行人工关节置换术。

52. ACD【解析】NSAID 不产生耐药性，也没有生理或心理依赖性。单独使用时，其镇痛作用有天花板效应，因此使用剂量不能超过包装说明上的极限剂量。大多数 NSAID 一般餐后给药。

53. ABCD【解析】脊髓灰质炎后遗症出现畸形者，可给予畸形矫正术；关节不稳者可给予关节稳定术；肌腱短缩者可给予肌腱移位术；下肢不等长者可给予下肢延长术。对肌力下降者可给予患者针灸、按摩及物理治疗等，促进功能恢复，但是手术治疗无效。故选 ABCD。

54. ABCDE【解析】药物治疗主要包括使用非甾体抗炎药（NSAID）、糖皮质激素、沙利度胺、柳氮磺吡啶、甲氨蝶呤、帕米磷酸盐、生物制剂，也可选择中药，如雷公藤等。

55. CD【解析】COX-2特异性抑制药包括：尼美舒利、美洛昔康、塞来昔布、罗非昔布等。

56. ABCD【解析】创伤性关节炎的致病因素主要包括以下几点。①暴力外伤：如坠压、撞击等造成骨关节内骨折、关节内异物存留、软骨损坏等，使关节面不平整，从而使其遭受异常的磨损和破坏。②承重失衡：如关节先天、后天畸形和骨干骨折成角畸形愈合，使关节负重力线不正，长期承压处的关节面遭受过度磨损与破坏。③活动、负重过度：如某些职业的从业人员需要机体的某些关节频繁活动，或者经常采取某种特定姿势，或者重度肥胖，或者截肢后单侧肢体承重等，均可造成积累性损伤，导致相应关节的关节面的过度磨损和破坏。

57. ABCD【解析】类风湿关节炎（RA）是一个与环境、遗传、细胞、病毒、性激素及神经精神状态等因素密切相关的疾病。微生物感染是RA发病的关键诱因，其中牙龈卟啉单胞菌、普雷沃菌属、奇异变形杆菌、EB病毒、巨细胞病毒、人乳头瘤病毒、疱疹病毒等多种病原体感染与疾病发生相关。本病在某些家族中发病率较高，在人群调查中，发现HLA-DR4与类风湿因子（RF）阳性的患者有关系。研究表明，RA发病率男女之比为1∶(2~4)，妊娠期病情有所减轻，服避孕药的女性发病率减少。动物模型显示LEW/n雌鼠对关节炎的敏感度高，雄性发病率低，雄鼠经阉割或用β-雌二醇处理后，其发生关节炎的情况与雌鼠一样，说明性激素在RA发病中起到一定作用。

58. ABCDE【解析】创伤性关节炎的检查包括如下几点。①实验室检查：创伤性关节炎没有特异性的化验检查。白细胞计数，红细胞压积，血清蛋白电泳均属正常。除全身性原发骨关节炎及附加有创伤性滑膜炎外，大多数患者红细胞沉降率正常。②X线检查。③CT检查：CT检查对密度变化的分辨能力明显优于X线检查，更有利于明确关节及软组织病变的大小、范围和密度变化，以及骨病向毗邻组织侵袭的情况。④MRI检查：可观察软组织及软骨病变的范围及内部结构。MRI检查对软组织层次的分辨能力虽优于CT检查，但是它对水肿及钙化的识别则不及CT检查。⑤ECT检查：一次扫描可得到全身骨骼的闪烁图，适合于做全身性筛选检查。ECT检查的敏感性高，故可早期发现病变，有利于定位及定量检查。

59. ACD【解析】指关节炎的药物治疗有如下几点。①透明质酸钠：注入关节腔内后可明显改善滑液组织的炎症反应，增强关节液的黏稠性和润滑功能，保护关节软骨，促进关节软骨的愈合与再生，缓解疼痛，增加关节的活动度。②氨基葡萄糖：氨基葡萄糖可阻断骨关节炎的发病机制，促使软骨细胞合成具有正常结构的蛋白多糖，并抑制损伤组织和软骨的酶的产生，减少软骨细胞的损坏，以改善关节活动，缓解关节疼痛，延缓骨关节炎的病程。③非甾体抗炎药：外用贴剂可抑制环氧化酶和前列腺素的合成，对抗炎症反应，缓解关节水肿和疼痛。

60. BCDE【解析】颈椎病为退行性病变，故 X 线上可见颈椎生理弯曲程度的改变，椎体前后缘、钩椎关节、椎体间小关节的增生，椎间孔狭窄。颈椎椎体压缩变形一般为外伤导致，颈椎退行性病变很少出现。故选 BCDE。

61. CD【解析】对肩关节前脱位一般采取手法复位，对于老年人及难复位者可在麻醉下复位；复位成功后肩关节饱满，搭肩试验阴性；复位后要给予患者固定 3 周，以利于软组织恢复；对陈旧性肩关节脱位，复位失败者要行手术治疗。故选 CD。

62. ABC【解析】参见 A1 型题第 34 题解析。

63. ABCE【解析】参见 A1 型题第 28 题解析。

64. ABCDE【解析】与佝偻病相似，主要有以下方面。①维生素 D 的合成（日光照射）或者摄入不足。②消化道疾病致维生素 D 的吸收和代谢障碍。③慢性肝、肾功能不良致维生素 D 转化为活性维生素 D 减少。④慢性肾小管功能障碍、肾性骨病，致钙、磷从肾小管丢失增加。⑤机体对于活性维生素 D 不敏感（维生素 D 抵抗）。⑥酸中毒、重金属中毒。⑦应用的某些药物或所患肿瘤等影响了钙、磷在类骨质中的沉积。

65. ABCD【解析】骨关节炎手术治疗的目的是阻断恶性循环，缓解或者解除症状，增加活动范围，增强关节稳定性，延缓病变发展。故选 ABCD。

66. ABC【解析】骨质软化症的临床表现有以下几点。①疼痛：早期症状不明显，可自觉腰痛、腿痛，时好时坏。一般冬末春初疼痛较明显，妊娠、哺乳可使病情加重。可在几个月到几年的时间内逐渐加重，变为持续性疼痛。疼痛的部位也逐渐扩大，如骨盆、胸肋部等，可发展为全身性骨病。由于骨膜有丰富的神经末梢，负重或肌肉牵拉均可引起剧痛，卧床休息疼痛可缓解。②病理性骨折：轻微的外伤即可发生病理性骨折，多见于肋骨、脊柱骨和骨盆等部位。严重时迫使患者长期卧床不起，不敢翻身。③多处骨骼畸形：常见脊柱弯曲度增加、侧凸等，还可有鸡胸、驼背、下肢长骨侧弯、骨盆倾斜、关节畸形、身材缩短等。脊柱、胸廓畸形可影响心肺功能。④神经肌肉系统：可见肌无力、肌萎缩、肌痛，如合并脊髓受压，则出现下肢无力、步态蹒跚；低钙血症时，伴有口唇及四肢发麻、蚁行感，面肌痉挛，以及手足关节僵直、搐搦、抽搐等。

67. ABCDE【解析】原发性甲状旁腺功能亢进（PHPT）起病缓慢，有以频发肾结石而发现者，有以骨痛为主要表现者，有以血钙过高而呈神经症起病者，也有以多发性内分泌腺瘤病而发现者，主要表现如下。①骨骼系统症状：早期无典型症状，随病变进展可出现骨痛、关节痛、骨质疏松、骨囊性变等症状。②高钙低磷血症：为早期症状，常被忽视。③其他症候群：软组织钙化影响肌腱和软骨等处，可引起非特异性关节痛，累及指关节，主要在近指间关节。④多发性内分泌腺瘤Ⅰ型或Ⅱa 型：PHPT 的临床表现相对较轻，病理以增生者居多，可在不同的病程出现。⑤体征：多数患者无特殊体征，在颈部可触及肿物者占

10%~30%。骨骼有压痛、畸形、局部隆起和身材缩短等。

68. ABE【解析】类风湿关节炎是以炎性滑膜炎为主的系统性疾病，特征是手、足小关节的多关节、对称性、侵袭性关节炎症，经常伴有关节外器官受累及血清类风湿因子阳性，可以导致关节畸形及功能丧失。X线片表现以关节软骨破坏为主；患者晨僵至少1小时；因类风湿关节炎不能治愈，故需要长时间应用非甾体抗炎药和改善病情的抗风湿药治疗。故选ABE。

69. ABCDE【解析】手术的目的是稳定脊柱，解除压迫，为脊髓损伤修复创造条件或进行修复，故上述均为手术适应证。

70. ACD【解析】强直性脊柱炎一般始发于骶髂关节，逐步沿脊柱向上蔓延，也同时向下蔓延，波及两髋，但很少波及膝关节和上肢关节。故选ACD。

71. ABCDE【解析】嗜酸性肉芽肿是一种孤立性的组织细胞的非肿瘤性质的异常分化。显微镜下，嗜酸性肉芽肿内有大量朗格汉斯细胞。这些朗格汉斯细胞来源于单核细胞和髓腔内的树突细胞。电镜下，这些细胞与朗格汉斯细胞一样都含有浆内的颗粒状小体，伯贝克（Birbeck）颗粒。镜下尚可见数量不等的淋巴细胞，多核砼性细胞、嗜酸粒性细胞和多核巨细胞。早期的病灶内富含朗格汉斯细胞和嗜酸粒性细胞。晚期病损内细胞数量减少，纤维组织增多。

72. DE【解析】脊髓灰质炎是由脊髓灰质炎病毒引起的严重危害儿童健康的急性传染病，以脊髓前角运动神经元损害为主，发生分布不规则和轻重不等的弛缓性瘫痪，故给予肌肉力量训练及调整失衡肌力以恢复患肢肌力，或者给予患者手术以预防和矫正畸形，故排除A、B，选D；对双下肢不等长的患者可给予延长患肢以恢复肢体长度，故排除C；对患者畸形的矫正和关节融合应在患者成长发育完成后进行，以防影响患者生长，故选择E。故选DE。

73. ABCDE【解析】脊柱侧凸手术可能包括的并发症有脊髓神经损伤，脱钩、断棒，椎板骨折，肺不张，感染。

74. ABCD【解析】在大动脉受损的情况下，可出现截瘫平面超过骨折平面2节以上的情况，故E错误，其余选项均正确。

75. ABCDE【解析】引起氟骨症的氟主要来源是饮水和环境中的氟化物，尤其是被污染环境中的水、空气；高氟食物等。慢性氟中毒早期有牙釉质失去色泽变暗或呈斑点石灰状，晚期往往有慢性咳嗽，腰背及下肢疼痛，骨质硬化，肌腱、韧带钙化，关节囊肥厚，骨质增生，关节变形等。慢性氟中毒在不同的病理情况下可表现为不同的病理改变，如骨硬化、骨质疏松、骨软化和继发性甲状旁腺功能亢进性骨病变。长期过量氟摄入可使骨形成增多，但所形成的骨排列多不规则，导致骨的质和量分离现象出现。肾性骨病与某些氟骨症极相似，骨质普遍致密和/或疏松，骨小梁粗糙模糊等，常难以单纯从X线表现区别，需结合流行病学、临床表现和肾功能检查进行鉴别。

76. ABCDE【解析】主要临床表现为发病缓慢，部位局限，活动多则加重，休息即可缓解；晨僵时间不超过半小时；受累关节以疼痛和压痛为主，偶伴有一过性滑膜炎；活动时关节有摩擦音，严重者发生关节畸形；颈椎或腰椎病变可引起神经受压或刺激症状。故选 ABCDE。

77. BD【解析】髋臼前、上、后缘发育不良，平坦，髋臼浅，以及股骨颈前倾角略增大为先天性髋关节脱位站立前期的病理变化。股骨头向髋臼后上方脱出，小而扁平或形状不规则；关节囊增厚呈葫芦形为先天性髋关节脱位脱位期的病理变化。

78. ACD【解析】类风湿关节炎的诊断标准主要依靠临床表现、影像学检查及实验室检查，实验室检查在其诊断中有重要作用。常用的类风湿关节炎实验室检查主要有以下指标：类风湿因子（RF）、抗链球菌溶血素“O”（ASO）、红细胞沉降率（ESR）和 C 反应蛋白（CRP）。

79. ABD【解析】绒毛结节性滑膜炎好发年龄为 20~40 岁，关节部位可出现肿胀，关节周围出现轻微疼痛和慢性肿胀，关节腔内穿刺可见黄色渗液，含有大量胆固醇或血液，显微镜下常见多核巨细胞，病损一般也不发生恶变，治疗原则为将病变滑膜彻底切除，术后应辅以放射治疗，以防止复发。故选 ABD。

80. AD【解析】前臂缺血性肌挛缩，常见原因有肱骨髁上骨折或前臂骨折而复位不佳或未经复位者，亦可见于血管损伤、前臂软组织严重损伤、昏迷后肢体受压、肘部或前臂过紧的外敷料包扎或外固定物（如石膏、小夹板等）的捆绑过紧等因素。故选 AD。

81. ABCDE【解析】外翻常呈对称性，蹲趾的跖趾关节脱位，第 1 跖骨头的突出部分，因长期受鞋边的摩擦产生滑囊炎，严重者可产生蹲趾的跖趾关节的骨关节炎。趾近节趾骨基部将第 1 跖骨头推向内侧，使第 1、2 跖骨间的夹角加大。第 1 楔骨和跖骨经常受非生理压力的影响而向内移位，使足纵弓和横弓塌陷。随着外翻逐渐加重，第 2 趾被蹲趾挤向背侧，趾间关节屈曲，形成锤状趾。

82. ABCDE【解析】肩关节周围炎的病理为肌、肌腱、滑囊及关节囊发生慢性损伤和炎症。主要病因如下。①肩部原因：本病大多发生于 50 岁左右，软组织退行性病变，对各种外力的承受能力减弱是发病的基本因素。长期过度活动，姿势不良等所产生的慢性损伤是主要的激发因素。上肢外伤后肩部固定过久，肩关节周围组织继发萎缩、粘连。肩部急性挫伤、牵拉伤后治疗不当等。②肩外因素：颈椎病，以及心、肺、胆道疾病可引发肩部牵涉痛，而原发病长期不愈使肩部肌持续性痉挛、缺血可形成炎性病灶，转变为真正的粘连性肩关节囊炎。糖尿病发生肩关节周围炎的风险更大。肩关节周围炎也与甲状腺疾病、长期制动、脑卒中和自身免疫性疾病有关。③肌的废用、慢性劳损、内分泌紊乱、免疫反应、外界环境变化、疾病存在等也参与疾病的发生与发展。

83. ABCE【解析】预防骨关节结核应包括开展肺结核的普查工作，开展体育活动，增强体质，儿童接种卡介苗，及时诊治肺结核和肠结核。骨关节结核患者不需要隔离。故选ABCE。

84. AC【解析】类风湿关节炎的一线药物，具有良好的镇痛抗炎作用，可使关节肿胀、疼痛、僵硬、功能障碍等症状迅速缓解。包括：①水杨酸类，如阿司匹林、吲哚美辛。②乙酸类、丙酸类，如布洛芬、萘普生等。③灭酸类，如氟芬酸钠、双氯芬酸钠、双氯芬酸等。④昔康类，如吡罗昔康、美洛昔康等。⑤吡唑酮类，如保泰松。⑥昔布类，如塞来昔布等。

85. ACDE【解析】导致脊柱侧凸进展危险因素如下。①性别：女孩侧凸进展的发生率及严重程度均高于男孩，前者的进展率是后者的10倍。②年龄：发病的年龄越小，进展的可能性越大。③弯曲程度：发病时弯曲的程度越大，进展的危险性越大。④弯曲的数量及部位：双个弯曲比单个弯曲进展的危险性更大，胸椎侧凸的进展危险性大于腰椎侧凸。Risser指数5级是骨骺完全融合，不是脊柱侧凸的程度进展的危险因素。故选ACDE。

86. ABCDE【解析】滑膜切除术主要适应于病变早期，滑膜炎较重，关节有明显渗出，但关节面破坏较轻者。关节清理术适应证，慢性病例，不仅有关节滑膜改变，同时有关节软骨剥脱者。截骨术适合于病变已稳定，不再发展，单有明显畸形者。关节融合术、关节成形术适于关节破坏严重者。故选ABCDE。

87. ABCDE【解析】髋关节脱位，尤其是先天性髋关节脱位治疗后出现的并发症大多与手法粗暴、牵引不够，手术指征未掌握，未弄清阻碍复位的因素和固定不当等原因有关。多数可以避免。常见并发症如下。①再脱位：常见原因为阻碍复位因素未消除。X线检查出现假象，换石膏时不小心，前倾角过大或髋臼发育不良，因而即使复位后，还是较易再脱位。②股骨头缺血性坏死：主要原因是手法粗暴或手术创伤过大，损伤了股骨头的血供；固定时强力极度外展；复位前牵引不够或内收肌、髂腰肌未松解，复位后股骨头受压过度等。③髋关节骨关节病：是晚期的并发症。④股骨头骨骺分离、股骨上段骨折、坐骨神经损伤等：这些均为牵引不足，复位时使用暴力或麻醉太浅等原因引起，一般均可避免。⑤髋关节运动受限或僵硬：脱位股骨头位置越高，髋关节周围挛缩越重，若未行矫正，极易发生髋关节运动受限或僵硬，特别是术后应用髋人字石膏固定者更易发生。

88. ABCDE【解析】类风湿关节炎是一种病因未明的慢性、以炎性滑膜炎为主的系统性疾病。一般只有患者出现明显的关节畸形时，才给予患者矫正治疗，故治疗前要达到手术标准，术前全身状态要达标，故A、B、D正确；因为患者畸形严重，关节周围软组织病变较重，软组织萎缩，故应给予患者局部物理治疗、按摩及自主功能锻炼，故C正确；无论是什么手术，术前都应该精心设计方案。故选ABCDE。

89. ABCDE【解析】主要体征有患儿的会阴部增宽，双侧脱位者较单侧更为明显，患侧股内收肌挛缩；患侧髋关节活动受限；肢体短缩；臀部、大腿内侧的皮肤皱褶加深、增多；

屈膝、屈髋、外展试验阳性，“弹进、弹出”试验阳性。

90. ABCE【解析】化脓性关节炎是一种由化脓性细菌直接感染，并引起关节破坏及功能丧失的关节炎症疾病，应彻底清创后，继续给予患者抗生素治疗并观察，1 年后患者未复发，可行人工髋关节置换。D 错误，其余选项均正确，故选 ABCE。

91. ABCDE【解析】颈椎过伸性损伤是临床常见的一种颈椎外伤，其损伤机制为在颅面部受水平方向为主的暴力作用下颈椎过度仰伸，导致椎旁软组织、颈椎及脊髓病理改变的损伤。颈椎过伸性损伤的损伤机制决定了由颈椎前纵韧带、椎间盘、后纵韧带、关节突、关节囊、黄韧带、棘间韧带与棘上韧带组成的颈椎间盘韧带复合体。

92. BCE【解析】X 线片早期可见骨质疏松，骨纹理不清，随病变进展可见关节间隙变窄，软骨下骨侵袭，关节周围软组织肿胀，晚期常有关节半脱位。患病久远的指关节可有明显变形。

93. ABCDE【解析】骨关节结核是一种继发性病变，80% 以上的原发性病灶在肺和胸膜，其余在消化道和淋巴结。原发病灶中的结核分枝杆菌一般是通过血流到达骨和关节的；少数是由邻近病灶蔓延而来的。

五、案例分析题

1. BD【解析】患者出生后即头颈向左侧偏斜，并随年龄增长越来越明显，诊断患儿为斜颈畸形，故选 BD。

2. D【解析】由题干可知患者为肌性斜颈或骨性斜颈，而骨性斜颈 X 线片可显示颈椎破坏和椎前脓肿。故选 D。

3. G【解析】先天性肌性斜颈主要是各种原因导致的胸锁乳突肌受压、出血、缺血、营养不良等造成的。故选 G。

4. A【解析】婴幼儿可暂时给予局部保守治疗。该患儿已经 7 岁，错过了保守治疗的机会，且因为随着年龄的增长，矫正会导致面部不对称，故应该尽早给予手术治疗。故选 A。

5. E【解析】斜颈畸形的手术治疗适用于 6 个月至 12 岁保守治疗失败，斜颈较为严重或骨性斜颈，以及超过 12 岁面部畸形不严重者。年龄较大且胸锁乳突肌挛缩严重、颜面不对称明显者，手术治疗也可有明显效果，但不能达到正常。故选 E。

6. D【解析】先天性肌性斜颈的常用手术方法为胸锁乳突肌切断术，即在直视下将胸锁乳突肌的锁骨和胸骨部的肌腱全部切断，然后将头置于过度矫正位，用石膏固定即可，也可用矫形支架或胶布条固定。故选 D。

7. F【解析】先天性肌性斜颈患者，手术后用石膏固定 4~6 周即可，也可用矫形支架或胶布条固定。故选 F。

8. CD【解析】由患者“左膝正侧位 X 线片显示关节内骨质增生，内侧关节间隙狭窄，软骨下骨板致密”可诊断为左膝骨关节炎，由患者有时有“打软腿”和膝关节“卡住”的现象可诊断为左膝游离体。故选CD。

9. ACDE【解析】膝关节骨关节炎的患者，会出现关节软骨破坏而导致关节间隙变窄，后期会导致骨质磨损破坏；伴随着滑膜大量增生，软骨下骨髓腔可见淋巴细胞，滑膜单核细胞浸润，导致关节肿胀。故选ACDE。

10. D【解析】患者下肢已经出现了明显畸形和关节间隙明显变窄，故保守治疗效果可能不明显，应给予患者人工膝关节置换术。故选D。

11. ABCDEF【解析】入院后一般治疗措施为卧床，患肢制动，应用抗生素，对症处理，支持治疗，物理降温等。同时，应完成必要的实验室检查，以了解患者全身情况。故选ABCDEF。

12. C【解析】局部分层穿刺对早期确诊具有重要价值。对抽得的脓液、混浊的渗出液或血性液体做涂片检查，见有脓细胞或细菌时，即可确诊。故选C。

13. ABCEF【解析】急性化脓性骨髓炎治疗的关键措施是早期诊断、早期应用大剂量抗生素和做正确的局部处理，不应为等待细菌培养结果而耽误治疗。故D错误。故选ABCEF。

14. F【解析】引流越早、越彻底，防止感染扩散和缓解症状的效果越好。故选F。

15. G【解析】急性化脓性骨髓炎的病原菌主要为金黄色葡萄球菌，其次为乙型溶血性链球菌、白色葡萄球菌，偶为大肠埃希菌、肺炎球菌、铜绿假单胞菌、流感嗜血杆菌等。感染途径有血源性、蔓延性及外伤性。故选G。

16. ABCD【解析】如果仅有小腿疼痛，而无其他骨折特殊体征，可以考虑为软组织损伤；如果小腿疼痛伴有畸形则提示可能有小腿骨折；如果同时伴有下肢麻木则提示可能有小腿神经损伤；如果麻木的平面在膝部以下则应考虑腓骨颈附近的腓总神经损伤，如腓骨颈处骨折伤及腓总神经；如果麻木的平面在更为靠近远端的某个部位则应考虑该部位是否有骨折合并神经损伤。如果伤后即不能屈曲膝关节及踝关节应考虑骨折伤及胫神经。如果伤后不能背伸踝关节，则应考虑到腓总神经损伤。

17. BE【解析】根据患者的病史和体检可基本得出胫腓骨骨折和腓总神经损伤的诊断。对于骨折可疑的患者都应常规做X线检查。对于胫腓骨骨折的X线检查应特别注意要同时包括膝关节和踝关节上下两个关节，因为如果是旋转间接暴力所致的胫腓骨骨折时，腓骨的骨折面往往高于胫骨的骨折面，除胫骨骨折外还应该考虑到高位腓骨颈处骨折的可能性，此类旋转间接暴力所致高位腓骨颈处骨折极易发生漏诊。对胫腓骨骨折引起的小腿肿胀，小腿骨筋膜隔室综合征的可能性较大，如果不能确定，可以行骨筋膜隔室内压测量以排除。根据目前题干所提供的信息，未发现血管损伤的症状和体征，因此暂不需要血管造影等检查。

18. ACDE【解析】腓骨颈骨折所致腓总神经损伤一般为挤压伤或挫伤。受伤早期、症状轻者可行保守治疗，包括患肢制动、局部封闭、理疗等措施。若超过3个月仍未恢复，应手术探查。不稳定的胫腓骨干骨折在以下情况时，采用切开复位内固定：①手法复位失败。

②严重粉碎性骨折或双段骨折。③污染不重，受伤时间较短的开放性骨折。

19. BCDE【解析】髋关节周围肌肉丰富，轻微肿胀不易被发现。髋关节结核为结核分枝杆菌感染，通常不会出现全身中毒症状如发热，局部明显的红肿、热、痛等急性炎症表现。但若合并有细菌感染时，髋关节周围可出现红肿。结核病变可以先发生于滑膜，也可先发生于骨。不管先发生于滑膜，还是先发生于骨，均可迅速感染至另一部位。至后期会产生寒性脓肿与病理性脱位。脓肿可以通过前内方髋关节囊的薄弱点突出于腹股沟的内侧方，也可以流向后方，成为臀部脓肿。也可穿破骨盆内壁，形成盆腔内脓肿。晚期髋关节周围肌肉发生痉挛，由于内收肌和屈髋肌肌力较大，常发生屈曲、内收畸形。股骨头破坏明显时会形成病理性脱位，通常为后脱位。故选 BCDE。

20. B【解析】该患者的右髋关节 X 线片上表现为典型的结核性关节炎 Phemister 三联征，即近关节周围骨质疏松、关节边缘骨侵蚀性骨破坏和关节间隙逐渐变窄。CT 检查清楚地显示了破坏区病灶的大小、形状、边缘及其内可能存在的小的死骨。结合病史和体格检查，该患者应诊断为右髋关节结核。

21. ABCDEF【解析】①MRI 检查：对软组织分辨率高，能较好地显示关节的各种结构。可以在病变的早期发现异常改变，是早期发现髋关节结核最具灵敏度、最具特异性的检查方法。根据 MRI 信号改变的变化和范围，可以初步确定髋关节结核病变累及的范围及病变程度，以及是否有流注脓肿和流注脓肿的部位、大小。②Mantoux 试验：通常在感染结核 1 个月后，该试验可呈阳性。③豚鼠接种试验：将病灶脓液、关节穿刺液或病变组织注入或接种于豚鼠腹腔内。阳性表现为 5 周后腹膜出现结核结节。豚鼠接种试验目前已很少使用，但是该方法是明确结核病的最可靠的检查方法。④胸部 X 线检查：可以了解是否同时合并有肺部结核或陈旧性结核病灶，了解有无胸膜病变或胸腔积液。⑤髋关节穿刺活体组织检查：高度怀疑髋关节结核，但又不能确诊时可行穿刺活体组织检查。⑥血液学检查：在活动期，血液学检查结果为淋巴细胞分类增加，有不同程度的贫血，红细胞沉降率增加，C 反应蛋白升高。可以帮助明确髋关节结核诊断。

22. E【解析】类风湿关节炎多为多关节病变，很少累及单一关节。患者常有对侧髋关节疼痛。有时伴有腰椎活动受限。X 线片表现与髋关节滑膜结核几乎完全一致，为关节囊肿胀、关节间隙变窄、局部骨质疏松。单发髋关节病变要高度怀疑髋关节结核的可能性。故选 E。

23. B【解析】因为患者骨质破坏累及多骨质及软骨，故排除 C、D；类风湿关节炎一般为双侧对称性的，故排除 E；滑膜肉瘤一般不出现溶骨性破坏，故排除 F；髋关节绒毛结节性滑膜炎患者一般体温不高，红细胞沉降率不快，故可排除 G；化脓性髋关节炎一般起病急，伴有髋关节剧烈疼痛、寒战、高热，不伴低热，故可排除 A；B 符合患者症状。故选 B。

24. E【解析】全关节结核早期如无手术禁忌证，应在抗结核治疗后及时做关节清理和病灶清除术，以最大限度地保留关节功能；晚期全关节结核病变继续发展或病变静止，但伴有关节不稳或严重畸形，影响功能活动，可手术治疗清除病灶，关节融合。故选 E。

25. D【解析】脓肿的穿刺部位要根据生长部位、脓包的性质等确定，但有一个前提是穿刺部位要在脓肿之外的健康皮肤处。故选 D。

26. E【解析】临床怀疑为急性化脓性骨髓炎的依据：①急骤的高热和毒血症表现。②长骨干骺端剧烈疼痛和该部位的深压痛。③白细胞计数和中性粒细胞占比增高。该患者具备①和③，故体格检查发现的有力证据应是 E 项。

27. D【解析】为进一步确诊，最有价值的辅助检查是局部分层穿刺，在压痛最明显处刺入，边抽吸边深入，以免将单纯软组织脓肿的细菌带入骨内。抽出混浊或血性液，应做涂片检查及细菌培养，涂片中发现多数脓细胞和细菌即可明确诊断。X 线片起病 14 天内往往无异常发现，不能作为早期诊断根据。CT 检查可早期发现骨膜下脓肿，难以发现细小的骨脓肿，且价格昂贵。血培养用于菌血症、真菌血症、败血症及脓毒败血症的病因学诊断。放射性核素骨显像发病 48 小时后即可有阳性结果，但只能定位，不能定性。

28. C【解析】确诊后应及早行手术治疗，钻孔或开窗引流脓液，缓解毒血症，阻止急性骨髓炎转变为慢性骨髓炎。故选 C。

29. D【解析】患者中年女性，半年来双腕、掌指和指间关节对称性肿痛，红细胞沉降率增快。通过关节受累部位，考虑类风湿关节炎。对类风湿关节炎诊断最有帮助的进一步问诊是晨僵及持续时间。故选 D。

30. A【解析】手部 X 线检查，尤其是指和腕关节 X 线改变对于风湿性关节炎的诊断、检测疾病及判断治疗效果很重要。故选 A。

31. C【解析】关节镜检查可以在直视下检查半月板。故选 C。

32. D【解析】急性半月板损伤很少考虑手术，一般治疗方案选择限制活动，常可自然愈合。故选 D。

33. E【解析】骨肉瘤是一种最常见的恶性骨肿瘤，好发于青少年，好发部位为股骨远端、胫骨近端和肱骨近端的干骺端。主要症状为局部疼痛，多为持续性，逐渐加剧，夜间尤甚，并伴有全身恶病质。附近关节活动受限。肿瘤表面皮肤温度增高，静脉怒张。故选 E。

34. E【解析】骨肉瘤 X 线可有不同形态，骨密质和髓腔有成骨性、溶骨性及混合性骨质破坏，骨膜反应明显，呈侵袭性发展，可见 Codman 三角或“日光射线”形态。考虑该患者为骨肉瘤。故选 E。

35. C【解析】病理组织学检查是最后确定诊断骨肿瘤可靠的检查。为明确该患者是否为骨肉瘤，应行病理学检查。血常规、红细胞沉降率、血碱性磷酸酶及血尿酸检查对诊断骨肿瘤有一定意义，但对于肿瘤性质判断的方面不如病理组织学检查意义重大。

颈椎病

腰椎间盘突出症 1

第十章　脊柱疾病

腰椎间盘突出症 2

一 A1 型题

1. 对椎间隙感染的用药治疗，说法不正确的是
   A. 以非手术治疗为主，选用足量抗生素并给予全身支持疗法。在全身与局部症状消退后仍需口服抗生素 2~3 周
   B. 对神经根刺激症状明显、难以忍受者，可行椎间盘穿刺抽吸，或者通过引流管引流，同时可获得病原菌
   C. 由于诊断过程往往迟延，特别是血源性椎间隙感染诊断不易，局部组织粘连较为明显，手术操作困难，并发症多，因此，手术适用于已出现截瘫的患者
   D. 椎间隙感染的手术方法有椎板切除减压术和病灶清除术
   E. 部分慢性患者症状反复出现，对出现脊椎不稳定表现者，如果一般情况良好，为减少并发症，可以做病灶清除术或脊柱融合术
2. 脊柱损伤伤员的正确搬运方法是
   A. 一人抱起伤员放于门板担架上后搬运
   B. 两人分别抱头、脚平放于硬板上后搬运
   C. 两人用手分别托住伤员头、肩、臀和下肢，平放于帆布担架上后搬运
   D. 无搬运工具时可背负伤员后搬运
   E. 两人用手分别托住伤员头、肩、臀和下肢，动作一致将伤员搬起平放于门板或担架上后搬运
3. 关于脊柱侧凸的分类，说法不正确的是
   A. 总的分为结构性和非结构性侧凸两大类
   B. 特发性脊柱侧凸最常见，又分为婴儿型、幼儿型和青少年型
   C. 先天性脊柱侧凸又分为形成障碍型、分节不良型和混合型
   D. 神经肌肉型脊柱侧凸又分为神经源性和肌源性两大类
   E. 间充质病变合并脊柱侧凸又包括神经纤维瘤病合并脊柱侧凸、骨软骨营养不良合并脊柱侧凸、代谢性障碍合并脊柱侧凸、脊柱外组织挛缩合并脊柱侧凸和其他原因引起的脊柱侧凸

4. 下列哪组症状、体征最符合第5腰椎至第1骶椎椎间盘突出症的表现

A. 骶髂部、髋部、大腿前外侧、小腿前侧疼痛，小腿前内侧，伸膝无力，膝反射减低

B. 骶髂部、髋部、大腿、小腿后外侧疼痛，小腿和足背麻木，趾背伸无力，踝反射正常

C. 骶髂部、髋部、大腿、小腿和足外侧疼痛，小腿和足外侧麻木，趾蹈跖屈无力，踝反射减弱

D. 骶髂部、髋部、大腿、小腿和足外侧疼痛，小腿和足外侧麻木，趾背伸无力，踝反射正常

E. 骶髂部、髋部、大腿前外侧、小腿前侧疼痛，小腿前内侧，趾跖屈无力，踝反射减弱

5. 马尾综合征出现于以下哪型腰椎间盘突出症

A. 中央型　　B. 膨隆型

C. 后外侧型　　D. 中间型

E. 极外侧型

6. 脊柱结核并发截瘫的临床表现中，说法正确的是

A. 最早出现小便功能障碍　　B. 先有束带感后有瘫痪

C. 最早出现感觉障碍　　D. 最早出现大便功能障碍

E. 均是弛缓性瘫痪

7. Risser将髂嵴分为4等份，骨化由髂前上棘向髂后上棘移动，说法不正确的是

A. 骨骺移动0~25%为Ⅰ度　　B. 骨骺移动>50%为Ⅱ度

C. 骨骺与髂骨融合为Ⅴ度　　D. 骨骺移动50%~75%为Ⅲ度

E. 骨骺移动25%~50%为Ⅱ度

8. 腰椎间盘突出症，若感觉减退出现在外踝部及足背外侧，踝反射异常，则压迫的神经根是

A. 第3腰神经根　　B. 第4腰神经根

C. 第5腰神经根　　D. 第1骶神经根

E. 第2骶神经根

9. 所谓单腿独立试验，是用来测试

A. 腰部是否有侧凸畸形

B. 下肢长度是否等长

C. 髋关节的臀中、小肌功能，以及股骨头与髋的关系是否正常

D. 臀大肌是否瘫痪

E. 髋关节是否强直

10. 腰腿痛患者出现哪项症状时，应考虑腰椎管狭窄症

A. 腰腿痛症状发作剧烈　　B. 出现大小便异常

C. 马鞍区感觉异常　　D. 踝反射消失，踝阵挛出现

E. 行走一段路程后，出现腰腿痛，休息片刻后，方可继续行走

11. Pavlov 比值是指

A. 上位椎管/下位椎管比率　　B. 椎管/椎体比率

C. 椎管矢状径/标准测定值　　D. 上位椎体/下位椎体比率

E. 椎体/椎管比率

12. 痉挛型脑瘫的病变部位主要是

A. 锥体束系统　　B. 小脑

C. 丘脑　　D. 基底核部位

E. 锥体外系统

13. 脊柱侧凸是指脊柱向侧方弯曲。应用 Cobb 法测量站立位 X 线片的脊柱侧方弯曲程度，大于多少定义为脊柱侧凸

A. >2°　　B. >3°

C. >6°　　D. >8°

E. >10°

14. 颈椎病的病理基础是

A. 神经根受压　　B. 脊髓受压

C. 颈椎黄韧带增生　　D. 颈椎间盘退行性病变

E. 颈椎后纵韧带增生

15. 关于颈椎病的描述，错误的是

A. 若无神经系统或椎动脉症状则不能诊断为颈椎病

B. 颈椎病可分为神经根型、脊髓型、椎动脉型等

C. 颈椎经前侧入路椎间盘切除加植骨术是治疗颈椎病唯一有效的方法

D. 颈椎病与有退行性病变的颈椎间盘破裂和后突有关

E. 颈椎病应与神经炎、慢性颈肩部软组织损伤、心绞痛等鉴别

16. 脊柱结核最易发生在脊椎的什么位置

A. 横突　　B. 棘突

C. 关节突　　D. 椎体

E. 椎板

17. 中央型腰椎间盘突出症出现马尾神经受压症状，治疗方法应选择

A. 卧床休息　　B. 推拿按摩

C. 手术治疗　　D. 骨盆牵引

E. 背肌锻炼

18. 坐位前屈时脊柱负荷是立位的

A. 100%　　B. 210%

C. 270%　　D. 50%

E. 150%

19. 脊柱侧凸矫形后腰前凸消失的原因为

A. 腰段特别是腰骶段撑开固定　　B. 原有胸腰段后凸畸形

C. 胸椎后凸畸形僵硬　　D. 髋关节屈曲挛缩

E. 以上都是

20. 关于椎动脉型颈椎病的表现，下列描述中错误的是

A. 视觉障碍　　B. 眩晕

C. 猝倒　　D. 不同程度的运动及感觉障碍

E. 头痛为本病最常见的症状

21. 具有脊柱“竹节样”改变的典型X线表现是

A. 类风湿关节炎　　B. 强直性脊柱炎

C. 增生性脊柱炎　　D. 干燥综合征

E. 贝赫切特综合征

22. 确诊为腰椎间盘突出症的患者，手术前除实验室检查外，首先最应做的检查是

A. MRI　　B. CT

C. 肌电图　　D. 腰椎正侧位X线检查

E. 腰椎管造影

23. 脊髓震荡是指

A. 脊髓受压　　B. 脊髓挫伤

C. 脊髓裂伤　　D. 脊髓血运障碍

E. 脊髓暂时性功能抑制

24. 临床诊断脊柱结核，最有价值的指标是

A. 局部疼痛、肿胀　　B. X线检查

C. 穿刺液做结核分枝杆菌培养　　D. 消瘦、贫血、盗汗及食欲缺乏

E. 结核菌素试验

25. 关于边缘型椎体结核的临床特点，正确的是

A. 多见于成人

B. 好发于腰椎

C. 病变局限于椎体上下缘，但很快侵犯椎间盘及相邻椎体

D. 椎间盘破坏是本病的特征，表现为椎间隙变窄

E. 以上都是

26. 下列哪一项不是脊柱结核的表现

A. 椎体楔形变　　B. 椎旁脓肿

C. 流注脓肿　　D. 拾物试验阳性

E. 直腿抬高试验阳性

27. 胸椎X线检查发现椎体均匀性压扁成片状，应怀疑

A. 脊柱结核　　B. 强直性脊柱炎

C. 椎间盘突出症　　D. 椎管狭窄症

E. 嗜酸性肉芽肿

28. 查体发现圆背畸形，脊柱X线检查时发现竹节样改变，骶髂关节融合。应怀疑

A. 脊柱结核　　B. 强直性脊柱炎

C. 椎间盘突出症　　D. 椎管狭窄症

E. 嗜酸性肉芽肿

29. 强直性脊柱炎患者一般不会出现

A. 类风湿因子阳性

B. 红细胞沉降率增快

C. 人类白细胞抗原B27（HLA-B27）阳性

D. 尿17-酮皮质激素增高

E. 白细胞计数增多

30. 腰椎结核伴右髂窝脓肿，检查时托马斯（Thomas）征（+），说明

A. 髋关节活动受限　　B. 右股四头肌受刺激

C. 臀大肌受刺激　　D. 右侧髂腰肌受刺激

E. 右下肢有放射性痛

31. 关于中央型椎体结核，下列错误的是

A. 多见于10岁以下的儿童　　B. 好发于腰椎

C. 病变进展快　　D. 一般只侵犯1个椎体

E. 椎体常被压缩成楔形

32. 关于边缘型椎体结核，下列正确的是

A. 多见于10岁以下的儿童　　B. 好发于腰椎

C. 椎间盘一般不被破坏　　D. 一般只侵犯1个椎体

E. 椎体常被压缩成楔形

33. 下胸椎及腰椎病变后，形成的寒性脓肿除外

A. 椎旁脓肿　　B. 腰大肌脓肿

C. 腰三角脓肿　　D. 腹股沟深部脓肿

E. 股三角脓肿

34. 关于脊柱结核，下列错误的是

A. 中心型椎体结核一般只侵犯 1 个椎体

B. 边缘型椎体结核常侵犯椎间盘及相邻椎体

C. 寒性脓肿可向其他部位流注

D. 儿童常有夜啼

E. 寒性脓肿一般不压迫脊髓神经根

35. 关于脊柱结核的 X 线表现，下列错误的是

A. 以骨质破坏和椎间隙狭窄为主　　B. 中心型者椎体压缩成楔形

C. 中心型者不累及相邻椎体　　D. 边缘型者骨质破坏集中在椎体上下缘

E. 边缘型者脊柱后凸一般不严重

36. 关于脊柱结核形成寒性脓肿的 X 线表现，下列错误的是

A. 颈椎侧位 X 线片上显示气管后移

D. 颈椎侧位 X 线片上显示椎前软组织影增宽

C. 胸椎正位 X 线片上显示椎旁梭形阴影

D. 腰椎正位 X 线片显示腰大肌阴影模糊

E. 腰椎正位 X 线片显示腰大肌阴影增宽

37. 关于脊柱结核的治疗，下列不正确的是

A. 全身中毒症状明显，不能耐受病灶清除术时可行切开排脓术

B. 对合并后凸畸形者可行矫形术

C. 病灶清除彻底者术后不需制动，但仍然需抗结核治疗

D. 病灶清除术前需抗结核治疗

E. 寒性脓肿广泛流注出现继发性感染

38. 脊柱结核以哪一节段合并截瘫最多见

A. 颈椎　　B. 胸椎

C. 腰椎　　D. 骶椎

E. 尾椎

39. 关于脊柱结核并发截瘫，下列不正确的是

A. 脊柱结核合并截瘫发生率大约是 10%

B. 胸椎结核合并截瘫多见

C. 脊椎附件结核少见，一旦发生则易并发截瘫

D. 颈椎结核并发截瘫的概率小于胸椎结核

E. 腰椎结核易合并马尾神经受压

40. 有关脊柱结核弛缓性瘫痪的原因，正确的是

A. 脓液进入椎管压迫脊髓

B. 结核性肉芽组织进入椎管压迫脊髓

C. 干酪样坏死物质进入椎管压迫脊髓

D. 死骨进入椎管压迫脊髓

E. 环形瘢痕组织形成压迫脊髓

41. 关于脊柱结核早期发生截瘫的原因，下列说法不正确的是

A. 脓液进入椎管压迫脊髓

B. 结核性肉芽组织进入椎管压迫脊髓

C. 干酪样坏死物质进入椎管压迫脊髓

D. 死骨进入椎管压迫脊髓

E. 环形瘢痕组织形成压迫脊髓

42. 如果在急性骨髓炎患者骨膜下穿刺抽出脓液，最重要的治疗是

A. 联合应用大剂量有效抗生素　　B. 用清热解毒的中药

C. 骨皮质开窗引流　　D. 局部石膏托固定

E. 降温、补液及少量多次输血

43. 慢性骨髓炎迁延不愈、反复发作的最主要原因是

A. 窦道的形成　　B. 死骨的残留

C. 瘢痕组织增生　　D. 机体抵抗力低

E. 细菌毒力太强

44. 早期确诊血源性骨髓炎所具有的重要意义是

A. 全身中毒症状

B. 干骺端疼痛及深压痛

C. 白细胞总数及中性粒细胞计数增多

D. 局部分层穿刺在骨膜下或骨髓腔内抽到脓液

E. X 线检查示有虫蛀样骨质破坏及骨膜增生

45. 股骨上端化脓性骨髓炎容易并发化脓性髋关节炎的主要原因是

A. 多发生在儿童　　B. 骨骺已融合

C. 股骨颈血运不良，抵抗力低　　D. 髋关节活动多，负重大

E. 股骨颈位于关节囊内

46. 急性血源性骨髓炎好发于

A. 婴幼儿　　B. 青壮年

C. 儿童　　D. 老年

E. 中年

47. 关于慢性骨髓炎手术治疗的目的，下列不正确是

A. 消灭窦道　　B. 取出大片死骨

C. 消灭死腔　　D. 关闭伤口

E. 查明致病菌

48. 颈椎管狭窄症的诊断标准之一，是颈椎管矢状径小于

A. 14mm　　B. 13mm

C. 12mm　　D. 11mm

E. 10mm

49. 颈椎管狭窄症的典型临床表现是

A. 四肢无力　　B. 头晕、头痛

C. 双上肢疼痛　　D. 恶心、呕吐

E. 束带感

50. 颈椎不稳的主要诊断依据之一，是过伸过屈位椎体角度位移大于

A. 15°　　B. 12°

C. 11°　　D. 10°

E. 9°

51. 关于颈椎病行颌枕吊带牵引，下列说法不恰当的是

A. 适用于除交感神经型外的各型颈椎病

B. 牵引重量为 2~6kg

C. 牵引时头前屈 15°

D. 可解除肌痉挛

E. 可使小关节内的滑膜皱襞复位

52. 急性腰扭伤与腰椎间盘突出症均可有坐骨神经支配区疼痛，鉴别主要依靠

A. 外伤史　　B. X 线检查

C. 局部痛点普鲁卡因封闭　　D. 直腿抬高试验

E. 股神经牵拉试验

53. 脊柱外伤造成脊髓休克的原因是

A. 骨折片刺入脊髓

B. 外伤后脊髓神经细胞遭到破坏

C. 因脊髓受血肿等压迫

D. 脊髓神经细胞遭受震荡，产生暂时性功能抑制，发生传导障碍

E. 脊髓上、下行传导束断裂

54. 腰椎间盘突出症，出现鞍区麻木及大小便功能障碍，是由于压迫了

A. 脊髓腰膨大部　　B. 脊髓圆锥

C. 马尾神经　　D. 第 1 骶神经根

E. 第 2 骶神经根

55. 脊柱结核好发的原因不包括

A. 负重量大　　B. 活动多

C. 骨松质多　　D. 血运丰富

E. 脊椎数量多

56. 腰椎间盘突出症与腰椎管狭窄症临床症状的主要不同点为

A. 腰痛及下肢反射痛的程度　　B. 有无间歇性跛行

C. 鞍区感觉改变情况　　D. 双下肢无力情况

E. 有无大小便障碍

57. 颈椎病引起头晕、头痛的常见类型为

A. 神经根型　　B. 脊髓型

C. 交感神经型　　D. 椎动脉型

E. 混合型

58. 椎动脉型颈椎病最突出的症状是

A. 恶心　　B. 猝倒

C. 心悸　　D. 视物模糊

E. 耳鸣、耳聋

59. 颈椎病的手术指征是

A. 颈痛伴手麻木

B. 头痛、头晕、眩晕

C. 颈肩痛较重，手握力减退，X 线检查有骨棘生成，椎间隙狭窄

D. 反复发作，症状严重，长期保守治疗无效，外伤作用下导致不全瘫痪

E. 颈肩痛，手部肌力减弱，头痛，头晕，耳鸣

60. 有关急性腰扭伤，下列错误的是

A. 主要症状是腰痛，活动受限　　B. 局部封闭常有效

C. 大量有效抗生素疗效好　　D. 卧硬板床休息有效

E. 需要制动及解痉、镇痛药治疗

61. 脊柱结核不常见的 X 线表现是

A. 椎体破坏　　B. 椎间隙狭窄

C. 椎旁脓肿　　D. 跳跃式骨破坏

E. 椎板破坏

62. 下列疾病中，不会出现脊柱圆弧形后凸的是

A. 姿势性驼背　　B. 脊柱结核

C. 青年性驼背　　D. 脊柱类风湿关节炎

E. 佝偻病

63. 诊断成人腰椎结核最可靠的依据是

A. 低热、盗汗、乏力、食欲缺乏　　B. 贫血、红细胞沉降率增快

C. 腰痛、活动困难、棘突叩痛　　D. X线片显示椎间隙窄，椎体邻缘模糊

E. 结核菌素试验（+）

64. CT导航不适用的脊柱外科手术为

A. 经皮椎弓根螺钉内固定术

B. 颈椎椎弓根螺钉内固定术

C. 胸椎经椎弓根楔形截骨畸形矫正术

D. 胸椎黄韧带骨化灶切除术

E. 寰枢椎经关节突关节螺钉内固定术（Magerl术）

65. 脊柱的功能单位是指

A. 脊柱有保护脊髓的功能

B. 脊柱可进行三维空间的多种活动

C. 由相邻两节椎体及椎间盘、关节突、韧带、关节囊所组成的脊柱活动节段

D. Denis三柱理论

E. 脊柱有6个自由度的生理活动

66. 上臂部受伤后出现腕下垂，最可能的是

A. 肱骨颈骨折　　B. 肱骨髁上骨折

C. 锁骨骨折位　　D. 肱骨干骨折

E. 肩关节脱

67. 骨关节结核最常见的发生部位

A. 全身滑膜面积最大的膝关节　　B. 脊柱椎体

C. 活动最多的髋关节　　D. 负重最大的踝关节

E. 肌肉最不发达的腕关节

68. 第6颈神经损害感觉障碍区是

A. 小指和前臂内侧　　B. 无名指和小指

C. 中指和无名指　　D. 示指和中指

E. 拇指

69. 可疑脊柱骨折患者，急救运送中下列哪项是正确的

A. 疑颈椎骨折时，去枕平卧运送

B. 救护中 2~4 人握住四肢搬动

C. 仰卧床单上运送

D. 由人背驮运送

E. 仰卧硬板床上运送

70. 腰椎间盘突出症下肢放射痛最常见于

A. 坐骨神经分布区

B. 闭孔神经分布区

C. 阴部神经分布区

D. 股神经分布区

E. 股外侧皮神经分布区

71. 某颈椎病患者出现双上肢持物不稳，双下肢行走有踩棉花感，并出现病理征，应考虑哪种类型颈椎病

A. 神经根型

B. 脊髓型

C. 交感神经型

D. 椎动脉型

E. 复合型

72. 患者腰腿痛半年，结合下图，最佳选项是

A. 第 5 腰椎至第 1 骶椎椎间盘变性

B. 第 5 腰椎至第 1 骶椎椎间盘向后突出

C. 第 5 腰椎至第 1 骶椎椎间盘变性并向后突出

D. 第 5 腰椎至第 1 骶椎椎间盘膨出

E. 第 4~5 腰椎椎间盘向后突出

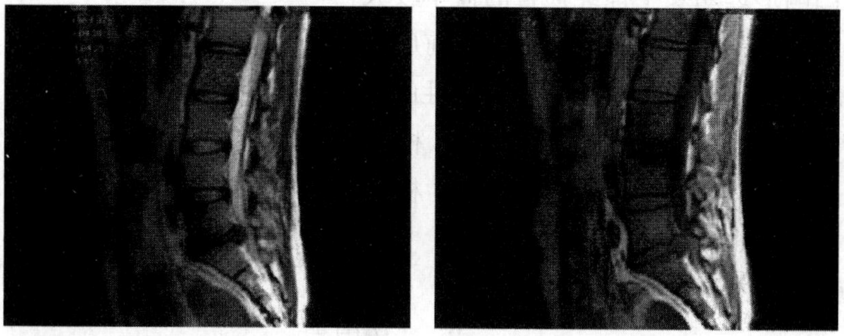

73. 腰椎间盘突出症的典型症状是

A. 腰背痛

B. 下肢无力

C. 腰痛伴坐骨神经痛

D. 坐骨神经痛

E. 腰部活动受限

74. 腰椎间盘突出症患者，疼痛性侧凸向健侧，椎间盘最可能在神经根的

A. 外上

B. 外下

C. 前方
D. 内侧
E. 后方

75. 腰椎管狭窄症的典型临床表现是
A. 平地行走时出现间歇性跛行
B. 腰痛
C. 骑自行车时无症状
D. 上楼梯抬腿吃力
E. 腿痛

76. 腰腿痛与下述哪一韧带的变化之间关系最为密切
A. 棘间韧带
B. 黄韧带和后纵韧带
C. 棘上韧带和棘间韧带
D. 黄韧带和棘间韧带
E. 黄韧带和前纵韧带

77. 先天性胸腰椎后凸畸形行半椎体切除术的最佳适应证是
A. 半椎体位于侧凸顶端的成角弯曲，而且为单一半椎体
B. 左、右对称性互补型半椎体
C. 楔形椎
D. 单侧骨桥伴对侧半椎体
E. 蝴蝶椎

78. 关于分节不良型的先天性胸腰椎后凸畸形，下列说法不正确的是
A. 常累及2~4个脊椎
B. 该型较常见
C. 常形成角状后凸畸形
D. 这种后凸畸形远期发生神经损害的概率较大
E. 脊柱后凸的程度与有缺陷的脊柱节段前后部生长潜能的差异不成比例

79. 胸椎舒尔曼（Scheuermann）病存在特征性的影像学表现不包括
A. 侧凸畸形
B. 椎体的楔形变
C. 终板不规则
D. 椎间隙变窄
E. 施其尔（Schmorl）结节

80. 引发腰椎间盘突出症的基本因素是
A. 外伤
B. 遗传因素
C. 椎间盘退行性病变
D. 吸烟
E. 腰骶部发育异常

81. 颈椎间盘变性一般始于
A. 20岁
B. 30岁
C. 40岁
D. 50岁
E. 60岁

82. 在先天性脊柱侧凸病因中，下列哪项是常见的
A. 姿势性脊柱侧凸
B. 代偿性脊柱侧凸
C. 楔形椎体
D. 神经源性脊柱侧凸
E. 胸源性脊柱侧凸

83. 各种类型的脊柱侧凸病因虽然不同，但其病理变化相似。下列不符合脊柱侧凸病理改变的是
A. 椎体、棘突、椎板及小关节的改变
B. 肋骨的改变
C. 内脏的改变
D. 神经受压改变
E. 椎间盘、肌及韧带的改变

84. 先天性脊柱侧凸的手术治疗方法不包括
A. 支具固定术
B. 原位融合术和半椎体切除术
C. 凸侧骨骺阻滞术
D. 后路脊柱矫形融合术
E. 前、后路联合脊柱矫形融合术

85. 下述哪项为矫正特发性脊柱侧凸的手术方法
A. 哈氏棒（Harrington）手术
B. 卢克（Luque）手术
C. Dwyer 手术
D. Zielke 手术
E. 以上都是

86. 特发性脊柱侧凸，其发展速度加快的年龄为
A. 5~10 岁
B. 11~17 岁
C. 18~22 岁
D. 23~27 岁
E. 28~32 岁

87. 下述属于结构性脊柱侧凸的为
A. 特发性脊柱侧凸
B. 脊髓灰质炎所致的脊柱侧凸
C. 先天性脊柱侧凸
D. 代谢性骨病合并脊柱侧凸
E. 以上都是

88. 颈椎病的鉴别诊断中，肩关节周围炎不可能出现
A. 三角肌萎缩
B. 斜方肌痉挛
C. 肩痛及上臂痛
D. 前臂和手疼痛
E. 增大范围活动时，疼痛加剧

89. 胸椎管狭窄症的最常见病因是
A. 胸椎黄韧带骨化
B. 胸椎间盘突出症
C. 胸椎后纵韧带骨化
D. 弥漫性特性性骨肥厚症（DISH 病）
E. 舒尔曼病

90. 腰椎间盘突出症经卧床休息及骨盆牵引，症状明显好转，开始下床活动，应采取的保护措施是

A. 双拐　　B. 单拐

C. 轮椅　　D. 腰围

E. 石膏背心

91. 腰椎间盘突出症神经损害定位诊断的主要依据是

A. X 线检查　　B. CT

C. MRI　　D. 脊髓造影

E. 临床症状与体征

92. 患者颈部不适，右肩及上肢放射痛伴感觉障碍，考虑为神经根型颈椎病。下列治疗措施中不宜采用的是

A. 反复发作考虑手术　　B. 局部物理治疗

C. 颈肩部痛点局部封闭　　D. 颈椎牵引

E. 手法推拿

93. 神经根型颈椎病最常见的症状是

A. 颈痛不适　　B. 根性肌力障碍

C. 棘突压痛　　D. 根性痛

E. 脊神经牵拉试验（+）

94. 颈椎病发病的相关因素哪项除外

A. 退行性病变　　B. 慢性劳损

C. 创伤　　D. 先天畸形

E. 良好的生活方式

95. 关于颈椎管狭窄症的描述，下列不恰当的是

A. 多见于中老年人　　B. 发病缓慢

C. 好发部位为下颈椎　　D. 运动障碍多在感觉障碍之前出现

E. 以第 4~6 颈神经节段最多见

96. 有关腰椎间盘突出症的表现，下列哪项是不正确的

A. 可以没有外伤史　　B. 可以没有腱反射的改变

C. 疼痛可因咳嗽加重　　D. 不会有排尿困难

E. 健侧下肢直腿抬高也可引起疼痛

97. 腰椎间盘突出症特异性阳性检查为

A. 骨盆回旋试验（+）　　B. 直腿抬高试验及加强试验（+）

C. Ortolani 试验（+）　　D. 托马斯（Thomas）试验（+）

E. Barlow（+）

98. 有关预防腰椎间盘突出症的措施，下列哪项是不正确的
   A. 减少积累损伤非常重要
   B. 应同时加强腰背肌锻炼
   C. 平时要有良好的坐姿
   D. 弯腰取物时，不宜采用屈髋、屈膝下蹲方式
   E. 需弯腰劳动者，应定时伸腰、挺胸活动
99. 有关采用非手术治疗颈椎病，下列哪项是不正确的
   A. 自我保健疗法
   B. 颈托和颈围以限制颈椎过度活动
   C. 颈枕带牵引适用于各型颈椎病
   D. 物理治疗可加速炎性水肿消退和松弛肌肉
   E. 药物治疗，有固定较小痛点时可局部注射皮质类固醇制剂

二 A2 型题

1. 患者，男性，32 岁，3 日前突发腰痛，半天后出现右腿痛，咳嗽加重。查体：腰骶压痛，放射至小腿，右直腿抬高 40°（+），小腿前侧和足内侧痛觉减退，背伸肌肌力弱。患者受累的神经根是
   A. 第 2 腰椎神经根　　B. 第 3 腰椎神经根
   C. 第 4 腰椎神经根　　D. 第 5 腰椎神经根
   E. 第 1 骶神经根
2. 患者，女性，55 岁。1 年前因左乳腺癌行根治性手术，近 1 个月出现两侧胸前及腰背部痛，渐加重，难以忍受，考虑可能为乳腺癌骨转移，要确诊应采取以下哪一项检查
   A. MRI　　B. CT
   C. X 线检查　　D. 脊髓造影
   E. 放射性核素骨显像
3. 患者，女性，35 岁。左手疼痛，肿胀，发绀，发冷，无力 1 个月。查体：环指尺侧 1/2 及第 5 指全部感觉迟钝，桡动脉搏动较右侧明显减弱，且与头颈肩活动及姿势有明显关系。首先考虑的诊断是
   A. 颈椎病　　B. 腕管综合征
   C. 胸廓出口综合征　　D. 脊髓空洞症
   E. 肌萎缩脊髓侧索硬化
4. 患者，男性，34 岁。1 周前搬重物后感腰痛，伴左下肢放射痛，咳嗽、喷嚏时症状加重，不能下床活动。既往无类似发作史。查体：腰椎生理弧度消失，活动明显受限，直腿抬

高仅达30°，加强试验（+）。左足外侧皮肤感觉减退，左跟腱反射减弱。X线片显示腰椎生理弧度消失。尿常规正常。首先考虑的诊断是

A. 急性腰椎小关节功能紊乱　　B. 急性腰扭伤

C. 第4~5腰椎椎间盘突出　　D. 第5腰椎至第1骶椎椎间盘突出

E. 腰椎弓根峡部不连

5. 患者，男性，40岁。因近2月来经常加班劳动而引起腰背痛及活动障碍，约5天前又扭伤腰部，疼痛加剧，且向右下肢后侧放散，每于弯腰、咳嗽及用力排便时加重，脊髓造影显示第4~5腰椎椎间盘水平偏右有一圆形压迹。最可能的诊断是

A. 腰部肌筋膜炎　　B. 慢性腰部损伤

C. 强直性脊柱炎　　D. 劳累性腰痛

E. 腰椎间盘突出症

6. 患者，男性，35岁。近3年腰痛反复发作，放射到左足跟部。腰椎CT检查：第5腰椎至第1骶椎椎间盘突向左后方，压迫神经根。下列体征与该诊断不相符的是

A. 左踇背伸肌力下降

B. 第5腰椎至第1骶椎棘突间压痛，向左下肢放射

C. 左足外侧外踝部皮肤感觉减退

D. 左踝反射明显减弱

E. 左下肢直腿抬高试验（+），加强试验（+）

7. 患者颈部外伤后出现疼痛，四肢感觉运动正常，X线检查颈椎无骨折及脱位，未做任何治疗，于伤后1个月渐有右上肢麻木无力，考虑为迟发性脊髓损伤，最主要的原因是

A. 血管压迫　　B. 血管栓塞

C. 组织增生　　D. 局部不稳

E. 韧带钙化

8. 患者，男性，77岁。长期下腰部疼痛，间歇性跛行，行走困难，但骑车自如。最可能的诊断是

A. 腰椎间盘突出症　　B. 腰椎管狭窄症

C. 骨质疏松症　　D. 骨质增生症

E. 梨状肌综合征

9. 患者，男性，40岁，无诱因双手无力半年，双下肢不灵活，行走时有踩棉花感，伴胸部束带感。既往有5年颈痛肩放散史。查体：第6颈髓平面以下肌力减退，感觉障碍。双跟腱反射亢进，双巴宾斯基（Babinski）征（+）。X线片显示颈椎退行性病变，椎间隙变窄硬化。患者应选择的治疗方法是

A. 手术治疗　　B. 超短波物理治疗

C. 颈椎牵引　　D. 待CT检查后再定

E. 按摩方法松解颈部

10. 患者，男性，27 岁，骤然抬起重物时腰剧痛，继而右下肢麻痛，咳嗽时疼痛由臀部放射到左足跟。查体：腰部有肌痉挛，活动受限并有侧凸现象，第 4~5 腰椎间隙有明显压痛和叩痛。最可能的诊断是

A. 腰椎骨折　　B. 腰椎脱位
C. 蛛网膜下腔出血　　D. 腰椎间盘突出症
E. 腰扭伤

11. 患者，男性，54 岁。右颈肩痛 2 年，伴右手麻木 3 个月。查体：颈椎生理弧度消失，第 5~6 颈椎棘突间压痛，右手桡侧皮肤感觉减退，霍夫曼（Hoffmann）征（+）。诊断为颈椎病。在颈椎病的诊断中，以下较为可靠的依据是

A. 颈肩部疼痛　　B. X 线片显示有骨刺
C. 患侧 Hoffmann 征（+）　　D. 颈椎生理弧度消失
E. 颈部活动受限

12. 患者，男性，30 岁，搬重物后腰痛，检查发现腰部活动明显受限，骶棘痉挛压痛，右直腿抬高试验 45°（+），诉腰痛，加强试验（-），感觉肌力反射均正常。首先考虑的诊断是

A. 腰扭伤　　B. 梨状肌扭伤
C. 髋关节扭伤　　D. 腰椎间盘突出症
E. 第 3 腰椎横突综合征

13. 男性，30 岁。腰痛半年，行走困难 1 周来诊。查体：明显消瘦，胸腰段向后成角畸形，X 线片显示第 1 胸椎、第 1 腰椎椎体骨质破坏，椎间隙消失、首选诊断

A. 椎体转移癌，压迫脊髓　　B. 骨髓瘤向椎管内生长
C. 椎体边缘型结核，脊髓受压　　D. 中央型腰椎间盘突出症
E. 马尾神经瘤

14. 患者，男性，50 岁。四肢麻胀，乏力逐渐加重近 2 年，1 个月前不慎滑倒，当即出现四肢活动障碍。查体：神志清楚，头部活动无明显受限，第二肋以下皮肤痛觉减退，四肢不能主动活动，肌张力增高，病理征阳性。X 线片显示第 4 颈椎至第 1 胸椎椎体后缘骨质增生，椎间隙变窄。诊断为

A. 外伤性颈髓损伤　　B. 颈椎脱位
C. 脊髓型颈椎病　　D. 颈椎肿瘤
E. 颈椎管内肿瘤

15. 患儿，女，11 岁，背痛伴低热 8 个月。查体：轻度贫血，胸腰部后凸畸形，有压痛，拾物试验（+）。首选检查是

A. 红细胞沉降率　　B. 类风湿因子

C. 碱性磷酸酶　　D. 血常规

E. 胸腰段 X 线检查

16. 患者，男性，30 岁。10 日前抬重物扭伤腰部，腰痛伴右下肢后外侧放射痛，无大小便功能障碍。经诊断为腰椎间盘突出症，下列治疗措施目前不宜采用的是

A. 卧床休息　　B. 骨盆牵引

C. 物理治疗和按摩　　D. 皮质类固醇硬膜外注射

E. 立即手术治疗，行髓核摘除术

17. 患者，男性，65 岁，因颈前肿块 2 年，声音嘶哑 4 个月，于 2 个月前行甲状腺全切除术，病理切片报告为甲状腺瘤，术后下床时不慎滑倒，臀部着地，出现腰痛。近 2 周腰痛加剧，不能下床活动。腰椎正侧位 X 线片显示第 3 腰椎椎体压缩变扁，密度不均，右侧椎弓根影消失，椎间隙正常。可能的诊断是

A. 腰椎管狭窄症　　B. 腰椎结核

C. 腰椎骨髓炎　　D. 转移性骨肿瘤

E. 腰椎间盘突出症

18. 患者，男性。自马车上摔下，头后枕部着地，颈部活动受限，下颈椎压痛明显，四肢弛缓性瘫痪，躯干感觉平面在胸骨柄以下，痛、温觉消失，不能自行排尿。诊断应首先考虑

A. 颈椎间盘突出症

B. 颈椎骨折脱位并臂丛神经与腰骶从神经损伤

C. 颈部软组织损伤

D. 颈椎骨折并颈髓损伤

E. 胸椎骨折并脊髓损伤

19. 患者，男性，60 岁。搬运工人，因间歇性跛行 1 年、加重 1 个月来就诊。无烟酒嗜好，亦无外伤史。首先考虑的诊断为

A. 先天性心脏畸形，伴右向左分流　　B. 动脉闭塞性脉管炎

C. 腰臀部软组织劳损　　D. 腰椎管狭窄症

E. 腰椎间盘突出症

20. 患者，女性，27 岁，背痛。查体：胸椎后凸畸形，伴低热，红细胞沉降率增快。主要考虑的诊断是

A. 胸椎结核　　B. 脊椎肿瘤

C. 脊柱骨关节炎　　D. 强直性脊柱炎

E. 化脓性脊柱炎

三 A3/A4 型题

（1~3 题共用题干）

患者，女性，43 岁。入院 3 日前无明显诱因出现腰痛并僵直，弯腰及平躺坐起困难，口服镇痛药效果不佳，腰部压痛点封闭治疗后效果欠佳，以急性腰扭伤收住院。查体：腰骶部广泛压痛、叩击痛，肌肉痉挛，脊柱僵直呈板状。腰椎 X 线、CT 均未见异常。给予卧床局部物理治疗，疼痛稍缓解。目前 T 38.9℃，血常规：白细胞计数 $14\times10^9/L$，中性粒细胞占比 0.87。

1. 患者最可能的诊断是

A. 急性腰扭伤　　B. 腰椎转移瘤

C. 强直性脊柱炎　　D. 急性化脓性脊柱炎

E. 腰椎结核

2. 首选的抗生素为

A. 头孢替安　　B. 万古霉素

C. 磺胺类药物　　D. 林可霉素

E. 甲硝唑

3. 应用抗生素治疗 3 日后，患者症状未得以控制，出现下肢麻木、无力，并进行性加重。则进一步处理方案是

A. 继续加大抗生素用量

B. 根据影像学结果，行椎管穿刺、脓肿引流

C. 椎旁脓肿引流术

D. 因椎板切除后造成脊柱失稳，为了控制病灶，应同时行脊柱内固定

E. 紧急行 CT 或 MRI 检查，如显示为硬脊膜外有脓肿压迫脊髓时，立即行椎板切除、硬脊膜外脓肿引流

（4~5 题共用题干）

患者，男性，16 岁，腰背部进行性隆起 4 年。就诊时 X 线片提示第 8~10 胸椎椎体楔形变 >5°，椎体终板不规则，Schmorl 结节以及胸椎后凸 75°。

4. 首先考虑的诊断为

A. 椎间隙感染　　B. 脊柱结核

C. Scheuermann 病　　D. 骨软骨发育不良

E. 先天性脊柱侧凸

5. 该患者目前的最佳治疗措施为

A. Milwaukee 支具治疗　　B. 观察

C. 手术治疗　　D. 抗炎镇痛药

E. 物理康复治疗

(6~9 题共用题干)

患者，男性，38 岁，1 日前扭伤腰部。腰痛较剧烈并向右下肢放射，不能平卧，咳嗽时腰痛及右下肢反射痛加剧，排尿、排便正常。查体：第 4~5 腰椎椎间隙叩击痛（+）；第 4~5 腰椎椎旁压痛（+），并向右下肢放射；右下肢直腿抬高受限，膝反射与跟腱反射正常，肌力正常；足背与小腿外侧痛觉过敏。

6. 最可能的诊断是

A. 腰椎横突骨折　　B. 腰椎小关节滑膜嵌顿

C. 急性腰扭伤　　D. 腰椎间盘突出症

E. 腰椎管狭窄症

7. 诊断本病的基本方法是

A. CT　　B. X 线检查

C. MRI　　D. X 线检查 + CT

E. 详细询问病史及仔细的体格检查

8. 该患者的椎间盘突出症应发生在

A. 第 1~2 腰椎　　B. 第 2~3 腰椎

C. 第 3~4 腰椎　　D. 第 4~5 腰椎

E. 第 5 腰椎至第 1 骶椎

9. 首选的治疗方法是

A. 卧床休息等非手术治疗　　B. 椎板间开窗减压术

C. 椎管内封闭术　　D. 髓核化学溶解术

E. 人工髓核置换术

(10~12 题共用题干)

患者，女性，62 岁，因腰痛 2 年，加重伴间歇性跛行 2 个月入院。目前患者步行 200 米左右即出现双下肢麻木、疼痛而无法继续行走。

10. 患者首先考虑的诊断是

A. 腰椎间盘突出症　　B. 腰椎管狭窄症

C. 腰背部肌筋膜炎　　D. 动脉闭塞性脉管炎

E. 先天性心脏畸形

11. 患者腰椎侧位 X 线片提示第 4 腰椎 I 度前滑脱，最可能的滑脱类型是

A. 发育不良性　　B. 峡部性

C. 退变性　　D. 创伤性

E. 病理性

12. 首选的治疗措施为

A. 密切随访　　B. 保守治疗

C. 峡部修补融合术　　D. 单纯椎板切除减压术

E. 椎管减压，椎弓根钉内固定，后外侧植骨融合术

（13~15 题共用题干）

患者，男性，40 岁，搬运工，因间歇性跛行 1 年，加重 1 个月来院就诊，无烟酒嗜好，无外伤史。考虑诊断为腰椎管狭窄症。

13. 体格检查最可能发现的是

A. 直腿抬高试验（+）　　B. 足背动脉搏动明显减弱

C. 口唇发绀　　D. 腰臀部明显压痛点

E. 腰腿部无明显阳性体征

14. 除腰椎正侧位 X 线片外，进一步的辅助检查应选

A. 腰椎 CT　　B. 肌电图

C. 脑电图　　D. 胸部 X 线检查

E. 下肢血管超声检查

15. 现阶段最适宜的治疗方法是

A. 卧床休息　　B. 腰背部推拿按摩

C. 镇痛药　　D. 神经营养药

E. 腰椎板切除椎管减压手术

（16~17 题共用题干）

患者，男性，43 岁。腰痛伴左下肢放射痛 6 个月，左侧小腿及左足疼痛明显，小腿后侧、足背外侧及足底感觉减弱，膝反射正常，跟腱反射减弱。

16. 该患者最可能受累的神经根为

A. 第 3 腰神经　　B. 第 4 腰神经

C. 第 5 腰神经　　D. 第 1 骶神经

E. 第 2 骶神经

17. 若患者行正规保守治疗 3 个月后症状无明显改善，首先考虑的治疗方案为

A. 经腹腔镜腰椎融合术

B. 前路椎体间植骨融合术

C. 后路全椎板减压内固定 + 经后路椎体间植骨融合术

D. 经椎板间隙椎间盘镜下腰椎间盘摘除术

E. 后路全椎板减压内固定 + 经椎间孔椎体间植骨融合术

（18~20 题共用题干）

患者，女性，39 岁，2 年来连续行走时两侧臀腿痛，需间歇性下蹲休息。开始能连续行走半小时，随后间歇期逐渐缩短，现在行走 200 米就出现症状，平卧时无症状。查体：第 4~5腰椎间隙压痛，无放射，直腿抬高左、右均达 70°，双下肢感觉、肌力均正常。

18. 首先考虑的诊断为

A. 腰椎间盘突出症　　B. 腰椎管狭窄症

C. 腰椎管肿瘤　　D. 腰椎滑脱症

E. 腰背部软组织劳损

19. 若 X 线正侧位片显示第 4 腰椎椎体向前Ⅱ度滑脱，一般再进行的检查是

A. 第 4~5 腰椎 CT 检查　　B. 放射性核素骨显像

C. 肌电图检查　　D. 腰椎双斜位 X 线检查

E. 抽血化验抗链球菌溶血素“O”、红细胞沉降率、黏蛋白、类风湿因子

20. 根据患者的症状、体征，以及第 4 腰椎椎体Ⅱ度滑脱，最适宜采用的治疗方案为

A. 卧硬板床休息 4 周　　B. 长期腰围固定

C. 石膏腰围带单腿固定 3 个月　　D. 手术后路椎板切除减压

E. 脊柱后路内固定，椎间植骨融合

（21~22 题共用题干）

患者，男性，50 岁。腰痛多年，时轻时重，伴双下肢痛。10 日前搬重物后腰腿病加剧，并出现麻木与排尿困难。查体：腰运动受限，椎旁压痛向下肢放射，鞍区痛觉减退。直腿抬高试验（+），加强试验（+）。

21. 患者出现排尿困难，鞍区麻木的原因是

A. 马尾神经受压　　B. 第 1 骶神经根受压

C. 脊神经后支卡压　　D. 第 5 腰神经根受压

E. 窦椎神经受刺激

22. 目前，治疗宜采取的是

A. 卧硬板床休息　　B. 牵引

C. 手术　　D. 硬脊膜外腔泼尼松注射

E. 糖皮质激素，非甾体消炎药

（23～26 题共用题干）

患者，男性，42 岁，腰痛伴右下肢放射痛 2 个月，反复发作，与劳累有关，咳嗽、用力排便时可加重疼痛。查体：右直腿抬高试验 40°(+)，加强试验（+）。X 线片显示第 4～5 腰椎椎间隙变窄。

23. 其最可能的诊断为

A. 急性腰扭伤
B. 腰椎间盘突出症
C. 腰椎管狭窄症
D. 梨状肌综合征
E. 第 3 腰椎横突综合征

24. 可完全排除的诊断是

A. 腰肌劳损
B. 腰椎管狭窄症
C. 腰椎肿瘤
D. 脊椎滑脱症
E. 腰椎结核

25. 其右下肢麻木的区域可能为

A. 臀部及大腿后侧
B. 大腿前侧
C. 小腿前内侧
D. 小腿后侧及足底
E. 小腿外侧或足背

26. 对诊断有定位定性意义的检查方法是

A. X 线检查
B. 肌电图
C. ECT
D. CT
E. 实验室检查

（27～28 题共用题干）

患者，男性，63 岁。左手麻木半年，双下肢乏力，行走不稳 3 个月。查体：左上肢桡骨膜反射减弱，左手拇指针刺觉减退，双下肢腱反射亢进，双侧 Babinski 征（+）。初步诊断为颈椎病。

27. 患者颈椎病变的平面最可能位于

A. 第 4～5 颈椎
B. 第 5～6 颈椎
C. 第 6～7 颈椎
D. 第 7 颈椎至第 1 胸椎
E. 第 3～4 颈椎

28. 对诊断最有意义的影像学检查是

A. X 线
B. CT
C. 增强 CT
D. MRI
E. B 超

四 B型题

（1~2题共用备选答案）

A. 对称性感觉障碍
B. 感觉与运动障碍分离
C. 对称性运动障碍
D. 以四肢肌肉萎缩、无力，尤其是上肢为主
E. 受压节段相应平面以下的感觉障碍伴不同程度的肌力改变

1. 脊髓型颈椎病可引起
2. 脊髓侧索硬化症可引起

（3~4题共用备选答案）

A. 枕骨大孔
B. 第4颈椎横突孔
C. 第6颈椎横突孔
D. 破裂孔
E. 微骨孔
F. 第1胸椎横突孔

3. 在颈部由下至上行进时，椎动脉首先进入的颈椎横突孔是
4. 椎动脉进入颅内经过的结构是

五 X型题

1. 患者诉头痛、头晕，颈侧弯或后伸位头晕加重、猝倒，肱三头肌反射减弱，颈椎斜位X线片显示钩椎关节增生。需要考虑的诊断有

A. 脊髓肿瘤
B. 体位性眩晕
C. 梅尼埃病
D. 颈椎不稳
E. 粘连性蛛网膜炎

2. 发育性颈椎管狭窄症的诊断标准是

A. 椎管矢状径/椎体矢状径 <0.55
B. CT显示椎管矢状径 $>10mm$
C. 椎管矢状径/椎体矢状径 <0.75
D. X线片显示椎管矢状径 $<15mm$
E. X线片显示椎管矢状径 $<12mm$

3. 内固定技术的禁忌证包括

A. 手法复位即可达到功能复位或解剖复位而无需切开内固定者
B. 难以应用内固定或内固定不牢固者
C. 伴有活动性感染或骨髓炎者
D. 局部软组织条件不佳，如严重烧伤、软组织感染者
E. 全身一般情况差，不能耐受麻醉或手术者

4. 急性血源性骨髓炎 2 周后 X 线片可见

A. 虫蛀状骨破坏　　B. 干骺端广泛骨质脱钙
C. 小死骨表现为密度增高阴影　　D. 大多有病理性骨折
E. 可有死骨形成

5. 化脓性骨髓炎死骨形成后，其结果可为

A. 吞噬细胞清除
B. 小死骨可被吸收或由窦道排出
C. 长期留于骨腔内，致使感染不能痊愈
D. 经过“爬行替代”作用而被新骨形成所替代
E. 通过血管再生，又重新复活

6. 胸椎结核截瘫的原因包括

A. 结核性病变物质压迫　　B. 病理性骨折脱位
C. 椎管内纤维组织增生　　D. 椎体后缘骨嵴压迫，脊髓变性
E. 脊髓血管栓塞

7. 脊柱结核 X 线检查主要表现

A. 表现有骨破坏，可形成死骨
B. 椎间隙变窄
C. 椎体破坏时，其上方邻近的椎体向其中嵌入
D. 骨局部充血及失用性萎缩导致密度减低
E. 椎弓关节半脱位

8. 关于强直性脊柱炎不正确的说法是

A. 只可强直于屈曲位而出现驼背畸形
B. 常侵及骶髂关节、附近韧带、髋关节和膝关节
C. 是一种脊椎的急性炎症
D. 属结缔组织的血清阴性反应性疾病
E. 无明显的家族史

9. 脊柱结核好发于椎体的原因包括

A. 椎体上肌肉附着少　　B. 椎体负重大，易受损伤
C. 椎体内以骨松质为主　　D. 椎体血供少
E. 椎体的滋养动脉为终末动脉

10. Zielke 手术治疗特发性脊柱侧凸的最大优点包括

A. 并发症少　　B. 矫正彻底
C. 术后恢复快　　D. 能矫正旋转畸形
E. 矫正后凸和侧凸畸形

11. 强直性脊柱炎的自然史可分为哪几期

A. 潜伏期
B. 稳定期
C. 腰痛期
D. 后凸畸形缓慢进展期
E. 后凸畸形加速进展期

12. 颈椎管狭窄症按照病因分类包括

A. 发育性颈椎管狭窄症
B. 退变性颈椎管狭窄症
C. 医源性颈椎管狭窄症
D. 继发性颈椎管狭窄症
E. 感染性椎管狭窄症

13. 下列引起放射性坐骨神经痛的疾病有

A. 急性腰扭伤
B. 腰椎间盘突出症
C. 第3腰椎横突综合征
D. 神经根鞘膜瘤
E. 腰部肌筋膜纤维织炎

14. 腰椎间盘突出症中第5腰神经根受压的体征有

A. 踝反射异常
B. 膝反射异常
C. 趾背伸肌力减低
D. 外踝及足背感觉异常
E. 小腿外侧及足背内侧感觉减退

15. 胸椎的特异性结构是

A. 肋凹
B. 棘突呈叠瓦状
C. 棘突分叉
D. 横突肋凹
E. 横突孔

16. 尿路感染是脊髓损伤的一个严重并发症，有关脊髓损伤后并发尿路感染，以下叙述正确的是

A. 尿潴留是膀胱感染的重要原因
B. 导尿特别是留置导尿易导致膀胱感染
C. 反复的膀胱感染，可发生肾积水与肾功能损害
D. 发生膀胱感染后除应用有效抗生素外，须立即改留置导尿为间歇导尿
E. 脊髓损伤患者的膀胱感染一般无发热，仅表现为白细胞计数增多，尿常规的异常

17. 骨转移癌患者血钙浓度增高原因为

A. 长期卧床缺钙
B. 病理性骨折可释放钙
C. 低蛋白血症，致血液中游离钙浓度升高
D. 溶骨性破坏
E. 类甲状旁腺激素分泌增加

18. 脊柱骨折常见的并发症有

A. 呼吸道感染 B. 尿路感染
C. 压疮 D. 脊髓损伤
E. 脏器损伤

19. 有关脊柱外伤与脊髓损伤的关系，下列正确的是

A. 脊髓损伤节段与椎骨受伤平面不一致
B. 胸椎较固定，胸椎的脱位多无脊髓损伤
C. 有的病例表现为明显脊髓损伤，但 X 线检查却无骨折脱位
D. 屈曲型骨折脱位造成脊髓损伤最多见
E. 椎管狭窄者，脊柱骨折更易发生脊髓损伤

20. 脊髓型颈椎病早期出现的症状不包括

A. 四肢乏力，持物不稳 B. 颈肩痛向上肢放射
C. 头痛、心悸 D. 眩晕
E. 恶心、呕吐

21. 脊柱骨折脱位的手术指征是

A. 骨折脱位有小关节交锁者 B. 有碎骨片凸入椎管压迫脊髓者
C. 截瘫平面不断上升者 D. 脊柱骨折脱位有关节突交锁者
E. 患者强烈要求者

22. 可提示后方韧带复合体完全断裂的是

A. 棘突间距增大 B. MRI 可见韧带连续性中断
C. 小关节脱位 D. T_2脂肪抑制像呈高信号
E. 小关节半脱位

23. 患者，女性，55 岁。腰痛 3 年，行走时伴左下肢放射痛 3 个月。近 1 周腰腿痛加重，行走约 300 米即需要停步休息，休息后右下肢痛缓解，但不能完全消失。查体：下腰椎叩击痛（+），左直腿抬高试验 45°（+），加强试验（+）。该患者可能存在的诊断有

A. 腰肌劳损 B. 腰椎管狭窄症
C. 腰椎滑脱症 D. 腰椎间盘突出症
E. 腰椎不稳症

24. 对于颈椎骨折截瘫患者，以下有关截瘫平面与骨折脱位平面的对应关系的叙述，正确的是

A. 一般情况下，下颈髓高于相应椎体 1 个节段，截瘫平面可略低于骨折脱位平面
B. 创伤严重时，由于骨折脱位损伤了同平面的神经根，截瘫平面与骨折脱位平面一致
C. 由于脊髓局部的冲击与爆震伤，颈椎骨折的截瘫平面可略高于骨折脱位平面

D. 局部的出血与水肿可使截瘫平面产生变化

E. 不可能发生截瘫平面超过骨折平面2节以上的情况

25. 对椎间盘的描述，正确的是

A. 成人共有23个

B. 周围是由多层纤维软骨环组成

C. 可缓冲外力对脊柱的震动

D. 可增加脊柱的运动幅度

E. 中胸部的椎间盘较厚

26. 关于颈椎病，下列说法正确的是

A. 交感型颈椎病最多见

B. 神经根型颈椎病表现为手部麻木无力

C. 可有心动过速等交感神经表现

D. 骨赘压迫食管可引起吞咽困难

E. 严重者可导致截瘫

27. 脊髓型颈椎病的主要原因有

A. 颈椎间盘急性突出

B. 连续性后纵韧带骨化

C. 椎体后缘骨赘

D. 增生、肥厚的黄韧带

E. 颈椎骨折脱位直接压迫

28. 第7~8胸椎结核病灶清除术后，恢复工作已1年，近3个月来又出现背痛、乏力、盗汗、低热和双下肢无力症状，查体：第7~8胸椎局部有明显叩击痛，双下肢肌力Ⅲ级，巴宾斯基征（+），红细胞沉降率增快。最适当的治疗措施不包括

A. 急症病灶清除术

B. 非手术治疗，卧石膏床

C. 后路植骨融合术

D. 在抗结核药保护下尽早行病灶清除术

E. 以非手术治疗为主，必要时行病灶清除术

29. 下列说法正确的是

A. 成熟型的胸椎黄韧带骨化CT显示密度均匀

B. 成熟型的骨化可能会进一步增大，从而对脊髓产生压迫

C. 若成熟型的黄韧带骨化只对硬膜囊产生压迫，可以不予手术切除

D. 黄韧带骨化和钙化是相同的概念

E. 成熟的骨化已经对脊髓产生压迫，应予以切除

30. 患者平素有背痛，乏力，低热，分娩后出现下肢瘫痪。查体：第9~10胸椎压痛，脐平面以下痛觉减退，下肢痉挛性瘫，红细胞沉降率加快。可除外的疾病是

A. 硬脊膜外腔脓肿

B. 脊髓肿瘤

C. 胸椎结核

D. 横断性脊髓炎

E. 脊髓蛛网膜炎

31. 神经根型颈椎病的特点是

A. 疼痛范围与受累椎节的脊神经分布区相一致

B. 感觉神经传导速度正常

C. 多对称性发病

D. 脊神经牵拉试验（+）

E. 压颈试验（+）

32. 关于第3~4颈髓节段骨折脱位，说法正确的是

A. 感觉在锁骨以下平面消失

B. 前臂和手指都有感觉缺失现象，第2肋间以下感觉消失

C. 上肢呈连枷状态

D. 前臂外侧的感觉部分存在，其余部分和第3肋间以下平面感觉消失

E. 患者可出现单侧或双侧的霍纳（Horner）征阳性

33. X线无异常的颈髓损伤，可于下列哪种情况下发生

A. 过伸性损伤　　B. 屈曲性损伤

C. 纵行牵拉性损伤　　D. 缺血性损伤

E. 压缩性损伤

34. 可引起脊柱后凸畸形的是

A. 先天性半椎体发育异常　　B. 脊柱结核

C. Scheuermann病　　D. 强直性脊柱炎

E. 神经纤维瘤病

35. 脊柱结核最常见的畸形是后凸，产生后凸畸形的机制有

A. 病变椎体受压后塌陷

B. 受累椎间隙狭窄或消失

C. 椎体的二次骨化中心被破坏，椎体的纵向生长受到阻碍

D. 后凸畸形发生后，躯干的重心前移，椎体前缘的压力加大

E. 脊柱发育异常

36. 神经根型颈椎间盘突出症压痛点在

A. 颈椎下部棘突　　B. 患侧横突

C. 肩胛骨内上角　　D. 胸大肌处

E. 背阔肌处

37. 先天性脊柱后凸畸形常并存

A. 脊髓纵裂　　B. 先天性心脏病

C. 多囊肾　　D. 短颈畸形（Klippel-Feil综合征）

E. 肛门尿道括约肌的异常

38. 颈椎后纵韧带骨化症按照骨化形态可分为哪几型

A. 全身型　　B. 局限型

C. 连续型　　D. 间断型

E. 混合型

39. 颈椎管狭窄症的临床表现可有

A. 四肢麻木　　B. 胸部束带感

C. 多无感觉障碍　　D. 颈棘突或其旁肌肉可有轻压痛

E. 下肢无力

40. 有关腰椎管狭窄症的治疗，正确的观点是

A. 确诊为腰椎管狭窄症应早期手术

B. 对于症状轻又无明显体征者，应先保守治疗

C. 有明显的神经根痛和明确的神经功能损害者应选择手术治疗

D. 凡减压者均应进行植骨融合及内固定术，以防止术后出现腰椎不稳等

E. 对受压的马尾和神经根组织进行充分、有效的减压，减压范围越广越好

41. 双侧骶髂关节炎加上下列哪一项即可诊断为强直性脊柱炎

A. 胸部疼痛及僵硬感　　B. 腰痛和腰僵 3 个月以上，休息也不缓解

C. 腰椎活动受限　　D. 胸廓扩张活动受限

E. 虹膜炎疾病史

42. 功能性脊柱侧凸的临床特点不包括

A. 多数凸向右侧　　B. 下肢等长

C. 骨质结构无改变　　D. 骨盆倾斜

E. 病因不同，病理变化也不同

43. 脊柱骨折根据受伤时暴力作用的方向可分为

A. 屈曲型损伤　　B. 伸直型损伤

C. 屈曲旋转型损伤　　D. 垂直型损伤

E. 垂直压缩型损伤

44. 急性腰扭伤卧硬板床休息的目的是

A. 防止再损伤　　B. 恢复腰椎生理弧度

C. 便于腰背肌锻炼　　D. 减轻腰痛和肌肉痉挛

E. 以上都不是

45. 关于腰椎滑脱，下列正确的是

A. 男性多于女性

B. 退行性滑脱常并存腰椎或骶椎结构异常

C. 脊椎峡部裂性滑脱好发于腰的椎弓峡部

D. 脊椎峡部裂性滑脱一般有明确的腰椎外伤史

E. 腰椎滑脱多有明显症状，需手术治疗

46. 腰椎间盘突出症是因为
    A. 椎间盘变性
    B. 纤维环破裂
    C. 髓核突出刺激或压迫神经根
    D. 以第 4~5 腰椎间隙发病最高，约占 50%
    E. 损伤和退行性病变是最常见病因
47. 关于椎骨棘突下列哪项正确
    A. 第 1 颈椎无棘突
    B. 第 2 颈椎棘突最大、最坚固
    C. 相邻两骶椎棘突间距较宽，易于穿刺
    D. 胸椎棘突较短，斜向后下呈叠瓦状排列
    E. 腰椎棘突较宽，呈矢状位后伸
48. 对肋横突关节的描述，正确的是
    A. 属于肋椎关节的一部分　　B. 包括胸椎横突肋凹
    C. 包括肋结节关节面　　D. 包括椎间盘
    E. 全部肋骨均有此关节
49. 产生脊柱退变性侧凸的常见原因为
    A. 椎间盘退行性病变　　B. 小关节增生及半脱位
    C. 骨质疏松及椎体塌陷　　D. 骨桥形成
    E. 椎体旋转
50. 胸腰段椎体压缩性骨折常见的临床表现包括
    A. 脊柱后凸畸形，生理弧度消失　　B. 局部疼痛及压痛
    C. 功能障碍　　D. 反常活动及骨擦音
    E. 以上都正确
51. 合并脊髓损伤的脊柱骨折多发生在
    A. 下腰椎　　B. 胸腰段
    C. 颈段　　D. 骶尾段
    E. 胸段
52. 高位腰椎间盘突出症正确的是
    A. 直腿抬高试验阳性率高　　B. 股神经牵拉试验阴性
    C. CT 或 MRI 一般可明确诊断　　D. 常出现马尾神经症状
    E. 大腿前方放射痛明显
53. 脊柱骨折并发脊髓损伤手术的目的是
    A. 整复骨折与脱位　　B. 解除脊髓或神经根的压迫

C. 内固定稳定脊柱　　D. 部分脊髓或马尾损伤者可于术中修复
E. 手术中可直接给予神经营养药

54. 神经根型颈椎病的临床表现主要包括
A. 早期可以出现肌张力增高，但是很快即减弱并出现肌无力和肌萎缩
B. 颈痛不适，颈旁可有压痛感。压迫头顶时可有疼痛，棘突也可有压痛
C. 当有颈椎间盘突出时，会出现压颈试验阳性，脊神经牵拉试验阳性
D. CT 检查可发现病变节段椎间盘侧方突出，或者后方骨质增生并藉以判断椎管矢状径
E. 早期出现腱反射活跃的症状，而后期反射逐渐减弱，严重者反射消失

55. 脊髓型颈椎病的诊断要点包括
A. 自我感觉颈部无不适，但手动作笨拙，细小动作失灵，协调性差。胸腹部可有束带感
B. 步态不稳定，容易跌倒，不能跨越障碍物
C. 旋颈诱发试验呈阳性
D. X 线片显示病变椎间盘狭窄，椎体后缘有骨质增生
E. 颈源性眩晕（也就是椎-基底动脉缺血征）和猝倒史，且能除外眼源性及耳源性眩晕

56. 颈椎间盘突出症的体征有
A. 椎间盘突出节段的棘突间有时可有压痛，颈部活动常受限
B. 脊髓损伤表现
C. 上肢牵拉试验，出现颈肩至上肢的放射性疼痛即为阳性
D. 根据椎间盘突出的节段以及受到累及的神经根的不同，可出现相应神经根损害体征
E. 压颈试验阳性

57. 腰椎间盘退行性病变是腰椎间盘突出症的基本病因，腰椎间盘突出症可与下列因素有关
A. 外伤　　B. 妊娠
C. 吸烟　　D. 遗传易感因素
E. 腰骶部先天异常

58. 腰背痛与下肢放射痛是腰椎间盘突出症的主要症状，具体表现为
A. 腰痛和坐骨神经痛　　B. 下腹部痛或大腿前侧痛
C. 间歇性跛行　　D. 麻木
E. 马尾综合征

59. 患有腰椎管狭窄症时，出现下述哪些情况时可考虑手术治疗
A. 经正规的非手术治疗无效
B. 明显的神经根痛和明确的神经功能损害，尤其是严重的马尾神经损害
C. 自觉症状明显并持续加重，影响正常生活和工作
D. 进行性加重的滑脱症状、侧凸伴相应的临床症状和体征

E. 颈椎病发展至出现明显的脊髓、神经根、椎动脉损害，经非手术治疗无效即应该手术治疗

60. 前路加后路凸侧骨骺阻滞术适用于 5 岁以下符合下列哪些标准的患者

A. 脊柱侧凸明显进展　　B. 侧凸 <60°

C. 侧凸累及少于 6 个节段　　D. 凹侧具有生长潜力

E. 无明显后凸或前凸畸形

61. 根据影像学资料将上颈椎骨性结构的畸形分为

A. 发育不全　　B. 结构不完整

C. 分节不全　　D. 结构不对称

E. 结构畸形

62. 脊柱结核的症状和体征有

A. 脊柱畸形　　B. 肌痉挛

C. 脊柱活动受限　　D. 寒性脓肿

E. 神经功能障碍

63. 脊柱结核的手术适应证包括

A. 闭合穿刺活检阴性而需要明确病理诊断者

B. 保守治疗效果不佳的混合性感染

C. 明显畸形或椎体严重破坏

D. 脊髓受压引起神经体征

E. 窦道形成且合并感染者

64. 脊柱结核手术时机选择应注意以下几点

A. 抗结核药规范治疗必须 4 周以上

B. 肺结核和其他肺外结核处于静止或相对稳定

C. 骨病灶基本稳定，脓肿不再增大，普通细菌培养无细菌生长，混合感染得到控制

D. 患者一般状况好转，食欲好，体温正常或仅有低热，红细胞沉降率出现明显下降趋势或接近正常

E. 糖尿病、高血压经治疗，血糖、血压控制在基本正常范围内，无其他系统严重并发症

六 案例分析题

（1~4 题共用题干）

患者，男性，55 岁，重体力劳动者，腰腿痛，并向左下肢放射，咳嗽，喷嚏时加重。行走 50 米出现下肢放射痛，休息减轻。查体：腰部活动轻度受限，直腿抬高试验（+）。病程中无低热、盗汗、消瘦症状。

1. 患者首先考虑的诊断是
   A. 腰椎间盘突出症
   B. 腰椎肿瘤
   C. 强直性脊柱炎
   D. 腰椎管狭窄症
   E. 腰椎结核
2. 若有左小腿及足外侧麻木，足趾跖屈力及跟腱反射弱，病变的节段应考虑是
   A. 第2~3腰神经根
   B. 第3~4腰神经根
   C. 第4~5腰神经根
   D. 第5腰至第1骶神经根
   E. 第5腰神经根
   F. 第1骶神经根
3. 为明确诊断，应进行的检查是
   A. X线检查
   B. CT检查
   C. 超声
   D. 腰椎穿刺
   E. 肌电图
   F. MRI
   G. 放射性核素骨显像
4. 若患者病史2年，并逐年加重，已严重影响生活及工作，且出现尿便障碍。其治疗方法是
   A. 牵引
   B. 按摩
   C. 手术
   D. 用药
   E. 物理治疗

(5~7题共用题干)

患者，男性，50岁，坐轮椅来门诊，主诉无明显诱因出现右拇指及食指麻木、下肢无力、行走不稳1年，加重3周。查体：下肢肌张力增高，锥体束征（+）。

5. 锥体束征不包括
   A. Hoffman征
   B. 掌下颌反射
   C. 奥本海姆（Oppenheim）征
   D. Garden征
   E. 克尼格（Kernig）征
   F. Babinski征
6. 患者可能的诊断是
   A. 神经根型颈椎病
   B. 椎动脉型颈椎病
   C. 脊髓型颈椎病
   D. 胸廓出口综合征
   E. 胸椎肿瘤
   F. 颈椎肿瘤
7. 目前最合理的治疗方式为
   A. 放射治疗
   B. 卧床休息，减少颈部活动
   C. 尽快手术
   D. 物理治疗、牵引等保守治疗

E. 加强颈部肌肉锻炼，增强颈椎稳定性

(8~10 题共用题干)

患者，男性，68 岁，3 年前被确诊患“甲状腺癌”并手术治疗。2 个月前无明显诱因自觉胸背部疼痛，休息后不缓解，夜间加重，服镇痛药效果不佳，近半个月疼痛逐渐加重，难以坐立，一直卧床。查体：胸背部局部明显压痛，双下肢感觉运动正常。

8. 患者可能的诊断是
   A. 胸椎间盘突出症　　B. 胸椎巨细胞瘤
   C. 胸椎黄韧带骨化症　　D. 胸椎棘上韧带炎
   E. 胸椎转移性骨肿瘤　　F. 胸神经鞘瘤

9. 对诊断最有帮助的检查是
   A. X 线检查　　B. 活检
   C. MRI　　D. 放射性核素骨显像
   E. 胸椎 CT + 三维重建

10. 若患者没有其他并发症且病变较为局限，合理的治疗方式包括
   A. 佩戴胸腰骶支具　　B. 手术切除病变
   C. 局部物理治疗　　D. 服用甲状腺素
   E. 化学治疗　　F. 服用麻醉类镇痛药

(11~13 题共用题干)

患者，男性，30 岁。腰背部疼痛、乏力、低热、盗汗、消瘦 1 月余，加重 3 日入院。曾在外院诊断为“腰肌劳损”，给予口服镇痛药和物理治疗，症状稍缓解。发病以来食欲缺乏，体重减轻 3.6kg。查体：腰椎活动度受限，第 4~5 腰椎棘突压痛，双下肢感觉运动正常。右下腹饱满，肌稍紧张，轻压痛。

11. 患者初步诊断应考虑为
   A. 肠结核　　B. 类风湿关节炎
   C. 腰肌劳损　　D. 腰椎结核
   E. 腰椎间盘突出症

12. 检查发现第 4~5 腰椎椎体明显破坏，椎间隙消失，较多小块死骨形成，右侧腰大肌阴影明显增宽隆起。红细胞沉降率（ESR）110mm/h，Hb 66g/L。应采取的治疗措施是
   A. 补充热量、蛋白质和维生素　　B. 尽快手术
   C. 纠正贫血和低蛋白血症　　D. 联合应用广谱抗生素
   E. 联合应用抗结核药　　F. 卧床休息

13. 经治疗3周，患者食欲改善，腰椎疼痛减轻，仍有低热、盗汗。复查ESR 60mm/h，Hb 100g/L。此时，下一步的治疗措施宜采取

A. 应开始进行术前准备

B. 继续保守治疗

C. 红细胞沉降率恢复正常后考虑手术治疗

D. 术后继续抗结核治疗和局部制动

E. 手术方式采用前路手术，病灶清除、植骨融合术

F. 手术方式采用后路手术，病灶清除术

（14~19题共用题干）

患者，女性，25岁。因右下肢麻痛2年、加重1个月入院。体检：第4~5腰椎棘突间隙有压痛和叩击痛，右下肢小腿外侧皮肤感觉减退，右下肢直腿抬高试验（+），其余未见异常。

14. 为了明确诊断，不需要做哪些常规检查

A. 腰椎正侧位X线检查

B. 腰椎侧位动态位X线检查

C. 腰椎CT或CT脊髓造影（CTM）

D. 腰椎MRI

E. 腰椎穿刺及脑脊液检查

15. 根据以上资料，下述哪些疾病不能排除

A. 腰椎间盘突出症

B. 腰椎管狭窄症

C. 腰椎椎体肿瘤

D. 腰椎结核

E. 以上均是

16. 椎间盘突出晚期可能发生的继发性病理改变是

A. 椎间盘突出物纤维化或钙化

B. 全椎间盘退行性病变

C. 神经根和马尾神经损害

D. 黄韧带肥厚

E. 继发性椎管狭窄

17. 腰椎间盘突出症的手术指征是

A. 症状重，影响生活和工作

B. 合并有腰椎椎管狭窄病症

C. 单根神经麻痹或者马尾神经受压麻痹的症状

D. 病史不典型，但是影像学检查有明显的神经根突出，神经压迫

E. 反复发作的中年患者

F. 以上都是

18. 腰椎间盘手术的并发症包括

A. 神经根与椎板切除后硬脊膜的暴露部分经常发生粘连与瘢痕

B. 损伤马尾神经引起大小便失禁

C. 椎间隙感染

D. 损伤神经根引起下肢瘫

E. 损伤椎管静脉丛引起出血休克

F. 损伤下腔静脉引起大出血休克

G. 损伤输尿管

H. 引起腰椎继发性失稳

I. 以上都是

19. 哪些治疗方法较适合该患者

A. 物理治疗、按摩、牵引治疗

B. 经后路椎间盘镜行第4~5腰椎椎间盘髓核摘除术

C. 开窗法行髓核摘除术

D. 半椎板切除行第4~5腰椎椎间盘髓核摘除术

E. 全椎板切除行髓核摘除术

F. 后入路减压第4~5腰椎椎间盘切除+椎间Cage融合+椎弓根钉支架内固定

G. 单纯髓核置换

H. 人工椎间盘置换

I. 第4~5腰椎椎间盘切除+可扩张Cage融合术

（20~22题共用题干）

患者，男性，68岁，因颈肩痛、臂痛伴四肢乏力3年入院。查体：神清，颈项僵硬，双上肢、上臂外侧、三角肌区皮肤感觉减退，三角肌肌力Ⅲ级，肱二头肌反射亢进，肱三头肌反射亢进，双上肢Hoffman征（+），双下肢皮肤感觉正常，肌力正常，膝反射、跟腱反射亢进，髌阵挛（+），踝阵挛（+）。

20. 下列哪些疾病不能排除

A. 脊髓型颈椎病

B. 颈椎原发性肿瘤

C. 颈椎椎管狭窄

D. 颈椎结核

E. 颈椎椎体转移瘤

F. 颈脊髓肿瘤

G. 神经根型颈椎病

H. 交感型颈椎病

I. 椎动脉型颈椎病

21. 为明确诊断和进行下一步治疗，需要进行的检查是

A. 颈椎正侧位X线检查

B. 颈椎动态位X线检查

C. 颈椎CT

D. 颈椎MRI

E. 颈脊髓造影

F. 肌电图

G. 脊髓诱发电位

22. X线片、MRI如右图所示，最可能的诊断是

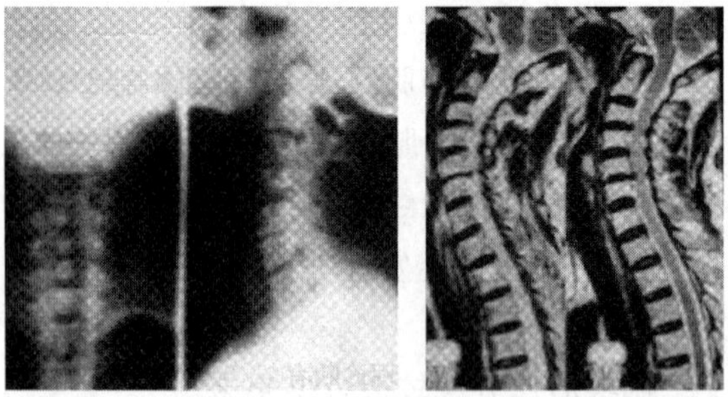

A. 椎间盘钙化
B. 后纵韧带骨化
C. 神经根型颈椎病
D. 椎动脉型颈椎病
E. 混合型颈椎病
F. 脊髓型颈椎病
G. 交感型颈椎病

（23～27题共用题干）

患者，男性，47岁。腰痛、乏力半年，加重近1个月，近2周出现排尿淋漓。查体：稍消瘦，腰部叩痛，上段腰椎轻度后凸畸形，第2～3腰椎棘突叩痛明显，双下肢腱反射正常，双下肢Babinski征（-）。

23. 患者病史中应着重了解的内容是
A. 有无间歇性跛行　　B. 家族中有无先天性脊柱侧凸的患者
C. 疼痛时有无恶心、呕吐　　D. 有无尿急、尿痛病史
E. 有无长期咳嗽、咳痰、低热、盗汗病史

24. 体格检查中应侧重的项目是
A. 脊柱活动度　　B. Horner征
C. 腹部扪诊　　D. 鞍区皮肤感觉
E. 双下肢肌力　　F. Thomas征
G. 肛门括约肌张力

25. 详细查体发现鞍区皮肤感觉下降，右下腹可扪及边界不清包块，压痛。则右下腹包块最大的可能是
A. 寒性脓肿　　B. 回肠粘连团
C. 回盲部肿瘤　　D. 脓性包块
E. 盆腔后腹膜肿瘤　　F. 充盈之膀胱

26. 提示：X线平片显示第2～3腰椎椎体呈边缘性破坏，椎间隙狭窄，脑脊液动力试验结果为椎管不全梗阻，腹部B超显示右下腹有多个含液包块，胸部X线片正常。初步诊断是脊柱结核合并寒性脓肿。目前患者应采取的初步治疗措施是
A. 绝对卧床休息　　B. 无须绝对卧床休息
C. 注意营养摄入　　D. 输血
E. 服用抗结核药　　F. 按摩治疗

27. 选择手术治疗的原因包括

A. 防止进一步的神经损害

B. X 线提示骨破坏区较大，较多死骨形成

C. 切除转移瘤病灶以缓解疼痛

D. 寒性脓肿较大，可能向体表或体内破溃

E. 患者已经出现马尾神经损伤的表现

F. 防止病灶向泌尿系统扩散

（28~30 题共用题干）

患儿，女，15 岁。在 11 岁时无意中发现双肩不等高，即在当地医院检查诊断为脊柱侧凸。12 岁时患者月经初潮，近 1 年患者第二性征及身高发育较快，畸形加重亦较快。患者家族史无特殊，体表无色斑及皮下结节，日常活动及运动能力均正常。站立位时右肩较左肩高约 2cm，双侧髂嵴等高；胸椎后凸减小，第 7 颈椎和臀裂在一垂直线上。全身未查见咖啡牛奶斑及皮下结节、异常毛发分布。在左右屈位时脊柱较柔软；测量剃刀背高度 3.5cm，双下肢感觉、肌力、肌张力均正常。

28. 患者脊柱侧凸最可能的原因是

A. 下肢不等长　　B. 神经根受刺激

C. 髋关节挛缩　　D. 特发性

E. 先天性　　F. 神经纤维瘤病

29. 宜选择的辅助检查措施包括

A. X 线检查　　B. CT

C. MRI　　D. 肺功能

E. 电生理检查　　F. 发育成熟度测定

30. 根据患者的症状、体征及辅助检查结果，该患者可以诊断为特发性脊柱侧凸。患者 Cobb 角低于 40°。若其他检查结果没有特殊的阳性发现，该患者的治疗应采取

A. 观察随访　　B. 物理治疗

C. 手术治疗　　D. 卧床休息

E. 药物治疗　　F. 支具治疗

（31~34 题共用题干）

患者，女性，54 岁。2 年前出现腰痛伴左下肢疼痛，服用镇痛药可部分缓解疼痛，3 个月前症状加重，经正规保守治疗后症状无改善。主诉腰部胀痛、疼痛向左小腿放射，活动时疼痛加剧，有间歇性跛行，下肢麻木位于小腿外侧，无一侧下肢疼痛发凉，上下楼时无膝关

节疼痛发软以及髋部疼痛，无大小便功能障碍。查体：腰椎生理弧度变直，无侧凸，第4~5腰椎棘突间隙、第4~5腰椎椎旁左侧压痛。腰椎各方向活动受限，向左侧弯时腰腿痛加重，右侧弯时减轻。左侧第5腰神经感觉支配区感觉减退，左鞍区感觉减退；左踝背伸肌力Ⅴ级减，左踇趾背伸肌力Ⅲ级，左屈踝肌力Ⅴ级减；左跟腱反射减弱。左直腿抬高试验30°阳性；加强试验25°阳性。双下肢病理反射未引出。X线片及CT片如下图所示。

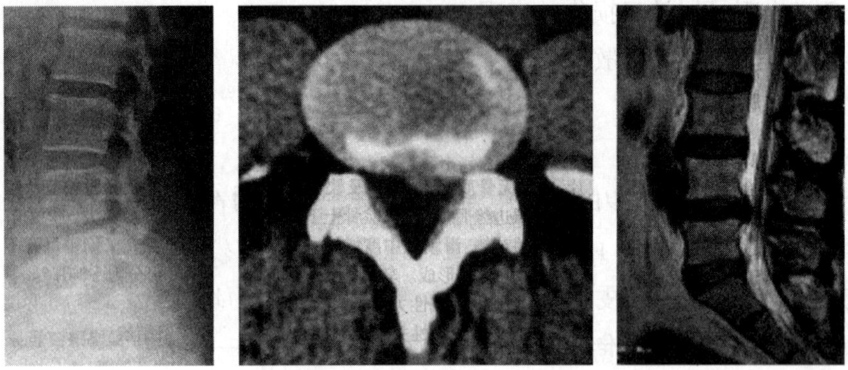

31. 关于腰痛相关疾病的描述，正确的有
    A. 腰椎间盘突出症活动时疼痛加剧，休息后减轻，卧床体位
    B. 腰椎管狭窄症出现间歇性跛行时，通常无下肢的放射性疼痛
    C. 腰椎间盘突出症的腰痛多位于椎旁肌，无放射痛
    D. 腰椎肿瘤引起的腰痛及疼痛症状多无缓解的间隙期而呈持续疼痛
    E. 腰椎间盘突出症出现间歇性跛行时，常伴有下肢的放射性疼痛
    F. 软组织劳损或纤维组织炎的腰疼多位于腰骶部，向臀后部放射
32. 患者最可能的诊断是
    A. 腰肌劳损　　B. 腰椎结核
    C. 腰椎间盘突出症　　D. 腰椎管狭窄症
    E. 梨状肌综合征
33. 进一步的辅助检查应选择
    A. 腰椎 MRI　　B. 肌电图
    C. 血常规、血生化检查　　D. 心电图
    E. 肺功能　　F. 放射性核素检查
34. 提示：MRI示第4~5腰椎椎间盘左后方突出，纤维环破裂。椎体以及其周软组织无病变，未合并有椎管狭窄。血常规、血生化、心电图无阳性发现，肺功能、血管B超正常。腰椎动力位X线检查：腰椎无不稳迹象。对该患者的治疗，正确的有
    A. 首选非手术治疗　　B. 卧床3周，戴腰围逐步下地活动
    C. 骨盆牵引　　D. 首选手术治疗

E. 第 4 腰椎左侧椎板开窗　　F. 第 4~5 腰椎髓核摘除术

(35~37 题共用题干)

患者，女性，42 岁。腰部撞伤后腰痛 1 个月来院就诊。诉疼痛与体位有关，平卧时疼痛缓解，坐起或站立时疼痛加重。

35. 如怀疑为腰椎滑脱，则应首先进行下列哪项辅助检查

A. 腰骶部 MRI　　B. 腰部超声

C. 腰椎过伸过屈位 X 线检查　　D. 腰椎斜位 X 线检查

E. 腰椎正侧位 X 线检查　　F. 放射性核素骨显像

36. 腰椎侧位 X 线片上，第 4 腰椎椎体的后缘位于第 5 腰椎椎体上缘后径的后 1/3 处，则滑脱的程度为

A. Ⅰ度　　B. Ⅱ度

C. Ⅲ度　　D. Ⅳ度

E. Ⅴ度　　F. Ⅵ度

37. 合理有效的治疗方式有

A. 佩戴胸腰骶支具　　B. 佩戴腰围

C. 局部封闭　　D. 腰部物理治疗

E. 继续观察　　F. 手术

参考答案与解析

一、A1 型题

1. A【解析】椎间隙感染的用药治疗如下。①以非手术治疗为主：选用足量抗生素并给予全身支持疗法。在全身与局部症状消退后仍需口服抗生素 4~6 周。②局部引流：对神经根刺激症状明显者，难以忍受者，可行椎间盘穿刺抽吸，或者通过留塑料管引流，同时可获得病原菌。③酌情施术：由于诊断过程往往迟延，特别是血源性椎间隙感染诊断不易，局部组织粘连较为明显，手术操作困难，并发症多，因此，手术适用于已出现截瘫的患者。手术方法有椎板切除减压术及病灶清除术两种。④对脊椎不稳定者可行融合术：部分慢性病例症状反复出现，对出现脊椎不稳定表现者，如果一般情况良好，为减少并发症，可以做病灶清除术或脊柱融合术。

2. E【解析】脊柱损伤的搬运方法：①原位固定伤员，伤员应被固定在硬木板担架上搬

运，绝不可用帆布软担架抬运伤员。②两人或三人用手分别托住伤员的头、肩、臀和下肢，动作一致地将伤员托起，平放在硬板或门板担架上。绝不可一人抱头、一人抱脚地不一致搬动。③对颈椎损伤的伤员，要另有一人专门托扶头部，并沿纵轴向上略加牵引。躺到木板上后，用沙袋或折好的衣物放在颈两侧加以固定。④脊柱骨折伤员搬运：骨折的脊椎容易损伤脊髓，不能活动和负重。⑤患者有胸、腰椎骨折时，应使患者取俯卧位，胸部稍微垫高。

3. E【解析】脊柱侧凸的发生原因主要分为两大类：一是结构性的，二是非结构性的。各种分类又可细分如下。①非结构性侧凸：包括姿势不正、癔症性、神经根刺激等，如椎间盘突出或肿瘤刺激神经根引起的侧凸。另外，还有双下肢不等长、髋关节挛缩以及某些炎症引起的侧凸。②结构性脊柱侧凸：特发性脊柱侧凸（最常见，约占总数的75%~80%），先天性脊柱侧凸，神经肌肉型脊柱侧凸，神经源性疾病，神经纤维瘤病合并脊柱侧凸，间充质病变合并脊柱侧凸（马方综合征及埃勒斯-当洛二氏综合征），骨软骨营养不良合并脊柱侧凸（弯曲变形的侏儒症、黏多糖蓄积病、脊柱骨髓发育不良等），代谢性障碍合并脊柱侧凸（佝偻病、成骨不全、高胱氨酸尿症等），脊柱外组织挛缩导致脊柱侧凸（如脓胸或烧伤后等），其他包括创伤、脊柱滑脱、先天性腰骶关节畸形、风湿病、骨感染、肿瘤等。

4. C【解析】第5腰椎至第1骶椎椎间盘突出为第1骶神经根受累，会有骶髂部、髋部、大腿、小腿和足外侧疼痛，小腿和足外侧包括外侧三趾麻木，屈足及屈跗无力，踝反射减弱或消失。故选C。

5. A【解析】马尾综合征多见于中央型腰椎间盘突出症患者，早期表现为双侧严重的坐骨神经痛、会阴部麻木、排便排尿无力。

6. B【解析】脊柱结核并发截瘫的临床表现：①开始出现束带感是神经根受刺激的结果。②然后出现瘫痪，顺序是出现运动障碍、感觉障碍、大小便功能障碍（小便为主）。③若大量脓液涌入椎管可导致急性脊髓受压而发生脊髓休克，从而引起下肢弛缓性瘫痪，待休克过去后，仍发展成痉挛性瘫痪。④若是颈椎结核，还有上肢运动障碍。

7. B【解析】Risser将髂嵴分为4等份，髂骨骨骺骨化由髂前上棘向髂后上棘移动，骨骺移动0~25%为Ⅰ度，25%~50%为Ⅱ度，50%~75%为Ⅲ度，75%以上为Ⅳ度，骨骺与髂骨融合为Ⅴ度。Risser征是判断骨骼发育成熟度的重要标志，Risser征Ⅳ度和Ⅴ度代表骨骼发育成熟，侧凸进展概率较小。

8. D【解析】第1骶神经根受累时会导致外踝附近及足外侧痛、触觉减退，趾及足跖屈力量减弱。故选D。

9. C【解析】单腿独立试验，又称臀中肌试验，是用来测试髋关节的臀中、小肌功能及股骨头与髋的关系是否正常的检查。

10. E【解析】腰椎管狭窄症与腰椎间盘突出症最主要的区别在于，除了有神经压迫症状外，还存在间歇性跛行。故选E。

11. B【解析】颈椎管率，即 Pavlov 比值。1986 年，Torg 等在 X 线平片上分别测量第 3~7颈椎的椎管矢状径及相应椎体中矢径，并定义二者的比值为颈椎管率（Pavlov 比值）。正常比值不小于 1，当 Pavlov 比值小于 0.75 时即可诊断为发育性颈椎管狭窄。

12. A【解析】痉挛型脑瘫：脑部的 Brodman Ⅳ区与Ⅵ区是锥体束起始的部位，此两区的病损都称为锥体束疾病，通常引起痉挛。

13. E【解析】国际脊柱侧凸研究学会判断脊柱侧凸的标准是，通过测量人体站立位正位 X 线片中脊柱向侧方弯曲的角度，即 Cobb 角，来确定是否存在脊柱侧凸。一般侧凸角度在 5°以内，都是正常范围。当 Cobb 角大于 10°时，就可以诊断脊柱侧凸。20°~40°为中度脊柱侧弯，40°以上则为重度脊柱侧凸。

14. D【解析】颈椎间盘的退行性病变及其继发性病变是颈椎病的根本病变，故选 D。

15. C【解析】颈椎病手术治疗分为前侧口及后侧口，前侧口主要用于单节段或双节段者，对于多节段的行后侧入路。故选 C。

16. D【解析】脊柱结核因循环障碍及结核分枝杆菌感染引起椎体病变所致，患者受累的脊柱表现有骨质破坏及坏死，有干酪样改变和脓肿形成，椎体因病变和承重而发生塌陷，使脊柱形成弯度，棘突隆起，背部有驼峰畸形，胸椎结核尤为明显。

17. C【解析】中央型腰椎间盘突出症的髓核从破裂的后纵韧带突入椎管，难以恢复，出现剧烈的腰痛、下肢痛、大小便功能障碍及会阴区麻木，提睾反射、肛门括约肌反射消失，说明马尾神经损伤严重。一旦确诊，不应较长时间地保守治疗。目前认为手术是首选方法。手术的目的是尽快彻底解除局部压迫，松解粘连，缓解和阻止马尾神经被压造成的局部缺血、缺氧，尽快减轻神经根节内的高压，减少节内感觉神经元的溃变死亡。同时缓解逆行溃变，抑制骶髓前角细胞的凋亡。

18. C【解析】通过对腰椎间盘测压发现，站立位脊柱负荷如果以 100% 计算，在坐位时脊柱负荷增加到 150%，而站立前屈位为 210%，坐位前屈达 270%。当站立持重 20 公斤时，腰椎负荷为 210 公斤，弯腰持同一重量，腰段脊柱负荷增加到 340 公斤。可见，前屈位活动或负重是导致腰段脊柱退行性病变或损伤的不良姿势。

19. E【解析】腰前凸消失后可引起平背综合征，表现为后背疼痛，躯干前倾，不能直立。其原因包括：腰段特别是腰骶段撑开固定，原有胸腰段后凸畸形，矢状面矫形丢失假关节形成，胸椎后凸畸形僵硬，髋关节屈曲挛缩。

20. D【解析】椎动脉型颈椎病的临床表现主要包括眩晕、视力障碍、头痛，以及猝倒、感觉障碍。故选 D。

21. B【解析】强直性脊柱炎典型的骨桥开始于腰椎和胸椎连接部附近，呈线状界限不清的钙化，靠近椎体前缘和侧缘处，由此垂直延伸，发展成连接上下椎体的骨桥。脊柱正位或侧位 X 线片可见骨桥向两侧或向前侧呈弧形影。在疾病晚期，这种广泛而严重的骨化性骨桥表现，类似竹节样外观。

22. D【解析】X线片虽然不能作为确诊依据，但可排除一些脊椎骨性疾患，如结核、肿瘤和脊椎滑脱。脊柱腰段外形改变可以判定髓核突出位置和神经根的关系，另外，椎间盘突出时有椎间隙的改变。故选D。

23. E【解析】脊髓震荡是最轻微的脊髓损伤。脊髓遭受强烈震荡后，立即发生弛缓性的瘫痪，出现损伤平面以下的感觉、运动、反射和括约肌功能全部的丧失。在组织学上并无病理变化的发生，只是暂时性的功能抑制，多数患者在数分钟或数小时即可完全恢复。一般不需要特殊治疗。

24. B【解析】局部疼痛、肿胀及消瘦、贫血、盗汗及食欲缺乏等自主神经功能紊乱症状无特异性，排除A、D；用穿刺液做结核分枝菌培养和结核分枝杆菌素试验作为结核病辅助检查，对结核病判断有重要意义，但无法辨别病变部位和病变程度，排除C、E。X线可反映脊柱破坏、变形情况，体现病程、病变部位和病变活动程度，对诊断的意义很大，故选B。

25. E【解析】脊柱结核分为：中心型椎体结核、边缘型椎体结核和椎间盘周围型结核。边缘型椎体结核多见于成人，好发于腰椎，病变局限于椎体上下缘，但很快侵犯椎间盘及相邻椎体，椎间盘破坏是本病的特征，因而使椎间隙变窄。故选E。

26. E【解析】椎体结核可分为中心型和边缘型两种。中心型椎体结核，好发于胸椎，病变进展快，整个椎体被压缩成楔形，一般只侵犯一个椎体，也有穿透椎间盘而累及邻近椎体。边缘型椎体结核，椎体破坏后形成的寒性脓肿可以有如下两种表现。①椎旁脓肿：脓液汇集在椎体旁，可在前方、后方或两侧。②流注脓肿：椎旁脓肿积聚至一定数量后，压力增高，会穿破骨膜，沿着肌筋膜间隙向下方流动，在远离病灶的部位出现脓肿。腰椎结核患者在站立与行走时，往往用双手托住腰部，头及躯干向后倾，使重心后移，尽量减轻体重对病变椎体的压力，患者从地上拾物时，不能弯腰，需挺腰、屈膝、屈髋、下蹲才能取物，称拾物试验阳性。直腿抬高试验阳性常见于梨状肌综合征及腰椎间盘突出症。故选E。

27. E【解析】嗜酸性肉芽肿对于中轴骨的侵犯，多见于胸椎，患者年龄通常不满12岁，影像学检查表现为整个椎体均匀性压扁成线条状，而上下椎间隙完全正常。其他疾病一般不伴有上述影像学表现。故选E。

28. B【解析】参见A1型题第21题解析。

29. A【解析】强直性脊柱炎（AS）无诊断性或特异性的指标。疾病活动期可有红细胞沉降率增快、C反应蛋白增高、免疫球蛋白（尤其是IgA）增高，以及轻度低色素性贫血。类风湿因子阴性，但90%以上的患者HLA-B27阳性。急性期，白细胞增多，可有继发贫血，红细胞沉降率加快，尿17–酮皮质激素升高。

30. D【解析】托马斯征阳性是指患者仰卧，大腿伸直，则腰部前凸；屈曲健侧髋关节，迫使脊椎代偿性前凸消失，则患侧大腿被迫抬起，不能接触床面。常见于腰椎疾病，如腰椎结核、腰大肌脓肿、血源性或化脓性髂腰肌炎等；髋关节疾病，如髋关节结核、增生性关节炎和骨性强直等。故选 D。

31. B【解析】中心型椎体结核，多见于 10 岁以下的儿童，好发于胸椎，病变进展快，整个椎体被压缩成楔形，一般只侵犯一个椎体，也可能穿透椎间盘而累及邻近椎体。

32. B【解析】边缘型椎体结核，多见于成人，腰椎为好发部位，病变局限于椎体的上下缘，很快侵犯至椎间盘及相邻的椎体。椎间盘破坏是本病的特征，因而椎间隙很窄。椎体常被压缩成楔形是中心型椎体结核的特征。故选 B。

33. E【解析】下胸椎及腰椎病变所致的椎旁脓肿穿破骨膜后，积聚在腰大肌鞘内，形成腰大肌脓肿，浅层腰大肌脓肿位于腰大肌前方的筋膜下，它向下流动积聚在髂窝内，成为髂窝脓肿。深层的腰大肌脓肿可以穿越腰筋膜到腰三角，成为腰三角脓肿。腰三角是一个潜在的间隙，它的边缘由髂嵴后缘、骶棘肌的外缘与腹内斜肌的后缘组成，腰大肌脓肿还可沿腰大肌流至股骨小转子处，成为腹股沟处深部脓肿，它还能绕过股骨上端的后方，出现在大腿外侧，甚至沿阔筋膜向下流至膝上部位。

34. E【解析】椎旁脓肿，脓液汇集在椎体旁，可在前方、后方或两侧。以积聚在两侧和前方比较多见，脓液将骨膜掀起，还可以沿着韧带间隙向上和向下蔓延，使数个椎体的边缘都发生骨腐蚀，它还可以向后方进入椎管内，压迫脊髓和神经根。故 E 错误。

35. C【解析】参见 A1 型题第 31 题解析。

36. A【解析】脊柱结核形成的寒性脓肿 X 线表现：颈椎结核侧位 X 线片上可见椎前软组织影增宽；胸椎结核正位片上可见椎旁梭形阴影；腰椎结核可见腰大肌影模糊、消失、增宽或局限性隆起。

37. C【解析】脊柱结核的手术治疗有 3 种类型。①切开排脓：寒性脓肿广泛流注出现继发性感染，全身中毒症状明显，不能耐受病灶清除术者可做切开排脓，挽救生命。②病灶清除术：术后的抗结核药治疗与局部制动均不容忽视。③矫形手术：纠正脊柱后凸畸形。故 C 错误。

38. B【解析】脊柱结核合并瘫痪的发生率约为 10%，以胸椎结核发生截瘫最多见，颈椎结核发生四肢瘫痪的次之，腰椎椎管管径宽大，内容物为马尾，故腰椎结核并发马尾神经受压极为罕见。椎体附件结核少见，一旦发病，容易发生截瘫。故选 B。

39. E【解析】参见 A1 型题第 38 题解析。

40. E【解析】弛缓性截瘫发生于病变静止期或愈合后，其原因为瘢痕环行压迫脊髓；或者后凸畸形、病理性脱位和椎管前方骨嵴形成等而对脊髓形成压迫，也可源于脊髓血管栓塞。

41. E【解析】早期截瘫出现于病灶活动期，其原因为脓液、结核性肉芽组织、干酪样坏死物质和死骨进入椎管内压迫脊髓。为瘢痕组织形成对脊髓产生环行压迫是弛缓性瘫痪的原因。故选 E。

42. C【解析】最主要的治疗是骨皮质开窗引流，目的是减少急性骨髓炎的毒血症症状并阻止其转变为慢性骨髓炎。故选 C。

43. B【解析】慢性骨髓炎常有死骨、无效腔存在，死骨、无效腔内含炎性肉芽组织和脓液，由于缺乏血液供应，药物难于到达，死骨、无效腔内常有细菌残留，患者在抵抗力降低时即可出现急性炎症表现，脓液穿破流出后炎症可渐趋消退，伤口再次暂时愈合。

44. D【解析】可在肿胀及压痛最明显处，用较粗的穿刺针先穿入软组织内，如未抽得脓液，再穿至骨膜下，若仍无脓液，则再深入，穿破骨皮质，进入干骺端骨髓内。切勿一次穿入骨内，以免误将单纯软组织感染的细菌带入骨内，人为地导致骨髓感染。若抽得脓液、混浊的渗出液或血性液体，应做涂片检查，见有脓细胞或细菌时，即可确诊，并做细菌培养和药物敏感试验。故选 D。

45. E【解析】1~2 岁婴幼儿的股骨上端有来自干骺端的滋养血管，穿过骺板营养骨骺。细菌栓子可随血流进入骺板和股骨上端骨骺，导致化脓性骨骺炎。由于股骨头、颈部位于关节囊内，感染极易穿入关节内，形成化脓性髋关节炎，破坏骺板、骨骺和股骨颈，形成难以修复的缺损和畸形。至儿童期，上述血管已闭塞，但股骨颈位于关节囊内，脓液可自股骨干骺端感染病灶穿破股骨颈骨皮质而进入髋关节内，发生化脓性髋关节炎。故选 E。

46. C【解析】急性血源性骨髓炎常发生于小儿长管骨的干骺端，80% 以上为 12 岁以下的儿童。男女之比约为 4∶1。下肢发病较上肢多见，最多见于股骨下端和胫骨上端。故选 C。

47. D【解析】慢性骨髓炎的治疗原则是尽可能彻底清除病灶、摘除死骨、清除增生的瘢痕和肉芽组织、消灭死腔、改善局部血液循环，为愈合创造条件。为此目的，单用药物常不能奏效，必须采用手术和药物综合疗法。①药物治疗：应在伤口或窦道附近多次取标本，做细菌培养（包括厌氧菌），以便选择有效的抗生素治疗。②手术治疗：凡有死骨、死腔、窦道流脓，以及有充分新骨形成包壳，能支持肢体者，均应手术治疗。术前、术中和术后均应给予足量有效抗生素，手术前注意改善全身情况。

48. C【解析】凡矢状径绝对值小于 12mm，属发育性颈椎管狭窄症。故选 C。

49. A【解析】颈椎管狭窄的患者脊髓受压，典型表现是四肢无力。故选 A。

50. C【解析】颈椎不稳是指在颈椎退行性病变过程中，颈椎结构不能维持其生理平衡而致椎体位移超过其生理限度而出现相应的临床症状。一般认为其 X 线表现是相邻两椎体下缘各引直线交角度≥11°或上位椎体后缘相对于下位椎体后缘水平位移≥3. 5mm。

51. A【解析】颈椎病行颌枕吊带牵引适合神经根型颈椎病，不适合脊髓型、椎动脉型、交感神经型。故选 A。

52. C【解析】鉴别急性腰扭伤和腰椎间盘突出症主要依靠如下两点。①放射性和牵扯性神经痛：有近半数急性腰扭伤患者有放射性或牵扯性神经痛，其疼痛多在臀部、大腿后部、大腿根部前内侧等处。直腿抬高试验有时可为阳性，但足背伸加强试验阴性，可与腰椎间盘突出症相鉴别。②急性腰扭伤采用局部痛点普鲁卡因封闭有效。腰椎间盘突出症则需硬脊膜外类固醇注射治疗。

53. D【解析】脊髓遭受强烈震荡后立即发生弛缓性瘫痪，损伤的平面以下感觉、运动、反射及括约肌功能全部丧失。因为在组织形态学上并没有病理变化发生，只是暂时性功能抑制，可以在数分钟或数小时完全恢复。

54. C【解析】马尾神经在椎管内下行一段后经相对应的椎间孔穿出，所以，腰椎间盘突出症很少伤及脊髓而多伤及马尾神经。马尾神经有阴部神经、盆神经等分支，支配会阴部位各种肌肉，如肛门及膀胱肌肉。因此，马尾神经损伤后，膀胱失去神经支配，导致不能自主排尿，充溢性尿失禁，膀胱中有大量尿液潴留；肛门失去神经支配，收缩无力，大便干燥，排便困难。所以，腰椎间盘突出症患者出现大小便功能障碍的可能原因是突出的椎间盘压迫马尾神经而造成其损伤。此时，由于损伤程度不同，患者可能表现为不同程度的鞍区麻木、大小便失常，严重者可突发截瘫。

55. D【解析】骨关节结核病灶易发于血运差、劳损多、生长活跃的骨松质。脊椎数量多也增加了其发病机会。故选 D。

56. B【解析】腰椎管狭窄症与腰椎间盘突出症的最大区别是腰椎间盘突出症一般不具备间歇性跛行、主诉与客观检查不符、腰部后伸受限这三大症状。腰椎间盘突出症屈颈试验和直腿抬高试验多为阳性，而腰椎管狭窄症则为阴性。

57. D【解析】颈椎病分为颈型颈椎病、神经根型颈椎病、脊髓型颈椎病、椎动脉型颈椎病、交感神经型颈椎病以及混合型颈椎病，不同类型临床症状不一样。椎动脉型颈椎病，头颅旋转时引起眩晕发作是最大的特点，同时眩晕多在颈部活动时出现，以旋转和屈伸最易诱发，多无潜伏期，呈发作性，眩晕持续时间较短，轻者休息后可自行缓解，重者眩晕发作时伴恶心、呕吐、行走不稳甚至猝倒。由于椎-基底动脉供血不足，使侧支循环血管扩张引起头痛。

58. B【解析】猝倒属于椎动脉型颈椎病的一种典型临床症状，其表现为发作前多有征兆，于头颈部过度旋转或屈伸时发作，反向活动后症状消失。患者摔倒前自觉突然下肢无力而倒地，但意识清楚，视力、听力、言语均无障碍，并能很快站起活动。

59. D【解析】颈椎病的手术适应证：①出现明显的脊髓、神经根损害，反复发作经非手术治疗无效。②患者在外伤或其他原因作用下症状突然加重，甚至出现不全瘫或瘫痪。③影像学伴有明显颈椎间盘突出，脊髓或神经症状较重，经非手术治疗无效。④患者出现颈椎某一节段明显不稳，颈部疼痛明显，经正规非手术治疗无效。

60. C【解析】急性腰扭伤主要症状是腰痛、活动受限，局部封闭有效，卧硬板床休息有效，制动和服用解痉、镇痛药有效。急性腰扭伤应用抗生素是无效的，也是错误的。故选 C。

61. D【解析】跳跃式骨破坏多见于转移瘤。故选 D。

62. B【解析】脊柱结核常造成脊柱后凸畸形，多为角形后凸。故选 B。

63. D【解析】椎间盘组织无血运，很容易被结核病变所破坏。脊柱结核患者典型的 X 线片表现是受累椎体密度不均、椎间隙变窄或消失，相邻椎体边缘模糊。故选 D。

64. A【解析】CT 导航需手动注册，增加手术时间，对于经皮椎弓根螺钉内固定，易增加感染概率；且 CT 导航不能实时更新图像，在皮肤参考点位置发生变化后，椎弓根螺钉置钉易被误导。故选 A。

65. C【解析】脊柱的功能单位就是活动节段，它由相邻的两节脊椎及其间软组织构成，是能显示与整个脊柱相似的生物力学特性的最小功能单位。椎体、椎间盘和前、后纵韧带组成活动节段的前部，相应的椎弓、椎小关节、横突、棘突和韧带则构成其后部。

66. D【解析】腕下垂是桡神经损伤的表现，多见于肱骨干中下 1/3 骨折，故选 D。

67. B【解析】一般情况下，50% 的骨关节结核发生于脊柱，其中以腰椎最为多见；其次是颈椎、胸椎等，还有 30% 的患者发生于膝关节、髋关节等大关节，20% 的患者发生于其他的小关节，通常见于肺结核或者其他部位结核的人群，多数情况下是在患者抵抗力下降的时候发病。

68. E【解析】第 6 颈神经损害的感觉障碍区域是拇指。故选 E。

69. E【解析】参见 A1 型题第 2 题解析。

70. A【解析】腰椎间盘突出下肢放射性的疼痛，最常见于坐骨神经分布的区域，主要就是压迫坐骨神经导致出现疼痛，可以应用一些营养神经的药物，配合活血化瘀的药物和消炎止痛的药物等进行调理治疗。

71. B【解析】脊髓型颈椎病：患者先从下肢双侧或单侧发沉、发麻开始，随之出现行走困难，下肢肌肉发紧，不能快步走，重者明显步态蹒跚，更不能跑。双下肢协调差，不能跨越障碍物，双足有踩棉花感。有时上肢症状可先于下肢症状出现，但一般略迟于下肢。上肢多一侧或两侧先后出现麻木、疼痛。双手精细动作较差，如小件物体拿起后常掉落，不能扣衣服纽扣等。故选 B。

72. C【解析】根据 MRI 检查可清楚地看到患者第 5 腰椎至第 1 骶椎椎间盘突出，明显压迫硬脊膜囊，患者第 5 腰椎至第 1 骶椎椎间隙变窄，出现明显的椎间盘变性。故选 C。

73. C【解析】腰椎间盘突出症的典型症状如下。①腰痛：腰痛是腰椎间盘突出症最先出现的症状，而且是多见的症状。腰痛主要发生在下腰背部或腰骶部。②坐骨神经痛：绝大多数腰椎间盘突出症患者发生在第 4~5 腰椎及第 5 腰椎至第 1 骶椎椎间隙，故容易引起坐骨神经痛。坐骨神经痛多为逐渐发生，开始时为钝痛，而后逐渐加重，疼痛多呈放射性痛，由臀部、大腿后侧、小腿外侧到足跟部或背部。

74. D【解析】在腰椎间盘突出症患者的腰椎正位 X 线片中，腰椎侧凸多见于第 4~5 腰椎椎间盘突出，侧弯的方向既可以凸向患侧，也可以凸向健侧。一般认为侧凸是突出物压迫神经根而引起的一种代偿性改变。当突出的髓核位于神经根内侧时，腰椎侧凸向健侧；当突出的髓核位于神经根外侧时，腰椎侧凸向患侧。第 5 腰椎至第 1 骶椎椎间盘突出时，侧凸往往不明显。

75. A【解析】腰椎管狭窄症的典型表现是平地行走时间歇性跛行。上楼梯和骑自行车时无症状。故选 A。

76. B【解析】黄韧带和后纵韧带是包绕椎管的主要韧带，腰腿痛时突出的髓核常压迫此韧带结构，刺激神经根进而导致痛觉的发生。故选 B。

77. A【解析】先天性胸、腰椎后凸畸形行半椎体切除术的最佳适应证是半椎体位于侧凸顶端的成角弯曲，而且为单一半椎体，故选 A。

78. B【解析】椎体分节不良，多见于胸腰椎结合部，其次为胸椎及腰椎。分节不良型的先天性胸腰椎后凸畸形较罕见，如不及时矫正，远期发生神经损害的概率较大。故选 B。

79. A【解析】胸椎舒尔曼病影像学表现：多发椎体楔形变，椎体上下终板不规则，Schmorl 结节形成，脊柱后凸畸形（多发生于胸椎），椎间隙狭窄，可伴椎间盘膨出、突出。

80. C【解析】腰椎间盘的退行性病变是基本因素。髓核的退行性病变主要表现为含水量的降低，并可因失水引起椎节失稳、松动等小范围的病理改变；纤维环的退行性病变主要表现为坚韧程度的降低。

81. A【解析】颈椎病的椎间盘变性阶段：椎间盘的变性从 20 岁就已经开始。纤维环变性所造成的椎体不稳是髓核退行性病变加速的主要原因。

82. C【解析】在先天性脊柱侧凸病因中，选项 C 楔形椎体是正确的。因为姿势性、代偿性、神经源性和胸源性脊柱侧凸都是后天形成的。

83. D【解析】脊柱侧凸会导致脊柱的整体力学改变，如椎体、棘突、椎板及小关节的改变，肋骨的改变，椎间盘、肌及韧带的改变。较重的脊柱侧凸则会使肺受压变形，导致肺泡萎缩，肺的膨胀受限，肺内张力较大，引起循环系统梗阻，严重者可发生肺源性心脏病。故选 D。

84. A【解析】先天性脊柱侧凸患儿的治疗方法比较单一，能够应用的也只有佩戴支具矫形治疗和手术治疗，治疗效果也会受到治疗时机、确诊年龄、脊柱侧凸程度的直接影响。①支具矫形治疗：这种保守治疗方式直到现在仍然是脊柱侧凸症患儿的标准保守治疗方式，尤其是治疗脊柱畸形角在 25°~35°的脊柱侧凸是明确有效的，但对于畸形角度大于 55°的患儿治疗效果往往不能令人满意。②手术治疗：对于先天性脊柱侧凸的患儿主要有原位融合术、凸侧骨骺阻滞术、半椎体切除术和内固定矫形融合术等。

85. E【解析】A、B、C、D均为矫正特发性脊柱侧凸的手术方法。Harrington手术、Luque手术为后路术式，Dwyer手术、Zielke手术为前路术式。故选E。

86. B【解析】特发性脊柱侧凸系原因不明的脊柱侧凸，由于11~17岁时椎体第2骨骺加快发育，畸形即迅速发展，1~2年可形成明显畸形。故选B。

87. E【解析】结构性脊柱侧凸是患者不能通过平卧或侧方弯曲自行矫正，或者虽有矫正但无法维持的侧凸。X线片可见累及的椎体固定于旋转位，或者两侧弯曲不对称，故选E。

88. D【解析】肩关节周围炎多为慢性发病，出现肩部疼痛，随着病程延长，疼痛范围逐渐扩大，并牵涉到上臂中段，同时伴肩关节活动受限。如增大活动范围，则有剧烈锐痛发生。体检发现三角肌有轻度萎缩，斜方肌痉挛。故选D。

89. A【解析】胸椎管狭窄症患者在发育性因素，或者椎间盘因退行性病变而突出，椎体后缘骨赘及小关节增生，韧带骨化等因素的作用下，胸椎管或神经根管发生狭窄，从而引起相应的脊髓、神经根受压的症状和体征。80%以上胸椎管狭窄症的原因与胸椎黄韧带骨化（OLF）有关，其次为胸椎间盘突出症、后纵韧带骨化等。

90. D【解析】急性患者一般于卧床3周后可明显好转，此时即应逐渐开始腰背肌锻炼，并可在腰围保护下起床活动。但仍需继续于床上加强腰背肌锻炼，逐渐取消腰围。故选D。

91. E【解析】大多数的椎间盘突出症发生于第4~5腰椎间隙，其次为第5腰椎至第1骶椎椎间隙和第3~4腰椎椎间隙，故腰椎间盘突出患者多有坐骨神经痛，据此即可确定神经损害的定位诊断。可运用MRI对脊椎管的横切面和纵切面同时进行观察，判断脊髓和神经根的受压程度和范围，对诊断和治疗很有价值。

92. C【解析】神经根型颈椎病的疼痛部位与神经病变部位并不一致，痛点局部封闭常无效。故选C。

93. D【解析】根性痛是神经根型颈椎病最多见的症状，其范围与受累椎节的脊神经分布区一致。此时必须将其与干性痛（主要是桡神经干、尺神经干与正中神经干）和丛性痛（主要指颈丛、臂丛和腋丛）相区别。与根性痛相伴随的是该神经分布区的其他感觉障碍，其中以手指麻木、指尖过敏及皮肤感觉减退等为多见。

94. E【解析】目前所发现的与颈椎病发病相关的因素有退行性病变、创伤、劳损、颈椎发育性椎管狭窄症、炎症以及先天性畸形等诸多方面。

95. D【解析】运动障碍多在感觉障碍之后出现，表现为四肢无力、僵硬不灵活。

96. D【解析】当腰椎间盘突出症压迫到神经时，会出现相应神经支配区的症状，故可能会出现尿失禁或排尿困难。故选D。

97. B【解析】直腿抬高试验及加强试验方法：患者平躺着，双腿伸直，被动抬高患肢。

正常人下肢抬高到约70°时感腘窝（膝后区）不适。腰椎间盘突出症患者抬高在70°以内即可出现坐骨神经支配区疼痛或麻木，称为直腿抬高试验阳性。在阳性患者中，缓慢降低患肢高度，待症状消失，这时再被动屈曲患侧踝关节，再次诱发产生下肢症状称为加强试验阳性。

98. D【解析】腰椎间盘突出症是在退行性病变基础上积累伤所致，积累伤又会加重椎间盘的退行性病变，因此预防的重点在于减少积累伤。日常注意事项：①平时要有良好的坐姿，睡眠时的床不宜太软。②长期伏案工作者需要注意桌、椅高度，定期改变姿势。③职业工作中需要常弯腰动作者，应定时伸腰、挺胸活动，并使用宽的腰带。④应加强腰背肌训练，增加脊柱的内在稳定性，长期使用腰围者，尤其需要注意腰背肌锻炼，以防止失用性肌萎缩带来不良后果。⑤如需弯腰取物，最好采用屈髋、屈膝下蹲方式，减少对腰椎间盘后方的压力。

99. C【解析】颈枕带牵引不适用于所有类型的颈椎病，如交感神经型颈椎病、椎动脉型颈椎病、椎管狭窄、脊髓型颈椎病，这几种类型的颈椎病颈采用枕带牵引不但不能缓解，反而有可能会加重病情。故选C。

二、A2型题

1. D【解析】根据“腰骶压痛，放射至小腿，右直腿抬高40°（+）”可知患者有腰部神经受压。由于小腿前侧和足内侧痛觉、背伸肌肌力受第5腰神经支配，故选D。

2. E【解析】患者为老年女性，1年前行乳腺癌根治性手术，考虑为乳腺癌骨转移可能性大，行放射性核素骨显像可检查全身骨的情况，较X线检查、CT准确，较MRI检查范围广，较脊髓造影造成的损伤小。故选E。

3. C【解析】除胸廓出口综合征外，其他情况不出现与头颈肩活动有明显关系的动脉搏动减弱。故选C。

4. D【解析】急性腰椎小关节功能紊乱、急性腰扭伤不会出现下肢神经压迫症状，排除A、B；腰椎X线片未见表现出腰椎弓根峡部裂，排除E；患者出现“左足外侧皮肤感觉减退，左跟腱反射减弱”，故选D。

5. E【解析】患者经常加班劳动而引起腰背痛及活动障碍，脊柱稳定性下降，加之急性扭伤，疼痛加剧，且向右下肢后侧放射，为右侧坐骨神经受压的表现。脊髓造影显示第4~5腰椎椎间盘水平偏右有一圆形压迹，提示为椎间盘右后脱出，故最可能的诊断是第4~5腰椎椎间盘右侧后外侧突出症。

6. A【解析】左踇背伸肌力下降是第5腰神经受累的表现，常见于第4~5腰椎椎间盘突出症。故选A。

7. D【解析】主要根据时间来确定。血肿压迫多于术后1~2周发生。外伤后的纤维增生多发生于伤后半年以上。脊髓血运障碍病情进展快，而韧带钙化则进展缓慢。根据外伤史及伤后未行颈椎制动，活动后出现渐进性瘫痪，故选 D。

8. B【解析】患者出现间歇性跛行，而且腰椎弯曲时患者症状明显好转，即体位改变后神经压迫症状明显减轻，故最有可能的诊断为腰椎管狭窄症。

9. A【解析】根据患者“第6颈髓平面以下肌力减退，感觉障碍。双跟腱反射亢进，双 Babinski 征（+）”可知为颈椎上位受压迫；患者“双手无力半年，双下肢不灵活，行走时有踏棉花感，伴胸部束带感”为典型的颈椎管狭窄症的症状。患者已经出现了严重的神经压迫症状，故应及时给予手术治疗以解除患者神经压迫症状。故选 A。

10. D【解析】根据患者病因“起重物时腰剧痛”及患者症状“咳嗽时疼痛由臀部串到左足跟”可知椎管内压力升高时症状加重，而“腰部有肌痉挛，活动受限并有侧凸现象，第4~5腰椎间隙有明显压痛和叩痛”为明显的神经根受压症状，故患者最有可能为腰椎间盘突出症。

11. C【解析】颈肩部疼痛、手指麻木、颈部活动受限、X线检查显示有骨刺都是颈椎病的表现，但不具特异性，患侧 Hoffman 征（+）更有价值。故选 C。

12. A【解析】患者感觉肌力及反射均正常，可排除腰椎间盘突出症；右直腿抬高试验45°，腰痛，加强试验（–），提示为肌肉病变，又有搬重物腰痛，考虑患者最有可能为腰部局部扭伤。故选 A。

13. C【解析】患者出现明显消瘦，说明患者为明显的消耗性疾病，再由患者出现胸腰段向后成角畸形，X片显示第1胸椎和第1腰椎椎体骨质破坏，椎间隙消失，可考虑患者为椎体边缘性结核，患者椎体破坏后，出现神经压迫症状。故选 C。

14. C【解析】根据患者“第2肋以下皮肤痛觉减退，四肢不能主动活动，肌张力增高，病理征阳性。”可知患者有神经压迫症状，再由患者有“四肢麻胀，乏力病史2年”，可知患者在受伤前就有神经压迫症状。故最可能为脊髓型颈椎病，因为外伤后导致病情加重。故选 C。

15. E【解析】胸腰段X线片，一般能显示椎间隙狭窄，椎弓根存在，椎体呈楔形变，有时可有椎旁冷脓肿阴影，对诊断很有价值。红细胞沉降率、类风湿因子、碱性磷酸酶、血常规检查均无特异性。故选 E。

16. E【解析】该患者为急性腰扭伤后出现腰椎间盘突出压迫神经的症状，但未出现严重的神经支配障碍，故可给予患者保守治疗，如症状未见好转并加重，可考虑给予患者手术治疗。故选 E。

17. D【解析】该患者年龄大，甲状腺瘤术后2个月，X线片显示第3腰椎椎体压缩变扁，密度不均，右侧椎弓根影消失、椎间隙正常，骨肿瘤可能性大，故选 D。腰椎结核椎间隙应变窄，故不选 B。

18. D【解析】患者“头后枕部着地，颈部活动受限”提示骨折的可能。“下颈椎压痛明显，四肢弛缓性瘫痪，躯干感觉平面在胸骨柄以下，痛、温觉消失”提示脊髓受损的可能。患者颈部活动受限，出现颈髓受损的表现。所以考虑选项 D 的诊断。

19. D【解析】患者为搬运工人，又出现腰椎管狭窄症特征性的“间歇性跛行”，故最可能为腰椎管狭窄症。

20. A【解析】患者有全身结核中毒症状，脊椎局部疼痛，后凸畸形，红细胞沉降率快，均支持结核诊断。强直性脊柱炎早期即可出现骶髂关节疼痛，背痛较广泛；化脓性脊柱炎起病急，局部及全身症状重。故选 A。

三、A3/A4 型题

1. D【解析】患者高热，白细胞计数和中性粒细胞占比增高，说明体内存在炎症反应；正常情况下急性化脓性脊柱炎，2~3 周时 X 线、CT 检查方有阳性发现；患者腰骶部广泛压痛、叩击痛，肌肉痉挛，脊柱僵直呈板状。综上所述，最有可能诊断为急性化脓性脊柱炎。

2. A【解析】急性化脓性脊柱炎患者以非手术治疗为主，选用足量的抗生素与全身支持疗法，对于未确定致病菌的患者应给予患者足量广谱的抗生素治疗。故选 A。

3. E【解析】患者经保守治疗后未见好转，并出现下肢麻木、无力，呈进行性加重的神经压迫症状，故应该进一步检查，以确定神经压迫程度，如硬脊膜外有脓肿压迫脊髓，应行椎板切除、硬脊膜外脓肿引流。故选 E。

4. C【解析】舒尔曼（Scheuermann）病是一种主要引起青少年结构性驼背的疾病，常见于青少年的胸椎或胸腰段的僵硬型脊柱后凸（驼背）畸形，本病特征性表现有 Schmorl 结节。故选 C。

5. C【解析】Milwaukee 支具治疗对生长发育未达高峰以及后凸未达 45°的青少年有良好效果，患者后凸 75°，排除 A；患者胸椎后凸 75°，畸形严重，故应采取积极的治疗措施，排除 B、D；物理治疗不能改变舒尔曼病的进程，排除 E。手术适应证：后凸 > 80°的僵硬性后凸畸形而骨骼发育尚未成熟；成人后凸 > 75°伴持久性疼痛，经 6 个月以上的保守治疗无效。故选 C。

6. D【解析】腰椎横突骨折、急性腰扭伤、腰椎小关节滑膜嵌顿的患者会出现明显的腰部疼痛症状，但一般不会出现下肢神经症状，排除 A、B、C；腰椎管狭窄症患者一般会出现间歇性跛行，一般不出现咳嗽时腰痛及右下肢反射痛加剧，排除 E。患者最可能是腰部扭伤后诱发了腰椎间盘突出症。故选 D。

7. E【解析】最基本的方法是详细询问病史及仔细的体格检查，因为腰椎间盘突出症患者阳性体征明确，可作为诊断的标准。故选 E。

8. D【解析】反射无改变和足背与小腿外侧痛觉过敏是第 5 腰神经根受累症状，为第 4~5腰椎椎间盘突出压迫神经所致。故选 D。

9. A【解析】患者为急性腰扭伤后导致的腰椎间盘突出症，病程较短，神经压迫症状不是很重，不宜行手术治疗，应先给予卧床休息等保守治疗。故选 A。

10. B【解析】腰椎间盘突出症的神经压迫症状一般不随行走而变化，排除 A；腰背部肌筋膜炎一般不伴有下肢麻木、疼痛等症状，排除 C；动脉闭塞性脉管炎一般无腰部疼痛症状，排除 D；先天性心脏畸形会出现口唇发绀等其他症状，而且不伴有双下肢麻木、疼痛，排除 E。故选 B。

11. C【解析】腰椎的侧位 X 线片一般会明确显示腰椎发育不良、峡部性、病理性滑脱，可排除 A、B、E；创伤造成的滑脱一般要有明确的创伤史，可排除 D。故选 C。

12. E【解析】患者行走 200 米后就出现了明显的双下肢麻木、疼痛，严重影响了患者的正常生活，为手术的适应证；而患者存在腰椎滑脱，单纯的椎板切除减压术不能使椎体稳定，应给予患者椎管减压、椎弓根钉内固定、后外侧植骨融合术，解除压迫的同时使椎体稳定。故选 E。

13. E【解析】直腿抬高试验（+）一般为腰椎间盘突出症体征，排除 A；足背动脉搏动明显减弱一般为动脉循环问题，排除 B；口唇发绀一般为心脏疾病，排除 C；患者为慢性劳损导致，病程较长，故可见腰臀部明显压痛点，也可无，排除 D。故选 E。

14. A【解析】为诊断患者神经椎管狭窄程度及神经压迫症状，可以给予患者腰椎 CT 或腰椎 MRI 检查。故选 A。

15. E【解析】患者出现间歇性跛行症状已经有 1 年，症状明显并持续加重；患者为搬运工人，跛行对患者正常的生活和工作影响大，故考虑行手术治疗，即腰椎板切除椎管减压术，以减轻神经压迫症状。故选 E。

16. D【解析】第 1 骶神经根受累，会有骶髂部、髋部、大腿、小腿和足外侧疼痛；小腿和足外侧包括外侧三趾麻木，屈足及屈踇无力，踝反射减弱或消失。故选 D。

17. D【解析】行正规保守治疗 3 个月后症状无明显改善，因为该患者比较年轻，故可先行经椎板间隙椎间盘镜下腰椎间盘摘除术；如果症状改善仍然不理想，可行后路全椎板减压内固定 + 经后路椎体间植骨融合术。故选 D。

18. B【解析】腰椎间盘突出症患者直腿抬高试验为阳性，腰椎滑脱因坐骨神经受累，直腿抬高试验也多为阳性，故排除 A、D；患者无全身消耗症状，故排除 C；患者行走后出现两侧臀腿痛，故排除 E。间歇性跛行，距离逐渐缩短是腰椎管狭窄症的特征性表现，故选 B。

19. D【解析】患者存在滑脱，为了确定患者是否因椎弓根骨折而导致腰椎滑脱，应给予患者行腰椎双斜位 X 线检查。故选 D。

20. E【解析】正常情况下，一般Ⅲ度以上严重滑脱的需要手术治疗，Ⅱ度以下滑脱、顽固性下腰部疼痛或下腰部疼痛症状加剧，需要手术治疗。该患者神经压迫明显，故应给予患者手术治疗，以使患者椎体稳定。故选 E。

21. A【解析】马尾神经受压时出现马尾综合征，表现为剧烈腰骶部疼痛，双侧大腿后侧疼痛，鞍区麻木，排便排尿困难等，该患者出现排尿困难，鞍区麻木，应该是马尾神经受压引起。故选 A。

22. C【解析】目前考虑患者为腰椎间盘突出症，病史多年，有马尾神经受压表现，影响工作生活，需手术治疗。故选 C。

23. B【解析】急性腰扭伤、第 3 腰椎横突综合征不会出现直腿抬高试验阳性，故可排除 A、E；患者无间歇性跛行症状，故可排除 C；患者不仅有下肢疼痛症状而且存在腰部疼痛症状，故可排除 D。故选 B。

24. A【解析】腰肌劳损主要表现为腰部酸胀疼痛等症状，不会出现下肢神经压迫症状。故选 A。

25. E【解析】第 5 腰神经根受累时，会有骶髂部、髋部、大腿和小腿后外侧疼痛，小腿外侧或足背麻木，并有踇趾背伸无力。故选 E。

26. D【解析】腰椎 CT 可清楚地显示患者椎间盘突出的大小及位置，对诊断有定位定性意义。故选 D。

27. B【解析】患者上肢和下肢麻木无力、行走不稳、双侧 Babinski 征（+），应首先考虑到脊髓型颈椎病的可能，其病变部位可根据感觉障碍平面进行定位：第 4~5 颈髓受累表现为一侧颈部及肩部放射痛，三角肌处麻木，无反射改变；第 5~6 颈髓受累表现为拇指放射痛，桡骨膜反射和肱二头肌反射减弱；第 6~7 颈髓受累表现为中指放射痛，肱三头肌反射减弱；第 7 颈髓至第 1 胸髓受累表现为环指和小指放射痛，无反射改变。该患者颈椎病变应定位于第 5~6 颈髓。

28. D【解析】MRI 检查既可了解颈椎间盘退行性病变情况，也可了解脊髓受压情况，是对诊断最有意义的影像学检查方法。X 线和 CT 不能明确脊髓受压情况。故选 D。

四、B 型题

1. E【解析】脊髓型颈椎病多为受压节段相应平面以下的感觉障碍伴不同程度的肌力改变，表现为手足无力，双下肢发紧，步态不稳，手握动力差，重时可有行走困难，大小便失禁，甚至四肢瘫痪。

2. B【解析】脊髓侧索硬化症侵犯运动神经元，感觉一般无影响。故选 B。

3. C【解析】椎动脉：上行穿第 6~1 颈椎横突孔，经枕骨大孔入颅，两侧椎动脉在脑桥下端会合，形成基底动脉，在脑桥基底向上走行过程中，发出脑干和小脑的分支及大脑后动脉，营养脑与脊髓。大脑后动脉借交通动脉与大脑中动脉吻合，因而大脑前、中、后动脉和前、后交通动脉在颅底形成动脉环，即基底动脉环（Willis 环），起着平衡和调节脑内动脉血压的作用。

4. A【解析】参见 B 型题第 3 题解析。

五、X型题

1. BCD【解析】脊髓肿瘤表现为发病部位以下的神经压迫及受损症状，正常情况下不会出现头晕症状，故排除A；粘连性蛛网膜炎表现为根性痛、感觉障碍、运动障碍，不出现头晕症状，故排除E。体位性眩晕、梅尼埃病、颈椎不稳都会出现头晕症状，故都需要考虑。

2. CE【解析】发育性颈椎管狭窄症患者在胚胎或发育过程中椎弓根过短，在标准侧位X线片行椎管矢状径测量是确诊的准确而简单的方法。凡椎管矢状径 $<12mm$，椎管矢状径/椎体矢状径 <0.75，属发育性颈椎管狭窄症。故选CE。

3. ABCDE【解析】内固定是在骨折复位后，使用金属内固定物维持骨折复位的方法。内固定技术的禁忌证：①手法复位即可达到功能复位或解剖复位而无需切开内固定者。②难以应用内固定或内固定不牢固者。③伴有活动性感染或骨髓炎者。④局部软组织条件不佳，如严重烧伤、瘢痕和软组织感染者。⑤全身一般情况差，不能耐受麻醉或手术者。

4. ABCE【解析】早期X线检查表现为层状骨膜反应与干骺端骨质疏松。直径小于1cm的骨脓肿在X线片上不易显示。当微小的骨脓肿合并成较大脓肿时，会在X线片上出现干骺区散在性虫蚀样骨破坏，并向髓腔扩展，密质变薄，并依次出现内层与外层不规则。骨破坏的结果是有死骨形成，死骨可大可小，小死骨表现为密度增高阴影，位于脓腔内，与周围骨组织完全游离。大死骨可为整段骨坏死，密度增高而无骨小梁结构。少数患者有病理性骨折。

5. ABCD【解析】死骨的转归：小片死骨片可以被肉芽组织吸收掉，或为巨噬细胞所清除，也可经皮肤窦道排出，或经“爬行替代”作用被新骨替代；大块死骨难以吸收或排出，长期留存体内，窦道长期不愈至慢性期。

6. ABCDE【解析】脊椎结核并发截瘫有以下几点原因。①结核造成的组织直接压迫。如脓液、肉芽组织、干酪样物质、死骨和坏死椎间盘等，这些物质直接压迫脊髓和神经根导致传导障碍；压迫脊髓的上行静脉，使受压平面以下的脊髓发生水肿；压迫脊髓动脉使脊髓组织缺血，若动脉栓塞可引起脊髓、神经液化，阻碍脑脊液循环，使受压平面以下的脑脊髓的成分发生改变，使局部及其下方的蛛网膜下腔发生粘连。②病理骨折、脱位使脊髓受压或挫伤。③椎管内纤维组织增生，硬脊膜增厚，使脊髓绞窄。④脊髓受损及变性。多因脊柱后凸畸形严重，而病变多发生于已治愈的患者，这种截瘫一般称晚发性截瘫，预后较差。⑤脊髓结核，结核物质穿过硬脊膜，使脊髓被肉芽组织包围、破坏。⑥蛛网膜炎，严重者可形成囊状积液压迫脊髓致瘫。⑦脊髓血管栓塞，导致截瘫。

7. ABCDE【解析】X线平片表现因受累部位、破坏程度、病程长短及患病年龄不同而异。①骨质破坏：按病理类型不同，其破坏之部位亦异。随着病变进展，在侧位片上易看到大范围之骨破坏，其中可能存有小死骨片。②椎体变形：椎体变形与脊柱发病部位有关系，胸椎结核时，易见到尖端向前的椎体楔状变形。③椎间隙变窄：椎体之上、下面受到破坏时，椎间盘的营养供应障碍，发生退行性变，即可出现椎间隙变窄。④椎体相互嵌入：因腰椎小关节面近于垂直方向，且负荷重心在后方，故当椎体破坏时，其上方邻近的椎体向其中嵌入。⑤脊柱后凸畸形：当椎体前部有骨破坏时，可能导致椎弓关节半脱位。⑥骨质密度增高或减低：骨密度减低系因局部充血及失用性萎缩所致。⑦脓肿形成：胸椎结核易并发椎旁脓肿，而腰椎结构则常合并腰大肌脓肿。⑧新骨及骨桥形成：结核性脓液或结核性肉芽组织引起的椎间韧带及关节肿胀，可导致血液循环减少，而有利于新骨沉着及骨桥形。⑨病理性脱位：此现象不多见。故选 ABCDE。

8. ABCE【解析】强直性脊柱炎是一种慢性的进行性炎症，属结缔组织的血清阴性反应疾病；常侵及骶髂关节、关节突关节、附近韧带和近躯干的大关节如髋关节，很少会侵及膝关节，有明显的家族史。当身体处于蜷曲体位时，可缓解脊柱及骶髂关节的疼痛，故在晚期常可见到脊柱强直于屈曲位出现驼背畸形，但并不表明它只可以在屈曲位强直。治疗本病时鼓励平卧和适当牵引的方法就是为了防止脊柱强直于屈曲位而提出的。

9. ABDE【解析】椎体的滋养动脉为终末动脉，血供少，椎体上肌肉附着少，结核分枝杆菌容易停留在椎体部位。椎体负重大，易受损伤，也容易遭受结核分枝杆菌侵袭。故选 ABDE。

10. BDE【解析】Zielke 手术系前方入路术式，适合于胸腰及腰段侧凸，其最大优点是矫正彻底、能矫正旋转畸形、矫正后凸和侧凸畸形。

11. BCDE【解析】强直性脊柱炎后凸畸形的进展可分为 4 个阶段：腰痛期、后凸畸形缓慢性进展期、加速进展期及稳定期。

12. ABCD【解析】根据病因将颈椎管狭窄症分为四类：①发育性颈椎管狭窄症。②退变性颈椎管狭窄。③医源性颈椎管狭窄。④其他病变和创伤所致的继发性颈椎管狭窄症，如颈椎病、颈椎间盘突出症、后纵韧带骨化症、颈椎结核、肿瘤和创伤等所致的颈椎管狭窄症。

13. BD【解析】急性腰扭伤、第 3 腰椎横突综合征、腰部肌筋膜纤维织炎临床上以腰痛为主。腰椎间盘突出症中突出的髓核、神经根鞘膜瘤可刺激腰骶神经前支，产生腰痛及放射性坐骨神经痛。故选 BD。

14. CE【解析】第 5 腰神经根损害的体征为：①趾伸肌受累，故伸趾运动无力或完全障碍。②胫前肌、腓骨肌不受累，故足背伸、内翻及外翻活动无障碍。③股四头肌和小腿三头肌均不受累，故膝腱及跟腱反射均存在。④小腿外侧及足背皮肤感觉障碍。故选 CE。

15. ABD【解析】胸椎，共 12 个。从上向下椎体逐渐增大，横截面近三角形。椎体的后外侧上下缘处有与肋骨头相接的半关节面称为肋凹，分为上肋凹和下肋凹。横突的前面也有横突肋凹，与肋结节形成关节。胸椎棘突细长，斜向后下方，呈叠瓦状。颈椎，共 7 个。第

1、2 颈椎属特殊椎骨。一般颈椎的椎体较小，近似长方形；上、下关节突的关节面几乎呈水平位；椎孔大，呈三角形。横突根部生有横突孔，是颈椎最显著的特点。颈椎棘突短而分叉，近水平位向后。

16. ABC【解析】发生膀胱感染后除应用有效抗生素外，应留置导尿并进行膀胱冲洗，待感染控制后改为间歇导尿，D 错误；膀胱感染有发热，E 错误。故选 ABC。

17. BCDE【解析】骨转移癌患者血钙浓度增高的原因：①病理性骨折可释放钙。②低蛋白血症，致血液中游离钙浓度升高。③溶骨性破坏。④类甲状旁腺激素分泌高。

18. ABCDE【解析】脊柱骨折常见的并发症包括脊髓损伤、呼吸道感染、脏器损伤、尿路感染、压疮等。①脊髓损伤：为脊柱骨折最常见的并发症，可致患者出现四肢瘫、截瘫、大小便功能障碍等症状，出现完全或不完全性感觉、运动和括约肌功能障碍。②呼吸道感染：部分脊柱骨折患者呼吸肌力量不足，呼吸非常费力，使呼吸道的阻力相应增加，呼吸道的分泌物不易排出，久卧者又容易发生坠积性肺炎。一般在一周内便可发生呼吸道感染。③脏器损伤：脊柱骨折常合并胸、腹和盆腔脏器损伤。④尿路感染：部分脊柱骨折患者括约肌功能的丧失，伤员因尿潴留而需长期留置导尿管，容易发生尿路感染与结石。⑤压疮：脊柱骨折患者出现截瘫者长期卧床，皮肤知觉丧失，骨隆突部位的皮肤长时间受压于床褥与骨隆突之间而发生神经营养性改变，皮肤出现坏死，称为压疮。

19. ACDE【解析】由于脊髓节段与椎骨节段不对应，故 A 正确；无骨折脱位型脊髓损伤并不少见，多由一过性脱位造成，外力消失后又复位；屈曲型骨折脱位较伸直型多见，故造成脊髓损伤也最多；椎管狭窄患者，脊髓缓冲空间小，更易出现脊髓损伤，故 C、D、E 均正确。胸椎脱位常合并脊髓损伤，故 B 错误。故选 ACDE。

20. BCDE【解析】脊髓型颈椎病为颈椎退行性病变结构压迫脊髓所致，压迫物多来自脊髓前方，以四肢乏力，行走、持物不稳为最先出现的症状。“颈肩痛向上肢放射”为神经根型颈椎病的表现。“头痛、心悸”为交感神经型颈椎病的表现。“眩晕”“恶心、呕吐”为椎动脉型颈椎病的表现。

21. ABCD【解析】脊柱骨折脱位合并脊髓损伤的手术指征：①脊柱骨折脱位有关节突交锁者。②脊柱骨折复位不满意，或者仍有脊柱不稳定因素存在者。③影像学显示有碎骨片凸出至椎管内压迫脊髓者。④截瘫平面不断上升，提示椎管内有活动性出血者。

22. ABCE【解析】能够提示后方韧带复合体完全断裂的包括：①触诊棘突间有间隙。②X 线片见棘突间距离增宽和关节突脱位、半脱位。③MRI 见 T_2 脂肪抑制像呈高信号说明后方韧带复合体有损伤，韧带信号中断提示断裂。故选 ABCE。

23. BCDE【解析】患者腰痛并下肢放射痛，有间歇性跛行，直腿抬高试验阳性，加强试验阳性，可能存在的诊断是腰椎管狭窄症、腰椎间盘突出症、腰椎滑脱症、腰椎不稳症。

24. ABCD【解析】在大动脉受损的情况下，可出现截瘫平面超过骨折平面 2 节以上的情况，其他描述均正确，故选 ABCD。

25. ABCD【解析】全身的椎间盘只有 23 个。椎间盘是位于相邻两个椎体间的纤维软骨盘，由髓核和纤维环构成。髓核位于中央，是柔软而富有弹性的胶状物质。纤维环由多层纤维软骨环组成，围绕髓核呈同心圆排列，坚韧而有弹性。椎间盘既坚韧又富有弹性，承受压力时被压缩，除去压力后又复原，具有"弹性垫"样作用，可缓冲外力对脊柱的震动，也可增加脊柱的运动幅度。椎间盘薄厚各不相同，以中胸部较薄，颈部较厚，而腰部最厚。

26. BCDE【解析】颈椎病中神经根型颈椎病最多见，发病率达 50%~60%。其余选项均正确，故选 BCDE。

27. ABCDE【解析】脊髓型颈椎病患者颈椎椎体退化及相邻软组织（如椎间盘突出、椎体后缘骨刺、后纵韧带骨化、黄韧带肥厚或钙化、椎管狭窄等）的退行性病变造成了对脊髓的直接压迫，继而出现脊髓功能障碍。另外，外伤特别是颈椎骨折、脱位后出血、水肿波及椎间孔，骨折碎片移位直接压迫脊髓或血管神经而引起病理变化，或骨折后局部形成的骨痂刺激脊神经根、脊髓，椎体脱位或半脱位，使椎管变窄等，均可压迫脊髓而引起临床症状。

28. ABCE【解析】有脊髓压迫症状的脊柱结核患者，为了抢救截瘫，最大限度地恢复神经功能，应该及时清除病灶进行减压，与其他结核手术一样，术前应进行充分的抗结核治疗。因此，适当的治疗措施是 D。故选 ABCE。

29. ACE【解析】成熟型的胸椎黄韧带骨化 CT 显示密度均匀；若成熟型的黄韧带骨化只对硬膜囊产生压迫，可以不予手术切除；成熟的骨化已经对脊髓产生压迫，应予以切除。黄韧带退行性病变常见，与脊柱老化关联；韧带退行性病变主要分为增生、钙化与骨化。故选 ACE。

30. ABDE【解析】患者有全身结核中毒症状，脊椎局部疼痛，红细胞沉降率快，均支持结核诊断。因此，首先应考虑胸椎结核。故选 ABDE。

31. ADE【解析】神经根型颈椎病，由于颈椎退行性病变，致压物压迫脊神经根或者被动牵拉，从而产生神经根性的症状。表现为与受累神经一致的神经干性痛或神经丛性痛，同时有感觉减弱和感觉过敏等感觉障碍。其症状表现如下。①根性痛：疼痛范围与受累椎节的脊神经分布区相一致。②肌力减弱：部分患者由于运动神经受损而引起上肢肌肉萎缩无力，手部活动不灵，持物不得力容易脱落。③颈部僵直：棘突、棘旁或肩胛骨有压痛。④特殊试验：当有颈椎间盘突出时，可出现压颈试验阳性。脊神经牵拉试验阳性。故选 ADE。

32. ACE【解析】第 3~4 颈髓节段骨折脱位：感觉在锁骨以下平面消失，上肢呈连枷状态，伤者常因呼吸衰竭而死亡。患者可出现单侧或双侧的 Horner 征阳性（瞳孔缩小、睑裂变窄、眼球内陷）；血管运动障碍，可能导致鼻道不通，口呼吸，吐词低微、断续，呼吸困难，咳嗽无力，吞咽困难等表现。

33. ABCD【解析】缺血性损伤X线自然无异常，过伸、屈曲及纵行牵拉伤可在脊髓损伤后复位，X线也无异常。压缩性损伤未出现椎体病变前一般不出现脊髓损伤，出现脊髓损伤者都有X线异常。故选ABCD。

34. ABCD【解析】脊柱后凸是常见的脊柱畸形，可分为：①非固定性畸形，如姿势性驼背，因肌肉力量弱所致的后凸，或者代偿腰前凸加大的胸后凸畸形。②固定性畸形，如舒尔曼病、强直性脊柱炎、老年性骨质疏松症所致的后凸，先天性后方半椎体发育异常、结核或创伤等所致的畸形。神经纤维瘤病是基因缺陷造成神经嵴细胞发育异常导致的多系统损害性疾病，属于神经外胚层和中胚层的常染色体显性遗传性疾病，主要表现为皮肤咖啡斑伴有皮下软组织肿块，可见多发的神经纤维瘤结节，以及其他相关的伴随症状。故选ABCD。

35. ABCD【解析】脊柱结核主要为后凸畸形，侧凸畸形少见。产生机制：①病变椎体受压后塌陷。②受累椎间隙狭窄或消失。③椎体的二次骨化中心被破坏，椎体的纵向生长受到阻碍。④后凸畸形发生后，躯干的重心前移，椎体前缘的压力加大。⑤受累椎体数目少，但破坏严重，后凸畸形比较尖锐，成角形驼背；受累椎体数目多，但破坏较轻，则成圆形驼背。

36. ABCD【解析】受累颈神经在颈椎横突下方及背支支配的区域，如耳后、肩顶、臂外、胸前、肩胛骨内上角（两侧的菱形肌）、棘突旁等部位，以及病变椎间盘相应棘突都可有压痛点。压痛可向远部放射。

37. ABCDE【解析】先天性脊柱后凸在临床表现上可以表现腰骶部窦道，汗毛增多，局部隆起，皮下脂肪瘤等。通常伴有其他脏器的发育畸形，可以用VACTERL来记忆，即为V：椎体发育畸形；A：肛门闭锁；C：心血管畸形；TE：气管食管瘘；R：肾脏发育不良；L：肢体发育不良。同时还可能伴发翼状肩胛，Klippel-Feil综合征、肛门尿道括约肌异常等病变。

38. BCDE【解析】按照颈椎侧位X线片及CT所示的骨化形态分为四型，即局限型、连续型、间断型和混合型。①局限型：骨化位于上一椎体后下角与下一椎体后上角之间，不会累及椎间盘，呈三角形，临床症状比较重。②间断型：一个或多个椎体后方，椎间隙部位呈中断现象，呈不连贯骨化症状，临床症状严重。③连续型：自高位椎体起，可见骨化连续几个椎体后方，呈条索状骨化症状，临床症状并不严重。④混合型：骨化阴影为连续型和间断型两种的结合，临床上最为多见，且症状多数较为严重。

39. ABDE【解析】颈椎管狭窄症临床表现：①感觉障碍主要表现为四肢麻木、过敏或疼痛。四肢可同时发病，也可以一侧肢体先出现症状，但大多数患者感觉障碍先从上肢开始，尤以手臂部多发。躯干部症状有第2肋或第4肋以下感觉障碍，胸、腹或骨盆区发紧，谓之“束带感”，严重者可出现呼吸困难。②运动障碍多在感觉障碍之后出现，表现为锥体束征，为四肢无力、僵硬不灵活。大多数从下肢无力、沉重，脚落地似踩棉花感开始，重者站立行走不稳，易跪地，需扶墙或双拐行走，随着症状的逐渐加重出现四肢瘫痪。③大小便障碍一般出现较晚。早期为大小便无力，以尿频、尿急及便秘多见，晚期可出现尿潴留、大小便失禁。④体征颈部症状不多，颈椎活动受限不明显，颈棘突或其旁肌肉可有轻压痛。

40. BC【解析】腰椎管狭窄症的治疗方法包括保守治疗和手术治疗两大类。①保守治疗：15%~25% 的退变性腰椎管狭窄症患者临床症状有自限性，经卧床休息、物理治疗和药物治疗症状缓解。因此，对于症状轻，病史短又无明显体征者，应先保守治疗。②手术治疗：适应证包括经正规的非手术治疗无效；自觉症状明显并持续加重，影响正常生活和工作；明显的神经根痛和明确的神经功能损害，尤其是严重的马尾神经损害；进行性加重的滑脱、侧凸伴相应的临床症状和体征。手术方法一般包括全椎板减压、半椎板减压，以达到椎管容量的扩大，使受压硬脊膜完全膨胀，神经根无紧张及侧隐窝完全呈开放状态。由于脊柱稳定性结构的破坏，通常需要行植骨融合及内固定术。手术治疗目的是对受压的马尾和神经根组织进行充分、有效的减压。强调针对不同病因和有限化术式的手术治疗原则，而不主张以单一大范围减压的手术方法。

41. ABCDE【解析】双侧骶髂关节炎加上下列任何一项即可诊断为强直性脊柱炎。①腰和/或脊柱、腹股沟、臀部或下肢酸痛不适，或者不对称性外周寡关节炎，尤其是下肢寡关节炎，症状持续≥6 周。②夜间痛或晨僵明显。③活动后缓解。④足跟痛或其他肌腱附着点病。⑤虹膜睫状体炎现病史或既往史。⑥强直性脊柱炎家族史或 HLA-B27 阳性。⑦非甾体抗炎药（NSAID）能迅速缓解症状。故选 ABCDE。

42. BE【解析】功能性脊柱侧凸，即代偿性脊柱侧凸，没有脊柱内部结构破坏。该畸形除姿势不正外，还有某些器官畸形代偿形成，如下肢不等长，骨盆倾斜继发髋关节内收或外展，坐骨神经痛等。脊柱侧凸病因不同，病理变化相似。根据病理变化特点分为可逆性与不可逆性。可逆性一般发生于功能性脊柱侧凸，常见于胸段或胸腰段，多数凸向右侧，凸向左侧者较少，以单侧凸为主，站立或行走明显，平卧或悬吊时消失。X 线检查显示一个侧凸弧，骨质结构无改变。可逆性脊柱侧凸如延误治疗，长期脊柱一侧软组织挛缩，亦可导致脊柱结构性改变（如椎体楔形变、胸廓畸形等）。

43. ABCE【解析】脊柱骨折根据受伤时暴力作用的方向可分为如下 4 种。①屈曲型：最常见，受伤时暴力使身体猛烈屈曲，椎体互相挤压使其前方压缩，常发生于胸腰段交界处的椎骨，可合并棘上韧带断裂，暴力水平分力较大时就产生脱位。②伸直型：少见，高空仰面落下时背部被物体阻挡，使脊柱过伸，前纵韧带断裂，椎体横行裂开，棘突互相挤压而断裂，或者上位椎体向后移位。③屈曲旋转型：暴力使脊柱不仅屈曲且伴有旋转，除发生椎骨骨折外，常有关节突骨折及脱位。④垂直压缩型：暴力与脊柱纵轴方向一致，垂直挤压椎骨，使椎骨裂开，骨折块常突向椎管压迫脊髓。

44. AD【解析】在急性腰扭伤后，应卧硬板床休息，至少 1 周。可防止进一步损伤，并有利于组织修复；可减轻肌肉痉挛和产痛，对急性腰部韧带或关节扭伤，应需卧床休息 3~4 周，严重者，可行骨盆牵引，并配合辅助治疗。

45. AC【解析】腰椎滑脱分成发育不良性、脊柱峡部裂性、退变性、创伤性、病理性和医源性等。发病男性多于女性。从解剖上来看，腰椎峡部系指上、下关节突之间的狭窄部分，此处骨质结构相对薄弱。正常腰椎有生理前凸，骶椎呈生理后凸，腰、骶椎交界处成为转折点。上方腰椎向前倾斜，下方的骶骨则向后倾斜，因此，腰骶椎的负重力自然形成向前的分力，使第 5 腰椎有向前滑移的倾向。正常情况下，由于受到第 5 腰椎下关节突和周围关节囊、韧带的限制，第 5 腰椎峡部正处于两种力量的交点，因此峡部最容易发生崩裂。腰椎峡部崩裂的真正原因仍不能肯定，先天性发育缺陷和慢性劳损或应力性损伤是可能的重要原因。退行性腰椎滑脱是长时间持续的腰椎不稳定，使相应的小关节发生退行性病变，关节突变得水平，加之椎间盘退行性病变，使得椎骨之间的连接变得松弛不稳定，而逐渐发生腰椎滑脱，而峡部保持完整。腰椎滑脱手术与症状严重程度有关，对生活质量无影响的患者无需手术治疗。

46. ABCE【解析】腰椎间盘突出症也称，临床上以第 4~5 腰椎和第 5 腰椎至第 1 骶椎之间的椎间盘最易发生病变。发生本病的原因有内因和外因两个方面。内因是椎间盘本身退行性病变或椎间盘发育上的缺陷；外因则有损伤、劳损以及受寒着凉等。

47. ABE【解析】第 1 颈椎位于脊柱的最上端，上面与头颅的枕骨相连接。第 1 颈椎呈不规则的环形，因而又被称为寰椎。寰椎没有一般的脊椎骨所具有的椎体和棘突等组成部分。第 2 颈椎又名枢椎，是颈椎骨中最坚固的。枢椎的棘突长而粗大，末端分叉，后发际附近最上面、最大的骨突起就是枢椎的棘突。颈椎棘突短而分叉，近水平位。胸椎棘突细长，斜向后下方，呈叠瓦状排列。腰椎棘突宽大，呈板状以矢状位后伸。腰椎相邻棘突间间隙宽，可做腰椎穿刺用。

48. ABC【解析】每个肋椎关节包括肋骨头关节和肋横突关节。肋横突关节是由第 1~10 肋骨的肋结节关节面与相应的胸椎横突上的肋凹构成。

49. ABCE【解析】产生脊柱退变性侧凸的常见原因有不良的姿势，长时间劳损导致的椎体间退行性病变脱位，椎间盘退行性病变，导致椎体不稳，老年性骨质疏松症椎体变形等导致椎体间不稳；退行性病变导致椎体间形成的骨桥是不能导致侧凸形成的。故选 ABCE。

50. ABC【解析】胸腰椎压缩性骨折多发于下胸段和上腰段。如果压缩程度较重，后柱的棘突或韧带有损伤，就可以产生局部后凸畸形，畸形是骨折特有表现里面的一种。故 A 正确。胸腰椎压缩性骨折，是骨折的一种类型，它也具有骨折的一般临床表现，也就是肿胀、疼痛、瘀斑、压痛及功能障碍。故 BC 正确。胸腰椎压缩性骨折大部分为稳定骨折，少有脊髓损伤瘫痪者。既然大部分都是稳定骨折，那就不可能常见反常活动及骨擦音，也就是说骨折特有表现里面的反常活动、骨擦音及骨擦感，在胸腰椎压缩性骨折并不常见。故 D

错误。

51. BCE【解析】下腰椎及骶尾椎无脊髓，仅有马尾神经走行。故选 BCE。

52. ACDE【解析】第 4~5 腰椎椎间盘以上的 3 个椎间盘突出称为高位腰椎间盘突出症。临床表现：上腰部痛，放射痛半数沿股神经及上腰神经到腹股沟、大腿前，少数达小腿内侧，1/3 沿坐骨神经放射，感觉减退区多在腹股沟、大腿前至小腿内侧，伸髋或跟臀试验牵拉股神经引起疼痛者占一半，股四头肌肌力减退，抬腿无力易跌倒，膝反射减弱。关于直腿抬高试验，因第 4 腰神经根分别参与股神经和坐骨神经的组成，术中见直腿抬高时，第 4 腰也向前移而靠近突出物，所以股神经牵拉和直腿抬高试验均可阳性。后中央型高位腰椎间盘突出症者，突出的椎间盘压迫马尾神经，也可造成截瘫，且较下腰段腰椎间盘突出症者多见。CT 见高位腰椎间盘向后突出、钙化，重者可占椎管面积的一半。

53. ABCD【解析】ABCD 四项均为手术治疗的目的。未见有手术中直接给神经营养药治疗的报道。

54. ABCDE【解析】神经根型颈椎病的临床表现主要包括以下几点。①根性痛：与根性痛相伴随的是此神经分布区的其他感觉障碍，其中以麻木、感觉减弱、过敏等为多见。②根性肌力障碍：早期可以出现肌张力增高，但是很快即减弱并出现肌无力和肌萎缩。在手部以大小鱼际肌及骨间肌萎缩最为明显。③腱反射异常：早期出现腱反射活跃的症状，而后期反射逐渐减弱，严重者反射消失。然而单纯根性受压不会出现病理反射，如果伴随有病理反射则表示脊髓本身也有损害。④颈部症状：颈痛不适，颈旁可有压痛感。压迫头顶时可有疼痛，棘突也可有压痛。⑤特殊试验：当有颈椎间盘突出时，会出现压颈试验阳性，脊神经牵拉试验阳性。⑥X 线检查：侧位片可见颈椎生理前凸减小、变直或者成“反曲线”，椎间隙变窄，病变椎节有退行性病变，前后缘有骨刺形成。伸屈侧位片可见有椎间不稳定。在病变椎节平面常见相应的项韧带骨化。⑦CT 检查：可发现病变节段椎间盘侧方突出或者后方骨质增生并藉以判断椎管矢状径。

55. ABD【解析】脊髓型颈椎病的诊断要点如下：①自我感觉颈部无不适，但手动作笨拙，细小动作失灵，协调性差。胸腹部可有束带感。②步态不稳定，容易跌倒，不能跨越障碍物。③上下肢腱反射亢进，肌张力升高，Hoffmann 征阳性，可以出现踝阵挛和髌阵挛，重症时 Babinski 征可能呈阳性。④X 线片显示病变椎间盘狭窄，椎体后缘有骨质增生。⑤MRI检查示脊髓受压呈波浪样压迹，严重者脊髓可以变细，或者呈念珠形状。还可显示椎间盘突出，受压节段脊髓可以有信号改变。

56. ABCDE【解析】颈椎间盘突出症的体征：①椎间盘突出节段的棘突间有时可有压痛。颈部活动常受限。②脊髓损伤表现。③上肢牵拉试验，出现颈肩至上肢的放射性疼痛即为阳性。④神经根损伤表现：根据椎间盘突出的节段以及受到累及的神经根的不同，可出现相应神经根损害体征。⑤压颈试验阳性。

57. ABCDE【解析】腰椎间盘突出症可与下列因素有关。①外伤：是椎间盘突出的重要因素，尤其是儿童以及青少年的发病与之密切相关。②职业：驾驶员及从事重体力的劳动者如煤矿工人或者建筑工人等，过度负荷可造成椎间盘早期和严重退行性病变。③妊娠：脊柱韧带处于松弛状态，后纵韧带松弛容易使椎间盘膨出。④遗传易感因素：有家族发病的报道，可能与Ⅸ型胶原基因变异、维生素 D 受体 Taq Ⅰ的基因多态性有关系。⑤腰骶部先天异常：腰椎骶化或者骶椎腰化等，使下腰椎承受异常应力。⑥吸烟：吸烟可引起血液流变学的改变。长期吸烟可以导致椎间盘营养不足、细胞功能不良以及酶的降解，促进椎间盘的退行性病变。⑦疾病：如糖尿病。

58. ABCDE【解析】腰椎间盘突出症的临床表现因人而异，但腰背痛与下肢放射痛仍然是椎间盘突出症的主要症状：①腰痛和坐骨神经痛。②肌瘫痪。③下腹部痛或大腿前侧痛。④间歇性跛行。⑤马尾综合征。⑥麻木。

59. ABCD【解析】手术适应证：①经正规的非手术治疗无效。②明显的神经根痛和明确的神经功能损害，尤其是严重的马尾神经损害。③自觉症状明显并持续加重，影响正常生活和工作。④进行性加重的滑脱症状、侧凸伴相应的临床症状和体征。

60. ABCDE【解析】前路加后路凸侧骨骺阻滞术曾经是进展型先天性脊柱侧凸的治疗手段之一。手术通常可以在同一麻醉下进行，该术式适用于 5 岁以下符合下列标准的患者：①脊柱侧凸明显进展。②侧凸 $<60°$。③侧凸累及少于 6 个节段。④凹侧具有生长潜力。⑤无明显后凸或前凸畸形。

61. ACE【解析】根据影像学资料将上颈椎骨性结构的畸形分为以下三种情况。①发育不全：包括齿状突发育不全、游离齿状突、寰椎后弓缺如等骨性结构发育不全的症状。②分节不全：包括寰枕融合、颈椎融合等先天性骨性融合的症状。③结构畸形：包括颅底凹陷、枕骨大孔狭窄、无明确诱因的上颈椎不稳、颅底扁平、脱位等结构异常的症状。

62. ABCDE【解析】脊柱结核的症状和体征如下。①全身症状：患者常有全身不适、疲惫乏力、食欲缺乏、身体消瘦、午后低热、潮热盗汗等轻度中毒症状及自主神经功能紊乱的症状。②疼痛。③姿势异常。④脊柱畸形：脊柱后凸较常见。⑤肌痉挛：肌肉痉挛为脊柱结核较早出现的症状，儿童则更为明显。⑥脊柱活动受限：病灶周围肌肉的保护性痉挛，导致受累脊柱活动受限，运动范围较大的颈椎和腰椎容易被查出，活动度较小的胸椎则不容易查出。⑦寒性脓肿：常为患者就诊的体征之一，有时将脓肿误认为肿瘤。有的脓肿位置深，不易早期发现，因此应当在脓肿的好发部位去寻找脓肿的病灶。⑧神经功能障碍：约 10% 的脊柱结核有神经功能障碍。

63. ABCDE【解析】脊柱结核的手术适应证包括：①闭合穿刺活检阴性而需要明确病理诊断者。②保守治疗效果不佳的混合性感染。③明显畸形或椎体严重破坏。④脊髓受压引起神经体征。⑤持续疼痛或红细胞沉降率持续在高位。⑥窦道形成且合并感染者。

64. ABCDE【解析】脊柱结核手术时机选择应注意以下几点：①抗结核药规范治疗必须4周以上。②肺结核和其他肺外结核处于静止或相对稳定。③骨病灶基本稳定，脓肿不再增大，普通细菌培养无细菌生长，混合感染得到控制。④患者一般状况好转，食欲好，体温正常或仅有低热，红细胞沉降率出现明显下降趋势或接近正常。⑤糖尿病、高血压经治疗，血糖、血压控制在基本正常范围内，无其他系统严重并发症。⑥近期心、肺、肝、肾功能以及电解质等均无异常。

六、案例分析题

1. AD【解析】患者出现腰腿痛及直腿抬高试验阳性等腰椎神经压迫症状，考虑腰椎间盘突出症；有间歇性跛行可知存在腰椎管狭窄症；患者病程中无低热、盗汗、消瘦症状，故可排除结核及肿瘤。

2. DF【解析】第5腰椎至第1骶椎椎间盘突出时，使第1骶神经根受累，会出现小腿及足外侧麻木，屈足及屈踇无力，踝反射减弱或消失。

3. ABF【解析】考虑患者为腰椎管狭窄症并腰椎间盘突出症，故应首先给患者行腰椎X线检查，以大致了解患者腰椎情况后，再进一步给患者行腰椎CT或MRI检查，以了解患者的神经压迫症状。

4. C【解析】患者病史2年，而且未见好转，反而逐渐加重，而且严重影响生活及工作，且出现尿便障碍，说明保守治疗未见好转，此为手术治疗的适应证。故选C。

5. E【解析】锥体束征包括：Babinski征、Oppenheim征、Garden征、Chaddock征、Conda征、Schaffer征、掌下颌反射、Hoffman征。

6. CF【解析】神经根型颈椎病早期肌张力增高，但很快减弱并出现肌无力和肌萎缩，排除A；患者无头晕等椎动脉型颈椎病症状，排除B；胸廓出口综合征通常无下肢神经压迫症状，胸椎肿瘤通常无上肢神经压迫表现，排除DE。故选CF。

7. C【解析】患者存在较为严重的神经压迫症状，已严重影响日常生活，故应尽快手术解除患者的压迫症状。故选C。

8. BE【解析】患者只是局部疼痛而无下肢症状，排除A；胸椎黄韧带骨化症多表现为椎管狭窄症，排除C；患者为胸背部疼痛，不是单纯的棘上疼痛，排除D；未见患者胸部肋间软组织变化，排除F。故选BE。

9. B【解析】活检能确定脊柱肿瘤的组织学类型，为肿瘤后续的治疗决策、手术切除方案的制订提供依据，是最为准确的诊断手段。

10. BD【解析】患者没有其他并发症且病变较为局限，可给予患者手术治疗；而患者之前曾行甲状腺癌手术治疗，故应给予患者终身服用甲状腺素片，以预防甲状腺功能减退症及抑制促甲状腺激素（TSH）。故选BD。

11. D【解析】腰痛，有结核中毒症状，无神经根刺激表现，表明腰椎结核可能性较大，且病灶尚未凸入椎管造成神经损害。腰椎结核不易形成椎旁脓肿，脓液穿破骨膜后，即可汇集在腰大肌鞘内形成脓肿，产生腹部症状。故选D。

12. ACEF【解析】脊柱结核也是全身结核感染的局部表现，因此治疗时不能忽视全身支持治疗，增强抵抗力，联合应用抗结核药。除非有脓肿破入椎管压迫脊髓的危险，一般需要抗结核3~4周，此后再行手术治疗。故选ACEF。

13. ADE【解析】患者椎体破坏较重，死骨较多，有明显的腰大肌脓肿形成，应考虑手术清除病灶。虽然红细胞沉降率仍然较高，但抗结核治疗效果明显，红细胞沉降率较前明显降低，结核中毒症状减轻，血红蛋白升高，考虑手术耐受性较好，可以行病灶清除术，并可取髂骨植骨将第4~5腰椎融合。手术方式有前路和后路，都可以做彻底的病灶清除术，但需做植骨脊柱融合术，则以前路手术为宜。注意，术后抗结核治疗和局部制动仍不容忽视。故选ADE。

14. E【解析】根据患者症状及体征，怀疑患者为神经受压症状，故应行腰椎正位X线检查及腰椎侧位动态位X线检查，以判断患者病变大致位置，再行腰椎局部CT、CTM或MRI检查，以了解患者局部神经压迫的位置及程度。故选E。

15. AC【解析】能引起患者神经压迫的疾病都不能排除，当腰椎间盘突出压迫神经根时，可以出现上述症状，故选A；腰椎管狭窄症会出现明显的间歇性跛行等症状，一般不会出现明显的神经根压迫症状，故可排除B；腰椎椎体肿瘤、腰椎结核出现骨质破坏等症状时可能会压迫神经根，故选C；腰椎结核多有发热、全身不适、疲劳乏力等表现，故可排除D。故选AC。

16. ABCDE【解析】椎间盘突出症晚期，力学改变明显，可出现椎体周围其他组织变化，可出现全椎间盘退行性病变、黄韧带肥厚，小关节增生等，椎管周围增生也会出现明显的继发性椎管狭窄症，突出物也会出现明显的纤维化及钙化，长时间的突出压迫也会出现神经根和马尾神经的变性损伤。故选ABCDE。

17. F【解析】腰椎间盘突出症的手术指征包括：半年以上病史，经保守治疗3周至1个月无效；首次发作但是症状严重；单根神经麻痹或者马尾神经受压麻痹的症状；患者为中年，病程长，影响工作及生活；病史不典型，但是影像学检查有明显的神经根突出，神经压迫；合并有椎管狭窄病症。故选F。

18. I【解析】腰椎间盘手术的并发症包括：感染（感染是所有外科手术共有的并发症），神经损伤（手术中在硬膜外或硬膜内都有可能损伤神经根），大血管损伤（最常见的是经后路手术时损伤腹后壁大的血管），粘连与瘢痕，脊柱不稳，脏器损伤（血管损伤时可能伴有其他脏器损伤，如膀胱、输尿管或小肠等）。故选I。

19. B【解析】患者病情迁延时间较长，故保守治疗效果不理想，患者为单纯的神经根受压症状，无椎体不稳等症状，故最适合患者的方法为经后路椎间盘镜行第4~5腰椎椎间盘髓核摘除术。故选 B。

20. ABEF【解析】患者无四肢麻木、过敏和疼痛等感觉障碍表现，排除 C；患者未出现低热等全身症状，排除 D；患者出现明显的下肢症状及阳性体征，排除 G；患者未出现恶心、呕吐、心动过速等交感神经症状，排除 H；患者未出现眩晕、头痛等椎动脉型颈椎病症状，排除 I。故选 ABEF。

21. ABCDEFG【解析】根据患者症状，应给予患者颈椎 X 线检查，以了解患者骨骼变化；给予患者颈椎 CT 和 MRI，以了解患者神经压迫情况及类型；给予患者颈脊髓造影、脊髓诱发电位检查，以检查患者是否存在颈椎原发性肿瘤、颈椎椎体转移瘤、脊髓肿瘤；给予患者肌电图检查，以排除其他原因导致的患者肌肉力量、神经支配皮肤感觉异常。故本题选 ABCDEFG。

22. F【解析】患者颈椎 X 片显示患者骨质未见破坏、未见明显异常；患者颈椎 MRI 可见第 3~6 颈椎椎间盘明显的间盘突出，压迫硬脊膜囊，故可诊断为脊髓型颈椎病。

23. E【解析】患者为成年男性，有腰痛、乏力半年的病史，查体呈消瘦状态，腰部叩痛，腰椎有轻度后凸畸形，下肢病理征阴性，考虑患者结核分枝杆菌感染的可能性大，故应详细询问有无咳嗽、低热、盗汗等病史。

24. CD【解析】患者已有腰痛、乏力半年，病程较长。脊柱结核后期患者常有腰大肌脓肿形成，可在腰三角、髂窝、腹股沟处看到或摸到脓肿。脊柱结核脓肿形成后的局部症状有神经功能障碍，应检查患者是否有马尾神经受损症状。故选 CD。

25. A【解析】根据患者病史，病程较长，考虑为脊柱结核，故患者右下腹包块最大的可能性是椎体破坏后形成的脓肿，即寒性脓肿。

26. ACE【解析】脊柱结核的治疗包括全身治疗和局部治疗。全身治疗有支持治疗（病变活动期患者必须绝对卧床休息，避免劳累，合理加强营养）、抗结核药治疗；局部治疗有矫形、脓肿穿刺、窦道换药和手术治疗。故选 ACE。

27. ABDE【解析】脊柱结核的手术适应证：①经非手术治疗效果不佳，病变仍有进展。②病灶内有较大的死骨及寒性脓肿存在。③窦道经久不愈。④骨质破坏严重，脊柱不稳定。⑤出现脊髓和马尾神经受压迫症状或截瘫。⑥严重后凸畸形。结合患者情况，故选 ABDE。

28. D【解析】根据“双侧髂嵴等高”可暂不考虑下肢不等长；根据“全身未查见咖啡牛奶斑及皮下结节、异常毛发分布”可暂不考虑神经纤维瘤病；神经根受刺激、髋关节挛缩的患者会有相应的其他阳性体征。再结合发现侧凸的年龄分析，该患者脊柱侧凸最可能的原因为特发性。

29. ABCDEF【解析】①X 线检查：可以初步确立诊断，观察畸形进展，寻找并发的畸形，制订治疗计划，或做疗效评价。②CT：对脊椎、脊髓、神经根病变的诊断具有明显的优越性，尤其对普通 X 线片显示不清的部位（如枕颈、颈胸段等）更为突出，能清晰地显示椎骨、椎管内、椎旁组织的细微结构。特别是做脊髓造影CT，可以了解椎管内的真实情况以及骨与脊髓、神经的关系，为手术治疗提供资料。③MRI：对椎管内病变分辨力强，不仅提供病变部位、范围，对其性质如水肿、压迫、血肿、脊髓畸形、变性等分辨力优于CT，但尚不能代替CT或脊髓造影。④肺功能检查：脊柱侧凸患者的常规检查，脊柱侧凸患者的肺总量和肺活量减少，而残气量多正常，肺活量的减少与脊柱侧凸的严重程度相关。⑤电生理检查：对了解脊柱侧凸患者是否合并神经、肌肉系统障碍有重要意义。⑥发育成熟度鉴定：成熟度的评价在脊柱侧凸的治疗中尤为重要，必须根据生理年龄、实际年龄及骨龄来全面评估。

30. C【解析】青少年型特发性脊柱侧凸的治疗方法包括观察随访、支具治疗、手术治疗三种。其治疗原则：①Cobb角<25°，应严密观察，如每年进展>5°且Cobb角>25°，应行支具治疗。②Cobb角25°~40°，应行支具治疗。③Cobb角>40°，且每年加重>5°，应手术治疗。④Cobb角40°~50°，进展加重的概率较大，如果患者未发育成熟，应手术治疗；对于发育成熟的患者，如果随访发现侧凸有明显进展，也应手术治疗。⑤Cobb角>50°应手术治疗。根据影像学检查结果，该患者Cobb角部低于40°，且“畸形加重亦较快”，因此，该患者应采取手术治疗。

31. ABDE【解析】腰椎间盘突出症的腰部疼痛多为酸胀痛，部位多位于腰骶部、向臀后部、大腿后外侧、小腿外侧至跟部或足背部放射。而软组织劳损或纤维组织炎疼痛的部位多位于椎旁肌，无放射痛。腰椎间盘突出症患者活动时疼痛加剧，休息后减轻，卧床体位：多数患者采用侧卧位，并屈曲患肢；个别严重患者在各种体位均疼痛，只能屈髋、屈膝跪在床上以缓解症状。腰椎结核和腰椎肿瘤也可以出现腰痛伴下肢的疼痛症状，但多无缓解的间隙期而呈持续疼痛，并且多伴随有全身症状，可以和腰椎间盘突出症相鉴别。腰椎间盘突出症和腰椎管狭窄症均可出现间歇性跛行，不同之处在于后者大多都无其他阳性体征，而且无下肢的放射性疼痛。但有时两种疾病可以并存。

32. C【解析】患者X线片显示腰椎退变。CT示第4~5腰椎椎间盘左后方突出，硬脊膜囊受压。结合问诊及体检结果，该患者最可能的诊断是腰椎间盘突出症。故选C。

33. ABCDE【解析】CT检查示第4~5腰椎椎间盘突出症，随后的检查有以下目的：①明确疾病的性质，和其他疾病相鉴别，并且用于指导治疗。②明确腰椎间盘突出症的范围和严重程度，有无其他部位的突出，确定治疗方案。③根据检查结果和有无合并疾病，初步制定手术方式、减压范围、是否需行内固定治疗。④评价第5腰神经根和马尾神经受压情况，间接评估神经受损程度。⑤评估患者能否耐受手术、有无手术禁忌证。MRI检查除了可观察CT所能显示的改变之外，还可以更清楚地显示软组织信号改变，包括髓核是否脱出，以及与未脱出部分的关系，并可排除椎管内占位病变，如马尾肿瘤。观察第5腰神经根和马尾神经受压情况；脊柱周围以及椎体有无病变。同时在横轴位的平片上，可以测量椎管的前后径，判断是否合并有椎管狭窄。临床中，许多的神经内科、外科疾患，以及外周神经病变都有四肢麻木、感觉异常等症状，可以行肌电图检查相鉴别。血常规、血生化检查、心电图、肺功能、血管 B 超等可了解患者有无手术禁忌证，完善术前准备，排除合并有糖尿病、下肢血管病变等引起四肢麻木的疾病，并减少手术并发症。

34. DEF【解析】腰椎间盘突出症非手术治疗适用于：①年轻、初次发作或病程较短者。②休息后症状可以自行缓解者。③CT/MRI 显示椎间盘纤维环基本完整者。该患者非手术治疗无效，症状较重影响工作和生活；神经损伤症状明显；MRI 显示纤维环破裂，有手术适应证，需行手术治疗，应行第 4 腰椎左侧椎板开窗、第 4~5 腰椎椎间盘髓核摘除术。

35. CDE【解析】如果腰椎出现滑脱较为明显，一般情况下通过腰椎正侧位 X 线片即可诊断；对于不明显者，给予患者腰椎过伸过屈位 X 线检查也可以诊断；因为患者为撞伤后出现的症状，要注意排除患者是否存在椎弓根骨折，故给予患者行腰椎斜位 X 线检查。故选 CDE。

36. B【解析】临床上一般按 Meyerding 法分度：Ⅰ度为椎体向前滑动不超过下位椎体前后径的 25%；Ⅱ度为滑脱超过 25%，但不超过 50%；Ⅲ度为滑脱 50%~75%；Ⅳ度为滑脱超过 75%；Ⅴ度为滑脱大于 100%（腰椎脱离）。故选 B。

37. BF【解析】正常情况下Ⅱ度以下滑脱给予保守治疗，如卧床休息、禁止增加腰部负重的活动、佩戴腰围保护等；保守治疗无效后手术治疗。故选 BF。

骨肿瘤1　　骨肿瘤2

第十一章　骨　肿　瘤

一 A1型题

1. 关于骨巨细胞瘤的治疗方法，描述错误的是
   A. 刮除植骨术对于破坏尚有局限的Ⅰ级肿瘤适用
   B. 节段截除术适用于Ⅰ、Ⅱ级肿瘤范围较大或刮除后复发者，截除的骨缺损可行植骨，或者人工关节替代
   C. 截肢或关节离断术适用于Ⅱ级骨巨细胞瘤，或者有明显恶变者，或者已经广泛侵入软组织者
   D. 骨巨细胞瘤对放射治疗有中度敏感性，放射治疗多应用于术前辅助治疗或手术困难部位
   E. 化学治疗用多柔比星骨水泥缓释体替代一般的植骨
2. 马富奇（Maffucci）综合征属于
   A. 骨组织肿瘤　　B. 软骨组织肿瘤
   C. 纤维组织肿瘤　　D. 骨髓组织肿瘤
   E. 滑膜组织肿瘤
3. 在转移性骨肿瘤中，下列原发病灶哪种最多见
   A. 乳腺癌　　B. 前列腺癌
   C. 肾癌　　D. 甲状腺癌
   E. 膀胱癌
4. 预后最差的骨肿瘤是
   A. 未分化网状细胞肉瘤　　B. 骨肉瘤
   C. 原发性软骨肉瘤　　D. 骨巨细胞瘤Ⅱ级
   E. 骨纤维肉瘤
5. 恶性骨肿瘤的X线表现主要是
   A. 边缘清楚，骨质破坏，骨膜反应明显
   B. 边缘不清楚，骨质破坏，骨膜反应明显
   C. 边缘不清楚，骨质破坏，无骨膜反应
   D. 边缘清楚，骨质增生，无骨膜反应

E. 边缘不清楚，骨质增生，无骨膜反应

6. 关于骨肉瘤的血生化检查，不正确的是
   A. 临床大多数骨肉瘤患者碱性磷酸酶升高
   B. 骨肉瘤复发时，碱性磷酸酶不会升高
   C. 碱性磷酸酶在手术和化学治疗后明显下降
   D. 骨肉瘤复发时，碱性磷酸酶升高
   E. 骨生化检查可作为观察病情转归的重要参考指标

7. 指骨 X 线片示骨干中心密度减低区骨皮质膨大、边缘整齐，阴影中心有钙化点。最大可能是
   A. 成软骨细胞瘤　　B. 内生性软骨瘤
   C. 骨囊肿　　D. 成骨细胞瘤
   E. 嗜酸性肉芽肿

8. 骨软骨瘤切除范围是
   A. 骨段切除　　B. 纤维膜，软骨帽
   C. 切除肿瘤，搔刮邻近髓腔　　D. 纤维膜、软骨帽、病骨
   E. 纤维膜、软骨帽、病骨，以及基底周围部分正常骨和骨膜

9. 一名青年患者，左小腿上端肿痛。先是间歇痛，后加剧为连续性疼痛，夜间重，患部肿胀、发热、静脉怒张。可能是
   A. 恶性骨肿瘤　　B. 骨结核
   C. 急性骨髓炎　　D. 蜂窝织炎
   E. 胫骨结核骨软骨炎

10. 对非骨化性纤维瘤的治疗
    A. 一经发现应行手术切除
    B. 小病灶有自愈倾向，可密切观察
    C. 除手术外还应辅以放射、化学治疗
    D. 应行广泛切除，否则易局部复发
    E. 以上答案都不对

11. 骨髓瘤可采取的治疗方法是
    A. 放射治疗　　B. 化学治疗
    C. 手术治疗　　D. 放射治疗 + 手术治疗
    E. 化学治疗 + 手术治疗

12. 下列哪种是良性肿瘤
    A. 骨髓瘤　　B. 黑色素瘤
    C. 尤因肉瘤　　D. 间皮细胞瘤

E. 淋巴细胞瘤

13. 影响软组织肉瘤预后的最重要因素是

A. 肿瘤的大小　　B. 肿瘤的部位

C. 组织学分级　　D. 肿瘤的组织学类型

E. 临床病程

14. 骨骼肌肉系统恶性肿瘤最常见的转移部位是

A. 肝　　B. 肺

C. 脑　　D. 肾

E. 胃肠道

15. 最常见的良性骨肿瘤为

A. 骨髓瘤　　B. 骨软骨瘤

C. 骨巨细胞瘤　　D. 骨囊肿

E. 骨瘤

16. 良性骨肿瘤的 X 线表现为

A. 边缘清楚　　B. 出现“葱皮”现象

C. 骨膜反应明显　　D. 空腔形成

E. 多处呈虫蛀状破坏

17. 关于尤因肉瘤的临床治疗，错误的是

A. 对放射治疗不敏感

B. 主要采取综合性治疗

C. 以手术治疗为主

D. 因易早期转移，单独应用放射治疗或化学治疗的远期疗效差

E. 手术可采取保肢或截肢的方法

18. 骨肉瘤可采取的治疗方法为

A. 放射治疗　　B. 化学治疗

C. 手术治疗　　D. 放射治疗 + 手术治疗

E. 化学治疗 + 手术治疗

19. 对骨巨细胞瘤，描述正确的是

A. 是一种高度恶性肿瘤　　B. 容易发生远处转移

C. 可见于骶骨以外的椎体　　D. 好发于 20~40 岁

E. 好发于长骨干骺端

20. 骨肉瘤 X 线检查的特征是

A. 可见于骨端　　B. 可见“日光射线”现象

C. 可见于短管状骨　　D. 可见膨胀性生长

E. 可见与正常组织界限清楚

21. 有关骨软骨瘤的治疗，下列正确的是

A. 早期发现，早期手术

B. 肿瘤段切除

C. 若肿瘤大，生长快，切除范围应从肿瘤基底四周部分正常骨组织开始

D. 刮除病灶，自体骨植骨术

E. 切除后行人工关节置换术

22. 关于骨软骨瘤的临床特点，下列正确的是

A. 骨软骨瘤又称骨软骨性外生骨疣，是儿童期最常见的良性骨肿瘤

B. 最常发生于股骨下端和胫骨上端，其次为肱骨上端，单发多见

C. CT 对其诊断有较大帮助

D. 为局部渐行增大的骨性无痛性包块，刺激或压迫周围组织可引起疼痛

E. 以上都是

23. 骨软骨瘤的临床表现是

A. 肿瘤生长迅速

B. 局部红肿、疼痛

C. 多数无症状，无意中发现骨性肿块

D. X 线片显示骨破坏，膨胀改变

E. 常见部位是手、足的管状骨

24. 内生软骨瘤的 X 线特征是

A. 溶骨性骨破坏　　B. 密度增高的肿瘤骨

C. “日光射线”形态　　D. “葱皮”现象

E. 干骺端的圆形或卵圆形低密度病灶

25. 创伤性神经纤维瘤的病理是

A. 再生　　B. 增生

C. 肥大　　D. 机化

E. 化生

26. 单纯使用根治性切除手术治疗骨肉瘤，5 年存活率不高，主要原因是

A. 多见于年轻人　　B. 早期髓腔内广泛蔓延

C. 早期广泛侵犯软组织　　D. 早期淋巴管内瘤栓形成

E. 早期血液中发现癌细胞

27. 一般良性骨肿瘤

A. 生长慢有症状　　B. 生长慢无症状

C. 生长慢有疼痛　　D. 生长快有症状

E. 生长快无症状

28. 骨原发性非霍奇金淋巴瘤 1~2 期的治疗可采用

A. 化学治疗
B. 放射治疗
C. 手术治疗
D. 手术治疗 + 放射治疗
E. 化学治疗 + 手术治疗

29. 有关骨肿瘤的描述，下列不正确的是

A. 凡发生在骨内或起源于骨各种组织成分的肿瘤，不论是原发性，还是继发性或转移性肿瘤，统称为骨肿瘤
B. 良性占 50%，恶性占 40%，肿瘤样病变占 10% 左右。良性者以骨巨细胞瘤、骨软骨瘤多见；恶性者以骨肉瘤、软骨瘤多见
C. 骨或关节疼痛、骨性肿块及肢体功能障碍是骨肿瘤的三大主症
D. X 线检查对骨肿瘤的诊断具有重要的价值
E. 采取截肢治疗仍是唯一的治疗选择手段

二 A2 型题

1. 患者，男性，15 岁。X 线检查：左胫骨上端骨骺处一偏心性溶骨性病变，边界不清，骨皮质完整，无骨膜反应。最可能的诊断是

A. 成软骨细胞瘤
B. 成骨细胞瘤
C. 骨巨细胞瘤
D. 动脉瘤样骨囊肿
E. 非骨化纤维瘤

2. 患者，男性，34 岁。主诉颈部疼痛，活动时加重，休息后疼痛可减轻、夜间盗汗等，结合下图选出最佳的诊断

A. 骨髓瘤
B. 颈椎骨转移
C. 颈椎退行性病变
D. 骨巨细胞瘤
E. 颈椎结核

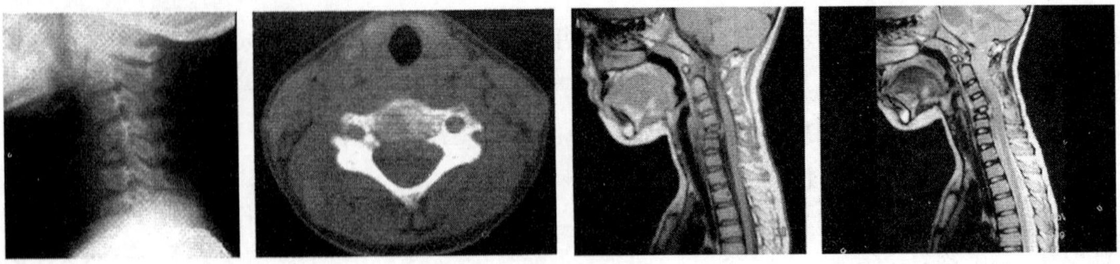

3. 患者，男性，28 岁。走路时不慎跌倒，曾拟为左肱骨头骨折并行固定，但半年后疼痛未

减轻，触压局部骨质松软，触之有乒乓球感，有明显叩击痛，结合下图选择最佳答案

A. 化脓性骨髓炎　　B. 骨结核
C. 骨网状细胞肉瘤　　D. 骨转移瘤
E. 左肱骨头骨折

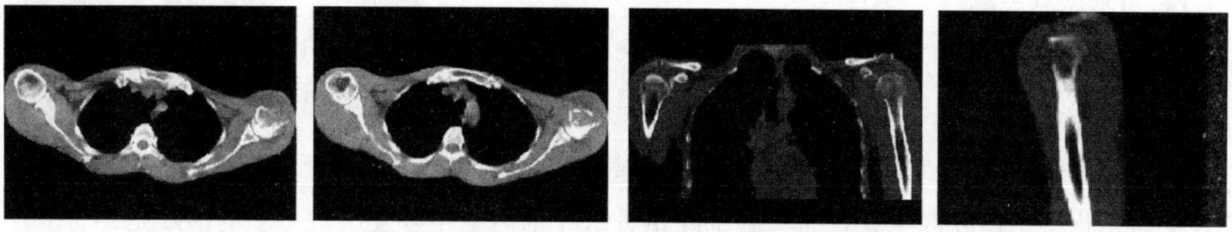

4. 患者，31 岁。膝关节间歇性隐痛，肿胀半年多，查胫骨上端内侧肿胀，触之有乒乓球感，X 线片显示胫骨上端内侧呈膨胀性肥皂泡样骨质破坏，横径大于纵径。应诊断为

A. 骨囊肿　　B. 骨巨细胞瘤
C. 软骨母细胞瘤　　D. 溶骨型骨肉瘤
E. 动脉瘤样骨囊肿

5. 患者，女性，25 岁。左膝外上方逐渐隆起包块伴酸痛半年，X 线片示左股骨下端外侧有一病灶，边缘膨胀，中央有肥皂泡样改变，无明显的骨膜反应。其诊断考虑为

A. 骨纤维异样增殖症　　B. 骨髓瘤
C. 骨肉瘤　　D. 骨巨细胞瘤
E. 骨囊肿

6. 患者，女性，23 岁。9 年前左膝肿物，经 X 线检查诊断为骨软骨瘤。1 个月前较剧烈活动后，左膝部明显疼痛，自感包块增大，疼痛能用布洛芬缓解，但夜间仍影响睡眠。最适宜的处理方法是

A. 按摩热敷　　B. 手术治疗
C. X 线复查　　D. 服镇痛药
E. 局部封闭

7. 患者，男性，55 岁。因轻度骶尾部疼痛 1 年，加重 3 日就诊。双下肢及会阴部无感觉运动障碍，粪便常有秘结。为明确诊断需要进行的基本检查不包括

A. 骨盆 X 线检查　　B. 直肠指诊
C. 粪常规　　D. 血管造影
E. CT 扫描

8. 患者，男性，30 岁。右肱骨上段肿痛 1 个月，疼痛以夜间明显，X 线检查如右图所示。最可能的诊断是

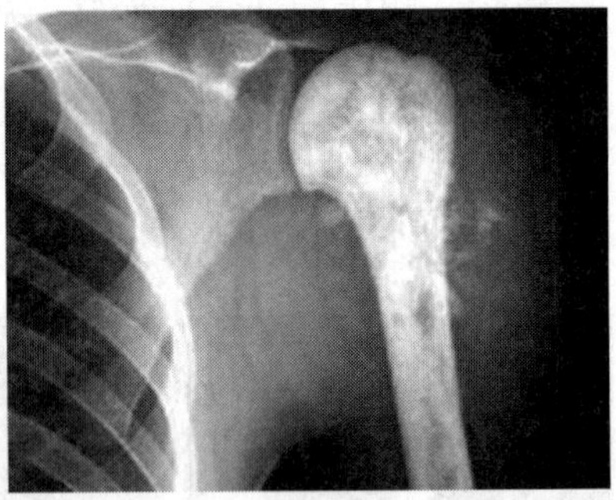

A. 骨纤维肉瘤
B. 溶骨性骨肉瘤
C. 成骨性骨肉瘤
D. 软骨肉瘤
E. 皮质旁骨肉瘤

9. 患者，男性，30 岁。右手中环指肿胀、疼痛，X 线片示中、环指近节指骨膨胀性骨吸收，夹杂钙化斑。诊断内生软骨瘤，施刮除植骨术。术后 1 年复发，进一步的治疗是
A. 肿瘤段切除植骨术
B. 肿瘤段切除人工关节置换术
C. 病灶刮除及自体植骨术
D. 截指术
E. 放射治疗

10. 患者，男性，60 岁。腹部束带样痛 2 个月，渐加重。体格检查：脐以下皮肤感觉迟钝，右侧明显，双下肢肌力正常，膝、踝反射亢进，巴宾斯基征（+），脊髓造影第 10 胸髓水平造影剂中断，呈杯口状充盈缺损。其诊断最大可能性是
A. 椎间盘突出症
B. 胸椎转移性肿瘤
C. 胸椎结核
D. 胸椎管内肿瘤
E. 粘连性蛛网膜炎

11. 患者，男性，37 岁。6 个月前劳累后出现右肩部疼痛不适，休息后可缓解，曾服用抗炎药，对症治疗，效果不佳，实验室检查正常。结合下图，患者最可能的诊断是
A. 骨囊肿
B. 骨样骨瘤
C. 骨髓炎
D. 骨梅毒
E. 良性骨母细胞瘤

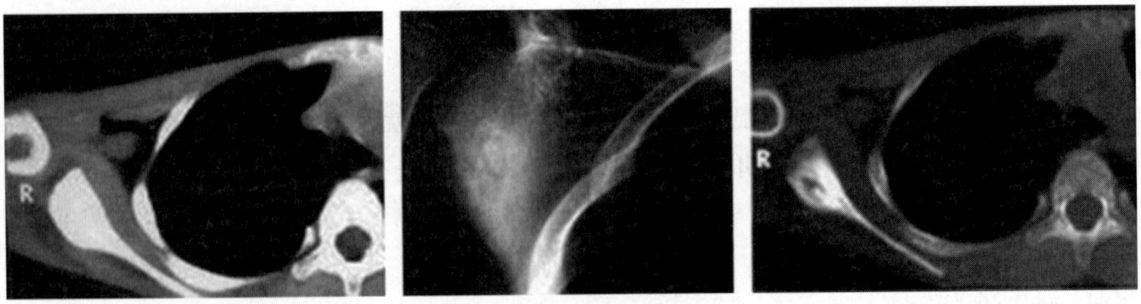

12. 患者，男性，40 岁。股骨下端疼痛，膝关节活动轻微受限。查体：股骨下端偏外侧局限性隆起，压痛，皮温略高。X 线片示股骨外侧髁可见偏心性生长的骨吸收病灶，皮质向

外膨隆，变薄，无骨膜反应。诊断为

A. 骨纤维异样增殖症　B. 骨巨细胞瘤

C. 嗜酸性肉芽肿　D. 内生软骨瘤

E. 骨囊肿

13. 患者，35 岁。1 个月前右膝被铁锹把撞伤，此后即感局部疼痛。来院检查：右胫骨上端轻微肿胀并且压痛，X 线片示胫骨上端外侧有膨胀的肥皂泡样透明阴影。最可能的诊断是

A. 骨内生软骨瘤　B. 骨样骨瘤

C. 骨巨细胞瘤　D. 骨肉瘤

E. 骨脓肿

14. 患者，男性，21 岁。左胫骨上端疼痛、肿胀、压痛和运动受限 4 月余。查体：左胫骨上端局部皮肤表浅静脉怒张，肿胀与压痛显著，触之有乒乓球感。X 线片示骨皮质已破坏、断裂。病理活检报告骨巨细胞瘤Ⅲ级。根据患者情况，目前治疗宜选择

A. 截肢术　B. 刮除，植骨术

C. 刮除，骨水泥充填术　D. 刮除灭活，植骨术

E. 刮除灭活，骨水泥充填术

15. 患者，女性，52 岁。右股骨上端疼痛 20 日，1 年前曾行乳腺癌根治术。查体：右股骨上端肿胀压痛，右髋活动受限。X 线检查：右股骨颈及转子下溶骨性破坏。最可能的诊断是

A. 骨肉瘤　B. 软骨肉瘤

C. 纤维肉瘤　D. 骨巨细胞瘤

E. 乳腺癌骨转移

16. 患者，男性，61 岁。腰痛 3 周，无明显外伤史。X 线片显示第 4 腰椎椎体压缩性骨折，椎体破坏，椎间隙正常。最可能的诊断是

A. 椎体结核　B. 椎体嗜酸性肉芽肿

C. 椎体巨细胞瘤　D. 椎体转移性肿瘤

E. 老年性骨质疏松症，椎体压缩性骨折

17. 患者，男性，40 岁。劳累后右髋骨轻微酸痛 1 年多，加重半个月，X 线片发现右股骨颈及转子间膨胀性改变，中央透亮，边缘有硬化带，无骨折，考虑为骨囊肿。宜采取的治疗措施是

A. 药物治疗　B. 化学治疗 + 免疫治疗

C. 病灶刮除并植骨　D. 截肢 + 化学治疗

E. 病段切除 + 人工假体移植

三 A3/A4型题

（1~4题共用题干）

患者，女性，33岁。出现右股骨上端疼痛。查体：右股骨上端肿胀、压痛，右髋关节活动受限，X线片示右股骨颈及转子下溶骨性骨破坏，3年前患乳腺癌，施乳腺癌根治术，局部无复发。

1. 患者最可能的诊断是
   A. 骨血管瘤　B. 软骨肉瘤
   C. 纤维肉瘤　D. 乳腺癌骨转移
   E. 骨巨细胞瘤
2. 最佳治疗方案为
   A. 皮肤牵引 + 镇痛 + 化学治疗　B. 单纯化学治疗
   C. 单纯放射治疗　D. 瘤段切除 + 假体置入
   E. 瘤段切除 + 假体置入 + 化学治疗
3. 最重要的辅助检查项目是
   A. 血生化检查　B. 胸部X线检查
   C. 局部MRI检查　D. 局部CT检查
   E. 腹部B超检查
4. 拟检查其他部位的骨骼是否有并存的病灶，最重要的检查项目是
   A. CT　B. MRI
   C. ECT　D. 血白细胞计数
   E. 骨髓穿刺

（5~6题共用题干）

患者，男性，16岁。低热37℃左右1个月，并感右股骨中段疼痛伴轻度肿胀。血红蛋白110g/L，红细胞沉降率55mm/h。X线检查显示股骨中段溶骨性破坏呈梭形影，伴轻度成骨。外有明显骨膜反应，软组织内未见肿块。

5. 最可能的诊断是
   A. 骨肉瘤　B. 骨囊肿
   C. 尤因肉瘤　D. 慢性骨髓炎
   E. 转移癌
6. 最佳的治疗方案是
   A. 抗结核治疗　B. 大剂量抗生素

C. 观察　　D. 截肢术

E. 化学治疗后根治性手术可延长假体置换时间

四 B 型题

（1~2 题共用备选答案）

A. X 线表现为方椎畸形　　B. 多椎体楔形变

C. X 线表现为椎间隙变窄　　D. X 线显示脊柱呈竹节样改变

E. X 线表现为椎体破坏，椎间隙变化不明显

1. 腰椎结核
2. 腰椎恶性肿瘤

（3~4 题共用备选答案）

A. 骨干　　B. 骨干骺端

C. 骨骺　　D. 骨端

E. 骨髓

3. 骨巨细胞瘤好发于
4. 骨软骨瘤好发于

五 X 型题

1. 常见发生在骨骺的肿瘤有

A. 成软骨细胞瘤　　B. 骨巨细胞瘤

C. 透明细胞软骨肉瘤　　D. 骨肉瘤

E. 动脉瘤样骨囊肿

2. 骨肿瘤的生长方式是

A. 弥漫性生长　　B. 浸润性生长

C. 外生性生长　　D. 内生性生长

E. 膨胀性生长

3. 下列哪项不是骨肉瘤的典型临床表现

A. 多见于年轻人

B. 好发于骨

C. 血清碱性磷酸酶正常，可排除恶性肿瘤

D. 前列腺癌扩散，血清酸性磷酸酶升高

E. 成骨性骨肿瘤，血清碱性磷酸酶升高

4. 骨肉瘤能见到的骨膜反应是

A. 骨膜增厚
B. Codman 三角
C. “葱皮”现象
D. 肥皂泡样改变
E. “日光射线”形态

5. 女性，25岁。妊娠后期出现进行性背痛，下肢乏力，食欲缺乏。查体：第7胸椎轻度后凸，有叩痛；X线片显示第6~7胸椎间隙变窄，椎旁软组织阴影膨隆；红细胞沉降率60mm/h。可排除的诊断是

A. 胸椎转移癌
B. 胸椎结核
C. 胸椎血管瘤
D. 化脓性脊椎炎
E. 胸椎间盘脱出

6. 下列对放射治疗敏感的是

A. 尤因肉瘤
B. 纤维肉瘤
C. 骨巨细胞瘤
D. 脊椎血管瘤
E. 骨肉瘤

7. 三阶梯镇痛治疗方案的用药原则是

A. 按阶梯用药
B. 疼痛时用药
C. 个体化用药
D. 尽可能口服给药
E. 按时给药

8. 下列哪项不是骨软骨瘤的临床表现

A. 生长较快，伴明显疼痛
B. 肿块明显，并可见其表面静脉怒张
C. 本身可无症状，但压迫周围组织可影响功能
D. X线检查见骨膜反应
E. 肿块与周围界限不清

9. 转移性骨肿瘤的治疗原则

A. 积极治疗原发瘤
B. 行放射治疗或内分泌治疗
C. 必要时考虑手术
D. 单发的骨转移瘤若原发灶不明，应按原发肿瘤治疗
E. 不必行化学治疗

10. 骨肿瘤的治疗包括

A. 手术治疗
B. 化学治疗
C. 放射治疗
D. 中药治疗

E. 免疫疗法

11. 关于局限性骨脓肿，下列哪些说法是正确的

A. 又称布罗迪（Brodie）脓肿

B. 通常发生于短骨骨干，多见于指趾骨

C. 患者通常有急性血源性骨髓炎病史

D. X 线可以看到多量骨密质增生，表现为大片浓白阴影

E. 发生的主要原因往往是致病菌毒力不强或患者的抵抗力较高

12. 动脉瘤样骨囊肿的特点

A. 孤立性、膨胀性、出血性、多房性囊肿

B. 多见于青少年，发展迅速，疼痛和囊肿逐步加剧

C. 病损以溶骨为主，呈偏位性、多囊性膨胀

D. 动脉瘤性骨囊肿内细胞可能是恶性

E. 治疗以手术为主，辅以放射治疗

13. 下列尤因肉瘤的临床特点，正确的是

A. 起源于骨髓的间充质细胞

B. 好发部位为股骨、胫骨、腓骨、髂骨等

C. 主要症状是局部疼痛、压痛和肿块，伴有皮温升高、皮肤发红

D. 恶性度高、发展迅速、预后极差，早期即可发生转移

E. X 线检查表现有骨质脱钙、破坏，少量骨膜增生，软组织肿胀阴影

14. 在骨转移肿瘤中，下列原发病灶哪些最多见

A. 肺癌　　B. 乳腺癌

C. 胃癌　　D. 膀胱癌

E. 甲状腺癌

15. 恶性骨肿瘤的转移途径

A. 血行转移　　B. 淋巴转移

C. 局部转移　　D. 种植性扩散

E. 消化道转移

16. 化脓性骨髓炎做局部固定的目的为

A. 防止畸形　　B. 有利肢体休息

C. 防止病理性骨折　　D. 避免感染波及关节

E. 预防静脉血栓形成

17. 骨转移瘤的临床治疗方法包括

A. 高压氧治疗　　B. 放射性核素治疗

C. 手术治疗　　D. 放射治疗和化学治疗

E. 骨吸收抑制剂双膦酸盐和降钙素的应用，以及内分泌治疗

18. X线片见股骨下端有骨质破坏，边界不清及骨膜反应。可诊断为

A. 急性骨髓炎　　B. 骨恶性肿瘤

C. 化脓性关节炎影响股骨下端　　D. 骨结核

E. 股骨骨折

19. 下列内生软骨瘤的临床特点，正确的是

A. 一经发现应早期手术，恶变者行截肢术

B. 起源于干骺端，从干骺端开始可波及整个骨干，甚至侵入骨骺

C. 通常无特殊症状或无痛性肿胀，可发生病理性骨折

D. X线片可见骨干内有一个椭圆形骨质疏松阴影，很少波及骨骺

E. 主要发生于长管状骨和短管状骨，以指骨、掌骨最为常见，其次为肱骨、股骨等，在长管状骨内可恶变，而短管状骨内很少有恶变

20. 关于骨神经纤维瘤，说法正确的是

A. MRI可出现“靶征”

B. 肿瘤由施万细胞、神经束衣细胞和成纤维细胞组成

C. 骨神经纤维瘤多发生于儿童

D. 肿瘤内变性、囊变和出血少见

E. 单发骨神经纤维瘤与骨神经鞘瘤在诊断上不易鉴别

21. 关于骨髓瘤的叙述，下列哪项是正确的

A. 多见于儿童　　B. 腰背部剧痛向腹部或下肢放射

C. 本周（Bence-Jones）蛋白阳性　　D. 手术治疗为主

E. 起源于骨髓造血组织，以浆细胞为主的恶性肿瘤

22. 诊断骨髓瘤时，下列哪项是正确的

A. 多见于青少年

B. 尿中Bence-Jones蛋白（+），红细胞沉降率高达100mm/h

C. 常为多发性，偶见单发，多出现病理骨折

D. 骨髓穿刺可确定诊断

E. X线片示圆形凿型溶骨性缺损，周围无反应性新骨

23. 关于骨样骨瘤正确的叙述是

A. 多见于青少年人　　B. 好发于股骨、胫骨和腓骨

C. 疼痛可用阿司匹林镇痛　　D. 手术治疗为主

E. 是良性肿瘤

24. 骨样骨瘤的临床特点

A. 男女比例为3∶1

B. 疼痛为主，尤以夜间疼痛剧烈

C. 发病率由高到低依次为腰椎、颈椎、胸椎

D. X线表现为一个直径小于1cm的椭圆或圆形中心，X线透明区周围被一均匀的硬化带所包绕的病变

E. 治疗以手术为主

25. 尤因肉瘤好发部位为

A. 股骨　　B. 胫骨

C. 桡骨　　D. 骶骨

E. 尺骨

26. 非霍奇金淋巴瘤与尤因（Ewing）肉瘤的区别

A. 非霍奇金淋巴瘤瘤细胞呈圆形，核较大，网织纤维多分布在瘤细胞间

B. 非霍奇金淋巴瘤瘤细胞胞质不含有糖原，过碘酸希夫（PAS）染色阴性

C. X线片上非霍奇金淋巴瘤无“葱皮”现象

D. 非霍奇金淋巴瘤放疗以40~50Gy照射，而Ewing肉瘤需30~40Gy照射

E. 非霍奇金淋巴瘤多发于颌骨而Ewing肉瘤少见

27. 有关单纯骨软骨瘤的临床表现，正确的是

A. 多见于年轻人　　B. 多发于干骺端

C. 1%患者可以恶变　　D. 单发性骨软骨瘤比多发性恶变机会少

E. 骨生长年龄结束后肿瘤不停止生长

28. 滑膜肉瘤的临床表现包括

A. 运动缓慢、有轻度疼痛和压痛　　B. 有时无明显症状

C. 肿胀弥漫，局部发红，运动受限　　D. 发病年龄为青少年

E. 单纯切除后复发率高，因而术前应放射治疗，然后再截肢

29. 骨肿瘤诊断的基本原则

A. 临床表现　　B. 免疫学检查

C. 病理检查　　D. 放射检查

E. MRI

30. 血管造影在骨肿瘤诊断上的意义是

A. 了解肿瘤血管情况及软组织浸润范围

B. 判断肿瘤血管来源，是动脉插管化学治疗前必须做的检查

C. 可作为评价化学治疗效果的重要指标

D. 判断血管是否被肿瘤推压移位或包绕

E. 切除肿瘤时是否需要切除血管并做修复准备

31. 恶性骨肿瘤的化验表现为

A. 贫血　B. 血清锌下降

C. 碱性磷酸酶可升高　D. 尿酸增高

E. 酸性磷酸酶可升高

32. 恶性骨肿瘤的诊断特点有

A. 局部症状明显　B. 生长快

C. X线片示骨破坏明显　D. 容易有远处转移

E. 易发生病理性骨折

33. 骶骨肿瘤易被误诊为以下哪些疾病

A. 脊索瘤　B. 骨巨细胞瘤

C. 神经纤维瘤　D. 骨髓瘤

E. 腰椎间盘突出症

34. 横纹肌肉瘤的特点包括

A. 常见于中老年人

B. 青少年横纹肌肉瘤多生长于头颈部，生长快分化差，成人多见于肢体

C. 镜下描述为梭形细胞

D. 治疗采取手术治疗、放射治疗、化学治疗等

E. 干版照相有助于定位，CT有助于分期

35. 关于骨巨细胞瘤，描述错误的是

A. 常见于儿童及青少年

B. 为最常见的良性骨肿瘤，但具有侵袭性生长倾向

C. X线检查和动脉瘤性骨囊肿难区别，动脉造影可鉴别

D. 手术行彻底的囊内切除是治疗的首选方法

E. X线检查主要表现为溶骨，少数具有成骨及钙化

36. 碱性磷酸酶在骨肿瘤诊断中的意义

A. 成骨性骨肿瘤伴碱性磷酸酶增高，提示骨肉瘤可能性大

B. 溶骨性骨肿瘤伴碱性磷酸酶增高，提示预后不佳

C. 成骨性骨肿瘤伴轻度碱性磷酸酶增高，提示预后较好

D. 经治疗后碱性磷酸酶下降，较正常值高，提示已发生转移

E. 治疗前高，治疗后下降随后再次增高，提示转移病灶发生

37. 下列哪项是骨髓瘤的特征

A. 起源于髓腔网状组织的恶性肿瘤

B. 肿瘤有一个长短不一定的无症状期

C. 症状是疼痛，尤以夜间剧烈

D. 血常规检查红细胞沉降率明显增快

E. 首诊时可表现为单发或多发

38. 恶性肿瘤的保肢重建技术有

A. 关节融合术　　B. 人工假体置换术

C. 肿瘤灭活再植术　　D. 带血管自体骨移植术

E. 骨延长术

39. 经典型骨肉瘤的现代治疗方法包括

A. 放射治疗　　B. 新辅助化学治疗

C. 手术治疗　　D. 免疫治疗

E. 骨髓移植

40. 骨巨细胞瘤好发于

A. 股骨下端　　B. 胫骨上端

C. 肋骨　　D. 桡骨上端

E. 手、足部位

41. 关于骨纤维肉瘤，以下说法正确的是

A. 骨纤维肉瘤多为继发性病变　　B. 病理检查可见到肿瘤骨样组织

C. 多发生在青少年　　D. 影像学检查无特异性

E. 易发生肺转移

42. 下列关于骨肉瘤的 X 线表现，描述正确的是

A. “日光射线”形态　　B. Codman 三角

C. 常见于青少年，好发于四肢长骨　　D. 肥皂泡样改变

E. 直径 <1cm 的椭圆形透亮区

43. 恶性骨肿瘤异体骨半关节移植术的手术并发症是

A. 骨折　　B. 感染

C. 延缓愈合　　D. 不愈合

E. 迟发窦道

44. 骨转移瘤形成的过程包括

A. 肿瘤细胞从原发灶脱离　　B. 肿瘤细胞进入周围淋巴管或血管

C. 肿瘤细胞播散到远隔部位　　D. 肿瘤细胞附着于血管内皮并进入组织

E. 肿瘤细胞在组织内形成新的病灶

45. 骨巨细胞瘤的治疗方法主要包括

A. 刮除植骨术　　B. 节段截除术

C. 截肢或关节离断术　　D. 放射治疗

E. 化学治疗

46. 目前，骨肉瘤的病因尚未十分清楚，普遍认为与下列因素相关

A. 骨骼生长活跃　　B. 遗传基因

C. 放射线的影响　　D. 病毒感染

E. 良性骨疾病的恶变

47. 下列关于骨肉瘤的临床表现，下列说法正确的是

A. 骨肉瘤多发于干骺端，近邻关节，容易产生邻近关节积液，出现关节疼痛，影响关节功能，严重时关节畸形

B. 有肺部转移时，咳嗽、胸痛、咯血、呼吸困难等

C. 疼痛是骨肉瘤最早、最主要症状，可以发生在肿块出现以前，早期为轻度疼痛，或间断性疼痛，随着病情发展渐转为持续性剧烈疼痛，尤以夜间为甚

D. 见于青少年，无意中发现局部有一肿块，肿块生长缓慢，本身无症状

E. 患部常感酸痛或钝痛，偶尔有剧痛或夜间痛，肿胀多为骨质膨胀扩张的结果，触之有乒乓球感

48. 骨纤维肉瘤的特点

A. 病理分化差的纤维肉瘤是硬的，其内容物呈鱼肉样，有黏液病灶

B. 好发部位是长管状骨干骺端

C. X线特点是地图形，虫咬形，穿凿形溶骨性骨破坏

D. X线特点是很少有骨硬化及骨膜，若有骨膜反应，可以表现为板层样、放射状及Codman三角

E. 对化学治疗、放射治疗均敏感，也可手术治疗

六 案例分析题

（1~3题共用题干）

患者，男性，37岁。因右小腿疼痛2周入院。查体：右侧胫骨略向前弯曲，右小腿上段前外侧局部隆起，可触及包块，约4cm×2cm，质硬，固定，轻压痛，浅静脉无曲张，肢体感觉肌力无异常。X线片显示右胫骨前外侧溶骨性病变，边界清楚，周围有骨质硬化，可见锯齿状骨皮质破坏，无软组织包块。

1. 需要鉴别诊断的病变包括

A. 骨巨细胞瘤　　B. 骨髓炎

C. 非骨化性纤维瘤　　D. 造釉细胞瘤

E. 骨纤维结构不良

2. 对该患者的下一步诊治，辅助检查包括

A. CT　　B. ECT

C. MRI　　D. 血管造影

E. 穿刺活检

3. 该患者术前诊断为造釉细胞瘤，最佳的治疗方法为

A. 放射治疗　　B. 化学治疗

C. 病灶刮除植骨　　D. 肿瘤广泛切除、植骨

E. 根治性截肢

(4~6 题共用题干)

患者，男性，15 岁。左膝关节上方疼痛，肿胀，关节活动障碍。查体：左膝关节上方肢体较对侧增粗 4cm，表面皮温高，可见静脉怒张及局部压痛。X 线片显示左股骨干骺端溶骨及成骨性破坏，可见骨膜反应及软组织肿块。碱性磷酸酶 355 U/L。

4. 患者最可能的诊断是

A. 骨髓炎　　B. 骨肉瘤

C. 尤因肉瘤　　D. 类风湿关节炎

E. 骨巨细胞瘤

5. 该患者必须进行的检查是

A. 血常规　　B. CT

C. MRI　　D. 放射性核素骨显像

E. 病理活检

6. 患者如需手术治疗，可选择

A. 病变刮除植骨内固定　　B. 截肢治疗

C. 病变整块切除　　D. 病变整块切除、关节融合

E. 病变整块切除、人工关节置换

(7~9 题共用题干)

患者，女性，50 岁。不慎跌倒致背部疼痛 6 小时入院。查体：下胸椎棘突压痛明显，后凸增大，腹股沟平面以下浅感觉减退，排尿障碍。X 线片显示第 10 胸椎椎体楔形变，第 8、10、12 胸椎椎体骨小梁稀疏增粗，呈栅栏样。

7. 最可能的脊椎病变是

A. 血管瘤　　B. 尤因肉瘤

C. 转移瘤　　D. 骨髓瘤

E. 骨巨细胞瘤

8. 对该患者的下一步诊治，通常包括

A. 持续导尿 B. CT
C. MRI D. ECT
E. 术中病理活检

9. 对该患者可能的治疗不包括

A. 脱水治疗 B. 肾上腺皮质激素
C. 化学治疗 D. 椎体成形术
E. 脊髓减压、内固定术

（10～12题共用题干）

患，女，12岁。右膝关节疼痛2个月，就诊于当地医院，诊断为生长痛，未予以特殊诊治。就诊前一天在跑步时突然摔倒，疼痛剧烈，无法活动，右下肢畸形明显。急诊送往医院，X线片显示右股骨下段骨折，骨折线分离，骨折两侧可见虫蚀样骨质破坏，髓腔内骨质硬化。

10. 最可能的诊断是

A. 右股骨创伤性骨折 B. 右股骨急性骨髓炎，创伤性骨折
C. 右股骨疲劳性骨折 D. 右股骨骨巨细胞瘤，病理性骨折
E. 右股骨骨肉瘤，病理性骨折

11. 对该患者的急诊处理是

A. 石膏外固定，等待骨折愈合 B. 石膏外固定，穿刺活检
C. 急诊手术，截肢 D. 急诊手术，外固定架固定
E. 急诊手术，切开复位内固定

12. 在化学治疗过程中，患者疼痛和肿胀加重，骨质破坏增加，血管神经束被肿瘤包裹，首选的治疗方法是

A. 截肢术 B. 给予强烈镇痛药
C. 大剂量放射治疗 D. 继续化学治疗至足够疗程
E. 肿瘤刮除，股骨下段肿瘤型假体置换术

（13～15题共用题干）

患者，女性，42岁。出现左大腿前方疼痛1个月入院。疼痛呈钝痛，休息不缓解，活动后加重不明显。2年前有甲状腺肿物切除史，切除标本病理结果考虑乳头状甲状腺癌，分化良好。查体：颈部检查未扪及包块，颈前可见甲状腺切除手术后瘢痕，长约10cm。双下肢活动好，肌力正常，无感觉障碍。下肢生理反射存在，病理反射未引出。左大腿中上段轻度压痛，叩痛明显，皮温不高，表面无静脉扩张。X线检查见左股骨中上段转子下2cm处，

髓腔内有一个直径约为3cm的区域，该区域骨密度减低，骨皮质轻度变薄，低密度区界限不清。

13. 进一步实验室检查应包括

A. 血常规
B. 尿常规
C. 甲状腺功能
D. 胸部X线检查
E. 甲状腺超声
F. 全身骨显像
G. 左股骨中上段CT

14. 提示：胸部X线检查未见异常。左股骨中上段CT检查示骨内溶骨性破坏，边缘无明显硬化表现，与正常骨组织界限不清，骨皮质轻度虫蚀样破坏，变薄，最大层面髓腔广泛受累。未见软组织侵犯，ECT显示左股骨中上段放射性浓聚，其余未见异常。血、尿常规正常，甲状腺功能正常。甲状腺超声未见肿瘤复发包块。在考虑甲状腺癌骨转移的同时，应该除外骨侵犯影像形态相似的疾病，包括

A. 骨结核
B. 软骨肉瘤
C. 骨囊肿
D. 单发骨髓瘤
E. 骨内淋巴瘤
F. 骨肉瘤
G. 慢性化脓性骨髓炎

15. 提示：经过骨穿刺活检病理检查发现甲状腺导管样结构，细胞有明显发育异常，核大，深染细胞易见。诊断：①甲状腺癌术后。②单发左股骨近端骨转移瘤。可选择的治疗措施是

A. 病灶刮除+骨水泥填充
B. 病灶刮除+骨水泥填充+髓内钉内固定
C. 瘤段切除+髓内钉内固定+异体骨皮质骨环植骨
D. 化学治疗+放射治疗，不需要手术治疗
E. 先化学治疗，再手术切除，不需要内固定
F. 瘤段切除+髓内钉内固定+骨水泥填充骨缺损
G. 单纯行钛板螺钉内固定预防发生病理骨折

（16~18题共用题干）

患者，女性，51岁。发现左膝肿块半年余。查体：左大腿近端可触及6cm×4cm×7cm大小肿块，质中偏硬，不能推动，无压痛。

16. 为明确诊断，应做的检查项目包括

A. X线检查
B. CT
C. MRI
D. ECT
E. 数字减影血管造影（DSA）
F. 穿刺活检

G. B 超

17. 提示：X 线检查未见骨骼异常，MRI 显示 T_1WI 中等信号，T_2WI 高信号，信号不均匀，脂肪抑制时呈高信号。可排除的疾病是

A. 硬纤维瘤
B. 囊肿
C. 滑膜肿瘤
D. 脂肪源性肿瘤
E. 黄色瘤
F. 纤维肉瘤
G. 横纹肌肉瘤

18. 提示：穿刺活检报告为滑膜肉瘤，中等分化程度。患者坚决要求保肢，进一步的治疗策略是

A. 先放疗缩小肿瘤，再手术切除
B. 可先术前化学治疗，再手术局部扩大切除
C. 化学治疗结合放射治疗
D. 扩大切除，根据术后病理决定是否放射、化学治疗
E. 先行放射性核素治疗，再根据疗效决定手术或放射、化学治疗
F. 先行肿瘤部分切除或瘤内刮除等减瘤手术，再行局部放射治疗

（19~21 题共用题干）

患者，男性，24 岁。主因右大腿下端疼痛、肿胀 1 个月。活检证实右股骨下段骨肉瘤，给予化学治疗 2 个疗程，准备手术治疗。

19. 术前为评价化学治疗效果可进行的检查是

A. 碱性磷酸酶（ALP）
B. PET-CT
C. 血常规
D. X 线检查
E. CT、MRI
F. 血管造影
G. B 超
H. 病理活检

20. 若术前化学治疗评估反应良好，肿瘤缩小，周围形成骨壳。应采用的手术方法是

A. 大腿截肢
B. 髋关节离断
C. 肿瘤刮除植骨内固定
D. 肿瘤边缘切除人工假体置换
E. 肿瘤广泛切除人工假体置换或异体骨移植

21. 患者术后恢复良好，化学治疗肿瘤坏死率分级Ⅲ级。则必须进行的后续治疗是

A. 功能锻炼，严密随访
B. 药物治疗
C. 术后更换化学治疗方案
D. 局部放射治疗
E. 免疫治疗
F. 继续术前化学治疗 3~4 个疗程

参考答案与解析

一、A1 型题

1. C【解析】骨巨细胞瘤的治疗方法主要包括如下几种。①刮除植骨术：对于破坏尚有局限的Ⅰ级肿瘤适用。②节段截除术：适用于Ⅰ、Ⅱ级肿瘤范围较大或刮除后复发者，截除的骨缺损可行植骨，或者人工关节替代。③截肢或关节离断术：适用于Ⅲ级骨巨细胞瘤，或者有明显恶变者，或者已经广泛侵入软组织者。④放射治疗：本病对放射治疗有中度敏感性，多应用于术前辅助治疗或手术困难部位。⑤化学治疗：用多柔比星骨水泥缓释体替代一般的植骨。故选 C。

2. B【解析】Maffucci 综合征属于内生软骨瘤的特殊类型，因而它和奥利尔（Ollier）病都属于软骨组织肿瘤。故选 B。

3. A【解析】转移性骨肿瘤的好发部位为躯干骨。最常见的原发癌灶是乳腺癌，其次为前列腺癌、肺癌、肾癌等。故选 A。

4. A【解析】未分化网状细胞肉瘤恶性程度最高且早期全身转移，因而预后最差。

5. B【解析】良性骨肿瘤通常具有规则的形态和与周围正常组织清晰的边界。恶性骨肿瘤骨皮质受到破坏可表现为变薄、断裂、部分缺失或呈不规则的残留骨片。X 线片的不规则边缘通常不清晰，同时有可能会出现骨折或其他表现，也会伴有骨膜反应。

6. B【解析】骨生化检查可以作为观察病情转归的重要参考指标，骨肉瘤一般复发时碱性磷酸酶会升高，手术和化学治疗后碱性磷酸酶正常。故选 B。

7. B【解析】一般内生性软骨瘤多发于指骨，边缘整齐，阴影中心有钙化点，无溶骨性骨破坏，因而可能最大。

8. E【解析】骨软骨瘤切除范围应包括纤维膜、软骨帽、病骨，以及基底周围部分正常骨和骨膜。切除基底周围部分正常骨和骨膜是为了防止复发。

9. A【解析】该患者病变部位在左胫骨上端，表现为持续性疼痛，夜间痛，患部肿胀、发热，静脉怒张。以上临床表现符合恶性肿瘤，因此考虑恶性骨肿瘤。

10. B【解析】无症状的非骨化性纤维瘤不需治疗。对偶然发现的病灶，患者可定期随诊。对于有症状的病灶，病灶在不断发展扩大且有骨折倾向时，可选择病灶刮除植骨，预后很好。对于小的病灶，可行单纯刮除，无需植骨，也可嘱患者随诊，病灶有可能自愈。故选 B。

11. B【解析】一般骨髓瘤的治疗采取化学治疗，防治感染和肾功能衰竭，可以配合使用放射治疗和免疫治疗。

12. D【解析】只有间皮细胞瘤是良性肿瘤，A、B、C、E 都是恶性肿瘤。

13. C【解析】软组织肉瘤的治疗依赖于组织学分级，这是影响其预后的最重要因素和活检后的常规评估项目。故选C。

14. B【解析】1980年，Enneking提出了肌肉骨骼系统肿瘤的外科分期，即G-T-M外科分期系统。G表示病理分级；T表示肿瘤与解剖学间隔的关系；M表示淋巴结受到侵犯及远隔转移。其中，远隔转移主要发生于肺。

15. B【解析】发病率最高、临床上患者最多、最常见的骨骼良性肿瘤就是骨软骨瘤，可以分为单发和多发两种。其中单发的骨软骨瘤是最常见的，又称骨软骨性外生骨疣，这种骨肿瘤有可能是局部增生性变化，也有可能是生长发育期出现的发育异常造成的。

16. A【解析】良性肿瘤和恶性肿瘤的X线表现主要区别：良性肿瘤边缘清楚，一般无骨膜反应，而恶性肿瘤呈现浸润性生长，常边缘不清楚，有骨质破坏和明显的骨膜反应。

17. A【解析】尤因肉瘤对放射治疗极为敏感，经小剂量照射后，能使肿瘤迅速缩小，局部疼痛明显减轻，但由于尤因肉瘤易早期转移，单独应用放射治疗远期疗效差。化学治疗也很有效，但预后仍较差。现采用放射治疗加化学治疗和手术（保肢或截肢）的综合治疗。

18. E【解析】一般骨肉瘤的治疗为化学治疗后再手术治疗，术后继续化学治疗。故选E。

19. D【解析】骨巨细胞瘤是发生于骨组织的良性肿瘤，好发于股骨下端和胫骨的上端。骨巨细胞瘤很少发生转移，它的远处转移率大概为3%，且一般都是局部复发之后发生的转移。骨巨细胞瘤一般好发于20~40岁的中青年人。

20. B【解析】骨肉瘤的X线检查有不同的特征性表现，主要表现有成骨性的骨硬化灶或溶骨性的破坏，骨膜反应可见Codman三角或呈“日光射线”形态。故选B。

21. C【解析】骨软骨瘤一般不需治疗，但有疼痛或影响关节活动功能、影响邻骨或发生关节畸形、压迫神经及血管、发生骨折、肿瘤表面滑囊反复感染、病变活跃有恶变可能者，应行切除术。切除应从肿瘤基底四周部分正常骨组织开始，包括纤维膜或滑囊、软骨帽等，以免复发。

22. E【解析】骨软骨瘤是儿童期常见的良性骨肿瘤，通常位于干骺端的一侧骨皮质，向骨表面生长，又称骨软骨性外生骨疣。有单发性及多发性两种，单发性多见。好发于长骨的干骺端，如股骨下端、胫骨上端及肱骨上端。临床上表现为无意中发现的骨性包块，如果肿瘤压迫周围组织或其表面形成滑囊炎症，可以引发疼痛。CT可以较好地显示骨干中轴不规则的肿瘤，顶端可以有圆形或菜花状不规则的高密度影，为软骨帽的钙化所致。

23. C【解析】骨软骨瘤是常见的良性肿瘤，多数无症状，无意中发现骨性肿块而就诊。多见于长骨干骺端，如股骨下端，胫骨上端和肱骨上端。X线见在干骺端从皮质突向软组织的骨性突起。发生恶性变时可出现疼痛，肿胀，软组织包块。

24. E【解析】内生软骨瘤的X线表现为干骺端的圆形或卵圆形低密度病灶，位于中心，占据整个髓腔，在骨破坏透亮区中可见到钙化。在短管状骨可侵及整个骨骼，呈梭形膨胀，在长骨肿瘤组织可侵入骨皮质的内缘产生沟嵴。多发性内生软骨瘤病灶常见于干骺端，早期表现为干骺端不规则增宽，内有斑点状和条状钙化。故选 E。

25. A【解析】创伤性神经纤维瘤系神经断端近侧纤维再生不能长入远端而在局部形成的假瘤。故选 A。

26. E【解析】骨肿瘤转移主要是通过血液扩散，往往检查出肿瘤时，已发生血液扩散了。故选 E。

27. B【解析】良性骨肿瘤一般生长慢，无症状；恶性骨肿瘤生长快，有症状。

28. B【解析】骨原发性非霍奇金淋巴瘤的治疗，采取放射治疗、化学治疗和手术的联合治疗，一般以放射治疗为主，1～2 期采取放射治疗，一般采取总量 45～50Gy，放射疗程 4～5 周。故选 B。

29. E【解析】恶性骨肿瘤采取截肢治疗并非唯一的治疗手段，除根治性截肢术外，还有肿瘤整块切除后的肢体重建术，即保肢手术，但应严格掌握适应证。另外，新辅助化学治疗、放射治疗措施，也极大地提高了患者的生存率。故选 E。

二、A2 型题

1. A【解析】患者的年龄 15 岁（成软骨细胞瘤好发于 10～20 岁），发病部位在左胫骨上端骨骺处（成软骨细胞瘤好发于长骨的骨骺和骨突），“骨骺处一偏心性溶骨性病变，边界不清，骨皮质完整，无骨膜反应”，基本符合成软骨细胞瘤的表现。

2. E【解析】根据患者颈椎 X 线片，可见患者出现明显的椎体变形，根据患者 MRI 检查，可见患者出现了明显的脊髓受压症状，再结合患者症状“颈部疼痛，活动时加重，休息后疼痛可减轻，夜间盗汗等”，推断最有可能的诊断为颈椎结核。

3. C【解析】根据患者影像表现可见肱骨干骺端可见灶性破坏，有穿透性、斑点状破坏区，相互融合则呈大范围的溶骨缺损，部分骨皮质受侵穿破；再结合患者症状“疼痛未减轻，触压局部骨质松软，触之有乒乓球感，明显叩击痛”。可知患者最有可能为骨网状细胞肉瘤。故选 C。

4. B【解析】骨巨细胞瘤的典型临床表现有疼痛，肿胀，经常性的关节受限，长骨病损处的 X 线片通常显示膨胀的偏心状的溶骨性破坏。根据患者疼痛及患者肿物部位，再结合患者特征性的 X 线表现，故最有可能为骨巨细胞瘤。

5. D【解析】该患者青年女性，左膝外上方逐渐隆起包块伴酸痛半年，X 线片示左股骨下端外侧有一病灶，边缘膨胀，中央有肥皂泡样改变。符合骨巨细胞瘤典型的临床及影像学表现。

6. C【解析】临床上骨软骨瘤患者多无疼痛或压痛，病变部位出现进展性疼痛，则必须警惕肿瘤恶变，故应复查 X 线，以观察患者病情变化。故选 C。

7. D【解析】骶尾部疼痛可能有骶尾骨的病变，骨盆 X 线及 CT 可检查；粪便秘结可为直肠病变，粪常规和直肠指诊可检查。血管造影一般用于心脑血管及中枢神经系统检查，该患者无血管病变，也无感觉运动障碍等神经病变。故选D。

8. C【解析】影像可见患者肱骨上段明显的骨质破坏，呈片状，团块状密度增高影，无骨小梁结构，有斑片状象牙质样瘤骨，可见毛玻璃状瘤骨。故选C。

9. C【解析】内生软骨瘤一经诊断，一般认为应行病灶刮除及自体植骨术。良性的无症状内生软骨瘤可暂不处理，但需定期随访。该患者治疗后复发，应继续行病灶刮除及自体植骨术。故选C。

10. D【解析】患者为老年男性，腹部有神经根性刺激症状，表现可为电灼、针刺、刀割或牵拉样疼痛，伴有同侧肢体运动障碍、对侧肢体感觉障碍。行影像学检查提示有充盈缺损，所以考虑胸椎管内肿瘤可能性大。胸椎间盘突出首先压迫脊髓前方，但是患者肌力无减退，所以不考虑。故选D。

11. B【解析】根据患者的CT检查，可清楚地看到肩胛骨部位明显的破坏灶，病灶“瘤巢”呈圆形或椭圆形，透光阴影最大直径不超过2cm，透光中央有点状密度增高阴影，在透光区周围常有反应性骨质增生，最可能为骨样骨瘤。故选B。

12. B【解析】根据患者年龄及局部症状，再结合患者的影像表现“偏心性生长的骨吸收病灶，皮质向外膨隆，变薄，无骨膜反应”，可推断最可能的诊断为骨巨细胞瘤。

13. C【解析】患者的症状及X线片的特征性表现“膨胀的肥皂泡样透明阴影”，基本与骨巨细胞瘤符合。故选C。

14. A【解析】骨巨细胞瘤是介于良性与恶性骨肿瘤之间的，现在患者出现局部皮肤表浅静脉怒张，肿胀与压痛均显著，触之有乒乓球感，可知患者出现了恶变，故应该给予彻底清除。故选A。

15. E【解析】患者有乳腺癌病史，再结合患者疼痛部位及X线表现“右股骨颈及转子下溶骨性破坏”，最有可能为乳腺癌骨转移。故选E。

16. D【解析】脊柱结核的X线特点之一是椎间隙的变窄或消失；嗜酸性肉芽肿多发于30岁以下；巨细胞瘤55岁以上少见；老年性骨质疏松症在X线片上其椎体应有骨质疏松的表现；椎体转移性肿瘤以溶骨性为多，无骨膜反应，多在合并病理性骨折后发现。综上所述，故选D。

17. C【解析】股骨颈及转子处骨囊肿系良性类骨肿瘤，可是易造成病理性骨折，因而选择病灶刮除并植骨。故选C。

三、A3/A4型题

1. D【解析】根据患者有乳腺癌病史，再结合患者症状及影像学表现“股骨颈及转子下溶骨性骨破坏”，故最有可能的诊断为乳腺癌骨转移。

2. E【解析】乳腺癌骨转移是乳腺癌较为常见的并发症，对于发生骨转移者，必须给予患者局部瘤段彻底清除，再结合化学治疗，故该患者应该给予瘤段切除，假体置入，化学治疗。故选E。

3. B【解析】乳腺癌可容易发生肺、骨、肝、脑、胸膜转移，其中肺转移发病率最高，故应该给予患者行胸部 X 线检查，以检查看是否存在肺部转移。故选 B。

4. C【解析】ECT 是一种利用放射性核素的检查方法，能够为肿瘤的诊治提供多方位信息，主要用于甲状腺癌、骨骼等部位肿瘤的检查，尤其常用于骨转移性肿瘤的检测。

5. C【解析】尤因肉瘤发病高峰为 10~20 岁，男性多于女性，表现为局限性疼痛。开始为间歇性疼痛，迅速发展为持续性疼痛，尤以夜间为甚，可伴有发热、体重减轻、白细胞计数增多和红细胞沉降率增快等全身症状。故选 C。

6. E【解析】尤因肉瘤对化学治疗、放射治疗敏感，其治疗应以化学治疗、放射治疗为主。故选 E。

四、B 型题

1. C【解析】在侧位 X 线片上观察椎间隙变化，椎间隙变窄是椎体结核早期 X 线片改变的重要征象之一。

2. E【解析】脊椎转移瘤好发于附件，以椎弓根破坏最有意义，椎体破坏可呈现压缩性骨折，但椎间隙正常。

3. D【解析】骨巨细胞瘤好发于骨端。

4. B【解析】骨软骨瘤好发于骨干骺端。

五、X 型题

1. ABC【解析】成软骨细胞瘤是来源于幼稚软骨细胞（成软骨细胞）的良性肿瘤，主要位于长骨末端的骨骺。骨巨细胞瘤的原发部位多发生在骨骺，随病灶的扩大逐渐侵及干骺端。透明细胞软骨肉瘤好发于股骨上端、肱骨上端、扁平骨和短骨的骨骺或骨凸。故选 ABC。

2. BCE【解析】肿瘤的生长方式有如下三种。①膨胀性生长：大多数良性肿瘤，生长缓慢，不侵袭周围组织，往往呈结节状，有完整的包膜。②外生性生长：发生在体表、体腔表面或管道器官表面的肿瘤，常向表面生长，良性、恶性肿瘤都可呈外生性生长。③浸润性生长：为大多数恶性肿瘤的生长方式。由于肿瘤生长迅速，侵入周围组织，浸润并破坏周围组织，肿瘤往往没有包膜或包膜不完整，与周围组织分界不明显。

3. ABDE【解析】凡患有恶性肿瘤的患者，除全面实验室检查，包括血、尿、便及肝、肾功能外，还必须对血钙、血磷、碱性磷酸酶和酸性磷酸酶进行测定。浆细胞骨髓瘤，总蛋白浓度可升高；凡骨有迅速破坏时，如广泛溶骨性转移，血钙往往升高；血清碱性磷酸酶反映成骨活动，故成骨肉瘤如骨肉瘤，有明显升高；男性酸性磷酸酶的升高提示转移瘤来自晚期的前列腺癌。尿 Bence-Jones 蛋白阳性可能是浆细胞骨髓瘤。故选 ABDE。

4. ABCE【解析】若骨膜被肿瘤顶起，可在骨膜下产生新骨，这种 X 线片上见到的三角形骨膜反应阴影称 Codman 三角，多见于骨肉瘤。若骨膜的掀起呈阶段性，可形成同心圆或层状排列的骨沉积，X线可有“葱皮”现象，多见于尤因肉瘤。若恶性肿瘤生长迅速，超出骨皮质范围，同时血管随之长入，肿瘤骨与反应骨沿放射状血管方向沉积，表现为“日光射线”形态。有些原发性肿瘤，如前列腺癌骨转移时，可激发骨的成骨性反应，称为成骨性转移。

5. ACDE【解析】根据患者病因及症状，加上患者最明显的影像表现“X线片显示第6~7胸椎椎间隙变窄，椎旁软组织阴影膨隆”，红细胞沉降率60mm/h，可知患者最可能的诊断为胸椎结核。故选ACDE。

6. AD【解析】放射治疗：局部治疗，直接杀灭肿瘤细胞，一些肿瘤非常敏感，如尤因肉瘤、淋巴瘤、骨髓瘤、血管瘤和精原细胞瘤等，可作为首选治疗方法。

7. ACDE【解析】第一阶梯轻度疼痛，给予非阿片类；第二阶梯中度疼痛，给予弱阿片类加减非甾体抗炎药和辅助镇痛药；第三阶梯重度疼痛，给予阿片类加减非甾体抗炎药和辅助镇痛药。对疼痛的处理采取主动预防用药。镇痛剂应有规律按时给予，而不是必要时才给，下一次用药应在前一次药物药效消失之前给予，得以持续镇痛。通过正确治疗，除少数患者外都能得到良好的控制。

8. ABDE【解析】骨软骨瘤局部有生长缓慢的骨性包块，本身无症状，多因压迫周围组织如肌腱、神经、血管等影响功能，多发性骨软骨瘤可妨碍正常长骨生长发育，以致患肢有短缩弯曲畸形。X线表现为骨性病损自干骺端突出，一般比临床所见的要小，因软骨帽和滑囊不显影，肿瘤的骨质影像与其所在部位干骺端的骨质结构完全相同，不易区别。位于长骨的肿瘤其生长方向与邻近肌肉牵引的方向一致。其形状不一，可有一个很长的蒂和狭窄的基底，或很短粗呈广阔的基底，较大的肿瘤其顶端膨大如菜花。

9. ABCD【解析】转移性骨肿瘤的治疗原则包括：采用综合治疗，治疗转移骨肿瘤的同时必须治疗原发病灶，治疗时可采用放射治疗、激素治疗、化学治疗、介入疗法等，必要时给予患者行手术治疗，原发灶不明的骨转移瘤，可按照原发肿瘤治疗。故选ABCD。

10. ABCDE【解析】骨肿瘤的治疗：①手术治疗。②化学治疗。③放射治疗。④中药治疗。⑤免疫疗法。

11. AE【解析】局限性骨脓肿又称Brodie脓肿，通常发生于长骨干骺端，多见于胫骨、股骨与肱骨。患者通常无急性血源性骨髓炎病史。X线表现为干骺端囊性病变，周围有硬化骨区。Brodie脓肿发生的主要原因是细菌的毒力不强或患者的抵抗力较高。

12. ABC【解析】动脉瘤样骨囊肿是一种良性单发骨肿瘤，好发于30岁以下的青少年，多发生在10~20岁，发展迅速，疼痛和囊肿逐步加剧，骨囊肿为孤立性、膨胀性、出血性、多房性囊肿，病损以溶骨为主，呈偏位性、多囊性膨胀，切除或刮除病变并植骨常可治愈。故选ABC。

13. ABCD【解析】选项E是化脓性骨髓炎的X线表现。尤因肉瘤的X线表现为骨干较广泛的溶骨性浸润性骨破坏，骨皮质呈虫蚀样破坏，骨膜增生，有新骨形成，呈“板层状”

或“葱皮”现象，E 错误，其余选项均正确。故选 ABCD。

14. AB【解析】转移性骨肿瘤是指原发于身体其他部位的恶性肿瘤通过各种途径转移至骨骼并在骨内继续生长所形成的肿瘤。原发肿瘤诊断明确并经治疗后转移至骨骼，一般较易发现。但原发肿瘤部位和症状隐匿以转移性骨肿瘤作为主要就诊主诉时，诊断上往往容易混淆，甚至将转移性骨肿瘤当做骨原发的肿瘤进行诊断和治疗。骨是肿瘤最常见的三个转移部位之一。本病多发于 51～60 岁的老人，男女之比为 2.3∶1。儿童发生骨转移瘤主要来自肾上腺或交感神经节的成神经细胞瘤。好发于脊椎骨、骨盆和股骨。骨转移肿瘤中又以乳腺癌、肺癌、前列腺癌转移骨者为高。故选 AB。

15. ABCD【解析】恶性骨肿瘤的转移途径概括起来有 3 个方面：血行及淋巴转移；局部扩散；种植性扩散。故选 ABCD。

16. ABC【解析】由于骨破坏，化脓性骨髓炎容易出现畸形和发生病理性骨折，局部固定治疗不仅有利于患肢休息，而且可以防止发生畸形及病理性骨折。故选 ABC。

17. BCDE【解析】治疗骨转移瘤的目的是减轻症状，延长生命，提高生存质量，因此治疗手法应结合手术、外放射、放射性核素、内分泌治疗、化学治疗以及双膦酸盐类药物等手段进行综合治疗，不进行高压氧治疗。故选 BCDE。

18. ABD【解析】化脓性关节炎是一种由化脓性细菌直接感染，导致骨与关节发生破坏的疾病，一般不会出现骨膜反应，股骨骨折可见明显的骨小梁及骨皮质断裂，一般不存在骨质破坏，边界不清及骨膜反应。故选 ABD。

19. BCDE【解析】孤立性内生软骨瘤治疗的选择应根据是否有症状而定。若局部疼痛，压迫周围血管或神经，影响关节功能，则可考虑手术切除。一般手术方法是局部刮除，并在空腔内植入自体或异体骨。对复发患者应考虑作较彻底手术，这将根据发病部位和是否有恶变来决定。有些部位可考虑行节段性切除，再加上大块植骨。恶变的内生软骨瘤也可用微波灭活加植骨术。故 A 错误，其余选项均正确，选 BCDE。

20. ABDE【解析】骨神经纤维瘤是生长在神经干处的以纤维细胞为主的良性肿瘤；本病多发生于青年；瘤体并非都与大神经干相连，亦可起于很小的无髓纤维；肿瘤由施万细胞、神经束衣细胞和成纤维细胞组成；骨神经纤维瘤较为稳定，故瘤体内不容易发生变性、囊变和出血；单发骨神经纤维瘤与骨神经鞘瘤很相似，故应给予区分；骨神经纤维瘤 MRI 可出现“靶征”。故选 ABDE。

21. BCE【解析】骨髓瘤好发年龄多在 40 岁以上，治疗以放射治疗和化学治疗为主。故选 BCE。

22. BCDE【解析】骨髓瘤尿中本周（Bence-Jones）蛋白阳性，为多发性，偶见单发，多出现病理性骨折，X 线片示圆形凿型溶骨性缺损，周围无反应性新骨，骨髓穿刺可确定诊断。多见于中老年人。故选 BCDE。

23. ABCDE【解析】骨样骨瘤是一种较常见的单发、良性骨肿瘤，好发于儿童和青少年。骨样骨瘤可发生于全身骨骼的任何部位，好发于下肢长管状骨，尤其股骨及胫骨。骨样骨瘤的治疗以手术为主，对于轻症或病灶部位复杂无法手术，或者不能耐受手术者，可以考虑用药物治疗缓解症状。前列腺素是导致疼痛的主要原因，所以阿司匹林可以缓解疼痛症状。

24. ABCDE【解析】骨样骨瘤是一种来源于骨母细胞的良性的成骨性肿瘤。骨样骨瘤的特点是病变中心有一血管丰富的骨样组织的核心，周围为一硬化带。男性发病多于女性，比例为 3∶1。在脊柱，骨样骨瘤的发病率由高到低依次为腰椎、颈椎、胸椎。骨样骨瘤最显著的临床特点是疼痛，常为局部持续性的钝痛，夜间明显，经休息不缓解，疼痛程度多为中度，少数疼痛剧烈。典型的 X 线片表现为病变中央有一直径小于 1cm 的圆形或椭圆形透光区，称为瘤巢，其内可有钙化斑点，周围为硬化的反应骨。骨样骨瘤的治疗以手术为主。

25. ABE【解析】尤因肉瘤是生长迅速的恶性肿瘤，起源于骨髓内的原始细胞。好发部位是股骨、胫骨、尺骨和跖骨，也可见于扁平骨，如髂骨、肋骨等。

26. ABE【解析】X 线片上可鉴别，非霍奇金淋巴瘤无“葱皮”现象，排除 C；Ewing 肉瘤需 60~70 Gy 照射，排除 D。故选 ABE。

27. ABCD【解析】骨软骨瘤多见于长骨干骺端，可分为单发性与多发性两种，多发性骨软骨瘤，多数有家族遗传史，具有恶变倾向。骨软骨瘤恶变率并不高，一般对于外生软骨瘤来说恶变率在 1% 左右。骨软骨瘤一般为年轻人，骨发育未定形时的产物，一旦骨生长年龄结束后，肿瘤则停止生长。故选 ABCD。

28. ABC【解析】滑膜肉瘤的典型症状：多见于 15~40 岁中青年，男性多于女性。大部分是大的生长快的肿瘤，生长在大腿、臀部、肩胛带或上臂。小的是全长在手背、足背的表浅肿块。有轻度疼痛和压痛，有时无明显症状。生长较慢，肿胀较弥漫，局部皮肤发红，有皮温升高及静脉怒张，运动受限。有的一开始就生长迅速，表现显著，较早发生转移。滑膜肉瘤首选手术治疗，争取广泛切除，如有血管受侵，血管需一并切除，切除不彻底，局部复发率高。术后一般均行化学治疗，根据情况部分患者需放射治疗。

29. ACD【解析】骨肿瘤诊断的基本原则是临床、放射、病理“三结合”。为了提高骨肿瘤诊断水平，要重视病史询问和体格检查，重视 X 线片拍摄质量和分析，重视活体组织检查的准确性和正规操作，重视大体标本的观察和保存，重视光镜常规检查与必要的特殊检查，重视系统登记及随诊等各个环节。

30. ABCDE【解析】血管造影在骨肿瘤诊断上的意义：①了解肿瘤血管情况及软组织浸润范围。②判断肿瘤血管来源，是动脉插管化学治疗的必须检查。③可作为评价化疗效果的重要指标。④判断血管是否被肿瘤推压移位或包绕。⑤切除肿瘤时是否需要切除血管并做修复准备。

31. ABC【解析】恶性骨肿瘤晚期出现严重的贫血，A 正确；成骨肉瘤患者可出现血清锌下降，B 正确；当有新生骨形成时，碱性磷酸酶可升高，C 正确；尿酸增高不是恶性肿瘤的化验检查指标，D 错误；酸性磷酸酶升高仅是判断前列腺癌骨转移实验室指标，E 错误。故选 ABC。

32. ABCDE【解析】恶性骨肿瘤：①多为青少年。②生长迅速。③浸润性生长，常发生转移。④晚期可出现发热，食欲缺乏，消瘦等全身症状，局部常表现为固定性、持续性及逐渐加重的疼痛，以及局部包块，有明显的夜间痛，易发生病理性骨折。⑤肿块弥漫性肿胀，压痛，边界不清楚，皮温升高，浅静脉怒张，常影响邻近的关节。⑥晚期血红蛋白降低，白蛋白减少，而骨髓瘤时总蛋白升高，尿中 Bence-Jones 蛋白阳性；当恶性骨肿瘤出现广泛骨破坏或肿瘤广泛骨转移时，血钙升高；骨肉瘤或者成骨性疾病时碱性磷酸酶升高，前列腺癌骨转移血酸性磷酸酶升高。⑦X 线：肿瘤破坏区边界不清楚，骨皮质常破坏，甚至肿瘤穿破骨皮质而形成软组织肿块，经常出现骨膜反应性增生。⑧肿瘤细胞分化低，细胞核不正常。

33. ABCE【解析】慢性腰腿疼是骶骨肿瘤的主要症状，初期常误诊为：①脊索瘤。②骨巨细胞瘤。③神经纤维瘤。④腰椎间盘突出症。

34. BDE【解析】横纹肌肉瘤起源于横纹肌的恶性肿瘤，见于青春期及青年人，中年人少见，排除 A；镜下描述为球拍形细胞，排除 C。而 B、D、E 均正确。

35. ABCE【解析】骨巨细胞瘤属于潜在恶性或介于良恶性之间的溶骨性肿瘤，好发年龄为 20~40 岁，女性多于男性，X 线主要表现为骨端偏心位溶骨性破坏，而无骨膜反应，病灶骨皮质膨胀变薄，呈肥皂泡样改变。动脉瘤性骨囊肿 X 线主要表现膨胀性囊状透亮区，境界清晰，内有骨性间隔。骨巨细胞瘤以手术治疗为主，采用切除术加灭活处理，再植入自体或异体骨，但易复发。

36. ABCDE【解析】碱性磷酸酶在骨肿瘤诊断中的意义：①成骨性骨肿瘤伴碱性磷酸酶增高，提示骨肉瘤可能性大。②溶骨性骨肿瘤伴碱性磷酸酶增高，提示预后不佳。③成骨性骨肿瘤伴轻度碱性磷酸酶增高，提示预后较好。④经治疗后碱性磷酸酶下降，较正常值高，提示已发生转移。⑤治疗前高，治疗后低，随后再次增高，提示转移病灶发生。

37. ABDE【解析】骨髓瘤是起源于骨髓造血组织，浆细胞过度增生所致的恶性肿瘤。异常的浆细胞浸润骨骼和软组织，产生 M 球蛋白，引起骨骼破坏、贫血、肾功能损伤和免疫功能异常。骨髓瘤有一个长短不定的无症状期，少数患者以背痛为首发症状。典型症状是持续的脊柱疼痛，呈进行性加重，多发者疼痛范围很广。患者一般有进行性贫血，血常规检查中红细胞沉降率明显增快。骨髓瘤也有其他的症状，如病理性骨折、高钙血症等，且伴有周围神经病变等。本病首诊时可表现为单发或多发，X 线片所示的骨破坏一般表现为单纯的溶骨性破坏。

38. ABCDE【解析】恶性肿瘤的保肢重建技术包括：①关节融合术。②人工假体置换术。③肿瘤灭活再植术。④带血管自体骨移植术。⑤骨延长术。⑥同种异体骨关节移植术。⑦异体骨和人工假体复合移植术。⑧旋转成骨术。

39. BC【解析】经典型骨肉瘤是原发于髓腔内的高度恶性肿瘤，肿瘤细胞产生骨样组织，可能是极少量。治疗原则：新辅助化学治疗对局限性病变有效；不能耐受高强度化学治疗的骨肉瘤患者，建议即刻手术。

40. AB【解析】骨巨细胞瘤多为单发病变，常见部位是长骨骨端，以股骨下端和胫骨上端为最多，也可见于骶骨、腓骨上端，偶见于手及足部的小骨、胸腰段的锥体和肋骨。故选 AB。

41. ABC【解析】骨纤维肉瘤是起源于非成骨性纤维结缔组织的一种少见恶性骨肉瘤，多为继发性病变，多发生在青少年，病理检查时可见到肿瘤样骨组织，影像学检查可见特异性的囊状破坏区，较少发生肺转移。故选 ABC。

42. ABC【解析】骨肉瘤是青少年最常见的原发恶性骨肿瘤，好发于四肢长骨干骺端，其中一半以上的病例发生于膝关节周围。X 线检查：表现为溶骨型、成骨型和混合型改变，以混合型最常见，肿瘤边界不清，皮质不完整，可见 codman 三角和或“日光射线”形态，软组织肿块内也有不同程度的骨化或不规则瘤骨阴影。

43. ABCDE【解析】感染、骨折、延缓愈合、不愈合、迟发窦道均是恶性骨肿瘤异体骨半关节移植术的手术并发症。

44. ABCDE【解析】转移癌是指肿瘤细胞通过淋巴管、血管或其他途经被带到其他位置继续生长，形成与原发部位肿瘤相同类型的肿瘤，这个过程称为转移，所形成的肿瘤称为转移瘤或转移癌。转移是恶性肿瘤的特征。转移步骤：①原发肿瘤的生长和增大。②侵袭周围组织并穿入淋巴管和血管。③淋巴管和血管内瘤栓形成并随淋巴液、血液而运行。④在远处器官的淋巴管或血管壁处停留。⑤穿出停留处的淋巴管和血管壁并侵袭周围组织。⑥癌细胞在此增殖、生长，转移灶形成。

45. ABCDE【解析】参见 A1 型题第 1 题解析。

46. ABCDE【解析】骨肉瘤与下列因素相关：①骨骼生长活跃。②遗传基因。③放射线的影响。④病毒感染。⑤良性骨疾病的恶变。骨肉瘤的致病原因仍需进行深入研究。

47. ABC【解析】多见于青少年，无意中发现局部有一肿块，肿块生长缓慢，本身无症状，是骨软骨瘤的临床表现，排除 D；患部常感酸痛或钝痛，偶尔有剧痛或夜间痛，肿胀多为骨质膨胀扩张的结果，触之有乒乓球感，是骨巨细胞瘤的临床表现，排除 E。故选 ABC。

48. BCD【解析】骨纤维肉瘤属于一种恶性肿瘤，主要累及的部位为四肢骨，多发生在四肢骨长骨的干骺端或骨干。病理分化差的纤维肉瘤是软的。X 线表现：病灶呈溶骨性的透亮区或溶骨性的地图样破坏，无成骨迹象，很少有骨膜反应，正常骨组织到病变骨质之间的转化带较宽。位于肌肉及软组织时，密度较肌肉高，有时有少量钙化点。骨纤维肉瘤对化学治疗和放射治疗不敏感，以手术治疗为主。故选 BCD。

六、案例分析题

1. BCDE【解析】骨巨细胞瘤的 X 线表现为长骨骨端的横向膨胀性溶骨性病变，偏心性，无硬化边，常有骨皮质破坏，病灶内骨嵴细小，呈肥皂泡样改变。而该患者 X 线片显示病变周围有骨硬化，不符合骨巨细胞瘤的 X 线表现。故排除 A。故选 BCDE。

2. ABCE【解析】根据患者症状及 X 线表现，可知患者存在明显的骨质破坏，血管造影只能了解患者周围血管情况，不能了解患者骨质破坏情况，对诊断意义不大。故选 ABCE。

3. D【解析】造釉细胞瘤采用手术治疗。本病虽属良性肿瘤，但呈局部浸润性生长，单纯挖除的手术方法容易复发，而且反复发作可发生恶变。因此一般在肿瘤外正常骨质处将颌骨包括肿瘤整块截除，之后植骨治疗。故选 D。

4. B【解析】根据患者的疼痛部位及局部症状，碱性磷酸酶升高，再结合患者特征性表现“溶骨及成骨性破坏并见，可见骨膜反应及软组织肿块”，最可能的诊断为骨肉瘤。

5. E【解析】病理诊断是该病治疗的依据。当考虑到骨肉瘤的诊断时，进行活体组织检查，尽快得到病理学检查的确认，对明确诊断和治疗有重要的意义。故选 E。

6. BCDE【解析】骨肉瘤是骨恶性肿瘤，治疗骨肉瘤应行根治性手术。有条件者可做局部广泛切除而保留肢体。故选 BCDE。

7. A【解析】根据患者受伤原因及症状，再结合患者特征性表现“第 10 胸椎、第 8 胸椎和第 12 胸椎椎体骨小梁稀疏增粗，呈栅栏样”，故最有可能为骨血管瘤。

8. ABCD【解析】患者因椎体压缩性骨折，已经出现了明显的神经压迫症状，故应给予患者手术治疗，术中可以给予患者做病理活检。故排除 E，故选 ABCD。

9. C【解析】骨血管瘤对放射治疗中度敏感，对化学治疗效果不佳。故选 C。

10. E【解析】根据患者的年龄，疼痛部位，再结合患者的 X 线表现“骨折两侧可见虫蚀样骨质破坏，髓腔内骨质硬化（骨破坏与新生骨并存）”，基本符合骨肉瘤表现。故选 E。

11. B【解析】因患者存在股骨骨折，故应给予患者暂时石膏固定，为进一步确定诊断，应给予患者穿刺活检。故选 B。

12. A【解析】患者化学治疗后症状加重，并出现了严重的软组织、神经、血管的浸润。故应截肢。

13. ABCDEFG【解析】患者曾患乳头状甲状腺癌，要高度怀疑是否有乳头状甲状腺癌复发，给予患者常规血液检查、甲状腺超声、甲状腺功能检查；同时，患者左股骨中上段有病变，要注意是否存在肺、骨、肾等其他组织及脏器的转移，故还应给予患者胸部 X 线检查、左股骨中上段 CT、放射性骨显像、尿常规等检查。

14. DE【解析】患者实验室检查正常，ECT 除左股骨中上段外未见异常，影像可见“内溶骨性破坏，边缘无明显硬化表现，与正常骨组织界限不清，骨皮质轻度虫蚀样破坏，变薄，最大层面髓腔广泛受累，未见软组织侵犯”，与单发骨髓瘤、骨内淋巴瘤影像形态相似。故选 DE。

15. CF【解析】已经确诊患者为甲状腺癌术后骨转移，甲状腺癌为恶性，故必须给予患者局部瘤段切除，彻底清除肿瘤后给予内固定再给予填充植骨。故选 CF。

16. ABCDF【解析】根据患者症状，首先要进行 X 线检查以确定患者是否存在骨质破坏，再进一步行 CT 及 MRI 检查，以确定患者骨质破坏程度及患者软组织浸润程度，给予患者 ECT 平扫，以确定患者是否存在其他部位病变，给予患者局部穿刺活检，以确定疾病性质。故选 ABCDF。

17. ABD【解析】硬纤维瘤 MRI 显示 T_1WI 低信号，T_2WI 多数增高不明显，可排除 A；腘窝囊肿 MRI 提示 T_1WI 呈均匀低信号，T_2WI 呈均匀高信号，可排除 B；脂肪源性肿瘤 MRI 显示 T_1WI 高信号，可排除 D。故选 ABD。

18. BD【解析】滑膜肉瘤是源于关节、滑膜及腱鞘滑膜的软组织的恶性肿瘤。滑膜肉瘤的治疗以手术切除为主，争取广泛切除，如有血管受侵，血管需一并切除，切除不彻底，局部复发率高。辅助化学治疗偶尔可产生较好的效果，因患者坚决要求保肢治疗，故给予患者手术局部扩大切除，再配合化学治疗。故选 BD。

19. ADEF【解析】骨肉瘤化学治疗有效的表现：①疼痛症状减轻，患者夜间能安静入睡，肢体功能改善。②肢体肿块变小、界限清楚，可以定期测量肢体周径，动态观察肿胀情况。但骨化明显的骨肉瘤，化学治疗有效，瘤体变小的可能性也不大。③肿块表面皮肤红肿、压痛、皮肤温度升高有所缓解。④血清碱性磷酸酶（ALP）降低。⑤影像学检查可见肿瘤骨化、钙化明显，病理性骨折愈合，肿瘤边界变清楚。⑥通过血管造影、MRI 检查、MRI 动态增强扫描，对肿瘤血运情况及肿瘤信号改变进行评估，也可以较准确地判断化学治疗效果。⑦放射性核素骨显像检查，病变的放射性浓聚程度和范围也是观察化学治疗的有效性的重要指标。故选 ADEF。

20. E【解析】患者化学治疗有效，能行保肢手术，包括两个方面：肿瘤的广泛切除和肢体功能的重建。其中，肢体功能重建可包括人工假体置换或异体骨移植。故选 E。

21. F【解析】骨肉瘤的治疗方案包括术前新辅助化学治疗，肿瘤广泛切除或根治性切除，术后继续辅助化学治疗。故选 F。

手的先天性畸形

第十二章　先天性疾病及其他

一 A1 型题

1. 肱骨外上髁炎的病因主要是
   A. 急性化脓性感染　　B. 结核
   C. 类风湿关节炎　　D. 风湿性关节炎
   E. 慢性损伤
2. 狭窄性腱鞘炎，疗效较好的方法首选
   A. 物理治疗　　B. 限制活动和石膏固定
   C. 物理治疗加口服药物　　D. 伤湿止痛膏局部贴敷
   E. 醋酸泼尼松龙局部封闭
3. 下列哪种情况是类风湿关节炎的典型体征
   A. 肩关节活动受限
   B. 扳机指
   C. 握拳尺偏试验（Finkelstein 试验）阳性
   D. 杵状指
   E. 关节处红肿疼痛
4. 肱骨外上髁炎的治疗措施中，不恰当的是
   A. 物理治疗　　B. 压痛点醋酸泼尼松龙注射
   C. 加强腕关节背伸抗阻力运动练习　　D. 伸肌总腱起点剥离松解术
   E. 麻醉下手法松解肘外翻粘连组织
5. 手部各关节中，属于关键性关节的是
   A. 第 1 腕掌关节及掌指关节
   B. 第 1 掌指关节、第 3 掌指关节及近指间关节
   C. 第 1 指间关节、第 1 掌指关节及掌腕关节
   D. 腕关节、第 1 腕掌关节及第 1 掌指关节
   E. 腕关节、各指的指间关节及掌指关节
6. 骨关节炎疼痛的最主要特点是
   A. 运动痛　　B. 静息痛

C. 不定时痛　　D. 阴雨天痛
E. 寒冷痛

7. 50岁以上髋关节骨关节炎有明显疼痛和运动障碍者，治疗应首选
A. 髋关节融合术　　B. 截骨术
C. 人工关节置换术　　D. 关节清理术
E. 钻孔减压术

8. 早期类风湿关节炎，除药物治疗外，还可选择
A. 截骨术　　B. 关节清理术
C. 关节成形术　　D. 滑膜切除术
E. 钻孔减压术

9. 类风湿关节炎的诊断标准共计10项，典型病例应具备其中几项
A. 3项　　B. 4项
C. 5项　　D. 6项
E. 7项

10. 股骨头骨骺软骨病多见于
A. 3~10岁小儿　　B. 青少年人
C. 中年人　　D. 老年人
E. 股骨颈骨折后

11. 急性血源性骨髓炎大块死骨形成的原因主要是
A. 骨膜血管断裂　　B. 骨的滋养血管栓塞
C. 脓肿直接破坏骨组织　　D. 病理性骨折
E. 身体免疫力差

12. 化脓性骨髓炎骨包壳的形成来自
A. 感染性肉芽组织的钙化　　B. 脓液的钙化
C. 软组织的异位骨化　　D. 骨膜产生的新骨
E. 手术切开复位

13. 腓骨近端骨折后足不能背伸、外翻，提示可能合并损伤的神经是
A. 腓浅神经　　B. 腓深神经
C. 股神经　　D. 闭孔神经
E. 腓总神经

14. 腓总神经在腓骨小头处位置表浅，易于损伤，下列关于其特点的描述中不正确的是
A. 损伤后表现为足下垂内翻，走路呈跨越步态
B. 腓总神经也分成两支，腓浅神经（感觉支）与腓深神经（运动支）
C. 上石膏或夹板前要在腓骨头处加垫保护，防止压迫损伤

D. 感觉障碍位于小腿外侧与足背

E. 对于腓总神经的压迫伤可先观察一段时间，视恢复情况再决定下一步的治疗

15. 侧方应力试验主要用于检查

A. 前交叉韧带损伤　B. 后交叉韧带损伤

C. 侧副韧带损伤　D. 半月板损伤

E. 髌韧带损伤

16. 下列有关胫骨结节骨软骨病特点的描述中，错误的是

A. 多见于 10~15 岁男孩　B. 治疗以减少运动量为主

C. 可自愈　D. 运动后症状加重

E. 一般不做局部封闭治疗

17. 下列有关梨状肌综合征特点的描述中，错误的是

A. 下肢内旋加重症状　B. 臀部局限性压痛

C. 可手术松解梨状肌　D. 下肢外旋加重症状

E. 可局部封闭治疗

18. 下列有关狭窄性腱鞘炎的描述中，不正确的是

A. 病变不仅限于屈肌腱鞘　B. 腱鞘炎局部封闭有效

C. 病变部位多在拇指掌指关节掌侧　D. 晨僵疼痛，活动后好转

E. 局部压痛

19. 股骨头骨骺骨软骨病最多发生于

A. 4~8 岁男孩　B. 8~12 岁女孩

C. 2~4 岁儿童　D. 4~8 岁女孩

E. 8~12 岁男孩

20. 目前认为成人获得性平足症的主要原因是

A. 腓骨肌腱痉挛　B. 胫后肌腱功能不全

C. 胫前肌腱功能不全　D. 跟骨外翻

E. 跗骨间连接

21. 下列有关肘管综合征的描述中，错误的是

A. 肘管综合征是尺神经的慢性损伤

B. 肘管综合征的最常见病因是肘外翻

C. 手背尺侧、小鱼际、小指及环指尺侧感觉麻木常为首发症状

D. 治疗方法为手术治疗

E. 已萎缩的手部小肌肉术后可较快恢复，而手部感觉可缓慢恢复正常

22. 腕管综合征是哪种结构在腕管内受压所致

A. 尺神经　B. 尺动脉

C. 桡神经　　D. 桡动脉
E. 正中神经

23. 腕关节的功能位是背伸
A. 5°~15°　　B. 10°~15°
C. 20°~25°　　D. 25°~30°
E. 0°

24. 由于臂丛牵拉伤而造成的“产瘫”，其手部畸形常被称为
A. 受贿手　　B. 猿手畸形
C. 宣誓手　　D. 爪形手畸形
E. 以上都不是

25. 患者右手拇指指端缺损，并有骨质外露，应选择的处理方法是
A. 缩短指骨，缝合皮肤　　B. 指骨缩短后游离植皮
C. 游离植皮　　D. 皮瓣移植
E. 清创包扎待生长肉芽后游离植皮

26. 下列哪一项不是小腿筋膜间隔
A. 胫前间隙　　B. 胫后浅间隙
C. 胫后深间隙　　D. 胫外侧间隙
E. 胫内侧间隙

27. 有关肱骨外上髁炎，下列哪项不正确
A. 本病是肱骨外上髁处慢性损伤性病变
B. 本病好发于网球运动员
C. 症状为肘外侧疼痛并向前臂外侧放射
D. 伸肌腱牵拉试验阳性
E. 局部封闭无效

28. 手足徐动型脑瘫病变部位在
A. 锥体系　　B. 锥体外系
C. 基底核　　D. 小脑
E. 脑干

29. 先天性马蹄内翻足的基本病理变化是
A. 跟腱挛缩　　B. 跖筋膜挛缩
C. 足内侧韧带挛缩　　D. 足舟骨脱位
E. 小腿三头肌挛缩

30. 桡骨茎突狭窄性腱鞘炎时，下列哪一结果为阳性
A. 握拳尺偏试验（Finkelstein 试验）　B. 腕伸肌紧张试验（Mills 征）

C. Lasegue 试验　　D. 托马斯（Thomas）征

E. 杜加斯（Dugas）征

31. 先天性髋关节脱位的治疗方法中，仅适用于1~3岁手法复位失败的患者，术后尚需较长时间石膏固定的是

A. 石膏疗法　　B. 单纯切开复位术

C. 股骨旋转截骨术　　D. 广泛切开复位术

E. 姑息性手术

32. 先天性髋关节脱位的治疗方法中，尤其适用于髋臼指数大（超过45°）或头大臼小、股骨前倾有增大的患者，合适年龄为3~7岁，缺点是容易引起关节粘连的是

A. 石膏疗法　　B. 单纯切开复位术

C. 股骨旋转截骨术　　D. 广泛切开复位术

E. 姑息性手术

33. 后交叉韧带断裂的手术时机，一般于损伤后（　　）周进行延迟重建

A. 1~2　　B. 2~3

C. 3~4　　D. 4~5

E. 5~6

34. 膝关节半月板损伤的手术治疗中，理想手术方法是

A. 半月板全切术　　B. 半月板部分切除术

C. 半月板缝合术　　D. 半月板移植术

E. 半月板修整术

二 A2 型题

1. 男性，25岁。股骨下端疼痛1个月，内侧局肿胀1周：局阳明显压痛，无发热，无活动性疼痛，线：髁上内侧皮质破坏，诊断最可能为

A. 良性骨转移　　B. 恶性骨肿瘤

C. 软组织恶性肿瘤　　D. 转移性骨肿瘤

E. 骨结核

2. 患者，男性，53岁。左胫腓骨开放性骨折，伤口不愈合2年，半年前从伤口窦道排出2个小骨块，不发热。X线片示胫骨下2/3变粗，密度增高，无骨折线，骨髓腔内有1.0cm×0.5cm高密度阴影，周围有完全透亮带。治疗选择是

A. 截肢术　　B. 碟形术

C. 窦道切除术　　D. 钻孔术

E. 病变骨段切除术

3. 患者，男性，68岁。外伤致右科利斯（Colles）骨折，并有嵌插，骨折对位对线良好。

该患者的治疗采取

A. 牵引治疗
B. 手法复位
C. 手术治疗
D. 局部物理治疗
E. 夹板固定或石膏固定

4. 患者，女性，76 岁。发现右手部肿块 2 周，结合下图，最可能的诊断是

A. 肌内脓肿
B. 神经瘤
C. 骨囊肿
D. 血管瘤
E. 多发性腱鞘囊肿

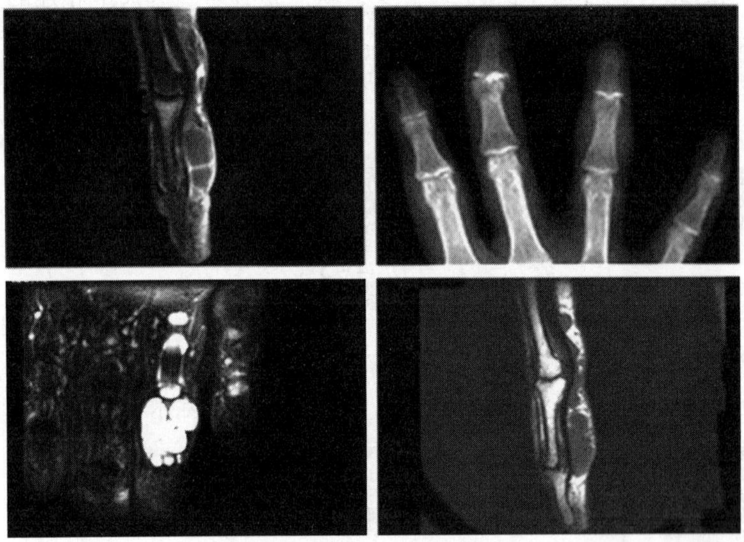

5. 患者，男性，76 岁。跌倒时手掌着地，致桡骨远端骨折。下列处理方法中正确的是

A. 切开复位内固定
B. 闭合复位外固定支架固定
C. 悬吊牵引
D. 骨牵引
E. 手法复位，石膏外固定

6. 患者，男性，33 岁。腹股沟处外伤并股神经及股血管暴露，受伤时间已达 24 小时。清创后宜行

A. 一期缝合
B. 不缝合
C. 延期缝合
D. 伤口内放入磺胺药或其他抗生素
E. 足量有效抗生素加物理治疗

7. 患者，女性，45 岁。患右拇指狭窄性腱鞘炎 2 周。此时最好的治疗方法是

A. 制动
B. 物理治疗
C. 泼尼松龙局部封闭
D. 腱鞘切开术
E. 局部注射抗生素

8. 患者，女性，35 岁。滑跌，右小腿出现疼痛、肿胀，稍有外旋畸形，足背感觉麻木，足趾不能背伸，但趾屈活动尚存在。X 线片显示右胫骨下 1/3，腓骨颈骨折。出现的并发症最可能出现的是

A. 坐骨神经损伤
B. 神经损伤
C. 胫后神经损伤
D. 腓总神经损伤
E. 腓浅神经损伤

9. 患者，女性，52 岁。右拇指掌指关节疼痛及弹响 4 个月余。查体：右拇指掌指关节掌侧可扪及一小结节，压痛，活动时有弹响。最有可能的诊断是

A. 腱鞘囊肿
B. 滑囊炎
C. 神经瘤
D. 狭窄性腱鞘炎
E. 陈旧性掌指关节脱位

10. 患儿，女，12 岁。1 个月前诊断为左胫骨急性骨髓炎，经局部引流后症状好转，但目前局部仍有窦道流脓，经 X 线检查发现有大块死骨，包壳尚未完全形成。此次治疗最重要的措施是

A. 死骨摘除
B. 窦道搔刮术
C. 大剂量抗生素
D. 石膏固定
E. 增强营养

11. 患者，女性，22 岁。参加劳动 1 周后，右肘关节痛，活动用力后加重。查体：右肘外侧压痛，右腕伸肌紧张试验（Mills 征）(+)，皮肤无红肿。首选的诊断是

A. 肘关节结核
B. 肘关节疲劳性骨折
C. 肱骨外上髁炎
D. 右肘外侧副韧带损伤
E. 桡神经损伤

12. 患者，女性，21 岁。网球运动员。近半年来右肘部外侧疼痛，运动后加剧，检查时右肘外侧压痛，但肘关节功能正常。最可能的诊断为

A. 桡神经损伤
B. 肱骨髁上陈旧性骨折
C. 肘关节陈旧性脱位
D. 肱骨慢性化脓性骨髓炎
E. 肱骨外上髁炎

三 X 型题

1. 脊髓灰质炎后遗症的运动系统畸形常见的有

A. 下肢畸形
B. 上肢畸形
C. 脊柱畸形
D. 鸡胸
E. 双下肢不等长

2. 先天性马蹄内翻足术后并发症包括
   A. 空凹足
   B. 平足症
   C. 矫枉过正
   D. 跖内收和腓骨肌力弱
   E. 术后僵硬和强直
3. 关于掌深弓的描述，正确的是
   A. 由桡动脉末端和尺动脉掌深支组成
   B. 位于指屈肌腱深面
   C. 与掌浅弓间有吻合
   D. 体表投影平腕掌关节高度
   E. 与尺神经深支伴行
4. 下列关于脱位的描述不正确的是
   A. 膝关节前脱位最常见
   B. 膝关节后脱位最常见
   C. 膝关节脱位时神经、血管损伤很少见
   D. 膝关节后外旋转脱位时必须立即手术切开复位
   E. 膝关节脱位复位时应充分麻醉
5. 髋关节脱位的特有体征是
   A. 局部肿胀
   B. 畸形
   C. 异常活动
   D. 弹性固定
   E. 功能障碍
6. 在踇外翻畸形中，下列哪项是正确的
   A. 第 1、2 跖骨夹角超过 10°
   B. 第 2、3 跖骨头下形成胼胝
   C. 第 2 跖骨内翻伴第 2 趾向外倾斜
   D. 第 1 跖骨内翻，踇趾向外倾斜
   E. 跖趾关节突出处有滑囊炎
7. 脊髓灰质炎后遗症可有哪些足部畸形
   A. 踇外翻畸形
   B. 马蹄足畸形
   C. 马蹄内翻足畸形
   D. 高弓足畸形
   E. 仰足畸形
8. 下列关于先天性髌骨脱位的治疗的描述中，正确的是
   A. 一旦确诊，应尽早手术治疗
   B. 手术应松解髌骨外侧一切挛缩组织
   C. 复位髌骨后应当加强伸膝装置
   D. 术中屈曲膝关节 90°，髌骨不再向外滑移，即认为满意
   E. 术后长腿石膏托固定共 6 周，早期锻炼股四头肌收缩功能，拆石膏后练习膝关节伸屈活动

9. 脑瘫的合并障碍包括
A. 智力低下
B. 语言障碍
C. 听力障碍
D. 关节挛缩变形
E. 皮肤感觉障碍

10. 判断先天性马蹄内翻足手法矫正的标准是
A. 足外观正常
B. 背伸时完全正常
C. 背伸时有外翻
D. X 线片示跟距总指数在 40°以上
E. 以上都不是

11. 下述哪些为先天性髋关节脱位期的病理变化
A. 髋臼前、上、后缘发育不良，平坦，髋臼浅
B. 股骨头向髋臼后上方脱出，小而扁平或形状不规则
C. 股骨颈前倾角略增大
D. 关节囊增厚呈葫芦形
E. 以上都是

12. 膝关节韧带损伤的病理机制是
A. 过伸
B. 股骨在胫骨上内收、屈曲和外旋
C. 前后移位
D. 完全断裂
E. 股骨在胫骨上外展、屈曲和内旋

13. 脑瘫患儿的运动障碍分为
A. 痉挛型
B. 手足徐动型
C. 肌张力低下型
D. 共济失调型
E. 紧张性

14. 符合胫骨结节骨软骨病的是
A. 多见 12~14 岁男孩
B. 18 岁后隆起可自行消失
C. 有胫骨结节疼痛、隆起
D. 伸膝抗阻试验阳性
E. 可行局部注射醋酸泼尼松龙

15. 关于先天性小指弯曲，说法正确的是
A. 先天性小指弯曲较多见
B. 小指最常见，其次为拇指
C. 如发生在拇指，畸形位于掌指关节
D. 先天性小指弯曲有很强的遗传倾向
E. 常可合并其他畸形综合征，如 Freeman-Sheldon 综合征

16. 关于断肢再植，正确的是
A. 断肢离断平面越高，再植术后全身反应越重

B. 断肢离断平面越低，再植术后全身反应越轻
C. 断肢缺血时间越短，再植术后存活的机会越大
D. 断肢缺血时间越长，远端肢体需要切开减压的可能性越大
E. 断肢保存良好者，再植术后不会发生骨筋膜隔室综合征

17. 关于腱鞘囊肿的手术治疗，描述正确的是
A. 适应于早期腱鞘囊肿
B. 适合于时间较长，有结石形成的患者
C. 适合于反复发作，非手术治疗无效者
D. 适合于穿刺较困难者
E. 在局部麻醉下，完整地将囊壁切除，勿留残存囊壁

18. 引起腱鞘炎的原因比较多，总体上可以分为细菌性的和非细菌性两大类型。其中，细菌性多由外伤或全身感染引起，常见菌包括
A. 葡萄球菌　　B. 链球菌
C. 淋球菌　　D. 大肠埃希菌
E. 双球菌

19. 非细菌性腱鞘炎的病因尚不清楚，但是与以下因素有关
A. 劳损
B. 反复或剧烈外伤（不完全断裂）
C. 过劳（由于不适应）运动
D. 关节囊、韧带、腱鞘中的结缔组织发生退行性病变
E. 肌腱血液供应不良和反复遭受轻微外伤常导致疲劳损伤

20. 指屈肌腱狭窄性腱鞘炎又称扳机指或弹响指，临床表现为
A. 常见于妇女，多发生于拇指、中指
B. 常见于儿童，多发生于示指、中指
C. 腕部拇指一侧的骨突（桡骨茎突）处及拇指周围疼痛，可放射至手、肘或肩臂部，提物无力
D. 疼痛有时向腕部放射
E. 患指屈伸功能障碍，清晨醒来时特别明显，活动后症状减轻或消失

21. 腱鞘囊肿的临床表现主要有
A. 病变呈慢性过程，多发于腕背、桡侧腕屈肌腱及足背，手的掌指关节及近指间关节也能见到
B. 主要症状为肿块，很少有疼痛，当长大到一定的程度时，活动关节部位有酸胀感
C. 肿块一般呈圆形，大小不一，一般不超过2cm，表面光滑，质地软，与皮肤无粘连，基底固定，无压痛感

D. 时间较长时，其内可形成结石

E. 发生在腕背侧的囊肿，当屈腕时，肿块增大，张力增高，质地像硬橡皮，局部酸痛，当伸腕时，肿块减小，张力降低，可触及波动感

22. 滑囊炎的病因主要包括以下几点

A. 急、慢性创伤性滑囊炎以慢性较多见，常与职业有关，如矿工易患髌前和鹰嘴滑囊炎

B. 类风湿性滑囊炎较为多见，多发于跟骨滑囊，往往伴有其他部位的类风湿性病变

C. 结核性滑囊炎发病率较低，大多为继发性，继发于肺结核、胸膜结核、腹膜结核、骨结核等，较常见的为股骨大转子结核性滑囊炎

D. 痛风性滑囊炎多为全身痛风的一部分，多见于足部，如蹈趾、跖趾关节的内侧

E. 梅毒性滑囊炎发生在梅毒的晚期，其常见于髌前滑囊、鹰嘴滑囊和肩峰下滑囊

23. 滑囊炎的手术治疗适用于如下情况

A. 非手术治疗无效

B. 疼痛较严重

C. 影响关节活动

D. 继发感染

E. 时间较长，有结石形成

24. 关于骨软骨炎，下列说法正确的是

A. 好发于成年男性，多为单侧，也可见到双侧，有剧烈运动史

B. 手术治疗适用于反复发作的疼痛、膝关节功能障碍、年龄较大的患者以及有并发症者

C. 疼痛明显者，可采取物理治疗和局部制动

D. 病因还未完全清楚，但根据临床资料分析有家族倾向，好发于贫困家庭，有着地区和种族的差异，通常认为与损伤、种族、遗传及环境有关

E. X 线片显示胫骨结节骨骺增大、碎裂、钙化，其下出现骨性裂隙，周围软组织肿胀

25. 在对跟周滑囊炎（跟痛症）进行治疗时，要根据具体情况选择合适的疗法，下列说法正确的是

A. 腓肠神经切断术适用于跟骨内压增高者、跟腱附着处的骨质增生、顽固性软组织病变

B. 胫神经的跟骨支切断术适用于跟骨结节增生和跟骨高压者

C. 骨刺切除术适用于跟骨结节骨刺引起的疼痛

D. 跟骨钻孔术适用于跟骨内压增高者

E. 非手术疗法适用于跟骨内压增高者及骨刺引起的跟周滑囊炎

26. 腕管综合征的临床表现包括

A. 多见于 40~49 岁的劳动者，男性多发，右侧多见，双侧者约占 30%

B. 最早最常见的症状是桡侧 3 个手指麻木、疼痛、持物无力，以中指为甚，少数可累及

整个手指

C. 少数患者无手指麻木，但有明显的大鱼际肌麻痹

D. 患腕平伸，用手指或叩诊锤轻轻叩击腕部掌面或腕横韧带处，如果桡侧手指出现麻木感，即为阳性

E. 如果腕处于极度掌屈或背伸位时，在1分钟内出现桡侧手指麻木感，即为阳性

27. 腕管综合征的手术治疗适用于

A. 非手术治疗无效者　　B. 手指皮肤感觉消失者

C. 大鱼际肌群有明显萎缩者　　D. 手指麻木严重或有疼痛者

E. 游离缘小范围的撕裂

28. 膝关节韧带损伤的治疗包括

A. 膝内侧副韧带损伤的修复　　B. 膝外侧副韧带损伤的修复

C. 前交叉韧带断裂的修复　　D. 后交叉韧带断裂的修复

E. 膝关节韧带联合损伤的治疗及功能康复

29. 膝外侧副韧带损伤少见，原因可能为

A. 股胫角的存在，不易发生内翻（收）损伤

B. 青年人半月板较厚，弹性好，吸收震动力能力强

C. 对侧肢体的保护作用

D. 屈膝时外侧副韧带松弛，不易损伤

E. 韧带周围有髂胫束及股二头肌腱加强

30. 踝关节扭伤的分类不同，其损伤机制也有所不同，其分类方法包括

A. 按受伤机制分为旋后伤、旋前伤、外旋伤、内翻伤、外翻伤

B. 按解剖特点分为单纯伤、联合伤

C. 按损伤的病理特点分为部分断裂、完全断裂

D. 按病程分为新鲜断裂、陈旧断裂

E. 按损伤程度分为重度、中度、轻度

31. 下列哪项是跟周滑囊炎的病因

A. 跟骨内压增高　　B. 跟骨结节骨刺

C. 跟腱附着处骨刺　　D. 跖筋膜炎

E. 跟骨滑囊炎

32. 多指与并指皆属于先天畸形，病因不明确，但与下列因素相关

A. 遗传　　B. 胚胎发育

C. 药物　　D. 疾病

E. 放射线

33. 先天性髋关节脱位为许多因素导致，通常见于

A. 遗传　　B. 结构异常

C. 关节囊及韧带松弛　　D. 发育障碍

E. 外在因素

34. 先天性髋关节脱位的治疗中，3 岁以上或非手术治疗失败的患者可采用切开复位术，常用的手术方法包括

A. 单纯切开复位术　　B. 股骨旋转截骨术

C. 广泛切开复位术　　D. Salter 骨盆截骨术

E. 骨盆内移截骨术

四 案例分析题

（1~3 题共用题干）

患者，女性，60 岁。全身不适伴多关节对称性肿痛 10 年，晨起关节僵硬达 2 小时，活动后逐渐缓解。近 2 年患者病情加重，行走困难。查体：双手尺偏、纽扣指畸形，双膝关节轻度肿胀、屈曲挛缩畸形，活动度范围 20°~80°。X 线检查可见双膝关节间隙明显变窄，骨质疏松，关节周围有骨赘增生。实验室检查 WBC 轻度升高，红细胞沉降率 60mm/h，类风湿因子（RF）（+）。

1. 这种关节炎早期主要的病变部位是

A. 关节软骨　　B. 关节滑膜

C. 软骨下骨　　D. 关节周围肌肉

E. 半月板及交叉韧带

2. 目前该患者最佳的治疗方法应该是

A. 保守治疗　　B. 膝滑膜切除术

C. 膝关节融合术　　D. 膝关节表面置换术

E. 膝关节镜下关节清理术

3. 下列哪项对诊断无决定性意义

A. 晨僵达 2 小时　　B. 多关节对称性肿胀 10 年

C. 类风湿因子（+）　　D. 双膝关节活动范围 20°~80°

E. 对称性关节肿胀

（4~10 题共用题干）

患儿，女性，5 岁。因右下肢跛行 3 年入院。患儿 2 岁方学会走路，当时被发现右下肢行走不稳，升降步态，无外伤史。查体：T 36.5℃，右下肢无红肿、无压痛，下肢肌力正

常，皮肤感觉正常，右髋关节屈伸正常，外展稍受限，其余关节活动正常。

4. 根据以上资料，下述哪些疾病暂不能排除
   A. 右下肢神经性麻痹，先天性多关节挛缩症
   B. 右髋关节化脓性关节炎，一过性右髋关节炎
   C. 右膝关节结核
   D. 小儿麻痹症后遗症
   E. 先天性髋脱位，先天性髋内翻，右股骨头缺血性坏死，下肢肢体不等长
5. 对此患儿还需做哪些有针对性的检查及专科检查
   A. 双髋关节正位 X 线检查，大隐静脉瓣膜功能试验（Trendelenburg 试验），Allis 征，套叠试验，可行髋关节造影检查，以了解阻碍复位的因素
   B. 患侧髋关节正、侧、斜位 X 线检查
   C. 常规 CT 扫描以确定股骨颈前倾角
   D. 骨盆挤压分离试验
   E. 麦氏征，膝关节造影以排除膝关节病变
6. 患儿 Allis 征（+），Trendelenburg 试验（+），X 线片显示右 Shenton 线不连，髋臼指数 50°，股骨头位于 Perkin 方格的外上象限，且发育差，变小，但密度正常，前倾角 80°，臼头无破坏，颈干角 140°。根据以上检查，拟诊断什么疾病
   A. 下肢不等长　　B. 右侧先天性髋内翻
   C. 右股骨头缺血性坏死　　D. 先天性多关节挛缩症
   E. 右侧先天性髋关节脱位
7. 关于先天性髋关节脱位（CDH）的症状和体征，下述哪些是正确的
   A. Ortolani 试验常被用作 3 岁以上患儿的检查
   B. Allis 征被认为是 CDH 的特异体征
   C. 套叠试验往往为阳性，臀纹和大腿皮纹不对称，股三角空虚，会阴部增宽
   D. Trendelenburg 试验（+）即指一足站立，另一下肢抬起，下肢抬起侧臀部下沉，说明臀部下沉侧臀中肌的功能不全
   E. 单侧髋脱位时呈摇摆步态
8. 关于 CDH 的 X 线表现及测量，下列哪些是正确的
   A. Y 线指通过双侧髋臼软骨中心点连一直线并加以延长
   B. 正常股骨头应在 Perkin 方格的内上象限内
   C. CE 角正常为向外 20°~40°
   D. Shenton 线是股骨颈内侧缘和闭孔下缘形成一条连接弧线
   E. 股骨颈前倾角是股骨额平面与股骨颈所形成的角度

9. 对此患儿拟如何实施治疗
   A. 立即切开复位及髋臼成形术
   B. 手法整复，蛙式石膏固定
   C. 先保守治疗 9 个月，若无效再酌情行单纯切开复位
   D. 手法整复，特制 Rosen 夹架制动
   E. 先松解髂腰肌及内收肌，将股骨头牵引至髋臼水平，再行切开复位，髋臼成形术，还需行股骨旋转截骨术，以矫正股骨颈前倾角，亦可行其他髂骨截骨术，如 Salter 截骨术或 Chiari 内移截骨术
   F. 拟行股骨分叉截骨术

参考答案与解析

一、A1 型题

1. E【解析】肱骨外上髁炎发病缓慢，一般无明显外伤史，发病率与某些职业相关，如木工、电工、乒乓球及网球运动员多患此病。其发病可能为前臂伸肌腱及其软组织、肱桡关节滑囊、环状韧带的慢性损伤和退行性改变，以及邻近细小血管的损伤性炎症有关。当前臂旋转腕部用力时，主动收缩和被动牵拉上肢，肱骨外上髁伸肌群的长短肌受到牵拉，反复用力易造成肌肉损伤、撕裂而导致本病。

2. E【解析】狭窄性腱鞘炎的保守治疗包括减少活动、热敷、类固醇鞘管内注射有较好的疗效。故选 E。

3. D【解析】杵状指为类风湿关节炎的特征性表现。

4. C【解析】肱骨外上髁炎的非手术治疗适用于早期并发症状较轻者，应限制或减少以伸肌活动为主的腕关节活动。故选 C。

5. D【解析】手关节是手部骨与骨之间的间接连结形成的。包括腕关节、腕骨间关节、腕掌关节、掌骨间关节、掌指关节和指间关节。其中，腕关节、第 1 腕掌关节及第 1 掌指关节承担着手部的主要功能活动。故选 D。

6. B【解析】骨关节炎的疼痛最主要的特点是静息痛。骨关节炎、类风湿性关节炎、骨质疏松症等引起的慢性骨痛多无明显损伤，且持续时间较长，一般为 3 个月以上。和其他疼痛不同的是，慢性骨痛常反复发作，程度时轻时重。

7. C【解析】如果患者有持续性疼痛或进行性畸形，药物治疗无效可考虑手术治疗，手术方案的选择需按患者年龄、职业、生活环境和习惯的不同而分别制定。目前，对 50 岁以上的髋、膝骨关节炎患者而有明显疼痛和运动障碍者，特别是因损伤、畸形或其他原因而引

起的继发性骨关节炎患者，倾向于做人工关节置换。患者术后可早期下床活动，以达到消除疼痛，增加活动范围和矫正畸形的目的。

8. D【解析】目前认为，对早期类风湿关节炎，除药物治疗外，滑膜切除术可减少关节液渗出，防止血管翳形成，保留软骨和软骨下骨组织，改善关节功能。后期可做关节成形术或全关节置换术，以改善关节功能。

9. E【解析】典型病例的诊断一般不难，但在早期，特别是以单关节炎开始的及 X 线改变尚不明显时，需随访观察方能确诊。国际上沿用美国风湿病学学会 1985 年诊断标准，该标准于 1987 年进行了修订，删除了损伤性检查和特异性较差的关节疼痛和压痛，对晨僵和关节肿胀的要求更加严格。典型的类风湿关节炎诊断要求具备标准中的 7 项，其中标准 1 ~ 5 的关节症状或体征必须持续至少 6 周。

10. A【解析】股骨头骨骺骨软骨病为股骨头骨骺的缺血性坏死，又称扁平髋。在股骨头骨化中心出现以后（1 岁以后）至融合之前（18 ~ 19 岁）均可发病，以 3 ~ 10 岁儿童最多见。

11. B【解析】骨皮质贴近骨膜的部分由骨膜下小血管网供给营养。靠近骨髓腔的部分由滋养血管供给营养。当脓肿将骨膜掀起时，骨膜与骨皮质分离，骨皮质表层即因失去血液供应而坏死。脓液进入骨髓腔和骨小管系统后，滋养血管及其分支栓塞，骨髓内的血液供应也被阻断，骨皮质的内层也坏死。凡与周围活组织尚未脱离的骨坏死，如炎症能够被控制，在建立侧支循环后，有可能复活。若与周围组织游离，则成死骨，大小不等，大的可包括整个骨干。

12. D【解析】化脓性骨髓炎导致骨质破坏，骨质被破坏到骨皮质时，人体自身会不断地刺激成骨细胞的增生，最后在骨髓炎破坏的周围形成新骨，成为包壳，而成骨细胞主要集中在骨膜，故选 D。

13. E【解析】腓总神经绕过腓骨头下方，最易损伤。故选 E。

14. B【解析】腓浅神经有运动支支配腓骨长短肌。故选 B。

15. C【解析】侧方应力试验：在膝关节完全伸直位与屈曲 20°~30°位置下做被动膝内翻与膝外翻动作，并与对侧作比较，如有疼痛或发现内翻、外翻角度超出正常范围并有弹跳感，提示有侧副韧带扭伤或断裂。在急性期做侧方应力试验是很疼痛的，可以等待数天或于痛点局部麻醉后方进行操作。

16. E【解析】胫骨结节骨软骨病疼痛加重时可采取局部封闭治疗。故选 E。

17. D【解析】下肢内旋可使梨状肌紧张，从而加重症状。故选 D。

18. D【解析】晨僵疼痛，活动后好转为类风湿关节炎的表现。故选 D。

19. A【解析】股骨头骨骺骨软骨病是股骨头骨骺的缺血性坏死引起，是发生于儿童股骨头的自限性、自愈性、非系统性疾病。2 ~ 12 岁儿童均可罹患本病，以 4 ~ 8 岁儿童多见，男女发病率为4∶1，多为单侧发病。

20. B【解析】成人获得性平足症是指有症状的成年人继发性扁平足。引起继发性平足症的原因有很多，如关节退行性病变、创伤、糖尿病、类风湿关节炎、神经性病变、肿瘤、胫后肌腱功能不全等。胫后肌腱功能不全被认为是引起成人获得性平足症最常见的原因，但也可以是各种平足症的结果。

21. E【解析】术后感觉可较快恢复，但已萎缩的手部小肌肉不能恢复体积。

22. E【解析】腕管综合征患者正中神经受压出现正中神经分布区的感觉障碍与疼痛，伴大鱼际肌瘫痪、萎缩、对掌受限。故选E。

23. C【解析】腕关节功能位指背伸20°~25°，尺偏5°~10°（示指与前臂的纵轴在1条直线上）。故选C。

24. A【解析】臂丛损伤导致肩胛带以远的大部或全部肌肉麻痹，前臂和手伸直时，上臂出现的严重功能障碍及瘫痪，其他畸形均为神经分支受损出现的部分肌肉瘫痪体征。故选A。

25. D【解析】人的拇指为功能较大的手指，故不能采用缩短指骨、缝合皮肤进行治疗，而单纯的游离植皮成活率较低，故应该选择皮瓣移植。故选D。

26. E【解析】小腿筋膜间隔是位于小腿肌肉与肌肉、肌肉与骨之间、骨与骨之间的高韧性的结缔组织。筋膜间隔与骨骼形成的封闭腔隙称为骨筋膜隔室。小腿骨筋膜隔室有四个。①前间室：位于小腿前外侧，其内有胫前肌、趾长伸、足踇长伸、腓深神经、胫前动静脉。②外侧间室：位于腓骨外侧，其内有腓骨长短肌。③后浅间室：位于小腿后方浅层，其内有腓肠肌和比目鱼肌。④后深间室：位于小腿后方深层，其内有胫后肌、足踇长屈肌、趾长屈肌，以及胫后动静脉、胫后神经，腓动静脉。故选E。

27. E【解析】肱骨外上髁炎好发于网球运动员，是肱骨外上髁处慢性损伤性病变，除肘外侧疼痛外，还可向前臂外侧放射，牵拉伸肌腱时疼痛加重，局部封闭常有效，故E错误。

28. C【解析】手足徐动型脑瘫比较罕见，主要是脑基底核损伤引起的运动障碍或运动失调，表现为难以用意志控制的不自主运动，当有做目的性的运动时，不自主运动会增多，无效运动也会增多。故选C。

29. D【解析】先天性马蹄内翻足的基本病理变化是围绕距骨发生的跗骨间关节内收，主要足距舟关节的内收、跖屈、旋后。故选D。

30. A【解析】握拳尺偏试验目的是进一步明确是否为桡骨茎突狭窄性腱鞘炎。患者拇指屈曲握拳，将拇指握于掌心内，然后使腕关节被动尺偏，如果桡骨茎突处出现明显疼痛则为阳性。

31. B【解析】切开复位术对于3岁以上或非手术治疗失败者用，常用的手术方法包括如下六种。①单纯切开复位术：仅适用于 1~3 岁手法复位失败者。术后尚需较长时间石膏固定。②股骨旋转截骨术：适用于髋臼发育较好而股骨头前倾角过大造成复位失败者。③广泛切开复位术：尤其适用于髋臼指数大（超过 45°），或头大臼小，股骨前倾有增大者，合适年龄为 3~7 岁。缺点是容易引起关节粘连。④Salter 骨盆截骨术：适用于 6 岁以内，髋臼发育不良，其方向过于向前、向外、向上而影响复位成功者，但髋臼指数不应大于 45°。⑤骨盆内移截骨术：适用于 6~12 岁半脱位者。其缺点是影响骨盆发育。⑥姑息性手术：对年龄超过 10 岁，上述手术不能恢复正常关节者，常采用髋臼造盖手术。

32. D【解析】参见 A1 型题第 32 题解析。

33. A【解析】后交叉韧带断裂的手术时机，一般于损伤后 1~2 周进行延迟重建。此时，疼痛、肿胀等关节内反应已消退，并且患者已恢复全部的活动范围和部分的力量，更为重要的是关节的撕裂损伤多已修复，利于关节镜的开展。

34. C【解析】关节镜手术包括如下几种。①半月板切除术：半月板切除术分为部分切除术、次全切除术、全切术。②半月板修整术：仅适用于游离缘小范围的撕裂。③半月板缝合术：半月板损伤的解剖修复，是半月板损伤的理想手术方法。

二、A2 型题

1. B【解析】髁上侧皮质破坏、无发热的骨质破坏，所以考虑为恶性骨肿瘤。故选 B。

2. B【解析】手术原则是清除死骨和炎性肉芽组织，并消灭无效腔。碟形术是把深如壶状或瓶状的死腔变成口大底浅的碟状，以利于引流和周围软组织下陷而消灭死腔。适应证：①慢性骨髓炎经死骨摘除术后，残留的死腔大而深，但口小，估计引流不畅者。②位置表浅的骨骼，如胫骨、尺骨、桡骨等慢性骨髓炎，缺乏软组织包围，皮肤瘢痕较大者。③骨腔周围骨质硬化、血运不佳者。故选 B。

3. E【解析】骨折对位对线良好只需要外固定即可。故选 E。

4. E【解析】X 线检查未见明显的骨质破坏，MRI 检查可见在伸指肌腱远端部位有明显的多个囊性肿物，边界清楚。故最有可能为多发性腱鞘囊肿。

5. E【解析】外固定支架固定适用于四肢长骨骨折，伴有移位者。悬吊牵引适用于骨盆骨折有明显分离移位者。骨牵引是通过圆针直接牵引骨骼，从而使骨折、脱位患者得到有效的复位和固定。常用于皮肤损伤、肿胀严重、创口感染或骨骼粉碎严重不宜行内固定的患者。方法主要有颅骨牵引、尺骨鹰嘴牵引、股骨髁上牵引、胫骨结节牵引、跟骨牵引等。桡骨远端新发骨折，绝大多数能通过手法达到复位，复位后需石膏外固定。故选 E。

6. A【解析】对神经及血管外露的患者，经清创后仍应一期缝合，以免血管、神经外露时间过长影响功能。故选 A。

7. C【解析】狭窄性腱鞘炎早期治疗首选封闭治疗效果良好，能很快改善症状和体征。故选 C。

8. D【解析】腓总神经沿腘窝上外缘经股二头肌内缘下行，至腓骨头后方并绕过腓骨颈，向前穿腓骨长肌起始部，可因腓骨颈骨折受损，且患者在腓总神经支配区出现症状，即“右小腿出现疼痛，肿胀，稍有外旋畸形，足背感觉麻木，足趾不能背伸”。故选 D。

9. D【解析】根据患者的疼痛部位，右拇指掌指关节掌侧可扪及一痛性小结节的体征，以及活动时有弹响的特征性表现，最有可能诊断为狭窄性腱鞘炎。

10. D【解析】患儿年龄较小，处于生长发育期，治疗的关键在于防止骨折，保证肢体功能正常，而化脓性骨髓炎进行局部固定治疗不仅利于患肢休息、减少疼痛，还可以防止发生畸形及病理性骨折。故选 D。

11. C【解析】根据发病原因，患者右肘外侧压痛（肱骨外上髁部），以及患者 Mills 征(+)，局部无皮肤红肿，可诊断为肱骨外上髁炎。

12. E【解析】肱骨外上髁炎好发于网球运动员，患者检查时仅在肱骨外上髁、桡骨头之间有局限性、极敏锐的压痛，肘关节活动不受影响。

三、X 型题

1. ABCE【解析】脊髓灰质炎后遗症是脊髓灰质炎留下的后遗症，脊髓灰质炎主要损害脊髓前角细胞，导致运动神经纤维变，使支配的肌肉产生弛缓性瘫痪。受损肌群神经系统损伤严重，在起病后 1~2 年仍不能恢复，导致持久麻痹、肌挛缩，甚至骨骼发育受阻、肢体畸形、脊柱弯曲、跛行等一系列临床症状。上肢常见的畸形有三角肌瘫痪、上肢不能外展、肱二头肌瘫痪、主动屈肘功能丧失、手部内在肌瘫痪、掌指关节过伸、指间关节屈曲畸形、拇指无外展及对掌功能。下肢常见的畸形有足内翻、足外翻、足下垂、高弓足、膝反张等，不能行走或站立。肌瘫痪，下肢血液供应减少导致骨骺生长缓慢而引起不同程度的肢体较健侧发育不良，随着生长发育而愈加明显，在青春期更为显著。脊髓灰质炎后遗症患者中大部分存在下肢长度差异，占肢体不等长的首位。

2. ABCDE【解析】先天性马蹄内翻足术后并发症有如下几种。①伤口愈合不良：松解手术有时会有伤口愈合不良。②空凹足：术中可发现内收踇趾肌的止点较胫后肌靠背侧，胫前肌有的止于第 1 跖骨的最远端。③术后石膏脱落：术后石膏脱落会影响矫正效果。足部发育小、第 1 跖骨短和小腿肥胖的患者易发生石膏脱落。④矫形不彻底。⑤矫枉过正和平足症：彻底松解有可能产生严重平足症，矫枉过正会发生继发性痉挛性平足。⑥跖内收和腓骨肌力弱：重症跖内收多见于对足跟外翻矫枉过的患者，临床可见斜脚畸形。⑦术后僵硬和强直：术中损伤距舟关节、距下关节和踝关节等医源性原因或矫正不彻底导致。

3. ABCDE【解析】掌深弓位于指肌腱的深面，平腕掌关节高度，由桡动脉终支与尺动脉掌深支吻合构成，并有静脉伴行。位于掌骨和骨间肌浅面，指屈肌腱与屈肌总腱鞘的深面，与尺神经深支伴行。掌浅弓由尺动脉末端与桡动脉掌浅支吻合而成，故与掌深支互相吻合。故选 ABCDE。

4. BC【解析】胫骨平台相对于股骨髁向前方脱出，称为膝关节前脱位，在所有类型脱位中，发生率最高。膝关节脱位致腓总神经损伤的发生率为14%~25%，少数情况下，胫神经也出现损伤。膝关节主要血管为腘动脉，血管损伤程度严重可引发急性缺血。故选BC。

5. BD【解析】髋关节脱位的特有体征是畸形、弹性固定。局部肿胀、异常活动和功能障碍在其他脱位中也可能出现。

6. ABDE【解析】在踇外翻畸形中主要表现为第1跖骨内翻，踇趾向外倾斜；第1、2跖骨夹角增大；第2、3跖骨头下形成胼胝；第1跖趾关节突出处形成踇囊炎。不会出现第2跖骨内翻伴第2趾向外倾斜。故选ABDE。

7. BCDE【解析】脊髓灰质炎后遗症：胫前肌群麻痹，跟腱挛缩引起马蹄足畸形；胫前肌与腓骨长短肌同时麻痹，形成马蹄内翻足畸形；长时间的前足下垂，跖腱膜挛缩，出现高弓足畸形；小腿三头肌麻痹形成仰足畸形。

8. ABCDE【解析】出生时髌骨即有脱位，为固定性脱位，手法不能复位。由于畸形严重程度和继发性畸形的发生直接与畸形未得到纠正的时间长短有关，故一经确诊，应尽快进行手术。手术步骤：①松解髌骨外侧一切挛缩组织，并做好重建准备，切口从大腿外侧中下沿髂胫束到胫骨结节弯向内侧，将髌骨外侧的挛缩组织充分松解，包括髌韧带外侧，将股外侧肌的远端从髂胫束、股四头腱外侧缘和髌骨外缘的连接处纵向切断，向上游离后备用。将挛缩的髂胫束切断，如股二头肌挛缩明显则做延长，此时髌骨外侧挛缩组织已完全被松解。②髌骨的复位沿髌骨内缘股直肌与股内侧肌之间切开，此时髌骨可复位至股骨髁间。如果股四头肌腱和髌韧带仍不成直线，屈曲膝关节仍存有引起髌骨外脱位的力量，可将外侧髌韧带一半移缝至内侧，直至做胫骨结节内下移手术。③修补缝合软组织，加强伸膝装置，将内侧松弛的关节囊及滑膜切除一部分后拉紧缝合。将股内侧肌稍向上游离之后用肌腹组织盖过髌骨缝合于髌骨外缘，加强固定髌骨于中立位的力量。被松解的股外肌远端向上移位缝于股四头肌腱上部，减少向外牵拉髌骨的力量。切除内侧多余关节囊及滑膜，修补外侧滑膜缺损。术中屈曲膝关节90°，髌骨不再向外滑移，即认为满意。术后长腿石膏托固定共6周，早期锻炼股四头肌收缩功能，拆石膏后练习膝关节伸屈活动。

9. ABCDE【解析】第一，脑瘫常合并肢体运动系统障碍，表现有常见的尖足、足内翻、足外翻、内收肌紧张等情况；第二，理解认知能力很差；第三，伴有癫痫、视力障碍，包括斜视，听力障碍；第四，皮肤的感觉障碍，对冷热的刺激不敏感；第五，语言上的障碍，包括有发音障碍、构音障碍或吐字不清晰；第六，关节变形、脊柱侧弯的情况。

10. ABCD【解析】先天性马蹄内翻足手法矫正的方法是以一手拇指压住距骨作为支点，另一手压足前部外展，长腿石膏固定。用手法治疗的患者，多数倾向复发。矫正的标准为足外观正常、背伸时完全正常或背伸时有外翻、X线片显示跟距总指数在40°以上。故选ABCD。

11. BD【解析】先天性髋关节的病理变化（表 12－1）。

表 12－1　先天性髋关节的病理变化

		站立前期	脱位期
原发性病变	髋臼	髋臼前、上、后缘发育不良，平坦、髋臼浅	髋臼缘不发育，髋臼更浅而平坦，臼窝内充满脂肪组织和纤维组织。妨碍股骨头纳入臼窝
	股骨头	较小、圆韧带肥厚，股骨头可在髋臼窝内、脱位或半脱位，但易回纳入髋臼	向髋臼后上方脱出，小而扁平或形状不规则，圆韧带肥厚妨碍复位
	股骨颈	前倾角略增大	前倾角增大，可达 45°甚至 90°
	关节囊	松弛，结构改变不大	随股骨头上移而拉长，增厚呈葫芦形，中间狭长区妨碍股骨头纳入臼窝
继发性病变		—	由于股骨头脱位，可引起腰脊柱侧凸或过度前凸、腰肌劳损和脊柱创伤性关节炎等

12. ABCE【解析】Palmer 描述了四种可能造成膝关节周围韧带结构断裂的机制，分别为：①股骨在胫骨上内收、屈曲和外旋。②股骨在胫骨上外展、屈曲和内旋。③过伸。④前后移位。故选 ABCE。

13. ABCD【解析】依据脑瘫运动功能障碍的范围和性质，分型如下。①痉挛型：发病率最高，根据受累的部位又分为 7 种，即痉挛性偏瘫、痉挛性双瘫、痉挛性四肢瘫、痉挛性截瘫、双重性偏瘫、三肢瘫、单瘫。②手足徐动型。③强直型。④共济失调型。⑤震颤型。⑥肌张力低下型。⑦混合型。

14. ACD【解析】胫骨结节骨软骨病好发于 12～14 岁男孩，查体伸膝抗阻试验阳性。18 岁后因骨骺骨化疼痛症状可自行消失，但隆起仍然存在。治疗上以制动及物理治疗为主，不宜局部注射醋酸泼尼松龙。故选 ACD。

15. CDE【解析】先天性小指弯曲是一种少见的先天畸形。小指最常见，其次为中指近指间关节屈曲挛缩。如发生在拇指，畸形位于掌指关节。先天性小指弯曲的病因目前仍然不明确。但多数学者认为与遗传有关，为常染色体显性遗传。因此种畸形有很强的遗传倾向，常可合并其他畸形综合征，如 Freeman-Sheldon 综合征、眼齿指综合征及口面指综合征。故选 CDE。

16. ABCD【解析】断肢再植时，断肢离断平面越高，神经、血管、软组织损伤越重，故全身反应越重，反之亦然；断肢缺血时间越短，组织缺血坏死可能性越小，故存活机会越大，远端肢体需要切开减压的可能性越小，断肢再植后是否发生骨筋膜隔室综合征与断肢保存情况无关。故选 ABCD。

17. BCDE【解析】腱鞘囊肿手术治疗的适应证：适合于时间较长，有结石形成的患者；反复发作，非手术治疗无效者；穿刺较困难者。手术方法：在局部麻醉下，完整地将囊壁切除，勿留残存囊壁。发生在腱鞘者，手术时应将整个囊肿连同周围部分正常腱鞘、腱膜等组织一并切除，以免复发。发生在关节囊滑膜疝出者，应在根部结扎切除，避免复发。

18. ABC【解析】常见菌包括：葡萄球菌、链球菌及淋球菌。

19. ABCE【解析】非细菌性腱鞘炎的病因尚不清楚，但是与以下因素有关：肌腱血液供应不良和反复遭受轻微外伤常导致疲劳损伤、反复或剧烈外伤（不完全断裂）、劳损、过劳（由于不适应）运动等，为最常见的致病原因。

20. ADE【解析】指屈肌腱狭窄性腱鞘炎：①常见于妇女，多发生于拇指、中指、环指。②疼痛有时向腕部放射。掌指关节屈曲可有压痛感，有时可触到增厚的腱鞘、状如豌豆大小的结节。③患指屈伸功能障碍，清晨醒来时特别明显，活动后症状减轻或消失。少数患指屈伸活动时有捻发音。④晚期，在弯曲患指的过程中，突然停留在半弯曲位，手指既不能伸直，又不能屈曲，像被突然卡住一样，酸痛难忍，用另一手协助扳动后，手指又能活动，产生像扳枪机样的动作及弹响，因此也有扳机指或弹响指之称。

21. ABCDE【解析】腱鞘囊肿的主要临床表现：①病变呈慢性过程，多发于腕背、桡侧腕屈肌腱及足背，手的掌指关节及近指间关节也能见到。偶尔在膝关节后方也可发生类似的囊肿，但位置较深，不易确诊。②主要症状为肿块，很少有疼痛，当长大到一定的程度时，活动关节部位有酸胀感。肿块一般呈圆形，大小不一，一般不超过 2cm，表面光滑，质地软，与皮肤无粘连，基底固定，无压痛感。时间较长时，其内可形成结石。当继发感染时，局部有红、肿、热、痛等表现。③当囊肿发生在腕管或小鱼际时，可压迫正中神经或尺神经，引起感觉障碍或肌肉萎缩。发生在腕背侧的囊肿，当屈腕时，肿块增大，张力增高，质地像硬橡皮，局部酸痛，当伸腕时，肿块减小，张力降低，可触及波动感。

22. ABCDE【解析】滑囊炎的病因如下：①急、慢性创伤性滑囊炎以慢性较多见，常与职业有关，如矿工易患髌前和鹰嘴滑囊炎。急性滑囊炎为创伤后滑囊内出血，时间较长后，囊内液体变为黄色，慢性期后变为正常黏液。创伤性滑囊炎在临床上是比较常见的。②类风湿性滑囊炎较为多见，多发于跟骨滑囊，往往伴有其他部位的类风湿性病变。③结核性滑囊炎发病率较低，大多为继发性，继发于肺结核、胸膜结核、腹膜结核、骨结核等，较常见的为股骨大转子结核性滑囊炎。④急性和慢性化脓性滑囊炎既可为原发性，也可为继发性。原发性多由牙龈炎、扁桃体炎、副鼻窦炎、脓肿而引起，致病菌多为金黄色葡萄球菌、溶血性链球菌。慢性化脓性滑囊炎往往有急性滑囊炎治疗不当而演变来的病史。⑤痛风性滑囊炎多为全身痛风的一部分，多见于足部，如蹋趾、跖趾关节的内侧。是机体尿酸代谢障碍，血中尿酸含量增高，滑囊中的尿酸结晶刺激所致。⑥梅毒性滑囊炎发生在梅毒的晚期，其常见于髌前滑囊、鹰嘴滑囊和肩峰下滑囊。

23. ABCD【解析】滑囊炎的手术治疗适用于：非手术治疗无效、疼痛较严重、影响关节活动、继发感染者。在局部麻醉下，完整地将滑囊切除，如果继发感染，应切开引流，换药，让其自行愈合。

24. BCDE【解析】骨软骨炎的病因还未完全清楚，但根据临床资料分析有家族倾向，好发于贫困家庭，有着地区和种族的差异，通常认为与损伤、种族、遗传及环境有关。骨软骨炎好发于12~14岁的男孩，多为单侧，也可见到双侧，有剧烈运动史。X线片显示胫骨结节骨骺增大、碎裂、钙化，其下出现骨性裂隙，周围软组织肿胀。疼痛明显者，可采取物理治疗和局部制动，局部制动是将患肢用石膏托固定于伸直位4~6周，然后解除固定，进行伸屈活动，并加以辅助物理治疗，也进行中药外洗及热敷，4个月之后膝关节才能进行剧烈活动。骨软骨炎的手术治疗适应于反复发作的疼痛、膝关节功能障碍、年龄较大的患者以及有并发症者。

25. ABCDE【解析】跟周滑囊炎的治疗如下。①手术治疗：有神经切断术。腓肠神经切断术适用于跟骨内压增高者、跟腱附着处的骨质增生，顽固性软组织病变；胫神经的跟骨支切断术适用于跟骨结节增生和跟骨高压者；骨刺切除术适用于跟骨结节骨刺引起的疼痛；跟骨钻孔术适用于跟骨内压增高者。②非手术疗法：适用于跟骨内压增高者及骨刺引起的跟周滑囊炎，可采用中医中药治疗，内服外洗，局部封闭。

26. BCDE【解析】腕管综合征好发人群：多见于40~49岁的劳动者，女性多发，右侧多见，双侧者约占30%。其中绝经期的女性可占到双侧发病率的90%。常有职业史。A错误，故选BCDE。

27. ABCD【解析】腕管综合征的手术适应证：非手术治疗无效者；手指皮肤感觉消失者；大鱼际肌群有明显萎缩者；手指麻木严重或有疼痛者。对于腕管内有腱鞘囊肿、慢性腱鞘炎、良性肿瘤、异位肌腹者，应该手术切除。腕管壁增厚、狭窄者可行腕横韧带切开减压术。

28. ABCDE【解析】膝关节韧带损伤的治疗：膝内侧副韧带损伤的修复、膝外侧副韧带损伤的修复、前交叉韧带断裂的修复、后交叉韧带断裂的修复、膝关节韧带联合损伤的治疗及功能康复。

29. ACDE【解析】膝外侧副韧带损伤可能的原因：①股胫角的存在，不易发生内翻（收）损伤。②对侧肢体的保护作用。③屈膝时外侧副韧带松弛，不易损伤。④韧带周围有髂胫束及股二头肌腱加强。因而，当膝外侧副韧带损伤时致伤暴力可能更大，常合并交叉韧带、内侧副韧带损伤，后果更严重。

30. ABCD【解析】踝关节扭伤的病理机制包括以下几种：①按受伤机制分旋后伤、旋前伤、外旋伤、内翻伤、外翻伤。②按解剖特点分单纯伤、联合伤。③按损伤的病理特点分部分断裂、完全断裂。④按病程分新鲜断裂、陈旧断裂。

31. ABCDE【解析】跟痛症的病因较多，归纳起来可分为三类，分别为跟骨内压增高、跟骨骨刺、软组织病变。跟骨内压增高与长期站立、行走有关，也与骨质疏松有关，因而农民、教师、工人多见。跟骨骨刺又可分为跟骨结节骨刺及跟腱附着处骨刺，常见于长期站立劳动以及长跑的人群。软组织病变包括跟脂肪垫炎、跖筋膜炎、跟骨滑囊炎等，这些炎症均与慢性劳损有关。

32. ABCDE【解析】多指与并指与下列因素相关：①遗传。②胚胎发育。③外界因素对胚胎的影响，如药物、疾病、营养、放射线等。

33. ABCDE【解析】本病发病原因迄今仍不十分清楚，为许多因素导致，常见因素有以下 5 种。①遗传：20%~30% 的患者有家族史，和多基因遗传有关。②结构异常：胚胎期间髋臼和股骨头发育不良或发育异常而发生脱位。③关节囊及韧带松弛。④发育障碍：胎儿髋部肌肉因某些病理因素生长缓慢，而股骨的生长相对较快，使肌肉被拉紧，因为肌肉向后上方强力牵引而造成脱位。⑤外在因素：如胎儿在子宫胎位不正，臀位胎儿，孕妇外伤使胎儿受暴力影响而发生脱位。

34. ABCDE【解析】参见 A1 型题第 32 题解析。

四、案例分析题

1. B【解析】患者为典型的类风湿关节炎表现，关节病变由滑膜开始，滑膜充血、水肿。故选 B。

2. D【解析】患者双膝关节间隙明显变窄，骨质增生严重，应考虑行膝关节表面置换术。

3. D【解析】晨僵、多关节对称性受累、类风湿因子阳性对类风湿关节炎有诊断意义。晚期可出现关节活动受限，无诊断决定性意义。故选 D。

4. E【解析】由题干可知：①5 岁女童。②2 岁学会走路，迟于正常儿童。③学会走路时即有跛拐，且无外伤史，宜考虑为先天因素。④体温正常，局部无红肿，无压痛，可排除炎症性病变，故右髋关节化脓性关节炎、右膝关节结核、一过性右髋关节炎可排除。⑤下肢肌力正常，皮肤感觉正常，可排除神经性病变，故右下肢神经性麻痹、小儿麻痹症后遗症可排除。⑥仅右髋关节外展稍受限，可优先考虑右髋关节病变。先天性多关节挛缩症应该有多个关节受累，有明显的挛缩畸形，与患者症状不符，故先天性多关节挛缩症可排除。故选 E。

5. A【解析】Trendelenburg 试验、Allis 征与套叠试验均用于检测患者是否存在髋关节脱位，影像学检查中骨盆的 X 线正位片对髋关节脱位诊断有意义。

6. E【解析】下肢不等长是骨科常见的畸形，是先天性骨骼畸形、骨骼疾患、关节感染、外伤，以及神经、肌肉疾病等的一种临床表现和体征，并不是一种准确的疾病诊断。颈干角 140°，先天性髋内翻可以排除。股骨头密度无改变，臼头无破坏，故股骨头缺血性坏死的诊断亦不成立。上述检查结果是右髋关节脱位的体征和 X 线表现，结合病史，拟诊断为先天性髋关节脱位（CDH）。虽然先天性多关节挛缩症亦有髋关节脱位现象，但其特点是出现多关节挛缩畸形，结合病历摘要可排除。故选 E。

7. C【解析】Ortolani 试验可用于新生儿的检查，故排除 A；Allis 征为阳性，提示较低一侧股骨或胫骨短缩，或者髋关节后脱位，不是 CDH 的特异性体征，故排除 B；由于 CDH 导致关节囊松弛，故套叠试验常为阳性；CDH 患者会出现两侧大腿内侧皮肤皱褶不对称，患侧皮纹加深，股三角空虚，会阴部增宽。故选 C。Trendelenburg 试验主要是反映髋部臀中肌、臀小肌的松弛程度，故排除 D；单侧髋脱位呈跛行步态，故排除 E。

8. AE【解析】Y 线指通过双侧髋臼软骨中心点连一直线并加以延长；髋臼指数是指髋臼顶的斜线与 Y 线所交的角，正常新生儿的髋臼指数为 27.5°，至 2 岁时将减至 20°，若超过 30°则视为髋臼发育不良，有脱位趋向；股骨颈前倾角是股骨额平面与股骨颈所形成的角度。故选 AE。正常股骨头应在 Perkin 方块的内下象限内，故排除 B；CE 角正常为向内 20°~40°，故排除 C；Shenton 线是指正常骨盆 X 线中闭孔上缘与股骨颈内缘连续成的一完整的弧形曲线，故排除 D。

9. E【解析】保守治疗一般适用于 1~2 岁患儿，该患儿为 5 岁，且继发性软组织挛缩，移位较严重，且髓臼指数为 50°，前倾角达 80°，故应给予患者手术治疗。故排除 B、D。又因该患者存在外展稍受限，故应先给予患者松解髂腰肌及内收肌，将股骨头牵引至髋臼水平后，行矫正治疗。立即切开复位和单纯切开复位都容易再发脱位，故不选 A、C。F 为姑息手术，一般不考虑。故选 E。

第四篇

骨科康复

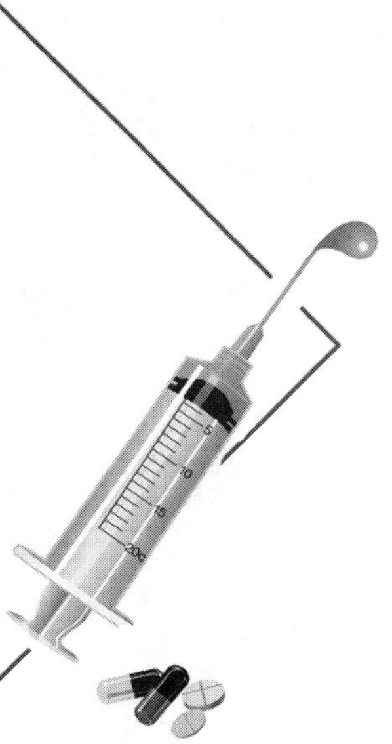

第十三章　概　　述

一 A1 型题

1. 康复所针对的不仅是疾病，而是要着眼于整个人体，从生理上、心理上、社会上及经济能力进行全面康复，它包括
   A. 经济康复、教育康复、职业康复及社会康复
   B. 医学康复、教育康复、职业康复及社会康复
   C. 医学康复、营养康复、职业康复及社会康复
   D. 精神康复、教育康复、职业康复及社会康复
   E. 医学康复、教育康复、身体康复及社会康复
2. 关于康复治疗的分类，以下说法不正确的是
   A. 物理疗法包括物理治疗、体育疗法及运动疗法
   B. 作业疗法包括功能训练、心理治疗、职业训练及日常生活训练方面的作业疗法
   C. 心理治疗指的是对心理、精神、情绪和行为有异常患者进行个别或集体心理调整或治疗
   D. 康复护理主要包括体位处理、心理支持、膀胱护理、肠道护理、辅助器械的使用指导等
   E. 语言治疗是利用矫形器、假肢及辅助器械等来补偿生活能力及感官的缺陷
3. 以下关于康复医学说法不正确的是
   A. 康复医学是医学一个新分支的学科，是经物理治疗学、物理医学阶段逐渐发展形成的
   B. 康复医学主要涉及利用物理因子和方法以诊断、治疗和预防残疾和疾病
   C. 康复医学主要面向传染病患者
   D. 康复医学主要面向慢性病患者及伤残者
   E. 康复的最终目标是提高残疾人生活素质，恢复独立生活、学习和工作的能力，使残疾人能在家庭和社会过有意义的生活

二 A2 型题

王先生在一家康复中心接受治疗。康复治疗物理疗法包括
   A. 中医针灸、按摩、推拿

B. 功能训练、心理治疗、职业训练及日常生活训练
C. 物理治疗、体育疗法及运动疗法
D. 体位处理、心理支持、膀胱护理、肠道护理
E. 矫形器、假肢及辅助器械

三 A3/A4 型题

（1～2 题共用题干）

康复医学是医学一个新分支的学科，是由理疗学、物理医学逐渐发展形成的。

1. 其主要涉及利用
   A. 残疾和疾病　　B. 治疗和预防
   C. 物理因子和方法　　D. 物理治疗和方法
   E. 康复和方法
2. 研究使病、伤、残者在体格上、精神上、社会上、职业上得到康复，消除或减轻
   A. 心理障碍　　B. 功能障碍
   C. 身体障碍　　D. 语言障碍
   E. 肢体障碍

四 B 型题

（1～2 题共用备选答案）

A. 身体锻炼、全面康复及重返社会
B. 生理需要、安全需要、社交需要、尊敬的需要及自我提高的需要
C. 功能锻炼、全面康复及重返社会
D. 心里需要、安全需要、社交需要、尊敬的需要及自我提高的需要
E. 生理需要、工作需要、社交需要、尊敬的需要及自我提高的需要

1. 康复医学的三项基本原则包括
2. 一般认为，人有 5 种需要，分别为

五 X 型题

康复评定包括以下几点

A. 心理评定　　B. 运动功能评定
C. 神经–肌肉功能评定　　D. 日常生活活动（ADL）测定
E. 心肺功能及体能测定

参考答案与解析

一、A1 型题

1. B【解析】康复所针对的不仅是疾病，而是要着眼于整个人体，从生理上、心理上、社会上及经济能力进行全面康复，它包括医学康复、教育康复、职业康复及社会康复。

2. E【解析】康复治疗分为以下几种。①物理疗法：包括物理治疗、体育疗法及运动疗法。②作业疗法：包括功能训练、心理治疗、职业训练及日常生活训练方面的作业疗法。其目的是使患者能适应个人、家庭及社会生活的环境。③语言治疗：指的是对失语、构音障碍及听觉障碍的患者进行训练。④心理治疗：指的是对心理、精神、情绪和行为有异常患者进行个别或集体心理调整或治疗。⑤康复护理：主要包括体位处理、心理支持、膀胱护理、肠道护理、辅助器械的使用指导等。其目的是促进患者康复、预防继发性残疾。⑥康复工程：指的是利用矫形器、假肢及辅助器械等来补偿生活能力及感官的缺陷。⑦职业疗法：包括就业前职业咨询，职业前训练。⑧传统康复疗法：指的是利用传统中医针灸、按摩、推拿等疗法，以促进康复。

3. C【解析】康复医学是医学一个新分支的学科，是由理疗学、物理医学逐渐发展形成的。其主要涉及利用物理因子和方法以诊断、治疗和预防残疾和疾病，研究使病、伤、残者在体格上、精神上、社会上、职业上得到康复，消除或减轻功能障碍，帮助他们发挥残留功能，恢复其生活能力、工作能力以重新回归社会。康复医学主要面向慢性病患者及伤残者，强调的是功能上的康复，使患者在身体上得到康复的同时，也在心理上和精神上得到康复。

二、A2 型题

C【解析】参见 A1 型题第 2 题解析。

三、A3/A4 型题

1. C【解析】参见 A1 型题第 3 题解析。

2. B【解析】参见 A1 型题第 3 题解析。

四、B 型题

1. C【解析】康复医学的三项基本原则包括：功能锻炼、全面康复及重返社会。

2. B【解析】人有五种需要，分别为：生理需要、安全需要、社交需要、尊敬的需要及自我提高的需要。

五、X 型题

ABCDE【解析】康复评定具体如下。①运动功能评定：徒手肌力检查（MMT）、关节活动度（ROM）检查、步态分析（GA）、日常生活能力测定（ADL）等。②神经-肌肉功能评定：肌电图、诱发电位等。③心肺功能及体能测定。④心理评定：心理、行为及认知能力等检测。⑤语言交流测定。⑥职业评定：测定残疾人的作业水平和适应职业的潜在性。⑦社会生活能力测定：人际交往能力、适应能力、个人社会角色的实现。

第十四章　骨科领域常用的康复治疗基本方法

一 A1 型题

1. 受试肌肉有收缩，但不能使关节活动，在肌力评定中属于

A. 1 级　　B. 2 级

C. 3 级　　D. 4 级

E. 0 级

2. 有关皮肤牵引的叙述下列哪项不正确

A. 皮肤牵引是牵力直接加于皮肤，间接牵拉骨骼

B. 患者痛苦较少，操作简便

C. 适用于不需强力牵引的部位

D. 牵引重量 7～10kg

E. 部分老年及小儿四肢骨折均可采用皮牵引

3. 单纯性肩关节脱位采用三角巾悬吊上肢固定，一般固定的时间为

A. 1 周　　B. 2 周

C. 3 周　　D. 4 周

E. 5 周以上

4. 对创伤后发生的休克，急救的首要措施是

A. 分级救治　　B. 及时手术

C. 应用抗休克药物　　D. 制止出血，补充血容量

E. 尽快包扎伤口

5. 2 岁小儿外伤致股骨干骨折，宜采取的治疗是

A. 切开复位内固定　　B. 闭合复位外固定支架固定

C. 悬吊牵引　　D. 骨牵引

E. 手法复位，石膏外固定

6. 石膏或夹板固定后，最应注意的是

A. 松脱　　B. 骨折再移位

C. 压迫性溃疡　　D. 血液循环受阻

E. 石膏变形

二 X型题

1. 下列哪些手术操作常用显微外科技术来完成
   A. 断指再植　　B. 断臂再植
   C. 股薄肌移植矫治面瘫　　D. 骨膜游离移植
   E. 桡动脉吻合
2. ROM 异常的常见原因主要有
   A. 疼痛与肌肉痉挛　　B. 关节内游离体
   C. 关节结构异常　　D. 软组织缩短与挛缩
   E. 关节周围软组织瘢痕与粘连
3. 下列哪项是持续骨牵引的指征
   A. 开放性骨折合并感染　　B. 胫骨开放性骨折
   C. 股骨颈囊内骨折　　D. 颈椎骨折脱位
   E. 股骨骨折

参考答案与解析

一、A1 型题

1. A【解析】肌力评级标准中肌力分为6级：0级为完全瘫痪，5级为正常。0级：肌肉完全麻痹，触诊肌肉完全无收缩力（完全瘫痪，不能做任何自由运动）。1级：肌肉有主动收缩力，但不能带动关节活动（可见肌肉轻微收缩）。2级：可以带动关节水平活动，但不能对抗地心引力（肢体能在床上平行移动）。3级：能对抗地心引力做主动关节活动，但不能对抗阻力肢体，可以克服地心吸收力（肢体能抬离床面）。4级：能对抗较大的阻力，但比正常者弱（肢体能做对抗外界阻力的运动）。5级：正常肌力（肌力正常，运动自如）。故选 A。

2. C【解析】皮肤牵引借助胶布贴于患肢皮肤上，或者用泡沫塑料布包压于皮肤上，利用肌肉在骨骼上的附着点，牵引力传到骨骼，故又称间接牵引。这种牵引对肢体损伤小，操作简单，患者痛苦较少，但是可承受牵引重量小，并且牵引时间不可过长。主要用于12岁以下儿童，老年人的稳定的转子间骨折或手术前后的辅助固定治疗等。

3. C【解析】单纯性肩关节脱位复位后可用三角巾悬吊上肢，肘关节屈曲90°，腋窝处垫棉垫固定3周，合并大结节骨折者应延长1~2周。

4. B【解析】创伤性休克主要病因是出血所致低血容量休克，也有剧烈疼痛所致疼痛性休克。对于大量出血，应立即止血，可采用包扎法、填塞法、止血带法止血。对骨关节创伤应予固定，以减轻疼痛，并防止因骨折断端移动而造成新的血管损伤。诊断明确又伴有剧烈疼痛者可给予镇痛药。对于需手术止血者应果断及时决定手术。

5. C【解析】2 岁小儿股骨干骨折，治疗最好选用垂直悬吊皮牵引法，其优点是利用臀部重力作为反牵引从而恢复患肢长度，双下肢同时牵引可避免旋转移位。

6. A【解析】石膏固定后，要注意保护好石膏，防止折断、脱落和受潮。观察夹板绑带是否松脱。

二、X 型题

1. ABCDE【解析】显微外科技术是指在手术放大镜或手术显微镜下，借助精细的器械进行手术操作的一种技术。这种技术可以超越人类视力的自然限制，从而提高对各种正常组织和病理组织的鉴别能力，使外科手术更加精确，可以进行微血管、神经束甚至淋巴管的吻接，完成过去无法完成的手术。多用在识别组织、断指再植、游离组织移植、神经的束膜缝接、吻合血管、骨关节游离移植、拇指再造等。

2. ABCDE【解析】ROM 异常的常见原因主要有以下几种：①疼痛与肌肉痉挛。②软组织缩短与挛缩。③关节周围软组织瘢痕与粘连。④关节内损伤与积液、关节周围水肿。⑤关节内游离体。⑥关节结构异常。⑦肌肉瘫痪或无力。⑧运动控制障碍。

3. ABDE【解析】持续牵引指征：①颈椎骨折脱位，采用枕颌布托牵引或颅骨牵引。②股骨骨折，采用大腿皮肤牵引或胫骨结节骨牵引。③胫骨开放性骨折，采用跟骨牵引。④开放性骨折合并感染。⑤复位困难的肱骨髁上骨折，采用尺骨鹰嘴骨牵引。

第十五章　骨与关节损伤的康复

一 A1 型题

1. 骨折刚达到临床愈合时，正处于骨折愈合过程的哪一阶段
   A. 血肿炎症机化期　　B. 骨折后 2 周以内
   C. 原始骨痂形成期　　D. 骨痂改造塑形期
   E. 永久骨痂形成期
2. 关于骨折功能复位的标准，下列错误的是
   A. 骨折部位的旋转移位必须完全纠正
   B. 在成人下肢骨折缩短移位的距离不超过 1cm
   C. 骨折部位的分离移位必须完全纠正
   D. 长骨干横行骨折，骨折端对位至少达 3/4
   E. 下肢向侧方成角移位必须完全复位

二 A3/A4 型题

（1~2 题共用题干）

损伤后或手术后 1~3 个月，此期软组织已愈合但发生粘连，骨折尚未完全愈合，被固定的关节粘连，肢体肌肉萎缩，但尚未挛缩，此期康复的目的是恢复肌力和活动关节。

1. 其方式包括
   A. 身体活动锻炼，主动锻炼患肢肌　　B. 肢体活动锻炼，主动锻炼患肢肌
   C. 关节活动锻炼，主动锻炼肢体　　D. 关节活动锻炼，主动锻炼患肢肌力
   E. 活动锻炼，主动锻炼患肢肌
2. 关节活动锻炼是指
   A. 肌力Ⅲ级以上者，逐渐增加抗阻力锻炼
   B. 因骨折尚未完全愈合，关节活动也要循序渐进
   C. 肢体固定范围内的肌肉，行等长收缩锻炼，每日进行多次
   D. 对损伤部位以远的肢体进行按摩，以利消肿和解除肌肉痉挛
   E. 有限度、有节律地进行持续的关节被动活动

三 B 型题

（1~4 题共用备选答案）

A. 肌力的锻炼　　B. 肢体的锻炼
C. 关节活动锻炼　　D. 手法和手术治疗
E. 物理治疗　　F. 肌肉的锻炼

1.（　　）包括主动活动、被动活动及两者交替的练习，目的在于恢复关节的主要功能位，并在此基础上进一步增加关节活动度

2.（　　）需要渐进性、持久性的锻炼，从简单到复杂，肌力达Ⅲ级者，主要通过抗阻力训练来增强肌力

3.（　　）包括电、热、超声等治疗，能缓解疼痛、促进血运，可作为辅助手段

4. 对较严重的关节粘连与肌肉挛缩者自我锻炼无效时，可行

四 X 型题

1. 骨与关节损伤康复治疗的作用包括
A. 促进肿胀消退　　B. 减少肌萎缩的程度
C. 防止关节粘连　　D. 避免关节僵硬
E. 促进骨折愈合过程的正常发展

参考答案与解析

一、A1 型题

1. D【解析】骨痂改造塑形期一般需 8~12 周，此期可达到临床愈合水平。

2. D【解析】骨折功能复位的标准：①骨折部位的旋转移位、分离移位必须完全矫正。②缩短移位在成人下肢骨折不超过 1cm；儿童若无骨骺损伤，下肢缩短在 2cm 以内，在生长发育过程中可自行矫正。③成角移位：下肢骨折轻微地向前或向后成角，与关节活动方向一致，日后可在骨痂改造塑形期内自行矫正。向侧方成角移位，必须完全复位。④长骨干横形骨折，骨折两端对位应达 1/3 以上，干骺端骨折至少应对位 3/4 左右。

三、A3/A4 型题

1. D【解析】康复方式有如下两种。①主动锻炼患肢肌力：肌力Ⅲ级以上者，逐渐增加抗阻力锻炼。②关节活动锻炼：因骨折尚未完全愈合，关节活动也要循序渐进。

2. B【解析】参见 A3/A4 型题第 1 题解析。

三、B 型题

1. C【解析】关节活动锻炼：包括主动活动、被动活动以及两者交替的练习，目的在于恢复关节的主要功能位，并在此基础上进一步增加关节活动度。

2. A【解析】肌力的锻炼：需要渐进性、持久性的锻炼，从简单到复杂，肌力达Ⅲ级者，主要通过抗阻力训练来增强肌力。

3. E【解析】物理治疗：包括电、热、超声等治疗，能缓解疼痛、促进血运，可作为辅助手段。

4. D【解析】手法和手术治疗：对较严重的关节粘连与肌肉挛缩者，自我锻炼无效时，可行手法治疗。其前提包括：①骨折牢固愈合，手法治疗时不至于发生再骨折。②肌力Ⅲ级以上。③能积极配合治疗。另外，手术治疗也可进一步改善某些经过康复手段治疗但不见成效的肢体障碍。

四、X 型题

ABCDE【解析】康复治疗的作用包括如下几点。①促进肿胀消退：损伤后局部肿胀是组织出血、体液渗出，加以疼痛反射造成的肌痉挛，唧筒作用消失，局部静脉和淋巴管淤滞及回流障碍所形成的。②减少肌萎缩的程度：骨折而产生的肢体失用会导致肌萎缩，即使做最大的努力进行功能康复锻炼，也不可避免，但在萎缩的程度上会有很大的差别。③防止关节粘连僵硬：肌、关节不活动是造成关节粘连乃至僵硬的首要原因。如果从治疗之初就十分重视功能康复锻炼，既包括未固定关节的充分自主活动，也包括固定范围内肌肉的等长收缩，关节的粘连和僵硬是可以避免的。④促进骨折愈合过程的正常发展：功能康复锻炼既可促进局部的血液循环，使新生血管得以较快的生长，又可通过肌肉的收缩作用，借助外固定以保持两骨折端的良好接触。功能锻炼还能促使骨折愈合后期的骨痂塑形改造顺利完成。

第十六章　手部损伤的康复

一 A1 型题

1. 导致（　　）康复困难的常见原因主要包括急、慢性水肿，疼痛与过敏，关节运动幅度的丧失以及肩强直等
   A. 手部损伤　　B. 足部损伤
   C. 腹部损伤　　D. 臀部损伤
   E. 腿部损伤
2. 关于手部损伤，下列说法不正确的是
   A. 创伤后或其他损伤后都会引起水肿，采用热敷、冰敷、按摩等进行治疗
   B. 手部水肿及手部固定可导致关节挛缩，随之而来的是关节活动幅度的丧失
   C. 若掌指关节韧带挛缩，会出现掌指关节过伸而不能屈曲，指间关节屈曲不能伸直
   D. 手部神经末梢丰富，又多位于表面且腕管狭窄，其内容相对拥挤，且滑膜、腱鞘膜和骨膜也都有神经末梢，因而手部损伤时常伴有明显的疼痛
   E. 手部损伤后，固定于休息位，肩关节滑囊结构很快出现粘连和挛缩，并且滑囊内有丰富的痛觉神经末梢可引起剧烈疼痛，从而导致肩强直，手部功能也会随之减弱

二 B 型题

（1~2 题共用备选答案）
   A. 重型创伤性营养不良
   B. 营养不良
   C. 维生素 A、维生素 B、维生素 C 缺乏
   D. 创伤后骨萎缩（Sudeck 骨萎缩）
   E. 轻型创伤性营养不良
1. 可见于腕部损伤，常见严重的骨质疏松的是
2. 常见于手及手指的挤压伤是

三 X 型题

对尺神经的描述，正确的是

A. 在臂中份下行于臂内侧肌间隔后方

B. 穿行于肱桡肌深面

C. 在前臂近 1/3 与尺动脉相距较远

D. 经腕部豌豆骨尺侧入掌

E. 发出肌支支配指深屈肌尺侧半

参考答案与解析

一、A1 型题

1. A【解析】导致手部损伤康复困难的常见原因主要包括急、慢性水肿，疼痛与过敏，关节运动幅度的丧失以及肩强直等。

2. A【解析】创伤后或其他损伤后，都会引起水肿。这种水肿可累及皮下组织、筋膜组织、腱鞘膜及关节囊的皱襞等，从而使这些结构出现互相粘连，组织层间的滑动消失，引起手部僵硬。同时，损伤或手术治疗后常用石膏、夹板等固定，也在一定程度上增加了手僵硬的程度。早期控制水肿并进行必要的练习活动，可将水肿程度降至最低。急性与慢性水肿不采用热敷、冰敷、按摩等进行治疗。

二、B 型题

1. D【解析】反射性交感神经性营养不良包括如下 3 种。①Sudeck 骨萎缩：可见于腕部损伤，常见严重的骨质疏松。②轻型创伤性营养不良：常见于手及手指的挤压伤。③重型创伤性营养不良：常见于整个上肢的挤压或多发损伤。

2. E【解析】参见 B 型题第 1 题解析。

三、X 型题

ACE【解析】尺神经发自臂丛内侧束，在腋动、静脉之间出自腋窝，沿肱二头肌内侧缘伴肱动脉下行，至臂中份穿内侧肌间隔至臂后面，再下行穿过内上髁后面的尺神经沟，在此处，其位置表浅。尺神经在前臂尺侧腕屈肌深面伴尺动脉下行，至桡腕关节上方发出尺神经手背支，本干下行经豌豆骨桡侧分为浅支、深支入手掌。尺神经自肘后尺神经沟下行，穿尺侧腕屈肌腱弓的深面入前臂前区。在前臂近侧 1/3 与尺动脉相距较远，于远侧 2/3 伴行于尺动脉尺侧，经腕部豌豆骨桡侧入手掌。尺神经发肌支支配尺侧腕屈肌、指深屈肌尺侧半；于桡腕关节近侧 5cm 处分出手背支，分布于手背尺侧半皮肤；故此题答案选 ACE。

第十七章　周围神经损伤的康复

一 A1 型题

1. 不属于周围神经组成的是
   A. 神经节　　B. 神经丛
   C. 神经干　　D. 神经末梢
   E. 神经轴
2. 肌电图或诱发电位主要是检查
   A. 肌肉损伤　　B. 肌腱损伤
   C. 骨关节损伤　　D. 炎症
   E. 周围神经损伤
3. 下列哪项不是周围神经损伤
   A. 牵拉伤　　B. 挫伤
   C. 撕裂伤　　D. 切割伤
   E. 神经病
4. 神经与所支配肌肉的对应关系中，下列不正确的是
   A. 桡神经深支——桡侧腕短伸肌　　B. 桡神经深支——尺侧腕伸肌
   C. 正中神经——拇对掌肌　　D. 正中神经——指深屈肌
   E. 尺神经——拇内收肌
5. 腕关节掌侧玻璃切割伤，出现哪项体征说明有正中神经损伤
   A. 伸指受限　　B. 外展小指受限
   C. 外展拇指受限　　D. 并指功能受限
   E. 内收拇指受限
6. 下列关于周围神经的解剖，不正确的是
   A. 周围神经的支持组织，由内到外依次为神经鞘膜、神经内膜、神经束膜、神经外膜
   B. 神经的血液供应丰富，缺血的耐受性不如肌肉
   C. 神经内的血管系统由外膜、束膜，以及内膜血管丛及其相互交通支组成
   D. 神经的抗牵拉作用，主要是由束间结缔组织决定的，脊神经的束间结缔组织少，对抗牵拉的能力也差，如臂丛受牵拉时，损伤部位一般在神经根

E. 神经的外在血供系统来源于邻近的动脉干、肌肉等，呈节段性分布

7. 腰丛神经由第12胸神经前支的小部分、第1~3腰神经前支和第4腰神经前支的一部分纤维组成，其分支一般不包括

A. 股神经
B. 坐骨神经
C. 股外侧皮神经
D. 髂腹下神经
E. 髂腹股沟神经

8. 一侧坐骨神经在梨状肌下孔外受损，将出现

A. 同侧髋关节不能伸
B. 同侧膝关节不能伸
C. 同侧下肢皮肤感觉完全丧失
D. 足不能活动
E. 以上均不正确

9. 正中神经损伤后，其手部畸形常被称为

A. 爪形手畸形
B. 猿手畸形
C. 受贿手
D. 宣誓手
E. 以上都不是

10. 有关正中神经的功能和损伤特点，正确的是

A. 腕部正中神经损伤多见，运动障碍主要表现为组成大鱼际肌的四块肌瘫痪
B. 正中神经腕部时位于指浅屈肌腱深面，较表浅，易于损伤
C. 正中神经损伤对手部感觉的影响不如尺神经损伤时影响大
D. 支配1、2蚓状肌与1、2骨间肌
E. 单纯感觉功能的障碍，也严重影响手的功能，拿东西时易掉落，无实物感

11. 神经损伤与畸形的关系中，下列不正确的是

A. 垂腕、垂指畸形——桡神经损伤
B. 猿手畸形——正中神经损伤
C. 爪形手畸形——尺神经损伤
D. 猿手畸形——桡神经损伤
E. 垂足畸形——腓总神经损伤

12. 桡骨茎突部狭窄性腱鞘炎松解术后患者仍诉持续性疼痛，并不断加重，伴有切口远侧感觉迟钝，术前与术后疼痛感觉不同，叩诊瘢痕很痛，最可能的问题是

A. 桡神经感觉支神经瘤
B. 拇长伸肌的一个副支仍未松解
C. 顽固性腱鞘炎，需进一步固定解决
D. 反射性交感神经营养障碍或上肢营养障碍综合征
E. 局部感染

13. 手指主动活动障碍，被动活动正常，最常见的原因是

A. 瘢痕粘连
B. 指间关节损伤
C. 前臂肌肉缺血性肌挛缩
D. 上肢主要神经损伤

E. 屈指肌腱断裂

14. 周围神经损伤最常见的致伤因素是

A. 贯通伤　　B. 撕裂伤

C. 钝性损伤　　D. 牵拉伤

E. 切割伤

15. 臂部受伤后出现腕下垂，此时最可能的诊断是

A. 锁骨骨折　　B. 肩关节脱位

C. 肱骨干骨折　　D. 肱骨髁上骨折

E. 肱骨颈骨折

16. 下述哪种临床表现可确诊为关节脱位

A. 剧痛　　B. 局部肿胀

C. 关节盂空虚　　D. 局部瘀斑

E. 功能障碍

17. 下列关于周围神经损伤的分类，哪一项是错误的

A. 神经失用症　　B. 神经震荡

C. 神经传导功能障碍　　D. 神经轴突中断

E. 神经断裂

18. 腕管综合征的临床表现不包括

A. 手掌桡侧半皮肤感觉障碍　　B. 夜间或清晨手部疼痛，活动后减轻

C. 轻叩腕掌侧有过电感　　D. 大鱼际肌萎缩

E. 腕掌屈试验（Phalen 试验）(+)

二 A2 型题

1. 患者，男性，25 岁。摩托车撞伤右膝外侧，X 线片如右图，考虑为腓骨头骨折，检查发现踝关节不能主动背伸。可能并发

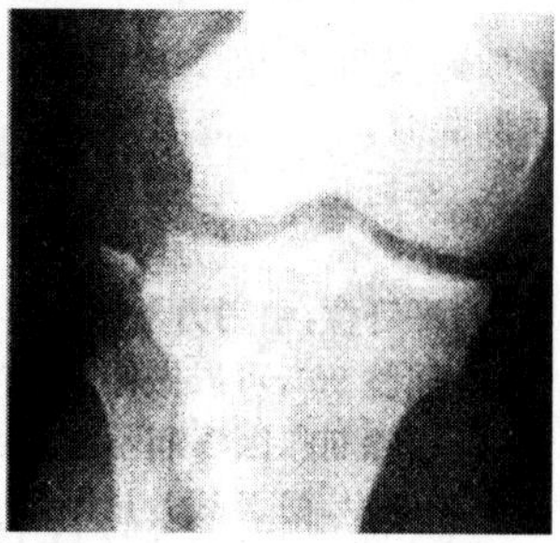

A. 胫前肌撕裂伤

B. 胫神经损伤

C. 坐骨神经损伤

D. 腓总神经损伤

E. 腓骨长、短肌撕裂伤

2. 患者，女性，24 岁。肩部外伤致锁骨骨折。查体：肩部外展，伸肘、屈肘，以及腕、手的功能完全丧失，并有感觉障碍。应选择哪种治疗方案

A. 早期手术切开复位内固定，同时探查臂丛神经

B. 手法复位，石膏外固定

C. 手法复位，夹板固定

D. 手法复位，“8”字绷带固定

E. 牵引复位

三 A3/A4 型题

（1~2 题共用题干）

周围神经损伤按 Seddon 方法可分为神经失用、神经轴突断裂、神经断裂。

1. 神经失用多由药物损害或挤压引起，一般可在多少月恢复

A. 3 个月内　　B. 6 个月内

C. 9 个月内　　D. 3 个月

E. 6 个月

2. 神经轴突断裂多为挤压或牵拉伤引起，可自行恢复，轴突需自损伤部位向远端再生，再生速度为

A. 1~4mm/d　　B. 1~3mm/d

C. 1~5mm/d　　D. 1~2mm/d

E. 1~6mm/d

四 B 型题

（1~2 题共用备选答案）

A. 神经松解术　　B. 神经转移术和移植术

C. 神经吻合术　　D. 肌肉转移术

E. 神经修复

1. 神经完全断裂需行

2. 神经瘢痕组织包埋应行

五 X 型题

1. 有关腕管综合征的描述，下列选项中正确的是

A. 腕管为纤维骨性管道　　B. 腕管综合征患者夜间手部麻痛

C. 桡侧 3 个半手指掌侧感觉麻木　　D. 腕管内有 9 条屈肌腱和正中神经通过

E. 类风湿关节炎患者易并发腕管综合征

2. 关于桡神经深支的描述正确的是

A. 自肘窝发出后行向下后　　B. 支配旋后肌

C. 支配桡侧腕短伸肌　　D. 穿入旋后肌

E. 又称为骨间后神经

3. 神经肉瘤的特点是

A. 起源于周围神经鞘，由恶性成纤维细胞组成

B. 多发于躯干大神经近侧，可压迫神经

C. 出现时即已ⅡB 期病变

D. 肿瘤切面纤维呈黄色

E. 治疗以手术切除、放射治疗为主

4. 有关腓总神经损伤，下列哪些是正确的

A. 腓总神经位置表浅，容易受到损伤

B. 腓总神经只有感觉支

C. 损伤后可表现为垂足垂趾

D. 断裂后即使及时吻合修复，肌肉功能也不能恢复

E. 石膏固定压迫即可造成损伤

5. 常见的周围神经病损包括

A. 臂丛神经损伤　　B. 坐骨神经损伤

C. 桡神经损伤　　D. 尺神经损伤

E. 腓总神经损伤

6. 损伤的性质、范围和严重程度是影响周围神经损伤治疗方法选择和远期疗效的关键因素，以下说法正确的是

A. 刺伤所致的边缘整齐、锐利的神经切割伤不太常见，有可能在伤后一期修复，这类损伤常需急诊探查止血或修复血管，并可立即进行神经一期修复

B. 钝性损伤或贯穿伤是周围神经损伤最常见的致伤原因

C. 枪击伤（无论是高速还是低速）引起的周围神经损伤，约 2/3 的患者可晚至伤后 11 个月才开始有神经功能的自行恢复

D. 伴有骨折的周围神经损伤，约 95% 发生在下肢，最常见的是肱骨干骨折伴桡神经损伤，尺神经和腓总神经损伤的发生率较低，正中神经损伤更少见

E. 关节脱位时神经损伤更为常见，主要为牵拉伤

7. 周围神经损伤的手术方式主要有

A. 神经松解术　　B. 神经吻合术

C. 肌肉转移术　　D. 神经转移术和移植术

E. 神经修复

8. 周围神经损伤康复的检查和评定方法主要包括

A. 一般临床周围神经系统检查　　B. 肌力检查

C. 关节活动范围检查　　D. 电生理学检查
E. 日常生活能力的测定

参考答案与解析

一、A1 型题

1. E【解析】周围神经由神经节、神经丛、神经干、神经末梢组成，分为脊神经、脑神经及内脏神经。周围神经多为混合性神经，含有感觉纤维、运动纤维及自主神经纤维。

2. E【解析】诱发电位是指刺激周围神经引起中枢神经的电活动，或者刺激中枢神经通过神经传导引起周围神经的电活动，以测得相应电位变化的检查。肌电图检查是指通过测定神经根所支配的肌肉出现失神经电位来判定受损神经根的检查。故选 E。

3. E【解析】周围神经损伤一般包括周围神经损伤和神经病两大类。周围神经损伤是周围神经丛、神经干或其分支受到外力作用而发生的损伤，如牵拉伤、挫伤、撕裂伤、切割伤等；神经病是指周围神经的某些部位由于炎症、中毒、缺血、营养缺乏、代谢障碍等引起的病变，旧称神经炎。

4. D【解析】正中神经支配指深屈肌尺侧半以外的所有前臂屈肌群。故选 D。

5. C【解析】正中神经控制拇指外展功能，其他四项运动功能均由桡神经或尺神经支配完成。故选 C。

6. B【解析】神经对缺血的耐受性强于肌肉，故在缺血挛缩时，神经损伤较肌肉轻，受损处肌肉已坏死，但远侧的运动与感觉可存留，故 B 错误。

7. B【解析】坐骨神经从骶丛发出，由第 4~5 腰神经及第 1~3 骶神经组成。

8. D【解析】坐骨神经在梨状肌下孔受损，支配髋关节的分支已发出，故 A 错误；伸膝由股神经支配，故 B 错误；隐神经也参与了下肢感觉的传导，故 C 错误；足部活动由胫神经与腓总神经支配，两者均为坐骨神经分支，且分支处位于梨状肌下孔附近，故选 D。

9. B【解析】正中神经损伤后拇对掌受限，即拇指处于手掌桡侧，不能掌侧外展以完成对掌及对指并存在鱼际肌萎缩，称为猿手畸形。

10. E【解析】正中神经主要支配手部的拇长屈肌、第 1 和第 2 指深屈肌、旋前方肌，故排除 A；正中神经在腕部不容易损伤，故排除 B；正中神经损伤会出现明显的猿手畸形，对手部损伤较大，故排除 C；正中神经支配第 1、2 蚓状肌，不支配 1、2 骨间肌，故排除 D。故选 E。

11. D【解析】参见 A1 型题第 9 题解析。

12. A【解析】“切口远侧感觉迟钝”说明有神经功能不全，“术前与术后疼痛感觉不同，叩诊瘢痕很痛”为神经瘤的特点。故选 A。

13. D【解析】手指主动活动障碍，被动活动正常，最常见于神经损伤。故选 D。

14. C【解析】引起软组织损伤的一切致伤因素均可导致周围神经损伤。最常见是钝性损伤，其次为贯通伤或撕裂伤。

15. C【解析】肱骨干中下 1/3 段后外侧有桡神经沟，有由臂丛神经束发出的桡神经经内后方紧贴骨面斜向外前方进入前臂，容易损伤桡神经。故选 C。

16. C【解析】关节脱位的特征性表现是畸形、弹性固定和关节盂空虚，故选项 C 最为确切。

17. B【解析】周围神经损伤一般分为神经传导功能障碍（神经失用）、神经轴突中断和神经断裂。神经震荡为中枢神经损伤的类型。故选 B。

18. A【解析】支配手掌桡侧半皮肤感觉的正中神经掌皮支不从腕管经过。故选 A。

二、A2 型题

1. D【解析】腓总神经绕过腓骨颈进入小腿前外侧，腓骨头骨折易并发腓总神经损伤，患者则出现踝关节背伸不能。故选 D。

2. A【解析】锁骨骨折患者有患侧上肢运动感觉功能障碍，是伤及臂丛神经的表现。合并重要神经损伤，是切开复位内固定的适应证。故选 A。

三、A3/A4 型题

1. B【解析】神经失用多由药物损害或挤压引起，一般可在 6 个月内完全恢复。

2. D【解析】神经轴突断裂多为挤压或牵拉伤引起，可自行恢复，轴突需自损伤部位向远端再生，再生速度为 1~2mm/d，故而需时较久。

四、B 型题

1. C【解析】神经吻合术：如神经完全断裂需行吻合术。常规采用外膜缝合法，在神经远端有自然分束的部位，宜采用显微镜下的束膜缝合法。对部分神经损伤，在分出正常与损伤的神经束后，用束膜缝合法修复损伤的神经束。

2. A【解析】神经松解术：如神经瘢痕组织包埋应行神经松解术；如骨折断端压迫，应予解除。

五、X 型题

1. ABCDE【解析】腕管为腕横韧带及腕骨构成的骨性纤维管道，内有 9 条屈肌腱及正中神经通过，任何增加腕管容积的病变都可引起腕管综合征，出现正中神经受压症状。故选 ABCDE。

2. ABCDE【解析】桡神经在穿过臂外侧肌间隔后，发出肌支支配肱肌和肱桡肌。在肘窝外侧，肱骨外上髁前方，桡神经分浅、深两支。桡神经深支先发出肌支至桡侧腕长、短伸肌和旋后肌，并在桡骨头下方 5~7cm 处穿出该肌，改称为骨间后神经，下行于前臂肌后群浅、深两层之间，分支至前臂肌后群其余诸肌。

3. ABCE【解析】原发神经肉瘤起源于周围神经鞘，由恶性成纤维细胞组成。多发于躯干大神经近侧，可由良性神经纤维瘤转变为肉瘤。可出现神经症状。病理表现为瘤细胞数量增多，出现多形性及核分裂象，并伴有血管增生。治疗应广泛切除或实施根治性手术。

4. ACE【解析】腓总神经经腓骨头后方并绕过腓骨颈，向前穿腓骨长肌起始部，即分为腓浅神经及腓深神经两终支，支配腓骨长肌与腓骨短肌，足背及趾背的大部分皮肤，支配小腿前肌群和足背肌。故选 ACE。

5. ABCDE【解析】常见的周围神经病损包括：臂丛神经损伤、桡神经损伤、正中神经损伤、尺神经损伤、坐骨神经损伤、腓总神经损伤、胫神经损伤、腕管综合征、糖尿病性周围神经病、三叉神经痛、特发性面神经麻痹、肋间神经痛、坐骨神经痛等。

6. ABCE【解析】损伤的性质、范围和严重程度是影响周围神经损伤治疗方法选择和远期疗效的关键因素。①由刺伤所致的边缘整齐、锐利的神经切割伤不太常见，有可能在伤后一期修复，这类损伤常需急诊探查止血或修复血管，并可立即进行神经一期修复。②钝性损伤或贯穿伤是周围神经损伤最常见的致伤原因。此类损伤的神经断端常不整齐，在急诊检查时常无法从功能或解剖上确切辨别神经损伤的程度，多数不必早期修复。③枪击伤（无论是高速还是低速）引起的周围神经损伤，2/3 可晚至伤后 11 个月才开始有神经功能的自行恢复。枪击伤后神经功能恢复率较低，约为 45% 。④伴有骨折的周围神经损伤，约 95% 发生在上肢，最常见的是肱骨干骨折伴桡神经损伤，尺神经和腓总神经损伤的发生率较低，正中神经损伤更少见。⑤关节脱位时神经损伤更为常见，主要为牵拉伤。

7. ABCDE【解析】神经损伤后，原则上越早修复越好。但开放的污染伤口早期清创时不做一期修复，待伤口愈合后 3~4 周行二期修复。时间并不是绝对的因素，晚期修复也可取得一定的效果。手术方式主要有如下几种：①神经松解术。②神经吻合术。③神经转移术和移植术。④肌肉转移术。⑤神经修复。

8. ABCDE【解析】周围神经损伤康复的检查和评定方法主要有如下几点。①一般临床周围神经系统检查。②肌力检查：可用手法肌力检查和器械检查。③关节活动范围检查：测量患侧各关节各轴位运动的范围，常用量角器测定法。④患肢和其相对应的健肢周径的测量。⑤日常生活能力的测定：上肢受累者应注意测定其灵活精细动作能力；下肢受累者应注意测定其行走能力及步态。⑥观察出汗、耐力和疲劳性。⑦电生理学检查：电生理检查对周围神经损伤的诊断和功能评定具有重要价值，如神经肌电图检查、直流电感应测定等。⑧家庭、职业等社会环境的调查：在整个康复过程中，应多次检查评定，以便及时掌握变化，修改康复计划。

第十八章　持续被动运动在骨科康复中的作用

一 A1 型题

1. 容易发生骨质疏松症者，每天摄钙量少于

A. 300mg　　B. 400mg

C. 500mg　　D. 600mg

E. 700mg

2. CPM 的含义是

A. 1/4 交错理论　　B. 骨重建理论

C. 外固定架理论　　D. 持续被动运动

E. 平衡医学理论

3. 胸段脊髓损伤，双下肢完全性瘫痪，此时的肌力是

A. 0 级　　B. 4 级

C. 2 级　　D. 1 级

E. 5 级

4. 目前临床应用最广泛的骨骺损伤分型方法是

A. Salter-Harris 分型　　B. FouCher 分型

C. Poland 分型　　D. Ogden 分型

E. Peterson 分型

二 A2 型题

1. 患者，男性，32 岁，肩前方疼痛，肩关节活动受限，X 线片阴性。下列治疗中极为重要的是

A. 物理治疗、热疗　　B. 肩关节主动功能锻炼

C. 肩关节被动活动　　D. 针灸按摩

E. 局部注射醋酸氢化可的松

2. 患儿，男，8 岁。发热伴有膝痛 5 日来院门诊。追述病史，半月前有跌伤史，但可自由活动。体检：T 39℃，右膝上无明显红肿，局部皮温稍高，无波动感，局部按压剧痛。查

血 WBC 19.5×10^9/L，X 线片显示右膝关节未见明显异常。最可能的诊断是

A. 右膝半月板损伤　　B. 右膝关节滑膜炎

C. 青枝骨折　　D. 急性化脓性骨髓炎

E. 软组织损伤

3. 患者，男性，28 岁。车祸致右小腿胫腓骨骨折。入院行闭合复位石膏外固定，3 个月后去除外固定。复查 X 线片见骨折已经愈合。但经 4 周功能锻炼，膝关节功能恢复不佳。可能的原因是

A. 创伤性关节炎　　B. 关节僵硬

C. 损伤性骨化　　D. 缺血性骨坏死

E. 缺血性肌挛缩

三 A3/A4 型题

（1~4 题共用题干）

某患者车祸造成小腿中上段皮肤裂伤，短缩，成角畸形并有骨外露。

1. 首先应用哪项检查

A. 触诊　　B. 望诊

C. 量诊　　D. 听诊

E. 初诊

2. 体格检查后，还要做的最必要的检查是

A. 血常规检查　　B. 电生理检查

C. CT 片　　D. 右小腿全长正侧位 X 线检查

E. 右小腿中上 1/3 为中心的包括膝关节在内的正侧位 X 线检查

3. 中腹壁反射的脊髓节段是

A. 第 7 胸髓　　B. 第 7~8 胸髓

C. 第 11~12 胸髓　　D. 第 9~10 胸髓

E. 第 1~2 腰髓

4. 提睾反射的脊髓节段是

A. 第 1~2 骶髓　　B. 第 5 腰髓至第 1 骶髓

C. 第 11~12 胸髓　　D. 第 1~2 腰髓

E. 第 2~3 腰髓

四 B 型题

（1~2 题共用备选答案）

A. 促进关节软骨损伤的修复　　B. 能增加关节软骨的营养和代谢活动

C. 刺激骨原细胞向软骨转化　　D. 缓解损伤或术后疼痛
E. 减轻关节粘连促进关节周围组织修复

1. 不断的运动刺激能够促进具有分化潜能的骨原细胞向软骨转化，而不是在制动条件下向成骨方向转化。该持续被动运动（CPM）的作用机制是
2. 不断活动可消除因关节制动所带来的粘连。同时，血液循环的加快，可促进关节周围软组织损伤的修复。该 CPM 的作用机制是

五 X 型题

1. CPM 装置的作用包括
A. 减轻损伤或术后疼痛　　B. 减轻手术部位或关节的肿胀
C. 促进伤口愈合　　D. 消除关节粘连，改善关节活动度
E. 促进关节软骨损伤的修复
2. CPM 装置的应用范围是
A. 关节成形，人工假体置换术后　　B. 关节松解术后
C. 关节囊切除术后　　D. 四肢骨折
E. 关节软骨修补，移植术后

六 案例分析题

（1~7 题共用题干）

患者，男性，23 岁。不慎从 3 米高处坠落，双足着地，出现双足跟肿胀疼痛，腰痛不能站立。查体：第 1 腰椎棘突有压痛和叩击痛，双足跟部肿胀，触痛（+），双下肢感觉正常，伸跗、伸趾正常，双膝关节伸屈正常。

1. 为了明确诊断需要做哪些检查
A. 双足 X 线检查　　B. 腰椎 X 线检查
C. 腰椎 CT　　D. 腰椎 MRI
E. 放射性核素骨显像　　F. 穿刺活检
G. 抽血测 ESR、C 反应蛋白
2. 该患者的诊断是
A. 第 1 腰椎椎体压缩性骨折　　B. 第 1 腰椎椎体爆裂性骨折
C. 第 1 腰椎椎体骨折脱位　　D. 第 1 腰椎椎体骨折并后凸畸形
E. 第 1 腰椎椎体骨折并椎管狭窄　　F. 第 1 腰椎椎体陈旧性骨折
3. 有关该患者的治疗以下叙述哪些是正确的
A. 保守治疗卧床 3 个月
B. 后入路椎弓根钉内固定撑开复位，植骨融合

C. 侧方前入路第1腰椎椎体切除椎间植骨融合+椎体钉内固定

D. 后入路椎板切除减压+椎弓根钉内固定

E. 后入路椎板切除减压

4. 关于胸腰椎骨折脊髓手术探查的适应证，以下叙述正确的是

A. 椎管内有骨折块压迫脊髓者，如椎板骨折下陷压迫脊髓者，需行椎板切除减压，椎体骨折自前方压迫脊髓者，行侧前方减压

B. 患者为完全截瘫，估计脊髓并未横断，而为完全性脊髓损伤者，或者严重不全截瘫，拟对脊髓进行探查治疗者

C. 腰椎严重骨折脱位，完全截瘫，估计马尾横断，拟手术缝合修复者

D. 不完全截瘫，伴有严重神经根疼痛，示神经根被压者，或者神经症状进行性加重者

E. 以上都不是

5. 胸腰椎骨折常见的并发症有哪些

A. 脊髓损伤　　B. 马尾神经损伤

C. 压疮　　D. 尿路感染

E. 肺部感染　　F. 下肢静脉栓塞

6. 按照 Frankel 分级，脊髓损害的分组以下叙述正确的是

A. 完全性损害：第4、第5骶髓节段无任何感觉和运动功能保留

B. 不完全性损害：在神经平面以下包括骶髓节段以下有感觉功能但无运动功能

C. 不完全性损害：在神经平面以下，存在运动功能，大部分关键肌的肌力小于3级

D. 不完全性损害：在神经平面以下存在运动功能，大部分关键肌的肌力大于或等于3级

E. 正常：感觉和运动功能均正常，包括盆腔脏器（膀胱直肠）功能正常

7. 关于脊髓损伤治疗原则的叙述以下哪些是正确

A. 脊髓损伤后尽早治疗　　B. 整复脊柱骨折脱位

C. 治疗脊髓损伤　　D. 预防及治疗并发症

E. 功能重建与康复

参考答案与解析

一、A1型题

1. D【解析】《原发性骨质疏松症诊疗指南（2017）》推荐骨质疏松症患者，每天摄入1000mg的元素钙。而人们从日常饮食中便可以获得400mg左右的元素钙，所以额外补充600mg的元素钙即可。由此可以推断出，容易发生骨质疏松症者，每天摄钙量应少于600mg。

2. D【解析】20世纪70年代初，为了解决在骨科疾病治疗过程中出现的由肢体制动带来的肢体功能活动受限，如粘连、强直、骨质疏松、退行性关节炎等问题，Salter提出了滑膜关节持续被动运动（CPM）理论，并研制出各种类型的CPM装置应用于临床。

3. A【解析】肌力分级：5级指肌力正常；4级指能对抗外来阻力使关节活动，但肌力较弱；3级指能对抗重力但不能对抗阻力；2级指肌肉能收缩，关节稍有在水平面活动的能力，但不能对抗肢体重力；1级指肌肉能收缩，关节不活动；0级是指肌力完全消失，无活动。

4. A【解析】骨骺损伤的分型方法较多，最常用的是Salter-Harris分型。该分型从损伤机制，损伤在骺板细胞层中的部位和对以后生长的影响方面考虑，将X线片上的表现分为六型。该分型描述了骺板、骨骺和关节受累的范围，表示分型的数字越大，越可能出现骺板部分早期闭合和受累关节结构的不相匹配。

二、A2型题

1. B【解析】患者肩前方疼痛，肩关节活动受限，X线片阴性，提示肩关节周围炎，最重要的是肩关节主动功能锻炼。故选B。

2. D【解析】根据患者高热、白细胞计数增多可知患者有明显的感染症状，患者右膝上无明显红肿，局部皮温稍高，无波动感，局部按压剧痛，X线片显示右膝关节未见明显异常，为急性化脓性骨髓炎表现。故选D。

3. B【解析】骨折后，邻近的关节经过长期固定，容易造成关节韧带、关节囊等软组织挛缩，关节僵硬，称为骨折病。故选B。

三、A3/A4型题

1. B【解析】骨折的检查顺序依次为望诊、触诊、叩诊、动诊、量诊、特殊体格检查。故选B。

2. E【解析】根据题干患者表现进一步确定骨折程度，应行X线检查。患者损伤小腿中上1/3，距离膝关节较近，可能会因为暴力作用导致膝关节损伤，故检查要包括膝关节。故选E。

3. D【解析】腹壁反射与脊髓节段的对应关系为上腹壁反射——肋间神经，第7~8胸髓节段；中腹壁反射——肋间神经，第9~10胸髓节段；下腹壁反射——肋间神经，第11~12胸髓节段。故选D。

4. D【解析】提睾反射的脊髓节段为生殖股神经，第1~2腰髓节段。故选D。

四、B型题

1. C【解析】CPM的作用机制如下。①能增加关节软骨的营养和代谢活动：持续的关节活动，能够促进滑液向关节软骨的扩散和浸透，加速滑膜的分泌和吸收，改善软骨细胞的代谢，有利于软骨细胞、组织的再生。②刺激骨原细胞向软骨转化：不断的运动刺激能够促进具有分化潜能的骨原细胞向软骨转化，而不是在制动条件下向成骨方向转化。③缓解损伤或术后疼痛：不断运动刺激不仅可以减轻水肿或肿胀所带来的疼痛，还能够通过运动刺激信号经神经上传至神经中枢而抑制痛觉信号的上传，从而减轻疼痛。④减轻关节粘连促进关节周围组织修复：不断活动可消除因关节制动所带来的粘连。同时，血液循环的加快，可促进关节周围软组织损伤的修复。

2. E【解析】参见B型题第1题解析。

五、X型题

1. ABCDE【解析】使用CPM装置的作用包括：①减轻损伤或术后疼痛。②减轻手术部位或关节的肿胀。③促进伤口愈合。④消除关节粘连，改善关节活动度。⑤促进关节软骨损伤的修复。

2. ABCDE【解析】CPM装置的应用范围包括：①关节成形，人工假体置换术后。②关节松解或关节囊切除术后。③四肢骨折。④关节软骨修补，移植术后。

六、案例分析题

1. ABCD【解析】根据查体患者出现双足跟肿胀疼痛、第1腰椎棘突压痛、叩击痛阳性，要高度怀疑双足和腰椎有骨折出现，故应行双足X线检查和腰椎检查。故选ABCD。

2. A【解析】根据患者症状“双下肢感觉正常，伸跗、伸趾正常”，可知患者无神经压迫症状，故患者爆裂性骨折的可能性较小。故选A。

3. AB【解析】患者为椎体压缩性骨折，而且无神经压迫症状，因无具体椎体粉碎程度和碎片移位程度的资料，故损伤小时可行保守治疗，给予患者卧床休息，腰部垫腰椎治疗。如损伤严重，可行手术治疗。后入路手术创伤小、出血少、操作容易。固定复位可间接椎管减压，同时行植骨融合，可使患者早期活动，减少住院时间，减少神经损伤危险。故选AB。

4. ABCD【解析】胸腰椎骨折时患者出现神经压迫或是损伤症状时应行脊髓手术探查治疗。故选ABCD。

5. ABCDEF【解析】胸腰椎骨折常见的早期并发症：神经损伤、血管损伤。晚期并发症：坠积性肺炎、压疮、尿路感染、下肢静脉血栓。故选ABCDEF。

6. ABCDE【解析】美国脊髓损伤学会（ASIA）按照Frankel分级修订的标准如下：A级，是完全性损害，鞍区第4、第5骶髓节段无任何感觉和运动功能保留；B级，属于不完全性损害，在神经平面以下包括骶髓节段以下有感觉功能保留，但无运动功能；C级，也是不完全性损害，在神经平面以下存在运动功能，但大部分关键肌的肌力小于3级；D级，也是不完全性损害，在神经平面以下存在运动功能，且大部分关键肌的肌力大于或等于3级；E级，属于正常，感觉和运动功能均正常，包括膀胱直肠功能正常。

7. ABCDE【解析】脊髓损伤的患者在受伤后要紧急治疗，早期救治措施的正确与否直接影响患者的生命安全和脊柱脊髓功能的恢复，一般可以选择非手术治疗和手术治疗。脊髓损伤患者因长期卧床会发生很多并发症，根据不同的并发症再对症治疗。